Dorothea E. Orem
NURSING
CONCEPTS OF PRACTICE
SIXTH EDITION

オレム看護論
看護実践における基本概念
第4版

ドロセア　E. オレム

訳　小野寺杜紀　埼玉県立大学名誉教授

医学書院

Authorized translation of the original English language edition：
Nursing：Concepts of Practice, 6th edition （032300864X）, by Dorothea E. Orem
Copyright© 2001 by Mosby, Inc., St. Louis

This edition of ***Nursing-Concepts of Practice 6e*** by ***Dorothea E. Orem*** is published by arrangement with Elsevier Inc., New York, New York, USA
Copyright© Fourth Japanese edition 2005 by Igaku-Shoin Ltd., Tokyo

Printed and bound in Japan

オレム看護論―看護実践における基本概念　（第4版）

発　行	1979年 5 月15日	第 1 版第 1 刷
	1987年 2 月15日	第 1 版第 7 刷
	1988年 9 月15日	第 2 版第 1 刷
	1994年11月15日	第 2 版第 9 刷
	1995年 7 月15日	第 3 版第 1 刷
	2005年 1 月 6 日	第 3 版第12刷
	2005年 8 月 1 日	第 4 版第 1 刷
	2023年10月15日	第 4 版第14刷

著　者　　ドロセア E. オレム
訳　者　　小野寺　杜紀
発行者　　株式会社　医学書院
　　　　　代表取締役　金原　俊
　　　　　〒113-8719　東京都文京区本郷1-28-23
　　　　　電話　03-3817-5600（社内案内）

印刷・製本　三報社印刷

本書の複製権・翻訳権・上映権・譲渡権・貸与権・公衆送信権（送信可能化権を含む）は株式会社医学書院が保有します．

ISBN978-4-260-00060-4

本書を無断で複製する行為（複写，スキャン，デジタルデータ化など）は，「私的使用のための複製」など著作権法上の限られた例外を除き禁じられています．大学，病院，診療所，企業などにおいて，業務上使用する目的（診療，研究活動を含む）で上記の行為を行うことは，その使用範囲が内部的であっても，私的使用には該当せず，違法です．また私的使用に該当する場合であっても，代行業者等の第三者に依頼して上記の行為を行うことは違法となります．

JCOPY　〈出版者著作権管理機構　委託出版物〉
本書の無断複製は著作権法上での例外を除き禁じられています．複製される場合は，そのつど事前に，出版者著作権管理機構（電話 03-5244-5088, FAX 03-5244-5089, info@jcopy.or.jp）の許諾を得てください．

序

　ミズーリ-コロンビア大学看護学部は，学部カリキュラムの概念枠組みおよび教育の実質的基盤として，1975年にセルフケア不足看護理論を採択した。学部の教職員は，オレムが提示する看護についての思慮深い洞察と明晰な見解に果敢に挑戦し，患者がセルフケアを通じて健康と安寧を維持できるように援助するとの看護および看護師の役割を強調する教育プログラムを構築したのである。オレムの業績こそがカリキュラムの核であり，卒業生が成功をおさめている重要な構成要素となっている。

　本書は，学生の教科書として用いられ始めて以来，5回の改訂がなされ，改訂ごとに新しい知識と洞察とを看護にもたらした。何年にもわたりもたらされた変化は，本書を尚一層有益なものとした。本書は看護理論に関する書として余りある。看護学生を看護の学究的見解へと導き，看護が業務以上のものであると理解させる基礎的な看護の教科書である。看護を教養科目や科学的知識の基盤を要する一専門職業とみなすようになる看護学生の社会化にとって，重要な部分を担っているのである。我々のプログラム卒業生は，看護とは支援を必要とする人々へのサービス提供において，他の保健医療専門職に対して補完的役割をもつとの独自な学究的展望を理解しており，人間のもつエージェンシーへの焦点づけこそが，看護学生に力を与えているのである。

　本書は，一般性から個別性へ，抽象性から具体性へ，そして理論性から実践性へと構成されている。人文科学と看護実践科学とのかけはしについては，「第1章：ヒューマンサービスである看護を理解するための序言」の中で述べられている。テクノロジーに高価値をおき，人間の相互作用を孤立させる傾向のある現代社会では，ヒューマンサービスとしての看護に焦点をあてることは特に重要であり，看護のもつ対人的側面が強調されることにより，学生は，彼らが関わる人間の実質的統一体がいかに重要であるかを認識できよう。ポジティブメンタルヘルスに包含されている主題は，健康増進および精神保健分野にとってオレムの考えが重要であることを明らかにした。治療的セルフケア・デマンド，セルフケア，および看護エージェンシーの概念を形成する行為の観点は，患者と他者の参画を促す看護介入選択の基盤を提供する。最後に，個人からコミュニティにいたる看護師の多くのサービス単位への焦点づけは，オレム理論の活用が適切であることを証明し，またあらゆるタイプの看護状況についての洞察を可能にしている。

　本書は学部学生にとって重要な書であるが，卒業生にとっても非常に大切な書である。将来，看護の領域を発展させていく理論的・経験的探究にとって，本書は最も必要な基盤を提供し，すでに看護師となっている個々人もまた，本書から多くの利益を得るであろう。彼らは看護師としての現在の経験の中に，新しい知見を得る

であろうし，これまでとは異なった方法で，事象を理解し，説明できるにちがいない。看護師としての声を獲得するのであり，すでに看護を理解している看護師らは自分自身の価値を，また自分の果たす貢献についても価値を見いだすであろう。彼らは首尾一貫した看護の展望にたって，自らの業務を表現し，説明できるのである。

　ミズーリ-コロンビア大学シンクレア看護学部の教職員および学生は，オレム博士との長期にわたる関係の栄誉を担っている。オレム理論の有する価値は，これからさらに一層認識されるにちがいない。

Susan G. Taylor, PhD, RN, FAAN
Elizabeth A. Geden, PhD, RN, FAAN
ミズーリ州コロンビア市ミズーリ-コロンビア大学
シンクレア看護学部の教職員を代表して

はじめに

　本書『看護：実践の概念（第6版）』"Nursing：Concepts of Practice, 6th ed"は，知識領域にして実践領域としての看護が有するところの本質的な特性について開発し組織化したものである。本書は，直接的ヒューマンヘルスサービスである看護の一般的な性質について，他のヘルスサービスとの共通点も含めつつ，検証した新しい看護についての内容をプロローグ（第1章）の中で論じている。看護のサービスという特性を無視することは，看護が人間集団の中で維持され続ける理由，もしくは継続して導入される根拠を無視することである。これまでの版に導入した主題にしたがって，看護の特性をさらに開発し，修正を加えており，これら主題の構造と内容の両方が本書には叙述されている。

　本書を通じて一貫して流れる最初の主題とは，人々が看護を必要とし，また援助される理由である。この主題は看護の固有の対象を確定し，知識・実践領域としての看護の領域と境界を明確にし，看護を通して追求すべき結果を特定し，そしてセルフケア不足看護理論とそれを支える諸理論の開発をもたらす。理論の概念的要素および各概念の実質的構造は，看護科学の対象主題を提供し，看護師が参与すべき人々の生活状況の具体的特性を示す。セルフケア不足看護理論は，人間的に産生されるセルフケアシステムおよび保存的ケアシステムが社会内で恒久的現実性をもつとの洞察・知識と関連しあっている。それらシステムがあらゆる年齢層の個々人の日常生活特性を有するという意味で，また継続して産生するから恒久なのであり，セルフケアシステムや依存的ケアシステムを形成する意図的な一連の行為が永続して存在するからというわけではない。ケアシステムが継続して産生されず，また個々人の機能と発達上の要件が適切に充足されなければ，生命，健康，安寧は危険にさらされよう。

　この最初の主要な主題は，看護を必要とする人間と看護を提供する人間との間の3つの側面――社会的関係，対人的関係，技術的・臨床的関係――についての第2の主題に関係する。これら2つの主題は，生活状況の中で人間として機能する統一体という性質を表している第3の主題に取り込まれる。人は誰でも発達した，あるいは発達しつつある力や能力，個人は，自己維持，自己管理，依存者のケア，および人間としてできる潜在能力の履行に対する要求と責任を有する。そうした事柄と先述の主題に関連するのが，意図的行為に関する第4の主題である。意図的行為とは，現在は存在しないが，先見性のある望ましい結果や状況を達成するために，人間が意図的に選択し，遂行する行為のことである。意図的行為は，追求すべき結果や状況の如何にかかわらず，探求，判断，意思決定，および産生の諸操作に従事して遂行される。それらの遂行こそがセルフケア，依存的ケア，および看護の過程的操作なのである。

第5の主題とは，いくつかの意図的行為の操作，あるいはすべての操作を遂行するための能力が制限されているために，実行すべきではあるが実行できない人々を支援ないしは援助する際に用いる方法である。援助，もしくは支援の方法は，看護を要する人々に明確な行為制限が存在するときの妥当な看護システムの同定化の基盤となる。

　第6の主題とは，理論的実践科学にして，実践的で実際的な内容構成要素からなる実践科学としての看護である。看護科学を形成するためには，看護実践の中でいまだ妥当性・信頼性がわかっていない知識の組織化も含めて，看護とは何か，および何であるべきかについての妥当な一般理論の形態をとる看護と実践科学についてのモデルが看護師には必要である。本書には，3つの看護実践科学，および3つの基礎看護科学についての公式化と命名が記述されている。

　本書はこれらの主題を余すところなく述べているわけではないが，看護を1つの意味ある統合した全体として組み立てるための手段を提供するであろうし，看護師が今後研究し開発していくうえでの関心事を，主題から引き出していくことができよう。

　"Nursing : Concepts of Practice" は世界中の多くの国々の看護師および看護学生らに使用されてきた。看護のもつ意味を表現したり，看護の専門領域を含むすべての看護実践状況の本質的特性に看護が直接関与する理論的・実践的な看護の構成要素を同定化したり，解明化したりするうえで，本書の活用は価値あることを証明している。看護文献では，本理論は，社会的に組織化された直接的ヒューマンヘルスサービスとしての看護の性質を紹介する一般的包括的概念であり，また，それを支える看護科学であると位置づけられている。文化的志向により社会の成員はさまざまであるが，どの人もセルフケアを必要としているのであり，当事者，あるいは依存者のためのセルフケアの提供に対して制限を被っているかもしれない。

　本書がこれからも継続して活用され，看護実践状況にいる看護師にとって価値あるものとなるかは，セルフケア不足看護理論の概念的要素——看護診断，看護処方，看護デザイン，および看護の処置・調整——を意図的に統合しているか否かにかかっている。もしもこうした統合が果たされなければ，セルフケア不足看護理論は単なる一理論とみなされるであろうし，人間的かつ環境的焦点が同定化されず，追求すべき看護成果が確定されなければ，看護過程の諸操作も単なる操作のタイプにすぎなくなってしまうに違いない。本第6版は，セルフケア不足看護理論が看護実践の方向性，意味，および構造を与えるうえで，また理論的看護科学の明示に役立つ内容であるといえよう。

Dorothea E. Orem

オレムの理論の哲学的基盤

　一般的な看護理論ならびにオレムのセルフケア不足看護理論を導入する前，私は10年間スタッフナースとして業務についていた。その間，患者のケアに看護師として貢献していることを他者に表現する難しさをしばしば経験した。オレムの理論に精通するにしたがい，この看護の概念化こそが私の看護実践の経験と一致することがわかってきた。この理論は，看護についての独自のもの，すなわち，看護師が患者を看護するときに関わる事柄を表現するための言語と構造とを提供してくれたのである。修士課程では，私はセルフケア不足看護理論を用いて臨床上の諸問題の概念化と看護研究を行った。

　博士課程に入学した当初，セルフケア不足看護理論の機械論的かつ還元法的な性質に関する同僚学生からのコメントを耳にした。また，この理論は部分の総和としての人間に中心があるとコメントする学生もいた。こうした見解は，オレムの理論についてのこれまでの私の理解とは相容れないものであった。

　オレム理論についての私の理解の仕方と他者の主張との間に不一致がみられたことから，この理論が依ってたつところの哲学的前提と信念をめぐって熟考することとなった。オレムの理論は理論の哲学的基盤に関して明晰性に欠けると批判されてきた（Smith, Uys）。オレムの理論は，看護に対する人間の要求と看護の産生過程とに焦点があてられており，抽象的な哲学的観点からではなくして，看護そのものの観点から問題を追及しているのである。さらに付け加えるならば，オレムは実践科学にして一連の応用科学であることを明らかにしつつ，一科学としての看護の形態という立場をとっているのである。看護文献の中には，私の理解とは一致しないオレム理論の描写がみられる。たとえば，Hanchett (1990) はオレム理論を機械論的原因モデルであると明記しているし (p. 68)，Parse は，実践科学とは全体性と同時性という2つのパラダイムにより特徴づけられると批評している。Parse がセルフケア不足看護理論について言及した全体性のパラダイムでは，人間は生物-心理-社会精神的な有機体であり，その人間の環境はバランスを維持・増進するために操作されうると考えられている (p. 32)。Sarter によれば，オレムの人間観は進化論の観点と一致するとしている (p. 102)。これら著者らの批判はオレム理論の異なった解釈を示しており，事実，Sarter の解釈は Hanchett と Parse 両者の解釈と矛盾する。

　セルフケア不足看護理論の哲学的基盤が明晰でないとの批判は，Hanchett，Parse，および Sarter の記述にあるように，オレム理論に対する異なった解釈および不正確な解釈によるものである。こうした批判は，オレム理論について徹底的かつ包括的な理解に基づいているというよりも，むしろ，そうした批判は文脈外の叙述に基づいているように思われる。オレム理論の基本的信念と仮説を明らかにするために，私は哲学的研究を行い，1997年に「オレムのセルフケア不足看護理論の哲

学的研究」と題する学位論文を記した。

哲学的研究

　哲学的に説明するには，哲学的な疑問を解答するための知的活動が求められる。諸仮説の同定化，論拠の分析，解釈の構造化，および推論形式の評価などを包含するこの知的活動は，論述の形態をとって解釈されうる(Edgerton, p. 171)。哲学的な思索は何も哲学者と称する人々だけに限られるわけではなく，むしろ，哲学的な疑問に答えるときにとるべきアプローチであるといえよう。
　一学問分野としての哲学は4つの主要な部門からなる。すなわち，存在そのものを扱う形而上学，知ることに関する認識論，正悪を扱う倫理学，および固有の推論形態についての論理学である。「哲学的体系」という用語は，上述のさまざまな部門に関連する疑問を言及する哲学者あるいは哲学者集団の業績をさすために用いられる。
　学位論文において，私はオレムのセルフケア不足看護理論の形而上学的および認識論的基盤に関係する諸問題に言及し，3つの主たる課題である，(1)人間の本質，(2)看護という実践科学の開発にとって必要な知識，(3)知識開発にとって必要な多様な研究方法の適切性，について検証した。本研究を進めるにあたっては，オレムの業績を徹底的に吟味・分析するだけでなく，オレムが引用している学者らの業績をも調査した。

結果

　セルフケア不足看護理論の哲学的基盤は，特にそれだけを取り上げて論じてはいないが，オレムがさまざまな課題について論じている中に散りばめられている。オレムの業績と引用学者らの業績を吟味・分析した結果，オレムの理論は首尾一貫性のある哲学的基盤に基づくことが明らかとなった。
　セルフケア不足看護理論の基礎をなす仮定および信念は，穏健リアリズムの哲学的体系に基づき，このタイプのリアリズムは St. Thomas Aquinas の考えと一般的に関連する。現実性，人間性，および実践科学としての看護に関するオレムの見解は，穏健リアリズムの哲学を反映している。

現実性

　現実性に関しては，穏健リアリズムは思考から独立して存在する世界，すなわち，人々があれこれ考えることに関係なく，あるがままの世界が存在するとの見解を支持する。この立場は，世界のもつ性質が知者の思考に依存したり，それに関係するとの立場をとる理想主義と対照をなすものである。セルフケア不足看護理論が進化論的理想主義に属するとの Sarter の見解は明らかに間違っており，オレムの考えは現実主義的な見解に基づいている。「現実の枠組み内での機能」(p. 198)，および「知

覚，意味，および現実にそぐわない状況評価をもたらす資質と志向」(p.237)といったオレムの叙述は穏健リアリズムを反映している。思考とは独立して世界が存在するとの立場に加えて，穏健リアリズムはこの世界の知識を得ることは可能であることを支持する。

人間の本質*

以下の叙述は，セルフケア不足看護理論の基礎をなす人間についての哲学的見解を，人間の本質と関係させて記述している。

人間とは，世界に影響を及ぼすと同時に世界からの影響をうけて，環境内に存在する統一体である。統一体としての人間は，人間のもつ潜在力と理想自己を発達を通して達成しようと努力する過程の中にある。人間は自由意志を有し，自己と環境に注意を払い，経験に意味を付し，内省することができ，そして，意図的行為に携わる能力を有する。自由に加えて，人間の本質的特性には，人間愛を通して他者と交わること，知ることへの束縛されない願望，美・善の尊重，創造の喜び，神への愛，ならびに幸福の願望が含まれる (Banfield, p.51)。

オレムの見解を統合して表現しているこの叙述は，オレムの業績とオレムが引用する著者らの業績に基づいている。

セルフケア不足看護理論の基盤である人間の本質に関するオレムの見解は，確固たる人間の現実的な概念を反映している。Hanchet, Parse, Sarter らが提言しているように，この見解はオレム理論の特徴そのものとは言い難いが，オレムが依って立つところの信念と仮説について誤って理解しているといえよう。

オレムが言わんとするところを深く理解するためには，彼女の業績を徹底的に読みこなすことが必要である。オレムの著作のある部分だけを読み，そこだけから理論の基盤となる哲学的立場を把握しようとすると誤解する可能性がある。たとえば，オレムは実践的目的のためにとりうる5つの人間についての見解を明記している。人としての人間観はオレム理論の基本となる人間の本質における哲学的立場を反映しているし，エージェント，表象者，有機体，および物理的力に対する対象とする人間観は，セルフケア不足看護理論と看護ケアの企画を理解するうえで助けとなる展望を提供する。健康に関係する章にも例は見いだせる。その章の中で，オレムは構造的および機能的分化としての人間観を論じている。重要なのは，人間とは構造的・機能的に区別されると主張しているのではなく，人間は構造的・機能的に違いがあると述べていることを認識することである。オレムの著作の一部だけに基づいて哲学的基盤を判断しないように，読者らは注意すべきである。

人間の本質についてだけでなく，看護師-患者関係の性質についても不正確に解釈されているきらいがある。看護ケアの提供にあたって実践の指針としてセルフケア不足看護理論を用いる看護師は，人間対人間の基盤に基づいていないと暗にしばしばほのめかされる。これはまさに，看護に関するオレムの概念の誤釈であり，オレ

---

* Banfield BE：Philosophical inquiry of Orem's self-care deficit nursing theory (Doctoral dissertation, Wayne State University, 1997), Dissertation Abstr Int 58(02)：5885B, 1997 より許可転載。

ムは，もしも看護師が「自己の人間性およびケアを提供する相手の人間性を理解し，信じようとしなければ，看護師は患者のために治療的に機能することはできない」(Orem, p.77) と述べている。

知識の開発

　論文では，知識の開発に関する2つの領域，すなわち，看護という実践科学の開発に必要な知識およびその知識開発にとって適切な研究方法について言及した。

　一実践科学としての看護科学に関するオレムの見解は，穏健なリアリズムに基づく。実践科学においては，知識は遂行されるべき業務のために開発されるのである。看護という実践科学にとっては，看護師が人々のために看護結果を達成できるような実質的知識を開発することが目標となる。セルフケア不足看護理論は看護のあらゆる事例に共通する要素と関係についての記述的説明を提供する。看護実践の方向性を得るためには，これら概念的要素と関係に関する知識を開発しなければならない。オレムは5つの知識開発の段階を明示し，それぞれの段階に必要な内容についても提示している。

　オレムによる知識開発への提言は，看護を企画・実施するうえで有益な知識に関係しており，研究の優先順位は彼女の看護理論を検証することではなく，看護実践にとって有用な知識体系を建立することにおかれている。

　セルフケア不足看護理論に関する知識の開発に適している研究方法については，オレムはあえて明示していない。Parse (1987) は質的研究がパラダイム全体の中での看護理論の検証には適していると主張しているが，確かに，セルフケア不足看護理論にとっての基礎的信念はパラダイム全体には反映されていない。しかし，オレムの場合，理論の検証に強調がおかれているのではなく，看護実践にとって有益な知識の開発に主眼があるのである。

　知識の産生にとって有用な研究方法についてみると，実践的看護科学を開発するためには多様な方法が必要となる。研究の企画にあたっては，研究者は，オレム理論とある特定の研究方法の哲学的基盤との間の適合性を考慮する必要がある。私の論文では，オレム理論の哲学的基盤と経験主義的・解釈的・批判的理論研究パラダイムとの間の関係性を検証した。ある特別な研究のために用いるべき研究方法が適切であるか否かは，そこで言及する疑問による。重要なのは，探究する現象についての考え方と選択した研究方法との間に適合性が存在することである。オレムによる知識開発への提言と研究方法の適切性との間の関係について2,3の例をあげてみる。

　特定のタイプのセルフケア要件と価値観を有する人間のセルフケア実践に関する知識を開発する必要がある。セルフケアについて研究するには，研究者はまずこの概念を十分理解することが必須である。セルフケアとみなされる行動とはいくつかのセルフケア要件の充足を目的に遂行される行動を指すのであるから，特別な行動の意図もしくは目的を組み込んだ方法で，研究を立案しなければならない。考慮を要するもう1つの課題とは，セルフケアは原因となった行動ではなく，自由意思をもつ人間が意図的に従事する行動ということである。したがって，セルフケアを独立変数により引き起こされる従属変数として扱うことのないように，注意深く研究

しなければならない。

　特定のセルフケア要件——普遍的，発達的，あるいは健康逸脱に対する要件——，あるいはセルフケアシステム全体に関連したセルフケア実践を研究するために，記述的研究を用いるかもしれない。そこには，さまざまなセルフケア実践の創造，活用，および有効性といった研究領域を包含するであろう（Orem, p. 214）。

　セルフケアについての知識を産生するために，別の研究方法，すなわち民族誌学的手法がある。この研究方法をとることにより，多様な文化をもつ人々のセルフケア実践を探究できよう。オレムは，「その個人が属する集団の文化的な生活方法を特徴づける信念，習慣，および実践にしたがって，セルフケア行為は学習される」（p. 226）と述べている。民族誌学的方法は，さらに，治療的セルフケア・デマンドやセルフケア・エージェンシーに対する文化の影響についての知識を開発するために活用できる。

　現象学的方法は，ある健康問題をもって生活する人間の経験について探究するうえで有益であろう。人間は自分の経験に基づいて意味をつくりだすのであるから，人間の見解および経験を理解することは，看護実践科学に寄与するにちがいない。

　しかし，人間の経験の探究にとっては現象学的方法が有用であるかもしれないが，治療的セルフケア・デマンドの概念のようなセルフケア不足看護理論の中のいくつかの概念を探究するには不適切であるかもしれない。「治療的セルフケア・デマンドとは，一個人を構造的，機能的，および発達的に記述する情報に基づいて，人間としての構成された実体である」（Orem, p. 111）。セルフケア要件を充足するために要する行為全体をあらわすのが治療的セルフケア・デマンドであり，これらの要件は有目的的要求とみなされるのであるから，現象学的手法は，この概念を追求するには不適切なやり方である。

結論

　セルフケア不足看護理論の哲学的基盤を，哲学的探究の過程を通して明らかにした。オレムの理論は首尾一貫した哲学的体系に基づいており，現実のもつ性質，人間の本質，および実践科学としての看護に関する彼女の見解はすべて，穏健なリアリズムの哲学的体系を反映しているものである。セルフケア不足看護理論の根底を流れる信念および仮説を判断する前に，オレムの業績を包括的かつ徹底的に理解することが不可欠である。

Barbara E. Banfield, RN, PhD
Michigan 州 Farmington Hills 市にて

文献

Banfield BE: A philosophical inquiry of Orem's self-care deficit nursing theory (Doctoral dissertation, Wayne State University, 1997), *Dissertation Abstr Int* 58(02):5885B, 1997.

Edgerton, SG: Philosophical analysis. In Sarter B, editor: *Paths to knowledge: Innovative research methods for nursing,* New York, 1988, NLN.

Hanchett, ES: Nursing models and community as client, *Nurs Sci Q* 3:67-72, 1990.

Orem, DE: *Nursing concepts of practice,* ed 4, St Louis, 1991, Mosby.

(小野寺杜紀訳：オレム看護論――看護実践における基本概念，第3版，医学書院，1995)

Orem, DE: *Nursing concepts of practice,* ed 5, St Louis, 1995, Mosby.

Parse, RR: *Nursing science major paradigms, theories, and critiques,* Philadelphia, 1987, WB Saunders.

Sarter, B: *The stream of becoming: A study of Martha Rogers's theory,* New York, 1988, NLN.

Smith, MJ: A critique of Orem's theory. In Parse RR, editor: *Nursing science major paradigms, theories, and critiques,* Philadelphia, 1987, WB Saunders.

Uys, LR: Foundational studies in nursing, *J Adv Nurs* 12:275-280, 1987.

目次

プロローグ 1

第1章 ヒューマンサービスである看護を理解するための序 2
- 直接的ヒューマンヘルスサービスの共通した特徴 3
- ヒューマンヘルスサービスにおける専門職者の知識 7

第1部 看護のサービス，社会的・対人的特徴 11

第2章 看護の理解 12
- 看護師の世界 13
- 看護についての洞察の開発 14
- 看護とケアリング 22
- 看護についての見方 30
- 看護実践における観点 33
- エージェントとしての看護師 36
- まとめ 37

第3章 個々人の人間的条件と看護要件 40
- セルフケア 41
- 援助サービスとしての看護の理解 51
- 意図的行為 59
- まとめ 64

第4章 看護と社会 66
- 準拠用語 67
- 看護の確立と維持 68
- 看護というサービスの特徴 73
- ヘルスサービスの特徴 75
- 看護実践の社会的側面 78
- 看護師と患者の役割 84
- 多種多様な問題 89
- 役割の結合 90
- まとめ 91

第5章 看護の対人関係的特徴 93
- 看護師-患者関係の性質と限界 94
- 看護師-患者関係と相互作用 97
- 相互依存および相互作用の形態・様式 98

看護師-患者相互作用の欠如・看護欠如の例　100
　　看護師-患者関係と相互作用を特徴づける要因　103
　　看護師と関係をもち，相互に関わる患者の能力に影響を及ぼす要因　105
　　相互作用のシステム　108
　　再考察　110
　　まとめ　113

第2部　看護知識の形式化　115

第6章　看護についての見解，人間についての見解　116
　　看護についての見解：看護実践の不変的現実を見いだすこと　117
　　セルフケア不足看護理論と人間についての見解　121
　　セルフケア不足看護理論内の人間についての見解　123
　　人間的力の複雑性　125
　　まとめ　126

第7章　セルフケア不足看護理論　128
　　理論の機能　128
　　理論開発の特徴　130
　　セルフケア理論　133
　　セルフケア不足理論　136
　　看護システム理論　138
　　理論についてのまとめ　140
　　基礎的諸概念　141
　　まとめ　147

第8章　看護実践科学　149
　　実践領域の探究　150
　　看護科学を実践科学として受容すること　152
　　実践科学　154
　　看護科学開発におけるセルフケア不足看護理論　156
　　看護科学の開発の段階　158
　　看護科学の同定化と命名　163
　　まとめ　166

第9章　健康とヘルスケア　169
　セクションA：健康　169
　　健康と看護　169
　　健康についての理解　170
　セクションB：ヘルスケア　177
　　ヘルスケアとしての看護　178
　　ヘルスケアの目的　185
　　ヘルスケアに対する要求　187
　　健康の焦点からみた看護状況の分類　190

ヘルスケアと看護におけるバリエーション　192
社会とコミュニティのヘルスケア提供　199
ヘルスケアとしての看護，続き　202
まとめ　203

第3部　看護システムの変数　205

第10章　治療的セルフケア・デマンド：患者変数　206
概念と用語　206
セルフケア要件，1958〜1995年における開発　209
セルフケア要件，1996〜2000年における開発　220
セルフケアシステム，治療的セルフケア・デマンド，セルフケア要件　225
基本的条件づけ要因，治療的セルフケア・デマンド，セルフケア要件　227
治療的セルフケア・デマンドの算定とデザイン　229
治療的セルフケア・デマンドにおけるバリエーション　232
まとめ　234

第11章　セルフケア・エージェンシーと依存的ケア・エージェンシー　235
概念　236
セルフケア・エージェンシーの概念化　238
セルフケア・エージェントとしての人間　245
セルフケア・エージェンシーの発達　248
意図的行為としてのセルフケアの理解　251
セルフケア・エージェンシー———実践的な考察　256
セルフケア不足　261
依存的ケア・エージェンシー　263
まとめ　266

第12章　看護エージェンシー：看護師変数　267
看護エージェンシー：実質的構造　268
看護実践の操作：概観　272
看護デザインの例　274
ヘルスサービスにおける専門的実践の操作　284
看護の専門的・技術的操作　285
基本的条件づけ要因と看護操作　298
看護実践状況全体の把握と維持　302
まとめ　304

第4部　看護の実践　307

第13章　看護の実践：サービス単位としての個人　308
看護の段階と実践のルール　309
具体的な実践状況における看護システム　317

看護実践におけるデザインの機能　327
　　個人に対する看護実践と看護システムデザインに影響を及ぼす主要な要因　341
　　個人的成熟，ポジティブメンタルヘルスの評価基準　352
　　看護およびヘルスケアシステムにおける協力と調整　357
　　まとめ　360

第14章　多人数状況，家族，コミュニティにおける看護の実践　362
　　　　　（Susan G. Taylor & Kathie McLaughlin Renpenning 著）
　　サービス単位と多人数状況の種類　362
　　個人，多人数状況，多人数単位の看護における重要な相違　364
　　多人数単位，家族，コミュニティに対する看護の理論的根拠　365
　　多人数看護状況の同定化基準　366
　　多人数ケアシステム・看護システムのカテゴリー　368
　　多人数看護実践状況における看護実践の共通特性　371
　　家族タイプの看護状況における看護実践　373
　　家族タイプの看護状況における看護実践操作　375
　　コミュニティタイプの状況における看護実践　380
　　多人数サービス単位としてのコミュニティ　381
　　コミュニティにおけるヘルスケアシステムの看護の構成要素の構造化　385
　　コミュニティ看護実践モデル　385
　　ケーススタディ　392
　　コミュニティ参加モデル　393
　　まとめ　395

第15章　看護師　397
　　職業・専門職の考察　398
　　看護師の教育・概観　399
　　看護教育の形態　402
　　看護ケース　408
　　人口集団への看護提供　412
　　看護のための組織化——看護管理と看護実践　417
　　専門的看護実践教育と関連努力　427
　　まとめ　434

付録A　看護歴の要素　435

付録B　セルフケア不足看護理論開発の歴史　445

付録C　普遍的セルフケア要件の充足に影響を及ぼす障害物とその他の要因　454

用語解　473

文献　483

訳者あとがき　489

索引　491

プロローグ

第1章 ヒューマンサービスである看護を理解するための序

● 重要項目

科学	知的徳性
合法的関係	道徳的徳性
サービス	必要なヘルスサービスの産生
社会的特徴	ヘルスサービスにおける専門職者
思慮分別	ヘルスサービスの要求者
対人関係	ヘルスサービスの領域

　看護とは，それを必要とし求めている人々に，社会が公的に利用できるようにしているサービスの1つである。**サービス**とは，社会構成員のすべて，もしくは一部の人々が有する一般的なニードを充足するために実施する業務をさす。看護はヘルスサービス群に属し，それは健康状態あるいは保健医療の必要性から，さまざまな形態の直接的ケアへの正当なニードをもつ人々にケアを提供するために組織化される。直接的ケアサービスは，食物や水，環境条件あるいはその他のコミュニティでの生活の質と完全性をコントロールするヘルスサービスとは著しく異なる。

　直接的ケアサービスは，人々のヘルスケアに対する要求の性質によっても異なる。異なった要求を充足するための直接的ケアサービスを組織化するには，何が必要なのか，なぜそれが必要なのか，誰がそのサービスを提供するのか，そしてどのように提供するのかという観点に立って表現しなければならない。特定の**ヘルスサービスの領域**では，その領域内のヘルスサービスを効果的に企画し産生できる人々が有すべき知識，技能，準備教育・訓練に対する要件を設定する。直接的ヘルスサービスに対する時間や場所の要件もさまざまである。たとえば，心臓発作中のケア要件と発作からの回復期のケア要件は，自ずから異なる。ヘルスサービスに対する多様なニードが同時に起こることもあるし，看護ケアと医学的ケアの要求が同時に，あるいは次々と生じることもある。

直接的ヘルスケアサービスには共通する特徴と同時に，他と識別しうる特徴がある。本章では，看護が他の直接的ヘルスケアサービスと共通する一般的な特徴について言及する。看護師がこれら一般的特徴を十分理解するならば，看護がサービスの特別な領域を有することを理解し，その領域内で機能する責任を受容するであろうし，さらには，実践領域にして知識領域としての看護を開発する責任をもっていることを受け入れるであろう。

　本章では，直接的ヘルスサービスの提供者にとって必要な知識の形態についても論ずる。知識はすべて形態と内容をもつが，多様な直接的ヒューマンヘルスサービスでは，知識の形態は多少なりとも類似するが，内容は異なる。サービスの産生者は，特別なサービスへのニードと関連する人間的・環境的条件を見きわめ，個々人の生命，健康，安寧に照らして現存する条件を調整し，コントロールするために，実行できること，および実行すべきことについて判断し，決定を下す。これはまさに実践的努力である。ヘルスサービス提供という実践的努力に携わる人々にとって必要な知識は広範囲にわたり複雑であるが，しばしば過度に単純化されたり，また誤解されたりすることもある。さらに，<u>看護</u>というヒューマンヘルスサービスに携わる<u>専門職者</u>にとって必要な知識を極端に最小化したり，あるいは，業務内容と成果の理論的根拠を提供する構造化された知識体系としてではなく，むしろ業務とみなしたり，教育されたりすることがある。

直接的ヒューマンヘルスサービスの共通した特徴

　個人，家族，集団が社会内で公的に利用できる直接的ヒューマンヘルスサービスはすべて，3つの共通した特徴をもつ。図1-1は，サービスを必要とする人とそのサービスを提供する人が社会的に各々関係しあい，ヘルスサービスの授受を合法化

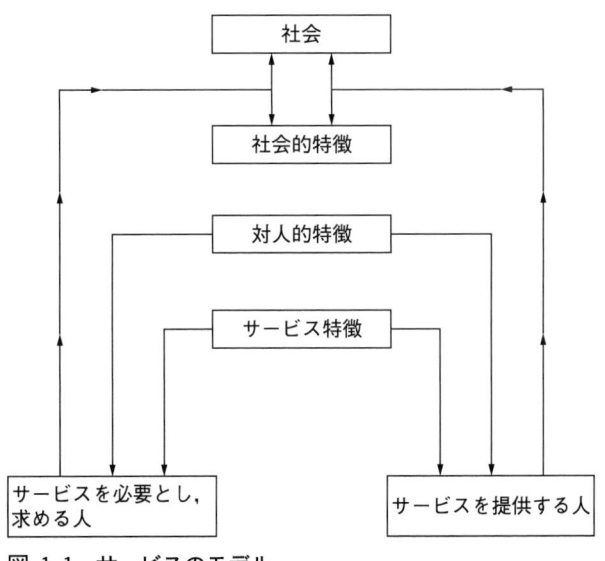

図 1-1　サービスのモデル

表 1-1 直接的ヒューマンヘルスサービスの社会的特徴

特徴のタイプ	焦点	考慮すべき事柄
サービスの社会的コントロール	コミュニティ内サービスの性質，施設，機能の認可	ヘルスサービスを提供する組織と実践グループの統合；ヘルスサービス提供者の検定・認可；年ごとの認可あるいはその他の手段による組織への規制
社会経済的特徴	コミュニティ内のサービス入手の継続	サービスの必要性と入手性とが調和したサービスの分配と産生；サービスの経費と財源；サービス受益者による支払い；サービス提供者への報酬
専門職集団組織	専門的実践レベルで機能する人の教育およびキャリア移行のための規準設定	サービスの管轄領域と実践レベル；基礎教育と継続教育の形態・内容；サービスのための基礎知識の形成・妥当化の促進；研究・開発；実践レベルの確認
職業集団組織	信頼性・妥当性のあるサービス技術を要する状況で機能する人のための規準設定 ─ 技術的レベル，高次もしくは低次の技術的レベル	賃金と恩典；サービス状況における責任分野と限界；免許の継続あるいは高水準業務への移行のための教育要件

する条件を満たすさまを示している。両者は共に，必要なサービスを受け，提供するために，相対する独立した人間として関係をもつのである。そこでは，それぞれにコミュニケーションと協力が求められる。先述したように，サービスの領域は，健康状態もしくはヘルスケアへの必要性に関連したケア要件を有する人間という観点に立って明確化される。

社会的特徴

　発達した社会および発達中の社会は，コミュニティが組織的に努力する焦点の1つとして，社会の成員の生命と健康の保護をあげている。そのため，ヘルスサービスの設立と開発だけでなく，サービスの合法性，入手性，および質に社会は関心を寄せる。ヘルスサービスの機関および諸施設は公認され，行政管轄内に組み込まれなければならないし，特別なサービスの提供者は，社会的な指定を受けた組織によって，十分な質と能力を有する者としての認可を受け，資格が授与されなければならない。ヘルスサービスの提供者もまた，資格と継続教育とを課す専門職・職業集団に属する。さらに，直接的ヒューマンヘルスサービスを継続して利用できるようにするための社会経済的な関心が払われており，サービスの財源および必要に応じた人々へのサービス分配は，社会の主要な経済的課題である。**表 1-1** は **社会的特徴** を総括している。

人間対人間の関係

　直接的ヒューマンヘルスケアサービスの対人関係的特徴は，サービスの要求者と提供者とが接触し，互いにコミュニケーションをとるときにあらわれる。この接触

では，ヘルスサービス状況内における双方の立場と責任という社会的合法性および実行すべき事柄について取り決める意思とが仮定される。ある特別なサービスを必要とする人がその旨を伝達できないときには，サービスの提供者は家族もしくは他の責任のある人々とコミュニケーションをもたなければならない。

　最初の接触によって，人間対人間の関係を双方が受容しようと決定することもあるし，あるいは，個人的な理由もしくは専門職上の理由から，その関係を撤回しようとすることもある。接触が継続し，対人的関係を押し進めるためにはコミュニケーションを持続させる必要が生じる。関係が発達していくには，当該者のパーソナリティ，態度，信念，価値観，人間としての成熟度，健康状態によって影響を受ける。

　最低限の接触とコミュニケーションの必要度は，提供されるサービスの性質により決まる。最低どのくらい必要かは，サービス提供者と積極的に関わろうとするサービス要求者の能力に影響を及ぼす要因による。その要因には，年齢と発達状態，言語，情緒的状態，強い興味と関心，および生活経験が含まれる。人は，自分自身では提供できないヘルスケアが必要であると自分で判断したり，あるいは家族や友人が判断して，特別なサービスを求める。一般的には，そのことを<u>援助の必要性</u>があるととらえることができる。したがって，直接的ヘルスケアサービスの提供者は，必要性をもった人々の援助者とみなされうる。この援助関係は**対人関係**と<u>サービス提供関係</u>の両方の特徴をもち，サービスの提供に関して選択した援助手段・方法を通じて展開される。たとえば，ヘルスサービスの必要な人が意識不明であったり，あるいは新生児であったならば，援助方法は<u>他者に代わってケアをする</u>という方法がとられよう。選択する援助方法は，現時点で自分で実行できないことだけでなく，近い将来にわたって実行する必要のある事柄を考慮すべきである。そうした考慮によって，<u>方向性を与える</u>，また<u>教育する</u>といった援助方法が活用されよう。援助方法と援助関係については，第3章の「援助サービスとしての看護の理解」を参照されたい。直接的ヘルスサービスを必要とする個人および特定の具体的なヘルスサービス状況の中でサービスを提供する個人は，双方ともに思考し，感じる人間として互いに出会い，そして関係をもつ。こうした人と人との関係をもつことは，**ヘルスサービスの要求者**および<u>ヘルスサービスの提供者</u>として関係をもつこととは異なる。社会的役割（要求者と提供者）は正反対の役割であり，それぞれ別々の種類の活動を遂行する。双方が人間として共に結びつくのは，対立ではなくして，「我々」を形成し，統合することである。それは「豊かな人間的な精神」[1]の中から生じ，間主観的なコミュニケーション，すなわち親密な人間的接触が理想であり，たとえば他者に対して存在すること，個人的尊厳の態度，また他者の自由意思の尊重によって示されるのであり，決して依存性を助長するものではない。

　人間が与えたり受け取ったりする行為は，直接的ヘルスサービスでの授受と同様に，日常生活活動によくみられることである。ヘルスサービスの状況では，人が自分を覆い隠し，本来のあるがままとは異なった印象を与えることができるということを知っておくのは重要である。人間は他者を物体として扱ったり，他者の自尊心を傷つけたり，他者の感情を無視したり，接触を避けたり，また，対話を拒絶することができる。こうした態度により，対人間の授与はうまくいかなくなり，ヘルス

サービスの授与そのものを妨げる。

合法的な社会的接触において，ヘルスサービスの提供者と要求者という正反対の役割をもつ対人関係的接触は，短期であったり，長く続くこともあったり，また，接触はある一定期間にわたって継続されることや，ある決まったサービスの中だけで生じることがある。そうした期間にもかかわらず，与え受け取る関係の中で，互いに自由に考え，感じる人間の自由さこそが，各々の安寧を促進し，**必要なヘルスサービスの産生**を可能にするのである。ヘルスサービスの要求者と提供者との間主観的関係に関する考え方には，M.G. Plattel[1]の思想が一部取り入れられている。

サービスの特徴

直接的ヒューマンヘルスサービスの社会的・対人関係的特徴はサービスの要求者と提供者によりもたらされ，その結果，ヘルスサービスを必要とする人の現存のニードが判明し，充足される。必要なヘルスサービスは，(1) 特定のサービスの合法的提供者—たとえば，有資格者で経験を積んだ看護師や医師—の意思，知識，および行動，ならびに (2) ヘルスケアのニードをもつ人の，協力してケアに参与する意思と判断を下す知識，とによって産生される。ヘルスサービスが特別なものであるか否かにかかわらず，サービス提供者が遂行しなければならない共通した過程の特徴がある。この過程の特徴には，サービスの提供者がヘルスケアニードをもつ人々と機能的・協同的に関わることを開発し，維持すること，現存のニードあるいは変化しつつあるニードを有する人々のために，特別なヘルスサービスを確立すること，確定したニードを充足するために実行可能な事柄および実行すべき事柄について，(科学的・経験的)知識に基づいて判断を下すこと，判断および取るべき行為と追求すべき成果に影響を及ぼす要因に関する情報をヘルスケアニードを有する人々に提供すること，実施することについて合意に達すること，計画あるいは手順を企画すること，そして，個人のヘルスケアサービスを管理すること，が含まれる。

ヘルスサービスの産生に関するこのような過程の特徴は，ヘルスサービス提供者が遂行する内容の範囲と深さという点ではさまざまであろう。ちょっとした傷口のケアあるいは年齢・環境別の接種のように限定されたヘルスサービスの状況では，有能なヘルスサービス提供者はすべての過程を短期間でまとめて実施する。慢性疾患，重篤な疾患，あるいは持続した廃疾状態にある人々のために特別なサービスを援助する場合では，過程はそれぞれ分離して遂行されたり，援助期間中に何度も繰り返されたりするかもしれないし，関係する1人あるいは2人以上のヘルスサービス提供者と協力して遂行されることもあろう。

直接的ヘルスサービスの提供は，提供者の行為および受容者の協力と参与にかかっているが，要求者のニードと行為および提供者の行為を条件づける一般的な要因・状況によって，良くも悪くも影響を受ける。そうした要因には，特定のニードをもつ人々へのサービスの入手性，サービス提供者を利用できる時間，必要な設備・供給物の入手性と利便性，安全な物理的環境，および自由と責任を促進し，サービスの要求者と提供者双方の権利とニードを尊重する社会的環境が含まれる。上述の諸要因がヘルスサービスの入手と提供とに悪い影響を及ぼすときには，サービスの

提供者と要求者とが克服すべき道を探し出し，挑戦しなければならない障害物となる。望ましい条件が整えば，ヘルスサービスの提供はますます助長されるのである。

特別な直接的ヘルスサービスにおいては，その領域に特有な知識の形態と内容を理解し習得した人間が，専門的な実践レベルで機能するように教育を受けて実行する。こうしたサービスの分野を持続していくためには，専門的な実践，学問的な努力，および研究を通じて，その領域の拡大と妥当化に彼らは貢献しなければならない。それぞれの領域に位置する専門職者らは，妥当性のある知識を**科学**と称されるものに組織化・構造化しなければならないし，実践のテクノロジーを開発し，信頼性を確立していかなければならない。特別な直接的ヒューマンヘルスサービスにおいて組織化され命名されている科学の数，そうした科学の絶え間ない開発，また新しい科学や科学領域の導入は，現在のところ，その領域の専門職者の努力と支持的基礎分野の業績とに依存している。支持分野には生物学および行動学の分野が含まれる。

ヒューマンヘルスサービスにおける専門職者の知識

知識には5つの領域がある。最初の領域は，特定のサービスについてしっかりと理解した，経験豊かな**ヘルスサービス専門職者**である人間を記述する。彼らが所有する知識は，経験をより確実性をもったものにすることができ，さらに批判的かつ実践的に応用する人間の力へと向上させることができる[2]。卓越した専門職者が真の知恵ある識者に移行するには，基礎科学はもちろんのこと，(1)**ヘルスサービスという領域**内で扱うべき現実を記述・説明し，(2)サービスの各過程を達成するための指針となる科学を習得するための学究的な努力が求められる。この知識形態には，統合された前提知識(すでにわかっていること)，および現実についてのさまざまな意味と知識の形状に着目した現実状況についての情報が含まれる。

この知識領域の開始は，実践のための専門的教育・訓練を受けた個人がヘルスサービスという領域を理解し，妥当性と信頼性のあるテクノロジーの性質・目的をヘルスサービスの産生を通して習得したときである。彼らは，通常の，すなわち一般的なヘルスサービス状況の中で安全で効果的なテクノロジーを活用するために必要な行為能力と技能を発達させる。また，実践の経験から，ヘルスサービス状況の中で自分はどうあるべきなのか，そしてどのように自分を処していったらよいかを学習する。サービスの提供にとって有効な対人関係の諸特徴を学習し，さらに対人関係技術を実践するために必要な技能を発達させていくが，こうした技能は，目標達成に向けての協力と調整とを含むコミュニケーションおよび対人的結びつきをどう維持するかに関連する。

知識の2番目の領域は，サービスに特有な科学についての知識である。ヘルスサービスの提供とは実践的な努力であり，実行すべき実践的な目的が存在する。実践的努力の特徴をなす数多くの段階，すなわち，規制ないしは調整すべき現存の人間・環境条件についての洞察から始まって，予期される結果の達成のために何を実行すべきかの決定，そして結果達成の行動に従事することに至る段階を，提供者は押し

進めるのである。このように，ヘルスサービス科学は実践の科学であり，ある哲学者らは，ヘルスサービス科学を思弁的かつ実際的な実践の形態と内容を有する実践科学であると称している。Maritain[3]およびWallace[4,5]による実践科学についての考え方と記述は，看護のような未発達なヘルスサービス科学を発展させ，医学にみられる発達したヘルスサービス科学の形態と内容とを例示するための学究的な働きかけの指針を提供し，そうした運動を刺激してくれる。ヘルスサービスを単に応用科学と称する以上に，もっと多くの生産的かつ独特な見解を実践科学はもつ。ヘルスサービスは非常に複雑であり，知識と実践の双方の観点に立ってみていくものである。特別な実践科学を開発していくには，形態と内容をまず最初に確立するための長期にわたる努力を継続しなければならない。

　直接的ヒューマンヘルスサービスの専門職者がもつべき知識の第3領域は，専門職者自身と家族，コミュニティ，およびより広義の社会と結びついている援助を受ける人間とに関連する。両者は，ヘルスサービスの要求者と提供者との間に生まれつつある絆が合法的であるとみなさなければならない。**関係の合法性**は，両者がこれから結ぶ社会的契約が妥当であるか，また，相互作用を営む人間の関係に正当性を与えるかに関係する。そのような人間的な合法性は，互いの尊厳および効果的なコミュニケーションシステムにその特色がある。あるヘルスサービスを両者が理解し，現存のニードにしたがってサービスを提供するには，関係づけ，相互作用，および伝達の方法が，文化的にみて適切で有効でなければならない。

　さらに付け加えるならば，ヒューマンヘルスサービスの提供者は，ヘルスケア状況の中で他者と関係をもつだけでなく，判断・決定を下し，他者にとって善いことを意図的に実施するべきであるが，時には，うっかりして害をもたらすこともありうる人間であることを知るべきである。こうした提供者の知識は，ニードを有する特定個人にヘルスサービスを提供する具体的な状況内での善悪や正誤の判断や，意図的行為の習慣的な調整を可能にするような知的・道徳的徳性もしくは資質を所有すること，および自己を理解することにかかわる。**知的徳性**（intellectual virtues）とは，人々をして心から行為したい気にさせるような慣習もしくは資質をさし，その結果，人々は現状，条件，周囲の環境を考慮に入れつつ，具体的な状況の中で正しい判断と選択を下すことができる。**道徳的徳性**（moral virtues）とは，人々をして善いことを判断・実行させ，具体的な人間生活状況の中で，自分自身や他者を傷つけることや，悪いことを避けさせるものである。

　知識の第4領域は先の領域と関連するが，直接的ヘルスサービスを提供する人間の統合性に関係する。この統合性は，生活経験，特定のヘルスサービスにおける経験，ならびに身についた資質，徳性，および**思慮分別**（prudence）を反映する推論と意思決定の方法を発達させる努力と結びついている。思慮分別を働かすことによって，現在の条件や周囲の環境が複雑で広範囲にわたる特別な具体的生活状況の中でも，実行すべきことについて正しい選択と決定を下すことができる。思慮分別とは，実行すべき事柄についての正しい根拠であると通常は表現される。慎重に行動するには，公正な行為であることが必要であるが，そこには本能や欲求を調整し，勇気と節制をもって行為することが含まれる。

　特定のヘルスサービス状況における，思慮分別をもって行動する人間の明瞭な特

性を下記の囲みにあげてある。これらの特性は，1966年，アメリカカソリック大学でのWilliam A. Wallaceの講義ノートによるものであり，St. Thomas Aquinasの思慮分別に関する論文の記述と一致する[6]。

　ヒューマンヘルスサービスの提供者すべてにとって必要な知識の第5領域は，予知しうる目標・結果を達成するために関わる自発的行為，すなわち意図的行為についての理解に関係する。この行為には，探求，分析，および統合する能力が包含される。意図的行為の性質を理解するには，ヘルスサービス提供の過程の特徴を理解するための知識の他に，人間が働き，他者をケアし，休養し，自分をケアするといった，毎日従事する行為についての知識が不可欠である。

　特別なヒューマンヘルスサービスに携わる専門職者の5つの知識領域を総括するが，これらの領域はすべて，ヘルスサービスの特定領域を理解していることが前提である。

1．特定のヘルスサービスにおける経験豊かな専門職者を特徴づける知識；複合的かつ統合化され向上を続ける知識および批判的かつ実践的に応用可能な知識。この知識は専門的レベル教育と初期の実践に基づく。
2．サービスの分野を記述・説明する思弁的実践科学，および実践科学を支える基礎科学に加えて，ヘルスサービスの産生の指針となる実践的実践科学についての知識。
3．人間そのものに関する知識およびヘルスサービスの要求者と提供者との合法的関係の特徴についての知識。
4．特定の具体的なヘルスサービス状況で実行すべき事柄を推論，判断，決定するうえでの，自己−統合性，経験，および思慮分別についての知識。

ヒューマンヘルスサービス提供者の思慮分別のある実践を示す指標

行為に関連した指標
特定の形態・内容・成果をもつ行為を要する特別な状況を経験すること。
その状況と行為の結果を記憶すること；特殊な状況での特徴を比較検討し，関連する項目を抽出すること。
(1)通常もしくは予測可能な領域，および(2)規範から逸脱し，異常な特徴を示す領域において，具体的な状況を容易に判断すること。
困難が生じる可能性について洞察すること；用心深く，関係するすべての事柄を考慮すること。
実行すべき事柄を決定する時には注意深く，しかし意思決定と行為実行を回避しないこと。

人的指標
統合性，道徳的健全さ，および全体性をもつこと。

アメリカカソリック大学，看護学部でのW.A. Wallaceの講義ノート，1966年を一部修正。

5．意図的行為の性質・特徴，および目標設定から目標達成へ移行する各段階を構成する方法についての知識。

　看護のサービス，対人関係的，および社会的な特徴については，この後の各章で論じる．第2章では，看護師がこのヒューマンヘルスサービスの性質と目的を明確にし，理解するために必要な知識を述べているが，こうした知識が必要であることは本書を通じて一貫して展開されている．

文献

1. Plattel MG: *Social philosophy,* Pittsburgh, 1965, Duquesne University Press, pp 64-67.
2. Maritain J: *Science and wisdom,* translated by Bernard Wall, London, 1944, Centenary Press, p 4.
3. Maritain J: *The degrees of knowledge,* translated under the supervision of Gerald Q. Phelan, New York, 1959, Charles Scribner's Sons, pp. 456-464, especially pp 458-459.
4. Wallace WA: *The modeling of nature, philosophy of science and philosophy of nature in synthesis,* Washington, DC, 1996, Catholic University of America Press, pp 174, 180-189.
5. Wallace WA: Essay XIII: Being scientific in a practice discipline. From *In a realist point of view: essays on the philosophy of science,* ed 2, Lanham, Md, 1988, University Press of America.
6. Aquinas, St. Thomas: Prudence, *Summa theologiae,* vol. 36, translated by Thomas Gilby, Cambridge, 1974, Blackfriars; and New York, 1974, McGraw-Hill.

第 1 部

看護のサービス，社会的・対人的特徴

第2章 看護の理解

● 重要項目

依存的ケア	看護実践の状況
エージェント	ケア
概念化	ケアリング
看護	社会的依存性
看護の固有の対象	セルフケア
看護の領域と境界	セルフケア不足看護理論
看護師の世界	

　看護を理解しようとする看護師や看護学生にとっての現実的な出発点は，看護とは直接的なヒューマンヘルスサービスであると受容することである。このことを1つの前提にして，真実として受容したならば，看護師は答えるべき2つの疑問にぶつかることになる。それは，どのような人間的条件と環境が看護というサービスを必要とする人々に関連しているのかという疑問と，看護の必要がある人々に対して，看護師が生み出すもの，つまりサービスの性質と構造とは何であろうかという疑問である。最初の疑問には2番目の疑問への橋渡しとなるもう1つの疑問が含まれる。それは，個人や家族の責任領域の外から看護という公的に入手しうるサービスへもたらされる看護要件と関連した人間的条件と環境とは何か，という疑問である。看護についての適切な定義と記述的説明は，3つの疑問とそれらの間の関係とに言及し，解答を与えてくれる。

　本章では3つの疑問を考察し，そこから，特別な看護のサービス特性についての定義，記述，および説明をしている（「看護についての洞察の開発」の節参照）。さらに本章では，看護師の世界を作り上げている人，対象，場所，および事象に看護的な意味を付すために，看護要件の性質やその産生物の性質について看護師が洞察する必要性についても論じている。「看護とケアリング」の節では，ケアとケアリングという用語の意味と使用について論じている。看護師がこれまで看護について考察してきた，また考察すべき見解，そして看護というヘルスサービスの生産における重要な要素である，エージェントとしての看護師についての見解で，本章はしめくくられる。

看護師の世界

　看護師の世界は、「質的に区別できて、別個に位置する」人々と事物との一システムであると明示される。その世界とは、人々の現存する、あるいは将来起こりうる看護の要件を満たして、予測する諸結果を達成するために、情報を求め、判断し意思決定を下し、行動する人々の経験の世界である。また、知識を追求し知識を建立する世界でもある。看護学生は看護の必要性をもつ人々や集団に遭遇すると、実行が期待されていることにまず最初に関心を示し、必要な知識と技能をもっているかどうかについて心配する。彼らは安心感を得るために、看護師が伝統的に行ってきたさまざまなやり方の詳細を、時には学ぼうとする。

　看護師の世界という現実は、意味によって仲介される世界であることを受容しなければならない。意味という考えは多種多様な事柄を包摂している。しかし、看護では、看護師が看護ケアの企画や産生において遂行する行為に、人、物事、事象、条件、および環境などがどのような影響を及ぼすかという観点にたって、それぞれに意味が付与される。看護師は、(1) 看護を求める特定の個々人および看護に関連する彼らの条件や状況に意味を提供する知識、および (2) 看護を通じて、彼らのために実行でき、また実行されるべきことを示す知識、が必要である。看護実践状況の中でのこの知識の適用とは、<u>人的</u>適用にして実存的適用であり、そして<u>専門的判断と統合</u>とをもって実施される適用である。看護師は、自分自身を知るための知識を習得するだけでなく、実践状況内でのその知識の適用についても習得しなければならない。

　年端のいかない子どもは、自分たちが創り出す遊びの中に取り入れる役者や事物に意味を与える。彼らは、行為のためのプロトコールをつくり、役者同士および役者と事物の間の関係を細かく取り決め、そうすることによって秩序を打ち立てる。子どもたちは、自分自身の経験や、これまでに聞いたり読んだりした物語や、自分で想像したことをもとに、遊びの場面を創り出す。子どもは (成人の男女と同じように)、嫌いなタイプあるいはこれまでに出会ったことのないタイプの具体的な生活状況に直面すると、それを避けようとするか、もしくは知りたい、経験したい、何かことを起こしたいという欲求に動機づけられて、役者として、あるいは参加観察者として、その状況の中に入り込もうとする。

　人間の具体的な生活状況は複雑であり、人間はそれを理解する前に、すでにその中で生活していることが多い。そこには、人間、事物、あるいは環境条件という構成要素ないし構成部分が存在する。人間および事物は属性もしくは特性を有する。環境条件には、物理的環境、社会的環境、生物学的環境などさまざまなタイプがあり、おのおののタイプの重要性は多様に変化しうる。諸要素間の結びつきとそれらの特性が、状況要素間に存在し変化を続ける序列を決定する。人間の生活状況はダイナミックであるから、要素内あるいは要素間の関係に変化が起こりうるし、その変化は予測が可能である。人は具体的な生活状況から経験的知識を獲得し、その知識をもとにして、同じような繰り返し起こる状況に意味を付与することができる。

生活状況の中には，地域で共に生活する人々の通常の日常体験とはかけ離れたものもある。そうした状況を観察し，それが何であるかを判断して意味と価値を付与し，また何が変化しうるものであり，何を変化させるべきかを洞察していくためには，専門的な知識と能力が必要である。本書で記述し，説明する看護状況では，そこで働くことを選択した人々，すなわち看護を必要とする人々に看護を提供するための能力と力を培って看護師になることを選択した人々の専門的な知識と技能が必要である。

　具体的な**看護実践状況**に接近し，その中に入り込んだとき，まず看護師は次のようないくつかの問いを発し，それに答える必要に直面する。この時点およびこの場所で私と他の人々を包含するこの状況は，1人の人間としての私ではなく1人の看護師としての私にとって，何を意味しているのだろうか。なぜ私はここにいるのか。看護師として私は何を知っていなければならないのか。何について私は探求しているのか。どのような問いを発する必要があるか。収集した情報や自分で下した判断に私はどのような意味を付与しているのか。どのような結論が妥当なのか。私は自分の知っていることを表現する言葉をもち，私が看護している人々，他の看護師，および他のヘルスケア従事者にそれを有意義に伝達しているか。意図的に計画した行為を通じて変えることができることとできないことについて，私は知識をもっているだろうか。これらの問いは，具体的な看護実践状況で看護に関連する詳細な事柄を調べるとき，看護師がどういう種類の専門的・理論的知識をもっていなければならないかを明らかにする。このような構造化された看護知識をもたない場合，看護師は，看護科学とは関係のない自分の常識的知識に頼ってしまうことになる。

　看護師は，他の看護師，他のヘルスケア従事者，および看護を必要とし，その恩恵を受けることのできる人々とその家族と共にコミュニティにおいて機能する。看護学生および看護師がヘルスサービス看護の有効な実践者として機能するためには，まず看護師の世界である現実の領域を知らなければならない。看護師の世界には，他のヘルスケア従事者の世界と共通する諸要素，たとえば援助を受ける人々とその家族が含まれるが，その世界は境界に囲まれた1つの明確な領域をなしている。看護実践の領域と境界は，その世界の中で看護師が看護師として何に関わるか，またどういう仕方で関わるかによって決まってくる。看護師がその世界の中で，何に，どういう仕方で関わるかを特定し，理解し，概念化し，そして表現しようとする生産的な努力が，組織化され検証された知識としての看護の内容と構造の最初の公式化（すなわち，看護科学）へとつながるのである。

看護についての洞察の開発

　看護師は，ヘルスケア状況内にいる人々を特徴づけるどのような事象，条件，および環境が臨床看護実践の中に存在するかを十分理解できるだけの知識・洞察力をもち，そして熟練していなければならない。看護の理解に到達する過程の最初のステップは，**看護**という用語の含蓄を明らかにすることである。含蓄とはある用語が正確に適用されるものを示す。辞書での看護の定義を分析することから，看護学者

が形成した諸定義を分析することへと進めることにより明確になるであろう。第2のステップは，社会での看護の実在の焦点であり，看護の固有の対象として認識されていることについて探究をはじめることから始まる。このステップは次には，看護モデルや理論の開発へと進むに違いない。

看護という用語

　看護（nursing）という単語は，英語では，看護する（to nurse）という動詞に由来する名詞，形容詞，および助動詞として用いられる。名詞および形容詞として用いられたときには，看護とは看護師が提供するケアもしくはサービスの種類を示し，看護師である人々が実行する仕事を意味する。私は看護しています（I am nursing）という叙述で用いられる看護という用語は，助動詞，分詞である。看護するという言葉の語義は，(1) 付き添って奉仕すること，および (2) 自分のケアができない人，幼児，病人あるいは障害者に対し，健康を取り戻して"自分のことは自分でできる"ようになるまで援助することを目標として，間近でケアを提供すること，である*。この看護の名目定義（語義的定義）から，看護に携わるとは人が次のようなことを行うという意味であることが明らかになる。

- 他者に付き添って奉仕する。
- 自分のケアができない他者に間近でケアを提供する。
- そのような人々が健康を取り戻し，自分のことは自分でできるように援助する。

　この定義は，もっとも広い意味でこの言葉を正しく使用した場合にそれが意味する看護というものを表わしているが，専門的なヘルスサービス看護（specialized health service nursing）の定義としては，これだけでは十分ではない。専門的なヘルスサービス看護を必要とする人々と，幼児が必要とし，彼らに与えられる間近でのケアのような別の形態の看護を必要とする人々とが，この定義では区別されないのである。

　1956年の看護についての（筆者の）定義[2]は，看護と称される内容をより正確に同定している。

　　看護とは，看護師すなわち看護の実践者が，セルフケアに対する日常的ニードを満たしたり，医師による医学的ケアに理解をもって参与するために通常以上の援助を必要とするような性質の障害をもつ人々に，専門的な援助を与えるわざ（アート）である。看護のわざは，障害をもつ人「のために代わって行うこと」，その人が「自分で行えるよう援助すること」，および，その人が「自分で行う方法を学ぶのを援助すること」によって実施される。看護はまた，患者の家族のうちの誰か可能な人あるいは患者の友人が患者「のために代わって行う」方法を学ぶのを援助することによっても実践される。したがって，患者を看護するとは，実践的かつ教育的なわざ（アート）なのである。

　看護の明確な構造がこの定義には現れはじめている。どの研究領域においても，

---

* *Webster's dictionary of synonyms*, ed 1, Springfield, Mass, 1951, G & C Merriam Co, p. 577 による。

> ### 臨床看護実践における看護師の幅広い業務の遂行
>
> 　個人あるいは家族のような社会的単位のメンバーとして，自分自身もしくは依存者のために看護を求める人々と，特定の時間・空間内において，相互作用的な関係を結び，それを維持すること。
> 　こうした人々の機能と発達を，その時点およびそれに続く期間，調整するために必要な即時的な，また継続的なケア（ケア・デマンド）の種類や量を確定すること；ケア・デマンドを知り，充足するための人々の行為能力と制限を見極めること。
> 　特定の期間，確定したケア・デマンドが充足され，自身もしくは依存者へのケア能力の実施や開発が調整され，そしてそれらの能力が保護されるような看護ケアシステムを，看護師と患者の妥当な役割とを明記して，企画，計画立案，履行，および管理すること。看護ケアシステムの質を，追求・達成すべき結果に照らしてコントロールすること。
> 　こうした人々の援助への要求，および看護師との接触や支援への明白な，あるいは隠れたニードに対応すること。
> 　こうした人々に対して，さまざまな看護師が提供するある期間内やその後にわたる看護を調整すること。
> 　看護師が提供するケアシステムの構成要素を，たとえば医学的ケア，社会的サービスのような援助やケアを提供する他のサービス領域の人と調整すること。
> 　こうした人々が処方されたケア・デマンドに従い，充足するための能力を示したとき，また，1人であるいは家族や他者からの援助を受けて，また看護師からの継続的な指導のもとであるいはそれなしに実行して，必要な適応ができたときには，看護師のケアから解除される。

看護における7努力領域の看護師業務操作の批准リストによる。M氏，Orem D制作：Washington, DC, 1976, Georgetown University School of Nursing. 1982年および1994年，Orem D改正。

　構造とは特性をもった諸要素あるいは部分の間の相対的に固定した諸関係をさす。看護の明確な構造が出現しはじめた結果，他者に関わり，援助する人と，関心を払われ，援助される人とについての詳細な事項がつけ加わるようになる。それら詳細事項に含まれることは，
- 関与する人を看護師と命名すること。
- 教育的（教訓的）特徴を含む実践的なわざとして，看護師が実行することを同定化すること。
- ケアを受ける人を，専門的な支援の必要といった特性を有する障害をもった人として同定化すること。このことは訓練を受けていない人からの支援を区別する。
- 支援が必要な理由を同定化すること。すなわち，日常のセルフケアに対するニードおよび医学的ケアに理解をもって参与するためのニードを満たすこと。
- 看護師が用いる援助方法，ケア提供において各自の役割に従って，看護師と患

者を関連づける方法を指定すること。

看護についての辞書的定義という点では，この定義は詳細であり範囲を設定しているが，看護についての適切な記述的説明には及ばない。

看護の固有の対象の形式化

さまざまな領域の学者や理論家が明らかにしていることだが，専門的な知識領域あるいは実践領域を記述的に説明するためのもっとも有効な手始めのアプローチは，その領域に固有の対象（proper object）を同定することである。<u>対象</u>（object）とは，それに向けて，あるいはそのために行動が行われるところのものを意味する。<u>固有の</u>(proper)とは，その領域に属するという意味である。対象という用語は，哲学的・科学的な意味で研究もしくは観察されるもの，それについての情報を得るために，あるいはなんらかの新しい状況をもたらすために行動が向けられるものという意味で用いられる。対象という用語は，実体的なものという意味で用いられるのではない。

個人としてであれ社会単位としてであれ，ケアを必要としている人間——男性，女性，子ども——の全体的な現実が，看護師，医師，臨床心理療法士，ソーシャルワーカー，およびそれを必要とする人々に直接ケアを提供しているその他の人々の行動の"具体的な対象"（哲学的意味において）を構成する。個々のヒューマンサービスにはそれぞれ固有の対象があり，その対象が，男性，女性，あるいは子どもが専門的なサービスを必要とする理由ならびにそれによって援助されうる理由を明確化するのである。

看護の固有の対象についての 1958 年の（筆者の）叙述[3]は，看護師がその状況に関わるべきである（すなわち，その人は看護ケア下におかれる必要がある）と判断される場合，その人にはどのような状態が存在するのだろうかという問いに答えるものであった。その答えは次のように表現された。すなわちその状態とは，自らの健康問題のために，必要な量と質のセルフケアを自力では持続的に行うことが不能な状態である。子どもの場合でいえば，それは，その子の健康問題のためにその子が必要とする量と質のケアを親もしくは保護者が提供することが不能な状態である。**セルフケア**(self-care)とは，個人が自らの機能と発達を調整するために毎日必要とする個人的ケアである。このケアの提供はケア行為システム，すなわちセルフケアシステムとして出現する。この毎日の調整的ケアで個人に要求されるもの（要件）は，さまざまな要因，とりわけ年齢，発達段階，健康状態，環境条件，医学的ケアの効果などによって影響を受ける。**依存的ケア**(dependent-care)とは，子どもあるいは障害をもつ人々に対して，責任ある立場の人々が持続的に提供する，健康に関する個人的な調整的・発達的ケアのことである。

看護の固有の対象をこのように明確化することによって，<u>専門的なヘルスサービス看護</u>の特性を概念化し，表現することが可能になる。看護の名目定義で「自分のケアができない人」と特定された人々は，今や自らの健康問題で活動を制限されているために，あるいは機能と発達の調整に役立つ毎日のセルフケアの要件の性質と複雑さのために不能の状態にある人々に限定される。専門的なヘルスサービス看護

> **セルフケアの概念を明確化するための訓練**
>
> 1. 慢性疾患，傷害，急性疾患などをもつ人，あるいは初めての妊娠を経験する人（親類，友人，同僚，あるいは入院患者，外来患者）を1人選ぶ。
> 2. 情報収集に応えるその人の能力・興味・意思に従って，以下の質問をし（必要に応じ言い直す），その答を記録する。
>   a．その出来事（条件づけ要因，疾病，傷害などの名前をあげる）が発生して以来，あなたはそれ以前に行っていたのと違ったやり方で自分のケアをしなければなりませんか。
>   b．あなたの新しい活動あるいは課題にはどのようなものがありますか。それらを実行する必要性をどのようにして学びましたか。
>   c．あなたの日常活動にそれらの新しい課題をどのようにして適合させていますか。
>   d．それら新しい課題のすべてを，自分自身で実行できますか。もしできないなら，誰があなたを援助するのですか。
>   e．その出来事（上記のaに同じ）が発生するまえに，新しい課題のやり方を知っていましたか。
>   f．新しい課題の実行のしかたを学習することについてどのように感じましたか。現在，それらを実行することについてどのように感じていますか。
>   g．実行すべきだとわかっている事柄のうちで，あなたが忘れがちになること，あるいは意図的に実行しないと決めていることがいくつかありますか。もしあるとしたら，それはなぜですか。

は，医学のような他の専門的なヒューマンサービスからばかりでなく，家族による乳幼児ケアや病気または障害をもつ子ども・成人に対する継続的ケアからも区別される。先の表現では，専門的なヘルスサービス看護の固有の対象とは，<u>自力でケアができない人々の集団（クラス）のうちの一下位集団（サブグループ）</u>であるとされている。

　経験豊かな看護師は，人々が専門的なヘルスサービス看護を必要とする生活状況を認識している。経験豊かで有能な看護師は，他の人々を看護する，他の人々に代わってケアを行う，あるいは他の人々が自力でケアできるよう援助するという自分たちの業務が有益な結果をいつ生み出すかを知っている。しかしながら，前述のように，何を，どのような理由で行い，それがどのような結果をもたらすかを心得ていて，表現することができ，また伝達することもできるということは，看護師にとって欠くことのできないことである。

　1958年にオレムが看護の固有の対象について洞察し，形成し，そして表現したものは，概念的基礎を提供し，看護教育や看護実践に携わったときに知りえた事柄をさらに形成化，組織化，分類化，また構成化することを可能にしたのである。筆者が1958年に従事したプロジェクトとは，実務看護師が遂行する簡単な業務リストに特色ある看護内容を盛り込んだ「実務看護師の訓練の向上」というものであった。このプロジェクトは，ある人が看護ケア下におかれるべきだと判断される場合……，その人にはどのような状態が存在するのだろうか，という問いに答える動機となった。実務看護師教育にとって適した看護知識領域を選定するためにはヒューマンヘルスサービスとしての**看護の領域と境界**を明確な用語を用いて理解していることが

このプロジェクトを進めるためには求められたので，この問いへの解答が必要であった。このプロジェクトの結果，カリキュラム企画者と教師のために開発した1959年の著作[4]は看護内容についての初期の構造を包含するに至った。

筆者は知識領域および実践領域としての看護の領域と境界をさらに明確にし，構造化するための業務を続けた。この業務の結果の1つが，1971年の"Nursing：Concepts of Practice"[5]初版の中での看護についての記述であった。

看護についての記述

看護についての以下の記述は，看護実践状況に共通する人，要素，および特性について表現した3つの一般化から構成されている。

　看護は，生命および健康を確保するために，疾病および傷害から回復するために，またそれらの影響に対処するために，セルフケア行動が必要であるということとそれを持続的に提供し，管理するということに特別に関心を払っている（pp. 1-2）[5]。

　ある成人について看護の必要があると確かめる条件は，その人が生命および健康を確保し，疾病および傷害から回復し，あるいはそれらの影響に対処するにあたって，治療上必要なだけのセルフケアの質と量を，自分自身の力で持続的に維持できないということである。子どもの場合には，その条件は，治療上必要なだけのケアの質と量を持続的に維持できる能力が，子どもの親（もしくは保護者）にないということである（p. 2）[5]。

ヘルスケア状況内において，看護師は看護目標の達成に向けて，看護領域での行動を意識的に選択し，指示しなければならない。

　これを土台にして，看護師が自分たちの看護行動を通して達成する結果は，次のような事柄が実現されるならば，患者にとって有益なものとなる。すなわち，(1) 患者の治療的セルフケアが実施される，(2) 患者がセルフケアに関して責任ある行動をとるようになるのに，看護行動が役立つ(患者は着実に主体性を増すようになるかもしれないし，あるいは，セルフケア行動の能力が着実に減少しても意に介さないようになるかもしれないのである)，(3) 患者の家族とか世話人が，患者の日常的な個人ケアに関する決定力を増大させることができるようになり，あるいは，看護師の監督とか助言を必要に応じて利用しながら，患者のケアを実施したり，管理したりできるようになる。これら看護行動の一般的目標の1つあるいは全部が，特定の看護状況において適用されよう（p. 156）[5]。

看護についてのこの記述は包括的ではあるが，看護を求める人とその提供者との間の特徴ある諸関係が十分精錬され表現されていない点で完全とはいえない。看護に関連する諸特徴についての洞察と看護実践状況における行動が形成・概念化されていないために，また概念を表現するために適切な用語が選定されていないために，この記述は冗漫であるといえよう。

看護実践状況の確認された要素と特性についての洞察の**概念化**は，1960年代に進められ，看護の概念的枠組み，モデル，および理論の開発・表現をもたらすことと

なった。看護師とその患者に特有な概念要素間の関係を示した看護の図表モデルは，付録B，図B-1に示してある。次節では看護の理論について論じる。

看護の一般理論

ここに提示する看護の説明は，あらゆるタイプの実践状況における看護について記述的説明をしている一般理論の形態をとっている。理論は，看護が何であり，何であるべきかについての像あるいはモデルを表す。理論は看護師と看護される人々を包含し，そこには人としての彼らの関係，各人の相応する力と能力，看護師と看護される人の双方の力が活性化するときに生み出される活動過程，および追求すべき結果のタイプが含まれている。前節「看護の固有の対象の形式化」で記述したように，看護の固有の対象は理論公式化にとって現実的な必須基盤であった。

セルフケア不足看護理論と命名される理論について，ここでは3つのセットで表す（p.35）[1]。数字ごとに表したセットは，（Ⅰ）理論が引き出されるところの具体的な人間の生活状況内で観察されうる事実，出来事，および環境，（Ⅱ）理論（提示されたモデル）の中心的考え，（Ⅲ）中心的考えの基盤となる実質とモデルの総括，を包含している。セットⅠは3つのパートからなる。

セットⅠA

成人は，すべて等しく，自身（セルフケア）および彼らに依存する者の機能と発達を調整する（依存的ケア）継続ケアに対する要件を充足するための発達した力と能力を有する。セルフケアに携わる力や能力はセルフケア・エージェンシーと称される。依存的ケアに従事する力や能力は依存的ケア・エージェンシーと称される。必要な調整的ケア方策全体は治療的セルフケア・デマンドと命名される。

個々人は時間―場所の限定されたさまざまな社会の領域内に存在し，彼らのセルフケアあるいは依存的ケアに対する発達した操作的な力や能力は，健康に関連した要因ゆえに，彼ら自身もしくは依存者の治療的セルフケア・デマンドを知り，充足するのに必要な種類の行動に従事するのに十分でない。このケアを生産する力とケアデマンドとの間の不均衡はセルフケア不足あるいは依存的ケア不足と呼ばれる。そのような不足の関係は部分的不足から完全な不足にまでまたがる。

彼ら自身もしくは依存者の治療的セルフケア・デマンドを知り，充足することに対する健康に関連した行動制限をもった個々人は，自身もしくは依存者の調整的ケアデマンドを理解して充足するための能力が手つかずであったり，力が未発達であることを表しているかもしれない。

セットⅠB

さまざまな社会領域内には，看護を必要としまたその恩恵を受ける人々のために，看護システムを合法的に企画，生産，管理する個々人が，看護師として存在する。

セットⅠC

さまざまな社会領域内には，看護の必要性をもつ人々を，その人々の現存し，ま

た出現しつつあるニードに従って，看護ケアを企画，生産，管理できる看護師と正規に関係づける手段が存在する。

セットⅡ
　社会において，看護として認められているすべてのケアシステムは，治療的セルフケア・デマンドのケア方策の要素を遂行することによって，自身や依存者のセルフケア要件を知り，それを充足するために，健康面での行動制限をもつ人々のために，またその人々と共に看護師が企画，生産するものである。看護師は健康に関連したセルフケア不足あるいは依存的ケア不足をもった人々と出会い，相互に関わり，世話をし，そして情報を求めるときに，看護するために養った自身の力や能力（看護エージェンシー）を活用する。看護師の行動を通じて，また可能な場合には，看護の提供を受ける人と協力しあって，行動システム（ケアシステム）は企画，生産，管理されて，以下のことを確実にする。(1) 人間的機能と発達（あるいは，依存者の機能と発達）の自己維持および自己調整に対する要件を理解し，継続して充足する，(2) 自己維持や自己調整のために選択された援助方法とケア方策が適切かつ安全であり，要件をもった人々が看護師からの支援を受けて，ケアに参加したり，セルフケアと依存的ケアの力を実践・開発するのを調整できる，(3) 特定の時間およびある期間にわたって看護師が提供するケア全体が，身体的，心理的，霊的，もしくは社会的に人間として傷つけることなく，ケアが提供される人々の効果的な生活と健康・安寧に寄与する。

セットⅢ
　セルフケア不足看護理論の基礎は，理論的・実践的な構成要素をもつ実践科学モデル，社会における人間的支援のモデル，想像と変化にとって不可欠な基盤である状況への実際的な洞察，結果生成の実践的な努力と意図的人間行為のモデル，人間的機能と人間的発達についての知識，および対人的な，また多人数の状況における人間行動のモデルである。
　セルフケア不足看護理論は，本書では（また，看護実践，看護研究，看護教育に携わる多くの看護師によって），看護とは何であり，何であるべきかについての記述的説明であると認識されている。看護師は看護実践や看護研究といった他の領域で方向性を得るためにこの理論を使用する。看護に関連した，また看護に特有なヘルスケア状況の特性を中心に学習しようと努力している新人の看護学生にとっても有益である。
　以下の章では，セルフケア不足理論とセルフケア理論とを連結した看護システム理論を通して，この看護一般理論をさらに十分に表現する。
　セルフケア不足看護理論は看護に対する人々の人間的な要件だけでなく，看護の産生の過程をも包含しているために複雑である。科学的な観点からすると，看護は理論的および実践的な構成要素をもった実践科学あるいは実践専門領域と考えられる。セルフケア不足看護理論は，基は理論的でその形態を有する一方で，現実状況内での看護の産生において含まれている実践的努力の構造をも表しているのである。

セルフケア不足看護理論を表現するために，理論的用語が用いられている。これらの用語は，この理論が看護の構造である諸要素や諸関係についての考えと概念化を意味する。それぞれの用語の意味は，関係する考え，あるいは概念の内容から引き出される。これらの概念については次章で明らかにする。いくつかの用語は人類に共通する要素，もしくは関係を意味している。その他の用語は，看護を必要とする個々人のみに共通する諸要素を示している。

看護師や患者といった用語は，具体的な対象，すなわちおのおのの役割をとる人を指す。<u>看護</u>，<u>セルフケア</u>，および<u>依存的ケア</u>という用語は行動過程を意味する。<u>セルフケア・エージェンシー</u>，<u>依存的ケア・エージェンシー</u>，および<u>看護エージェンシー</u>は，それぞれのケア形態に従事する力や能力の性質についての抽象化を表している。<u>セルフケア要件</u>は，人間的機能と発達の調整に対する特別なニードを表す用語である。治療的セルフケア・デマンドは，ある特定の期間に現存し，また出現しつつある個々人のセルフケア要件を充足するのに必要なケア方策すべてを意味している。セルフケア不足や依存的ケア不足は，個々人がもつ治療的セルフケアデマンドの性質がセルフケア・エージェンシーや依存的ケア・エージェンシーを構成する力や能力を超えていることを示している。

看護学生や看護師は，理論的用語の使用を拒絶することがある。看護師間での正確なコミュニケーション，および看護の実践科学の発展において，それが果たす重要性を軽視してはいけない。

看護とケアリング

ケア（care）という言葉は，さまざまな文脈においてそれぞれ異なった事柄を指す

ケアの受け手であるという概念を明確化するための訓練

パートＡ　個人的経験。あなたが，特定の機会に，家族，友人，ヘルスケア専門家などからケアを受けたときの経験について熟考する。
1．それらの経験のうちから１つ選ぶ。
2．なぜあなたがケアを必要としたか，あるいは他者によってその必要ありと判断されたかを明らかにし，記述する。
3．その出来事について，次のような点から記述する。
　a．あなたとケア提供者のあいだにどのような接触が生じたか。
　b．接触後の出来事
　c．提供されたケアの特徴
　d．あなたが体験した感情
　e．あなたが必要と感じたことと与えられたケアとの関係についての判断
4．ケアを受けるという経験の短期および長期の結果としてあなたが今気づいていることを記述する。

パートＢ　他者の経験。パートＡの指示を用いて，家族あるいは友人から，ケア経験について彼らが観察したことおよび判断したことを聞き出す。

ために用いられている。ヘルス専門職では，ケアは一般的に，世話をする(take care of)という意味で用いられる。世話をするという言葉には，ある人もしくはある事物に対し，見守る（watch over），責任をもって引き受ける（be responsible for），必要なものを供給する（make provision for），気を配る（look after）という意味がある。決定的な特徴は，他の人に対する責任あるいは工芸品，家，土地などに対する1人の人の責任ということである。ケアをされる人，もしくは事物は，どのように供給され，世話をされるか，また世話すべきかについて，際立った特性がある。こうした特性は，人や事物のケアに責任を負い，それを果たす人に理解されていなければならない。

　他者のケアに対して責任ある立場にいる人々は，ケアエージェント，ケア提供者，あるいは他のより特別な用語で呼ばれる。親は子どもに対するケアエージェントであるが，成人した子どもはしばしば高齢の親に対するケアエージェントとなる。ケアエージェントとは一般的な用語である。ヘルス専門職においては，特別な状況・環境下で限られたやり方で他者の世話をする資格をもった人々には，たとえば，看護師，医師，ソーシャルワーカー，心理療法士といったそれぞれの専門職特有の名前がついている。世話をされ，ケアされ，必要なものを供給される人々は，自分のケアエージェントと関係をもつ。この関係性は，特別な種類の他者からのケアに対する社会的依存の性質と量という観点や，家族関係あるいは契約的関係という観点から理解される。

ケアとしての看護

　看護はヘルス専門職の中の1つのケア形態であると認められている。看護やその他の専門的ケアの形態は，一般的には患者ケアあるいはヘルスケアなどと呼ばれている。そのような呼称は，ケアのもつ性質や内容，あるいはケア生産者を示さない。個人もしくは集団に対しヘルス専門職者が提供するケアを総称して，一般的にヘルスケアと呼ばれる。個人・集団のために供される特別な種類のヘルスケアや提供されるケアの種類とケア生産者との間の関係性は，ひとまとめにしてヘルスケアシステムと呼ばれる。

　ケアとは，他者のためにヘルス専門職者たちが実施する事柄を指して共通に用いる一般的な用語である。それは，なぜ人々がケアが必要なのかを特定しないし，遂行するのに必要なケアあるいはどういう種類の行動や資源が必要なのかも特定しない。たとえば，看護ケアは，個人が単独，もしくは集団内で，いつ，なぜ，看護とそのニード充足にあたって妥当性と信頼性をもった種類の行動を通じて援助されうるかという準拠枠内で必然的に理解される。本章前節での問いとは，看護への要件を引き起こす**社会的依存性**（social dependency）のもつ性質とは何かということであった。同様の問いがヘルス専門職それぞれに課せられよう。

　あらゆるヘルス専門職(親や他のケア提供者も同様)は，他者のケアをする責任をもつ人々には共通した要求が存在することを理解すべきである。この共通した要求は，ケア提供者とケアを受ける個人の両方が人間的成長と発達の途上にある人間であるという事実から生じる。おのおのはある程度の個人的成熟を達成しており，あるい

は達成しようとしているのであり，また一人ひとりはさらなる発達への潜在力をもっているであろうし，ケア状況内の要因によっては助長されたり，損なわれたりしているのである。

ケア状況のすべてのタイプに共通する特徴には，次のようなものがある。

1. ケアは，そのタイプにかかわらず，ある場所で，ある期間，ある人(々)に対して行われるものである。
2. ケアにはケア実施者が必要であるが，その人の責任は他の人（々）を見守り，必要なものを供給し，世話をすることである。
3. 他者のケアでは対人的状況が必要である。ケア提供者は，自分がケアをする人々や要介護者の場合は，その人々に法的責任をもつ人々と連絡をとり，彼らとコミュニケーションを図らなければならない。
4. ケアには，ケア実施者が，ケアの期間中他者の個人的発達を促すような環境条件をつくり出し，維持することが含まれる。
5. ケアでは，ケア実施者は，発達過程にある人間としての他者が可能な行動を把握し，熟慮し，ケア実施者との協力をも含めた意思決定を行うという基本的自由を有することを認識することが要求される。
6. ケアでは，ケア実施者は，ケアを受ける人を客観的にとらえ，その状態とニードを判断することが要求される。他者への客観的アプローチは，いくつかの客観的に識別しうる現実をめぐって，お互いに協力し理解することに焦点を置くときに効果的なものとなる。
7. ケアでは，ケア実施者は，ケアを受ける人を，生活し，経験をし，自己と環境を認識し，経験していることに意味を付し，またケア実施者の存在と行動を受容することも受容しないこともある主体とみなすことが要求される。
8. ケアでは，ケア実施者は，ケアを受ける人を，絶えず己を成長させ発達させる主体として敬意を払い，受容することが要求される。
9. ケアでは，ケア実施者は，自己を，ケア状況の中で生活し，さまざまな事象や状況を経験し，それらに意味を付し，他者の行為を受容することも受容しないこともあり，また自己管理ができる主体とみなすことが要求される。
10. ケアでは，ケア実施者は，ケアを提供するために十分な理論的かつ経験的な知識をもつことが要求される。彼らは，ケアをする人々とそのケアを行う理由，ならびに具体的なケア状況でのさまざまな事象と状態についての情報を知ることによって，社会集団の中で生活し，発達する人間としての他者を守るような判断や意思決定をしなければならない。

先述したように，ケアについてのこれらの一般的な特徴は，必要なものを供給すること，あるいは世話をすることがなぜ必要なのかを特定しない。また責任を遂行するためにどういう種類の行動あるいは資源が必要であるかも示さない。一般的なケアの特性が，世話を受ける人とケア実践者である人にその源泉を有することは明らかである。しかし，ケアの特別な特徴は，ケアが必要であるその理由と結びついているのである。たとえばケアへの内容と，さまざまな異なった成長発達段階での子どものニードから生じるのであるから，乳幼児ケアは年長児童が必要とするケアと自ずから異なっている。

他者を「ケアする」人間としての責任を果たすためには，特定の時間・空間の中におかれた，それらの他者についてのケアに関連する情報を得たり，彼らに接近する自由が必要であり，また同時に世話をしたり必要なものを供給する方法を知ることが要求される。ケアエージェント——ケア提供者——がケアに包含される意味を理解し，他者のために，世話をし，必要なものを供給するという状態を確保するための行為を行ったり，資源を活用したりできるときに，責任は遂行されるといってよい。ケアエージェントはまた，自己と自己に対するケアを管理できなければならない。

　他者へのケアの責任には，人が自分ではできないこと，あるいはその意思がないようなことを実行しなければならないといった特別なことに遭遇したときに，「援助」を提供することが含まれる。看護師は患者の世話という幅広い側面と，<u>直接的な行動へのニードを充足するように援助すること</u>との間を区別できなければならない。あるタイプの看護実践状況では，こうした特徴は看護師の責任内に混在してしまったり，1つの特性のみが優位を占めたりすることがある。

　看護師やその他のケア実践者がケアを提供する具体的な状況は，複雑かつダイナミックで，時にそこに含まれるすべての人にとってエネルギーを枯渇させ，ストレスを生み出すものである。他者と共にいること，他者に必要なものを供給すること，他者の個人的発達を促進すること，他者の援助へのニードを充足することなどがどの程度必要か，またケア状況の中で心配や不安がどれくらい生じるかによってケア実施者にどれだけのことが要求されるかが決まる。日常生活上の資源の利用可能性と適切性もまた，ケア実施者がその状況の中で何ができるかに影響する。短期，長期を問わず，他者のケアをするということは，ケア実施者を疲弊させることがあるし，またケアを受ける人にも緊張と試練をもたらし，疲弊させることがある。ケア実施者とケアを受ける人との相互の敬意と愛情は，ケア状況の重荷を軽くするのに役立つが，だからといってケアを受ける人ならびにケア実施者の心身の健康と安寧に留意する必要がなくなるわけではない。

　看護師の中には，看護は人々のために必要なものを供給することであるということを忘れてしまったり，あるいは決して認識しようとしない者がいる。そのような看護師は，看護状況で遂行すべきこととして学んできた一連の行為や業務，またはケアを受ける人が行うべき，あるいは行うべきでない事柄だけに関心を寄せることになりやすい。看護師が業務志向で看護を行うと，人間という焦点を否認することになりがちである。もし男性，女性，および子どもとしての独自の人間的特質が無視され，看護実践状況で影響があると認識されないとしたら，人間という焦点が解明されることは決してないであろう。

　ケアをしていると，ケアを必要とする人はもとより，ケア実施者にとっても，専門的もしくは法律的側面に関わるゆえに，解決を要する幾多の一般的な問いが生じる。最初によく生ずる疑問は，「この状況でその人にケアを提供したり，世話をすることは，効果があるのだろうか」というものである。そしてさらに，「私がこの状況でケア実施者として援助を行うのは合法的であろうか」，「ここにいて援助するという私の権利は何を依りどころにしているのか」，「私の責任の期間はどれくらいであろうか」，「私が責任を担う範囲は他者の生活状況のすべての側面についてだろうか」

といった疑問が続けて生ずる。看護学生や看護師は，看護実践のおのおのの状況内で，このような疑問を意識し，対処しなければならない。この種の問いは，あらゆる援助状況で発する必要がある。

ケアの一般的な10の特徴は，セルフケアと依存的ケアに関連するのと同様に看護にもあてはまる。ケアの3つの形態は依存的ケアと看護ケアの2つでは異なり，ケア実施者とケアの必要のある人との間の対人的状況を含んでいる。一方，セルフケアは，各人が自分自身の機能と発達を調整するためにケア実施者の役割を担うことが求められる。セルフケアも，依存的ケアあるいは看護ケアと同様に消耗し，ストレスに満ちたものになる。

看護におけるケアリングの考察

個人間における接触，相互作用，コミュニケーション，および調整を要する看護やその他の領域では，**ケアリング**（caring）に関する文献が増えつつある。それらの文献では，ケアリングを属性，つまり人間性として，また対人的状況および集団状況における1つの行動様式とみなしている。Roach[7]は，"Caring：The Human Mode of Being, Implication for Nursing" と題した論文で，「ケアリングは看護にのみ特有なものではなく，看護を他の職業あるいは専門職から区別するものでもない」と述べている。しかし，ある看護師たちは，看護は「ケアリング専門職」であると明言し，ケアリングが看護の核である，もしくは看護の独特な焦点であると示唆している。さらに，ケアリングという用語は，時には看護という用語の代用として用いられている。

看護に関する文献では，ケアリングという用語は道義的意識の基礎となる1つの生得的人間能力，人間としての様式を個々人に表明したいとの願望，あるいは保持している価値観を確言する反応をさすために用いられている[7]。また，その他では，生活様式や達成すべき目標をさすために用いられることもある。

看護学生は，「看護特有の対象，看護の要素，および看護についての一般的記述を述べている本章前節の看護概念に，ケアリングは新たに何かを付け加えることになるのだろうか（もしあるとすれば，何を）」と疑問を抱くであろう。それには，ケアリングが看護師である人と，看護師の患者もしくはクライエントである人に，および人から人への応答を表す行動に焦点をあてているということをまず考慮しなければならない。看護におけるケアリングに関する文献では，通常，正規の看護師-患者関係が存在し続けていることを仮定しているのである。このことは，現存するあるいは予測される看護上のニードをもち，患者あるいは看護師のクライエントになろうとしている個人（ら）の存在に基づく関係性をさす。第2に，患者あるいはクライエントである人と一緒になって，またその人のために仕事ができ，さらにその意思をもった看護師（ら）の存在に基づいたものである。この仕事にとって必要なこととは，患者自身や依存者のケアにとっての現存する要件やこれから起こりうる要件を知り，充足すること，知るうえでの健康に関連した行動制限を克服するケアおよび必要なセルフケアを提供することである。

ケアリングに関する看護文献をみてみると，探求すべき疑問が生じてくる。その1つは，対人的状況という中でのケアリングについての妥当性，信頼性のある概念化

とは何かというものである。この疑問を熟考していくと、もう1つの疑問が導き出される。個々の看護師と看護される人々の側にケアリングという経験が記述されるとしたら、ケアリングとして観察されたものを組織化し明記するには、どのようなモデルが用いられるのであろうか。探求の結果、2つの結論が引き出される。まず第1に、看護文献の中で述べられているような（証拠として言及されているような）経験的なケアリングの指示物は、心理学者、神学者、および心理療法医が表現している人間愛という概念化に組み込まれるということである。他者へのケアおよび関心は、人間愛の一要素、つまり成熟した愛である。第2に、他者へのケアおよび関心という要素をもった成熟した愛は、個々人がコミュニティ内の人間として、基本的単位の中で生活し互いに交わるときに発達し、そして表現されるということである。

　成熟した愛と真の共同体についての記述的説明は、看護学生が看護文献内で見つけたケアリングについての考えを解明していくうえで助けとなるかもしれない。この過程は、看護についての洞察を深め、看護師としての自己を概念化していくのに寄与するであろう。

人間愛

　愛は、人間、事物、状況からというよりもむしろそれらに向かって人々を突き動かすということから、1つの積極的な人間的情動であるといわれる。Arnold[8,9]は、彼女の2巻からなる傑作"Emotion and Personality"の中で、情動とは「準備し、行動へ駆り立てる」(p. 281)[8]傾向であると述べている。事物、人間、あるいは状況により生じる人間的情動は、あることが「今ここで私にとって適切である、あるいは不適切である」と内省もしくは価値判断することによって始まる (p. 310)[8]。乳幼児期以降の愛の発達は、事物や人間の「偶然の好み」から「永続する愛と関心」へと移行するものと記述されている。これは、「エピソード的情動」から、機会がひろがるにつれ、愛をもって反応するための永続的な傾向へと発達することを意味する。

　人間愛は好み、あるいは性的願望以上のものであると理解される。1人の人の世の中の他者への動きは成熟した愛を表すが、称賛、同情、ある程度の理解をもって他者に自己を関連づけること、他者との協調的行動へと駆り立てること、ならびに他者への関心とケアをすることを可能にする。

　Fromm[10]は"The Art of Loving"の中で、成熟した愛とは、愛の1つの対象に対してではなく、世界全体に対して人がどう関わるかを決定する態度、性格の方向性のことであるとの考えを発展させている (p. 46)。兄弟愛とは、あらゆるタイプの愛の根底にある最も基本的な愛であると明記している。兄弟愛は、たとえ一方が一時的な無力状態にあったとしても、対等な者同士の愛である (pp. 47-48)[10]。成熟した愛がもつ能動的性質は、与えることとして表される。与えることは物質を与えることも含むが、最も重要な領域は自分自身を与えること、すなわち自分の喜び、興味、理解、知識、ユーモア、悲しみを与えることにある。与えることによって、他人を豊かにし、他人の中に生まれたものは、与えたものに跳ね返ってくる (p. 24)[10]。

　愛の能動的性質は与えることであるが、愛には常に相互に依存しあう4つの基本的な要素、すなわち、配慮、責任、尊敬、知識がみられる (p. 26)[10]。これらの要素

は，成熟した人間にみられる特徴的な一連の態度である（p. 32）[10]。他者に向かって働きかける愛は孤立を取り去る。基本的な要素がそれぞれ稼働したときには，この取り去るということに貢献するのである。積極的な関心とケアの提供は，他者の生命と成長と個人的な発達を確かなものにするのに助けとなる。他人の要求に応じられ，また応じる用意があるということが，責任を果たすということである。尊敬とは，その人がその人なりの個性を発達させ，保持してほしいとの願いをもって，他者が唯一無二の存在であるということを知ることである。Frommによれば，知識とは，たとえば怒りとか心配といった目に見えるものから，不安あるいは苦悩のように見えにくいものに，そして最後には，その人が経験している苦悩に対する洞察に至る「層をなした」知識である。己自身を客観的に知りたいのと同様に，他者を知りたいという欲求は，他者の現実を理解し，また他者についての思い違いを正すために必要であると強調されている（pp. 26-31）[10]。

　知識という要素は，配慮，責任，および尊敬であるところの与えることに関連し，また不可欠なものと明記されている。ある人を尊敬するには，その人を知らずしては不可能であり，配慮と責任も，知識によって導き出されなければ行きあたりばったりのものとなってしまう（p. 29）[10]。

　上記では，兄弟愛を成熟した人間の一連の性質として論じている。こうした人の性質あるいは特性は，世界の中に他者と共に存在することおよび他者に与えること，すなわち他者からの孤立感を除去するように自己を与えることに影響を及ぼす。成熟した愛の積極的な要素である与えることにより，専門職者，看護師，およびその他の人々は，彼らの患者，もしくはクライエントである人々との連帯を達成することが可能となる。連帯は，特別な生活状況について相互に理解し，また一人ひとりが問題状況の解明・解決に向かって能動的となることを可能にするのである。

ケアリングとコミュニティ

　社会哲学者および人類学者の中には，他者への世話もしくは他者についての配慮を，共に生活し発達し続ける男性や女性，および子どもと関連づけて考えるものがいる。彼らの欠くことのできない人間属性は，彼らを区別し，自分自身をコミュニティ内の人間として発達させるのを可能にする。Plattel[11]は，「人であること」とは成長期の子どもや成人に「同胞として共にあること」を示すことであると述べている（p. 23）。成長期の子ども，男性，あるいは女性は，他者との関係が人間との連帯であり，彼らの世界内における人の基本的統一体へとつながることがわかるようになる。Plattelによれば，これは「現象学的人類学」に基づいたコミュニティの「個人概念」である。その焦点は，男性，女性，および児童の「謎に満ちた間主観性」および「対人間コミュニケーション」にある。このコミュニティの「個人概念」は，家族単位の内外で他者の世話をしたり，気にかけたり，また援助する人は，世界内の他者の安寧に関心を抱くという考えに，すなわち，彼らは他者のために善行をなすように機能するという考えに従っている。そのような人とは，慈善的で生まれながらの親切心があり，他者のために愛と同情をもって行動する人であると，しばしばみなされる。

家庭やその他の社会単位，および就業状況での日々の生活の中で，人は互いに出会いがある。お互いの応答がもつ性質は，愛についてどのくらい十分学んできたかによる（Gannon, pp. 12-13）[12]。家庭内にみられる児童虐待や配偶者虐待は，コミュニティの欠如，ならびに配慮，責任，尊敬，知識といった諸要素を与えることによる成熟愛の欠如の表れである。家庭内虐待は，家族の成員が人間的な成熟と肯定的な精神衛生をもつに至らなかったことの証拠である。すさまじい怒りのような過度の情緒，あるいは，長期にわたる苦悩，憤りのような慢性的な情緒は，家庭内暴力を引き起こすことがある。

　真のコミュニティと成熟愛が存在しないために，社会的調和が必要で，かつそれが足りない人々に関わることができなくなる。ヘルスサービスに携わる専門職者が患者を人として考慮することを拒否したり，その配慮が不十分であること，また彼ら成員や組織の側に相互に考えることが不十分であることも，こうしたコミュニティや成熟愛の欠如の表れである。真のコミュニティを発達させるうえでの障害とは，人種，皮膚の色，職業，宗教，文化的要素，居住場所，社会的地位，あるいはその他の諸要因による人々の否定・拒否の態度にある。

　人々のコミュニティは，大きくても小さくても，人間的な努力に中心をおいて創造され維持されなければならない。男性と女性からなる集団は，たとえ異なった文化集団によりさまざまな社会生活が営まれたとしても，コミュニティが望ましい生活形態であると理解されれば，真のコミュニティへと変化する。De Montcheuil（pp. 21-23）[13]は，真のコミュニティの特徴を以下のように明記している。

1．人々は同じ目標を目指してまとまっている。
2．まとまりはすべての人々の善のためにあるのであり，他者を生産方便として役立つとみなす少数者の利益のためにあるのではない。
3．種々さまざまな機能と階層が存在しうるが，基本的に平等でなければならない。そのことにより，各人は「そこにあること」と同じく「所有すること」において，与えること，受け取ることができ，そして他者により高められることができる。
4．成員一人ひとりは，一人の人間として扱われる。個々人は自分自身を高め，また親交を達成するために，互いに接触しあう中で，お互いに助け合い連携を図る。これこそ「真の愛」の表れである。
5．人は個々にコミュニティに自由に参与しなければならない。メンバーシップは強制されるものではない。これこそが，ある人が望むと望まざるとにかかわらず，属さねばならない集団との違いである。
6．コミュニティの中には成員すべての統合があるが，ある特別なコミュニティは決してそれ自体の中に閉ざされるべきではない。限定されたコミュニティはより広いコミュニティに統合され，その中で特別な役割を有する。

　コミュニティにとっての障害物には２つある。１つは個々人のエゴイズムであり，それは成員を分離させる。そしてもう１つの障害物は集団のエゴイズムであり，それは一緒にいるという満足感を生みだすが，その結果「拡大すること」を拒否するようになる。

　看護学生はコミュニティについての洞察を深めることにより，自分自身にとって

役立つであろう．個人的および専門職的な生活の側面において，看護師は「最も広いコミュニティ」つまり人間愛それ自体に関連づけつつ，家族や就業集団の中だけでなく専門職の中にあるコミュニティについて追求する（p. 23）[13]．

看護についての見方

本章の前節において，看護とは，他のヒューマンヘルスサービスとは区別される固有の領域と境界を有する，看護師の専門的業務であると述べた．ここでは，看護についての見方を，歴史的観点を踏まえながら紹介する．

4つの見方

1911年の歴史的な著述『アメリカ最初の養成校卒看護師リンダ・リチャーズの回想』[14]の中で看護(nursing)という用語は，4つの異なってはいるが関連性をもつ意味で使用されている．回想録から引用した次の3つの文章では，看護という用語は看護師による患者のケアを意味している．

　患者のケアにはほんの少しの時間しか与えられなかった．家事が看護よりもずっと重要であると考えられた（p. 57）．
　この日より以前の1872年9月1日には，看護師は産科の患者のケアについてのみ授業を受けていた．今やその業務は，一般看護の中で若い女性のための特定の訓練としてきちんと組織化されている（pp. 9-10）．
　コースは1年間のみで，内科，外科，および産科の看護についての訓練が含まれていたが，授業の種類と時間数はごく限られたものであった（p. 11）．

看護という名詞に，産科の，内科の，外科のという形容詞が冠せられたということは，患者の臨床状態とその患者が受ける医学的ケアの種類に応じて看護も専門分化されたことを示す．引用文中の一般看護という用語は，すべての形態の看護を意味するものと解釈されている．
リンダ・リチャーズ（Linda Richards）は，1872年から1873年にかけてニューイングランド母性・小児病院で1年間受けた正規の看護教育についての記述の中で，看護という用語を，ある人々が有する特別な種類の知識で，しかも他者に伝授が可能な知識という意味で使っている．

　われわれが受けた訓練はきわめて少なかったと言ったら，わが母校に対する忠誠をいささか欠くことになろう．なぜなら，すべての教師の方々が，それぞれおもちの最高の看護知識をわれわれに教授して下さったからである（p. 14）．

リンダ・リチャーズは，1877年に英国のフローレンス・ナイチンゲールの家を訪ねた．この訪問についての回想の中に「私の看護師としての歳月」（p. 38）という句

が現れる。この句には，天職，業務領域，職業，専門職という考え方が含まれている。

　　私の看護師としての歳月の1つの夢が実現しつつあった。私は，現実に，文明世界の全域でその名前とその業績が知られている1人の婦人と対話していたのである（p.38）（これら「看護師としての歳月」の説明についてはStewartとAustinの書を参照）[15]。

　リンダ・リチャーズは，その回想録の冒頭で，看護を4番目の意味で用いている。彼女は，1つの場所，すなわち彼女の「希望する職業」に就く準備のできる病院，「本当に看護のわざを学ぶことができる」場所を探したことについて述べている（pp.5-6）[14]。わざ（アート）とは人間の資質であるので，看護を特殊なわざとしてとらえるということは，看護を必要とする人々にそれを企画し実施するための実践的思考力を用いるうえで要求される精神の資質を備えた看護師として人間的に成長することへのリンダ・リチャーズの望みを意味している。

　リンダ・リチャーズがその「看護師としての歳月」を回想する中で用いた看護という用語の意味のいくつかあるいはすべては，看護師と看護の状況あるいはその発展に関心を抱いた看護師その他の人々によるそれ以前およびそれ以後の著作にも見受けられる。

　1859年に出版されたフローレンス・ナイチンゲールの『看護覚え書き』では，看護とは「看護師という専門職業人および非専門職業人」による，家庭あるいは病院の中での「病人および健康人」のケアを意味している[16]。看護には「良い」看護と「良くない」看護がある。「症状」および「苦痛」はよくない看護あるいは看護の欠如の結果生ずる。看護とは知識である。看護には法則，「規範」，あるいは基本的原則がある。「健康の法則」と「看護の法則」は同一であるとされている。これらの法則は健康人と病人の両者に対し適用できる。よい看護を構成するところの「諸要素」が存在するが，それらの要素は病人もしくは健康人の看護と関連づけてはほとんど理解されていない。『看護覚え書き』はさらに，「わざ（アート）」としての看護，および「天職」としての看護を明らかにしている。

　上にあげた歴史的文献で看護という用語に付された意味から，4つの異なった看護の考察の仕方，すなわち看護を検証できる観点が存在すると考えられる。

　それら4つの観点は次のように要約できる。
1. 看護とは，家庭あるいは病院で個人に対して看護師によって提供されるケアの一形態である。そのケアは，個々人の臨床状態によって変化し，良いものと良くないものがあり，いくつかの要素を有し，看護の法則にしたがって企画され実施されるものである。
2. 看護とは，特殊な種類の知識であり，それには，健康人あるいは病人のための良い看護を構成する諸要素についての知識，および看護の法則もしくは規範についての知識が含まれる。
3. 看護とは特殊なわざであり，看護師の資質である。それがあって初めて他者に対し看護を企画し実施することが可能となる。
4. 看護とは，1つの業務領域であり，天職，仕事，専門職である。

看護を検証しうるこれら4つの観点は，看護師の研究のみならず，他の領域の人々の研究にも役立つ。

どれか1つの特定の観点から看護を検証しようとすると，注意を向け，研究しなければならないことが限定され，文献も限られてしまう。たとえば，20世紀初期のアメリカ合衆国において看護師が利用できる看護に関する文献を記述するに際し，Lavinia Dock と Isabel Stewart はその著『看護小史』で次のように述べている。「われわれの看護文献」は「若干の興味深い歴史的資料」はあるものの，おおむね看護実践の手引きから成り立っている(p. 173)[17]。ここで問題なのは，内容の種類という点からみて，利用できる文献がどれだけあるかである。

Dock と Stewart が参照した実践の手引きは，看護業務において看護師が実践すべきことおよび実践すべきでないことについての蓄積された知識を示すものである。この知識は，看護知識(nursing knowledge)，つまり看護の実践において必要不可欠な看護についての知識である。歴史的資料は，看護師と看護がどのようにして現在の状態に至ったか，また時代の流れの中でどのように変遷してきたかを明らかにしてくれる。歴史的資料では，看護は4つのすべての観点からとらえられている。

学者によっては，1つの観点をめぐって情報を組織する者もいる。社会科学者 Esther Lucille Brown は，1930年代に，アメリカ合衆国における1つの専門分野として看護をしっかり位置づけることを目ざして，看護という職業を研究した。彼女の研究論文『専門職としての看護』は，「確立された」あるいは「出現しつつある」専門職業についてのラッセル・セージ財団の支援のもと公表された一連の研究論文の1つであった[18]。

わざ（アート）としての看護というのは，よく「看護とはわざであり，科学である」とか「看護とは科学ではなくしてわざである」といった言い方で表現されるような看護についての観点である。わざ（アート）としての看護には，看護師によって提供されるケアとしての看護という観点が包含されている。しかしながら，その第1の焦点は，独特の変化する条件および事情（それらについては程度の差はあれ知識をもつことができる）のもとで生活する個人または集団に対し，ケアを創造的に企画し，創造的に実施するにあたって，看護師がその実践的思考力をいかにたくみに用いるかにある。わざ（アート）としての看護という観点には，創造者としての看護師，すなわち看護を通じて調整やコントロールができたりできなかったりする広範な条件および状況のもとで看護をつくり出す者としての看護師という考え方が含まれている。

他の職種の専門家，たとえば不正行為を裁く法律家と同じように，看護師も，ときに看護のわざ（アート）および科学の状態について疑問を発する。ここでは，看護師が看護上の成果を得るために用いることのできる開発中あるいは開発された看護のテクノロジーと知識，そうしたテクノロジーと知識を用いる看護師の資格と能力，および地域で看護師がそれらを用いることのできる範囲が問題となる。

看護実践における観点

　以上の４つの観点は看護実践の場では非常に重要である。看護師は看護実践の場では，それらの各観点に立ってさまざまな事柄を操作するからである。しかし，個々の看護実践状況において中心的かつ持続的な位置を占めるのは，<u>看護師によって提供されるケアとしての看護</u>という観点である。看護師は，必要に応じて他の３つの観点にも立つ。なぜなら，看護師として彼らは，基本的な知識と技能をもち，社会的に認定された地位と役割を担う，看護状況の人的要素だからである。

　第２番目の観点に立つことによって看護師は，個々の実践状況において，自らの看護の知識と技能の適切さ，看護業務で必要となる付加的な知識の利用可能性，および看護コンサルタントや知識・技能の両面にすぐれた熟練看護師の利用可能性を明らかにする。看護の科学と実践技術に精通するといった面での自らの能力ばかりでなく，特定の実践状況でよくみられるような条件下で看護を企画し実施することへの自らの創造的なアプローチをも検証し，評価する看護師は，第３番目の観点に立つ。最後に，特定の実践状況で合法的に実施できる事柄と関連づけながら，<u>看護という職業</u>での合法的役割を検証する看護師は，第４番目の観点に立つ。

　看護状況において一貫してこれらの観点に立つ看護師は，２つの基本的な要求を満たす。まず第１に，彼らは<u>看護</u>の観点を個々の看護状況における中心的かつ持続的なものとして受けとめる。第２に，これらの看護師は，その職業における合法的な役割および彼らにできることの範囲と限界を理解したうえで，自分自身を，特定の看護状況での責任と知識と技能を備えた看護の企画者および提供者として受けとめる。

　有能にして有用な看護師は，以上のような観点に立つことが，患者の安寧はもとより看護師自身の安寧をも確保するための，一般的ではあるが必要な方法であることを理解している。しかし，弁別と効率性を備えるこれらの観点のいずれか１つ，

看護についての観点を明確化する習慣をつけるための訓練

国内あるいは国際的な看護雑誌から看護に関する文献を選ぶ。
その著者の名前・国籍・看護についての記述を証明するものを明らかにする。
その文献を読み，読んだ内容について考察する。
著者がとっている看護についての観点もしくは観点の組み合わせを明らかにする。
看護は，ケア，知識，わざ（アート），業務領域のいずれとしてとらえられているか，それともそれらの組み合わせとしてとらえられているか。
著者はその観点を導入部分で表明しているか。もしそうなら，どんな文章でそれは表現されているか。
その文献の内容は，看護に関する観点を一般的なやり方で記述しているか，それとも具体的に場所，時間，人間などと関連させて記述しているか。
その文献は，あなたが看護についての４つの観点を理解するうえで役立ったか。もしそうだとしたら，どのように役立ったか。

あるいはそのすべてに，看護師が立つということは，それ自体では看護の産生ではない。それは，看護師が，患者，環境条件，そして１つの職業分野における責任ある実践者としての自分自身に対して，注意を向け，それを維持するために用いる手段なのである。もし看護師が看護実践状況の中でそれぞれの観点に関連した問いを探究すべきだとするならば，関心の焦点を適切にあわせ，それを維持することが必要である。それぞれの観点に関連する問いを以下で明らかにする。

看護を看護師によって提供されるケアとしてみる観点では，看護師は次のような問いを心に留めて，ケアを受ける人々に注意を向ける。

- 看護は必要なサービスだろうか。もしそうだとするなら，その必要性はどのような人間的・環境的条件と関連しているのだろうか。
- 看護を通じて何が達成可能であり，また何が達成されなければならないのか。
- どのような種類および量の看護が，どのくらいの期間必要なのだろうか。
- そのような種類および量の看護を提供するためには，看護師はどのような能力をもたなければならないのだろうか。また，どれくらいの数の看護師が必要だろうか。

知識としての看護という観点に立てば，看護師の注意は，自己からより進んだレベルの看護知識をもつ他者，および著作物へと向けられる。看護師は数多くの問いに答えようとする。たとえば，

- この状況で特殊な種類の知識を応用するのに私の看護知識は十分だろうか。
- 私に欠けている知識を獲得するための確かな拠り所にはどのようなものがあるだろうか。
- 看護ケアを必要とする人々に働きかける中で，私の看護知識はどのように発展していくのだろうか。私は新しい理解に到達しているだろうか。看護の要素についてしだいに発展していく私の知識および私の洞察に関し，同僚の看護師と討議すべきだろうか。この知識の検証および公式化に向けてどのようなステップを踏むべきだろうか。

わざ（アート）としての看護という観点に立つ場合には，看護師の注意は，その看護師のケアを受けている一人ひとりの人に合わせて提供すべき種類の看護との関係で考えられた自己へと向けられる。ふつう経験の乏しい看護師や看護学生は，ケアの構成要素である単独の課題に自分自身を関連づけてとらえる傾向がある。しかし経験のある看護師は，その業務をどのようにすれば創造的かつ効果的に行うことができるか，あるいは行うべきかを理解したうえで，個人あるいは集団への直接的な看護の諸側面と企画をとらえることができる。わざとしての看護という観点に立った場合に問うべきことは，看護師の科学と技術の習得度が，遂行すべき看護業務についての理解度と等しいかどうかである。たとえば，看護師は，広範な条件および状況に照らして看護を創造的に企画することができ，所定の看護の結果を達成する効果的なケアを生み出すことができるだろうか。看護のわざ（アート）には数多くの基本的なわざ（アート）が包含されているので，看護師は，次のような基本的なわざについて自分が知識と技術を十分に習得しているかどうかを問わなければならない。

現在の状況について看護師が知りえたことを明らかにするための，またそうする

ことによって自分が見逃していて注意を向けなければならない事柄に関する問いを誘発するための，話をするというわざ。

その状況における個々人の機能と責任，および個々人がその状況にもたらす経験の種類を認識したうえで，他者と対人関係をもつわざ。

個々人の行動がなんらかの望ましい成果を達成するのに役立ったり影響を及ぼす場合にはいつでも，その人の行動を他者の行動と調整するわざ。

望ましい成果を達成するために，他者から協力を引き出すわざ。

その状況にかかわる他者に事実，立場，ニード，望ましい成果，行動のタイプとその結果を説明するわざ。

討議し説得するわざ。

これら基本的なわざは看護の実践に役立つ。なぜなら，看護とはある人のために他の人によって提供されるケアだからである。しかし看護のわざは，看護それ自体の原理あるいは法則に従って，どのような看護がどれくらい必要かに関する企画と実践について正確に推論し，判断する看護師の資質あるいは習慣である。科学と技術は，「信頼に値するわざのための第1の必要条件」である (p. 188)[19]。したがって，わざとして看護をとらえる観点は，知識として看護をとらえる観点を包含しているのである。

看護を1つの業務領域，職業，専門職とみる観点に立てば，看護師の注意は自己および社会へ向けられる。看護師は，社会の中で1つの業務領域および専門職としての地位をもつ者として，また同じ地位あるいは異なってはいるが関連のある地位をもつ多くの人々の中の1人として，自分に注意を向け，またそのようなものとして自分を考える。看護師は，法的・職業的に規定された自分の役割と責任，および看護ケアを受ける人々との，また時に雇用機関との契約関係に注意を払う。役割と責任は，看護を受ける人々，彼らの親あるいは法的後見人に対してだけでなく，雇用者，同僚，看護師の助手に対してまで拡大することがある。

第4番目の観点から，看護師は次のような問いに答えようとする。

- 私はこの実践状況において看護師の役割と責任を担う法的・職業的資格があるだろうか。
- 私はこの人（あるいはこれらの人々）に看護師として個人的にかかわり，看護の責任を担い，果たしていく能力があり，またそうありたいと望んでいるだろうか。今現在はどうだろうか。予測される変化がいつ生じ，どのくらいの期間続くのだろうか。
- この人（あるいはこれらの人々），およびその親あるいは法的後見人は，私を看護師として進んで受け入れ，私と看護師-患者関係あるいは看護師-法的責任者関係をもとうとしているのだろうか。
- 助言が必要な看護上の問題が生じたときに，私や私のケアを受けている人々が看護コンサルタントとして頼ることのできる看護師は誰だろうか。
- この人（あるいはこれらの人々）のヘルスケアあるいは在宅ケアに参加している他のどのような人々と，私は協力していかなければならないか。
- 他のケア提供者との間で看護についてどのような性質の調整がどの程度必要であろうか。それらのケア提供者との関連でみた私の役割上の責任はどのような

るエージェントとしての看護師について掲示している。看護師の関心および業務の焦点は，健康に関連したセルフケア不足あるいは依存的ケア不足をもった人々であると明記している。看護の定義の分析を通して，看護の基本的構造を引き出し，看護の記述的特徴を有する構造は，セルフケア不足看護理論と称する看護一般理論において形成され，表現されている。1人の人間が他者の世話をする責任の一般的な特徴を示している。実践状況におけるこうした看護師の責任の特徴は，人が他者を世話するようなすべての状況に共通している。

あちこちの看護文献にみられるケアリング，ケア，および関心とは，看護師，患者，その他の人々の相互の応答という特性を表している。それらは成熟した愛およびコミュニティを表現したものである。

次章では，前述した看護師と看護についての一般化を発展させ，高度で複雑な組織レベルへと進めて詳細に論じる。

本章で示したような看護を知る方法は，実践状況にいる看護師によってダイナミックに習得されなければならない。その内容は読んだり暗記するのではなく，看護について自身の概念化を形成することができるように，また理解するために読み，学習されねばならない。理解をさらに発展させようとするには，具体的生活状況の中に存在する現実的な基盤を探し求めることが助けとなろう。

文献

1. Harre R: *The principles of scientific thinking,* Chicago, 1970, University of Chicago Press.
2. Orem DE: *Hospital nursing service, an analysis,* Indianapolis, 1956, Division of Hospital and Institutional Services, Indiana State Board of Health, p 85.
3. Orem DE: Personal knowledge of the 1958 event.
4. Orem DE: Guides for developing curricula for the education of practical nurses, *Vocational Division Bulletin N. 274,* p 18, Washington, DC, 1959, United States Government Printing Office.
5. Orem DE: *Nursing: concepts of practice,* New York, 1971, McGraw-Hill.
6. *The Random House dictionary of the English language,* unabridged edition, New York, 1973, Random House, p 223.
7. Roach Sister MS: *Caring: the human mode of being, implications for nursing,* Toronto, 1984, Faculty of Nursing, University of Toronto.
8. Arnold MB: *Neurological and physiological aspects,* vol II: *Emotion and personality,* New York, 1960, Columbia University Press, pp 281, 310.
9. Arnold MB: *Psychological aspects,* vol I: *Emotion and personality,* New York, 1960, Columbia University Press, p 212.
10. Fromm E: *The art of loving,* New York, 1962, Harper Colophon Books, pp 24, 26-32, 40-48.
    （鈴木　晶訳：愛するということ，紀伊國屋書店，1991）
11. Plattel MG: *Social philosophy,* Pittsburgh, 1965, Duquesne University Press, p 23.
12. Gannon TJ: Emotional development and spiritual growth. In O'Brien M, Steimel R, editors: *Psychological aspects of spiritual development,* Washington, DC, 1964, Catholic University of America Press, pp 12-17.
13. De Montcheuil Y: *Guide for social action,* Chicago, 1954, Fides, pp 21-25.
14. Richards LAJ: *Reminiscences of Linda Richards, America's first trained nurse,* Boston, 1911, M Barrows, pp 5-6, 9-11, 14, 38, 57.
15. Stewart IM, Austin AL: *A history of nursing,* New York, 1962, GP Putnam's Sons, pp 142-143.
16. Nightingale F: *Notes on nursing: what it is and what it is not,* London, 1859, Harrison & Sons.
    （小玉香津子，尾田葉子訳：看護覚え書き：本当の看護とそうでない看護，日本看護協会出版会，2004）
17. Dock LL, Stewart IM: *A short history of nursing,* ed 3, New York, 1931, GP Putnam's Sons, p 173.

18. Brown EL: *Nursing as a profession,* ed 2, New York, 1940, Russell Sage.
19. Lonergan BJF: *Insight, a study of human understanding,* New York, 1958, Philosophical Library, p 188.
20. Hampton IA, et al: *Nursing of the sick 1893,* New York, 1949, McGraw-Hill, pp 1-12, 127-133.

第3章 個々人の人間的条件と看護要件

● 重要項目

意図的行為	セルフケア・エージェンシー
援助状況	セルフケア不足
援助方法	セルフケア要件
セルフケア	治療的セルフケア・デマンド

　看護師と，看護師が看護を提供する相手の個人とは1つのまとまりをもった人々である。個々人の看護への要件とは，ある特定の時期に充足されるべきニードであり，生命，健康的な機能，あるいは一般的な安寧の継続にとって特有なニードを表していることを，看護師は理解している。この意味で，看護への要件とは個々人にとって充足されるべき条件なのである。セルフケア不足看護理論の中で表されているこれらの条件とは，(1)セルフケアへの従事を通じて人間としての機能と発達を自ら維持し，自己調整するための要件を知り，そして継続して充足すること，ならびに(2)セルフケアに携わるための力および能力の実施あるいは開発を調整すること，である。しかし，別の種類の関連する人間的条件が存在する。充足されるべき条件ではないが，生命，健康，あるいは安寧にとって不可欠な2つの条件が充足されるか否か，またどのように充足されるかに影響を及ぼす条件である。後者の条件には，人間にとっての内的なものと外的なものがある。内的な条件には，健康および成長・発達状態が含まれ，外的条件には外部の環境状況に関連したものが含まれる。

　個々人の看護要件とは，満たされるべき条件である。人間的なあるいは環境的な条件を修正したり制限したりすることは，充足すべき条件に対する量的・質的特定化を決定し，またどのように，どの程度それらが満たされるかに影響する。たとえば，適切な食物摂取の維持(満たされるべき条件)は，ある人の成長・発達段階によって，またその人の健康状態という側面によって適切性の明確化が図られるにちがいない。実際の食物摂取は，成長・発達と健康という要因により影響されると同時に，それらは摂取様式や摂取された栄養素の形態ばかりでなく，食物源の入手可能性をも条件づける。

　本章では，セルフケアの性質およびセルフケア要件と称される現存もしくはこれから生じるであろう要件の性質について記述する。ある特定の期間・場所で人が実

行する必要のある行為に従事するうえで，制限をもった人を援助する方法についても記述し，説明する。そして，セルフケアとはあらゆる人間的な実践努力に共通してみられることを示す意図的な人間行為の性質について説明する。

セルフケア

　セルフケアとは，安定もしくは変化する状況の中で自分自身の機能と発達を調整するために，適切かつ信頼性，妥当性のある諸方策を使う力をもち，また発達したあるいは発達しつつある能力のある成熟した人々および成熟しつつある人々の行為である。セルフケアは，その人自身のスムーズな機能や発達過程に影響を及ぼすような，あるいは個人的な安寧に寄与するような内的・外的要因を調整したり，規制したりする妥当性のある手段を意図的に活用することである。
　セルフケアには目的がある。それは，パターンと連続性をもった行為であり，効

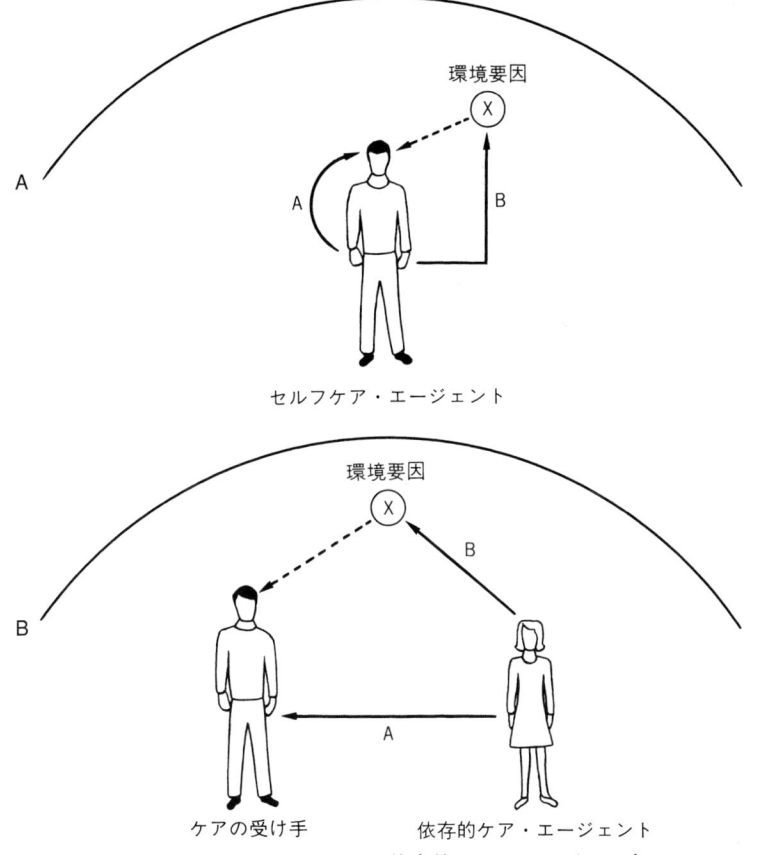

図 3-1　セルフケア・エージェントと依存的ケア・エージェント
　A　自分自身もしくはケアの受け手である他者に向けられたケア
　B　環境要因の調整に向けられたケア
　X　環境要因

果的に遂行すれば，人間の構造的統合性，人間の機能，および人間の発達に独自のかたちで貢献する。本書で用いているセルフケアという用語は，接頭辞セルフと，ケアという動詞から成り立っている。したがって，セルフケアとは動詞ケアの対象であるセルフによる，自分自身のために「自分自身で」を指している[1]。

このように，セルフケアは，「自分自身のために」と「自分で行う」の二重の意味をもつ。セルフケアの提供者をセルフケア・エージェントとよぶ。乳幼児ケア，児童ケア，あるいは依存状態にある成人のケアの提供者は，一括して依存的ケア・エージェントとよぶ。エージェントという用語は，行為を行う人という意味で用いられる。セルフケアとは，個人が生命，健康，および安寧を維持するために自分自身で開始し，遂行する諸活動の実践である。普通は，成人は自発的に自分自身のためのケアを行う。乳幼児，児童，高齢者，病人，および障害者は，セルフケア活動による完全なケアか援助を必要とする。図3-1はセルフケアと依存的ケアの特徴を図示したものである。

乳幼児と児童は，身体的・精神的・心理社会的発達の初期段階にあるので，他者によるケアを必要とする。高齢者は，身体的および精神的機能が制限されるときは，全面的なケアまたは支援を必要とする。病人もしくは障害者は，彼らの健康状態や，即時的あるいは将来的なセルフケアへの要求に従って，他者からの部分的あるいは全体的ケア（あるいは教育，方向づけというかたちでの援助）を必要とする。セルフケアとは，成人が自らの存在，健康，安寧を存続させるために持続的に行う自分自身に対する貢献である。他者のケアとは，その成人の属する社会集団で，依存状態にある成員の健康および安寧のためにその成人が行う貢献である。

セルフケア概念の公式化

本書で用いているセルフケアの概念化（下の囲みを参照）は1956年に始まった。1967年に看護開発協議会の作業を通じて，概念は形成され，検証された。この公式

セルフケア・調整機能

セルフケアとは人間の調整機能である。それはたとえば神経内分泌系のような他の調整機能とは異なり，個人が意図的に遂行する行為で自分自身の機能と発達あるいは彼らの依存者の機能と発達を調整するための行為である。遂行される行為は，生命の存続，成長・発達，および人間の統合性維持のために必要な諸物質（空気，水，食物）を供給し，確保する。さらに，遂行される行為はまた，健康の維持・増進と同様に，成長・発達にとって必要な内的・外的条件をもたらしたり，あるいは維持する方向に向けられる。行為は，時には生命，健康，安寧に影響を及ぼしつつある，あるいはその可能性のある不適切な人間的条件を予防，緩和，回復，もしくはコントロールすることに中心がおかれる。その場合には，看護やその他の形態のヘルスケアだけでなく，さまざまな様式をもった医学的ケアを求めたり，参画することを含む。

化の作業については，"Concept Formalization in Nursing : Process and Product"[2]*の初版および第2版で述べられている。そこでは，1965年のセルフケアについての5つの前提を修正し，受容した。さらに，セルフケアという考えが具体的な看護実践状況から得られるデータを処理するのに有用であるか否かを決定するための作業も含まれていた。データに意味を付すうえでこの概念のもつ価値が確立された。セルフケアについての用語および概念化は，仮想と現実の看護事例を分析する中で出現した，同じような概念的および現実的現象を一貫して表象化するのに役立つこともまた確認された[2]。

具体的な日常生活の中で理解されるような，セルフケアについての修正した前提は以下の通りである：

1. セルフケアとは行為であり，行為を方向づける諸原則により導き出された自発的行動である。自我心理学の見地からすると，それは自己処理行動である。
2. セルフケアは，対人関係およびコミュニケーションを通じて学習された活動である。
3. 成人は理性的な生活および健康を維持するために，自らをケアする権利ならびに責任を有する。また社会的に彼らに依存する人々に対しても同様の責任を有する。
4. 他者のセルフケアを提供，支援，あるいは監督することは，乳幼児・学童ケア，老人ケア，および青年のケアの構成要素である。
5. 成人が自分自身または依存者の生命を維持し，健康を増進するうえで必要な資源を確保したり必要な条件を保持したりすることができない場合には，社会的サービスもしくはヘルスケアサービスに携わる人々からの援助が必要となる。そのような援助は，自己のケアや依存者のケアを遂行したり監督したりするうえでも必要となることがある。

セルフケアの概念についての1967年の公式化の作業には，セルフケアの人間，健康，および社会文化的特性を強調した3組の命題の修正・加筆が含まれた。この命題を表現するための準拠枠は，現実の日常生活状況における個々人の自発的行動である。1967年に修正・受容された3組の命題は次の通りである。

セルフケアに関するいくつかの命題

第1組——条件づけとして働く要因
1. セルフケア行為は，個人の自己概念と成熟度によって影響を受ける。
2. セルフケア行為は，文化的な目標および慣習によって影響を受ける。
3. セルフケア行為は，その人が所有している科学的な健康についての知識によって影響を受ける。
4. セルフケア行為は，家族集団の中における地位によって影響を受ける。
5. セルフケア行為は，家族以外の社会集団，たとえば友人関係とか職業集団の成員であることによって影響を受ける。
6. 成人は特定のセルフケア行為に携わることを選ぶことも，選ばないこともある。

---

* 訳注：本書は邦訳がある。小野寺杜紀訳：看護概念の再検討(第2版)，メディカル・サイエンス・インターナショナル，1983。

7．セルフケアについての科学的知識の欠如，健康の障害および機能不全，セルフケア技能の欠如，ならびに不適切なセルフケア習慣は，人が自分自身のセルフケアのために，もしくは他の人々のセルフケアを援助するためになしうる事柄を制限する。

第2組——健康および疾病におけるセルフケア

1．セルフケアは，理性的生活を営む心理生理学的有機体としての人間の統合性に寄与するとともに，それにとって必要なものである。
2．各人は，理性的生活を営む1つの有機体として存在し続けるために，自分自身に向けて，あるいは自分自身のために，毎日最小限の活動を行わなければならないし，行っている。健康を維持し改善するためには，各人はさらにそれ以上の活動を行わなければならない。疾病，損傷，精神的・身体的機能障害などがある場合には，各人は生命を維持したり，健康を回復するために，他の活動を行わなければならない。
3．健康の保持・増進を目ざすセルフケアは，セルフケアの目標と実践，および関連する技能と習慣についての科学的な知識を必要とする。
4．疾病，損傷，および精神的・身体的機能障害は，人が自力で行うことができる事柄を制限する。なぜならそのような状態は，推論し決断をくだす能力，およびセルフケアの目標を達成するための活動に携わる能力を制限するからである。疾病，損傷，および機能障害は，機能上の変化だけでなく，身体構造上の変化をもたらすことがあろう。これにより，専門的なセルフケアの方法を用いることが余儀なくされるであろうし，その一部は医学的に処方されたものであるかもしれない。

第3組——セルフケアの行動上および資源上の要求

1．セルフケアには，その目標および実践についての一般的な知識，ならびに，健康状態を含む自己および物理的・社会的環境についての個別的な知識が必要である。さらに，洞察の内面化，裁可，および動機づけも必要である。個別的な知識を獲得するためには，観察し，判断することが必要であり，それが現在のセルフケア要求*とセルフケア不足を理解することにつながる。それにはヘルスサービス従事者との接触および相互作用が必要であろう。
2．セルフケアには，健康に逸脱もしくは離脱がみられる場合には，医師によって指示される医学的ケア，および健康状態についての定期的な科学的評価を求め，これを実行することが含まれる。
3．セルフケアは，行動のコントロールを目ざす内部指向的活動を必要とする。セルフケアはまた，環境のコントロール，他の人々との接触とコミュニケーションの確立および資源の確保と利用を目ざす外部指向的活動も必要とする。
4．セルフケアには資源を利用することが必要である。それには次の事柄が含まれよう。健康的あるいは治療的な物理的・社会的環境の中で生活すること，水・食物・薬物の摂取，物理的作用および薬物を身体外面および外面につながる内面に適用すること，薬物を生体細胞に導入し，生体が生成しない物質の代替物として供給すること，体の姿勢あるいはその部位をコントロールしたり，動きを助けるために人工的な装置を用いること，機能を助長するような補綴装具を用いること (pp. 133-134)[2]。

前述のセルフケアに関する叙述は，セルフケアを看護実践の枠組みの中に構造的・機能的に位置づけるというその後の作業の基盤となった。

セルフケア概念を形成し，検証する作業にとって欠くことのできないのは，この概念の境

---

* 訳注：初期には self-care requisite は self-care requirement とよばれていた。

界線を確立することであった。このことが必要であるのは，セルフケア概念が非常に弾力性，柔軟性，あるいは拡張性に富んでいるために，人々が日常生活の中で自分のために実行することができるあらゆることを包含，もしくは組み込んでしまうという考えからも明瞭であった。境界線は，セルフケア要件という概念の開発と表現を通して，またセルフケア要件のタイプについての記述的説明を通して確立され，公式化された。

　セルフケア要件のタイプを命名し，記述することにより，1つの人間的努力の形態としてのセルフケアに対する境界が確立された。同時に，人間生活，健康，および安寧とセルフケアとの関連性も引き出された。セルフケア要件についての基本的考えをここでは提示するが，7，10章ではさらに発展させた内容を示す。

セルフケア要件

　セルフケア要件 (self-care requisite) とは，人が安定もしくは変化する環境の中で日々生活するときに，人間の機能，発達あるいは安寧の諸側面の調整に必要であり，また妥当性をもつと仮定される行為の種類や内容について公式化され表現された洞察である。たとえば，生命，健康を維持するためには，人は十分な食物摂取をしなければならないということは，普遍的に受け入れられているが，この普遍的に必要なセルフケア要件は，調整されるべきものは何で，またその調整がどのように影響を及ぼすかについては叙述していない。この要件についてもう少し精密に表現してみると，エネルギーの必要性や環境条件を考慮して，肥満を起こすことなく，人々の代謝にとって十分で適切にバランスのとれたさまざまな食物の摂取を維持すること，となる[3]。

　この適切な食物摂取を維持する要件の詳細な表現は，内的な調整メカニズムだけでなく意図的な食物摂取の調整を含めて，要件がもつ調整という性質を看護師が，的確に理解するのに必要な知識の種類を指し示す。詳細にして妥当性をもったセルフケア要件の表現は，看護師にとって，自らの行為の原則を示すものとして役に立つ。この表現には2つの要素あるいは特性，すなわち，必要な行為の性質と必要な調整の明細が含まれる。一例をあげるならば，必要な行為とは，調整された量の食物摂取を維持することである。この行為は，ある期間継続して食物摂取を維持する過程と，消費される食物の量・種類を調整する過程の両方から成り立っている。達成すべき調整とは，人の代謝量が継続して充足され，肥満を回避することにある。セルフケア要件とはセルフケアのタイプごとの性質と理由の両方を表現したものである。

　セルフケア要件には3つのタイプがある。すなわち，普遍的セルフケア要件，発達的セルフケア要件，および健康逸脱に対するセルフケア要件である。それらは次のような前提に基づいている。
- 人間は，生来，物質（空気，水，食物）の摂取に対する共通のニードをもち，また生命過程を支える生活条件をつくり出し維持すること，構造的統合性を形成し維持すること，および機能的統合性を維持し増進することに対する共通のニードをもっている。

- 胎内生活から成人としての成熟に至るまで人間の発達は，ライフサイクルの各時期ごとに明らかにされている成長・発達過程を促進する条件を形成し，維持することが必要である。
- 遺伝的および体質的欠損，ならびに正常な構造的・機能的統合性と安寧からの逸脱は，(1) それらの予防，および (2) それらの拡大を調整し，またそれらの結果を制御，軽減するための規制行動に対する要件をもたらす。

これら3つの前提は，人が自身あるいは依存者に関与したりケアしたりするためのデマンドをもたらすところの一般的にわかっている人間の条件および状況を表している。これらの前提に基づくと，次のような3つのセルフケア要件の明らかなタイプについて，おおよそ次のように述べることができる。

- 普遍的セルフケア要件は，ライフサイクルのあらゆる段階のすべての人間に共通にみられるもので，年齢，発達状態，環境およびその他の要因によって変化する。この要件は，生命過程，人間の構造・機能の統合性の維持，ならびに一般的な安寧に関連して起こる。
- 発達的セルフケア要件は，人間の成長・発達過程，ライフサイクルのさまざまな段階で生じる状態や出来事(たとえば早産，妊娠)，および発達を阻害する出来事に関連して起こる。
- 健康逸脱に対するセルフケア要件は，遺伝的・体質的欠損や構造的・機能的逸脱とその影響，および医学的診断や治療とその影響に関連して起こる。

これら3つのタイプの要件が効果的に充足されるとき，(1) 生命過程を支える，(2) 人間の構造と機能を正常の範囲に維持する，(3) その人の潜在能力に応じて発達を促進する，(4) 損傷および疾病を予防する，(5) 損傷および疾病の影響を調整もしくはコントロールする，(6) 疾病過程の治癒もしくは規制に寄与する，(7) 一般的な安寧を増進する，ような人間的および環境的条件が生み出される。予防的ヘルスケアの観点からすると，健康な個人における普遍的セルフケア要件と発達的セルフケア要件の効果的充足は，理想的には疾病および不健康の第1次予防という性格をもつ。健康逸脱に対するセルフケア要件の充足は，初期段階での疾病のコントロール（第2次予防），欠損や廃疾の予防（第3次予防）に役立つであろう。普遍的セルフケア要件と発達的セルフケア要件の効果的充足は，病気が存在する場合には，人間の構造と機能を維持するために，また発達を促進しリハビリテーションに寄与するために不可欠である。リハビリテーションは，病気，医学的診断もしくは治療，不適切な看護や依存的ケアの結果から生じる状態に関連する発達的セルフケア要件に焦点をあてるものである。

セルフケア要件とは，個人がセルフケアに携わるときにもっていなければならない目的についての一般化である。個人が健康と安寧を守るのを助けるのに有効であることが証明されている概念化されたセルフケア要件は，一般的な文化を構成する要素となり，またヘルスケア専門職の領域で常に重要な意味をもつ。セルフケア要件がセルフケアの目的として役立つためには，まずそれがわかっていなければならない。すべての教育可能な成人は普遍的セルフケア要件を知っていなければならない。理想的には，これは発達的セルフケア要件についてもいえることである。しかし，この2つのタイプの要件については，必ずしも大衆への普及のために信頼でき

る知識が効果的に選定され,適切に組織化されているわけではない。健康逸脱に対するセルフケア要件は,通常,遺伝的・体質的欠損や健康逸脱をもつ人々,あるいはそのような欠損や健康逸脱をもつ家族や親族がいる人々によって知られるようになる。

セルフケア要件の充足

　セルフケア要件をセルフケアの目的についての公式化され表現された一般化とみなすなら,それらの目的を達成する方法と手段を考えることが,人間の行為としてのセルフケアを理解するうえで重要となる。たとえば浮腫があり,水分と電解質のバランスがくずれていることを自分で気づいたり医師に診断された成人は,セルフケアの1つの目的として,24時間の液体摂取を1,000 ml以下に維持するという健康逸脱に対するセルフケア要件をもつ。これは適量の水分摂取を維持するための,普遍的セルフケア要件の調整である。そのセルフケア要件をもつ人（あるいはその人に代わって行為できる人）は,この目的を達成するための行為を知らなければならないし,またその行為は,その人の能力をこえないものでなければならない。

　摂取する液体の種類と24時間の配分を判断し決定することに加え,液体を調達し,必要に応じ摂取できるように準備し,適切な用具でそれを測定し,摂取し,ついで摂取した液体量を一定時間ごとおよび24時間ごとに計算するという一連の行為が存在する。24時間を通じて,自己抑制,自己決定,およびセルフケアの目的を意識し続ける行為が必要である。また自分がこの種のケアを必要とする状態にあることを受容すること（あるいは少なくともケアの目的を達成する積極的努力をすること）も要求される。

　液体摂取量を一定の範囲に維持するのに必要な操作は,その人の日常的なセルフケアの一部と考えることができる。特定の目的の達成に向けたセルフケアは,必然的にある連続性をもって遂行される一連の行為なので,1つの行為システムあるいは力動的過程であるといってよい。日々の既知の要件を充足するために連続性をもって遂行されるすべてのセルフケア行為を,個人のセルフケアシステムを構成するものとして概念化することは,看護師やその他のケア提供者にとって有用である。特定の個別的なセルフケア要件を充足することを目ざす行為は,全体のセルフケアシステムのサブシステムを構成するものとして概念化することができる。

　特定のセルフケア要件を充足するための方法と手段は,(1) 一般的な方法,および,(2) その方法を用いるのに要求される操作もしくは行為,という点から記述することができる。表3-1に示した例では,一般的な方法は飲水,つまり誕生後人間が液状の物質を消費する自然の方法である。表3-1における一連の操作は,ある特別な方法を用いて特定のセルフケアの目的を達成することを目ざしていくつかの部分的結果を得るために行われる行為である。

　要求される操作は,一般的な方法によって違ってくる。表3-1の例で,もし選択された一般的方法が静脈内への輸液の注入（静脈内注射）であるとしたら,要求される操作のタイプは表3-1に列挙されたものとおおむね同じであるが,具体的行為は違ったものとなろう。望ましい目的を達成するための一般的な方法と要求される操

表 3-1 特定のセルフケア要件を充足するための行為システムの要素

特定のセルフケア要件	一般的方法	一連の要求される操作
24時間の液体摂取量を1,000 ml以内に維持する。	経口摂取，容器からの飲水	要件，その意味，期間，予測される結果について知識を求め，確認する。 自分自身，物品，および環境について準備する。 測定した液体を飲み，消費量を算定する。 結果——望ましい結果または望ましくない結果——を持続監視する。 持続監視の結果を医師に報告する。

作が明確化され，検証され，系統立った行為システムに統合されれば，その結果として，特定の実践領域の専門知識，たとえば静脈内輸液という知識の一部に組み込まれる公式的過程が得られる。

　表3-1の液体摂取についての例は，ある個人の体液濃度を含む健康状態に調和するように特定化された要件を示している。具体的な生活状況の中に現存するあるいはこれから出現するであろうセルフケア要件は適切に形成し，表現し，ついで個別化が図られなければ，効果的に充足されえないことを看護師は理解していなければならない。したがって，看護師は，すでに形成・表現された要件を理解するのに必要な知識および技能を発達させなければならないし，また時には，これから要件を形成・表現するための知識・技能を開発していかなければならない。たとえば，特別な形態の内科・外科的療法を受けている人をケアするとき，看護師はそれぞれの治療法の中には表立って表現されないセルフケア要件が潜在することを知っている。これらの要件は抜き出され，表現されなければならない。そのような要件を明確化し表現すること，および看護を受けている人と協力してそれら要件を充足することは，看護師の仕事である。健康逸脱に対する要件は通常医師が列挙するが，多くの場合，看護師と患者とが協力し合って，不明瞭な要件や特定化された要件の充足過程の詳細を算定するのである。

　表3-1の一連の要求される操作は，要求される数多くの意図的行為全体を，過程配列の形態で表している。過程はそれぞれ，時には単位行為*あるいはケア方策と称される連続したさまざまな行為に関連した多くの意図的行為の遂行を必要とする。適切な液体摂取に対するセルフケア要件の充足にとって必要なものとして，1997-1998年のオレム研究グループの作業において，15の連続した行為，単位行為，あるいはケア方策が同定化された。連続行為あるいは単位行為の一例としては，「自分の液体バランスの状態を知ること」というように表現された。看護師にとっては，いつ必要な状況が生じるかを理解するに至るために要する，適切な順序に従った，遂行すべき不可欠な行為をイメージすることは容易である。

　ある時間と場所において，個々人は一貫して，継続して，もしくは定期的に充足

---

* Talcott Parsons[4,5]はこの用語（unit acts）を，後に行為の単位（units of action）に変更したが，より大きな行為システムの中で有意味なことを実施する全過程の中の最小で明確な単位を指すために用いた。

すべき多くの明らかなセルフケア要件を有している。1つだけではなくすべての明白なセルフケア要件を充足するための行為を遂行すること（セルフケアに従事すること）が，（先述したような）セルフケアシステムを生み出す。継続して生み出された自己のケアシステムは(ある期間，変化を伴うが)，その人が現在従事している，あるいは過去において従事したことのある自己維持や自己調整という形態を示す継続的な現実を構成する。ある行為はたまたま生じたもので，継続しないかもしれないが，遂行したことの記憶やその結果は持続する。

　セルフケア要件について理解すべきもう1つの特性とは，人間の内部および外的な環境条件から生じることがあるということであり，それは特別な要件の充足に向けて即時的な関心を払うべきであることを示す。明確に表現されれば，この状況は指示的規準と称され，この規準は要件の充足に向けて，即時的あるいは継続的な注意が払われるべきであることの明細を示す。これらの規準は，普遍的・発達的な要件のおのおのに，また健康逸脱に対する要件に対して同定化され，形成される。一例をあげると，高温の外気温にさらされたときには，熱疲労あるいは熱射病を予防するために，自己に対して注意を払うというニードが存在する。この例は「正常性を維持する」という普遍的セルフケア要件に特有のものであり，「体温の正常性」，すなわち，人間の生命と正常な機能を保つ標準内に体温を保つことを意味している。この基準の測定は，年齢の違いを理解して適用していかねばならない。

治療的セルフケア・デマンド

　治療的セルフケア・デマンドとは，1つの形式化・特定化されたセルフケア要件だけでなく，ある期間，ある人が自分の力で，また自分のために充足すべきすべての要件を満たすのに必要な操作や，一連の行為を表す概念的に構築された実体である。治療的セルフケア・デマンドという概念を理解しようとする探究と並行して，この概念の開発は，人々のセルフケア要件がどのように明確化されるかを知ることから始まって，これらの要件を充足するための方法や手段がどのように選定されるかを知ることへと移行した。次いで，それぞれの形式化・特定化された要件を充足するために選択された手段を用いるときに必要な一連の行為，単位行為，あるいはケア方策を明らかにする努力が払われた。未解決の要件を充足するための行為もしくはケア方策の総和がセルフケア・デマンドである。治療的という形容詞はセルフケア・デマンドという用語につけられたものであり，それは，要件が充足される過程，一連の行為，あるいはケア方策が実際的で，妥当性があり，望ましい人間的機能と発達の調整に影響を及ぼすことを表しているのである。

　前述の枠組みにおいて，治療的セルフケア・デマンドという用語は，もしおのおのセルフケア要件が満たされるとしたら，どのような一連の行為あるいはケア方策が遂行されなければならないかについての看護師の知識に基盤をおいた，人間的に構築された概念を意味する。そのような概念は，自然に存在する実体，たとえばセルフケアを生み出すための現存する力や能力（セルフケア・エージェンシー）の考え方とは区別される。ある意味では，一個人に対する治療的セルフケア・デマンドの形成とは，人々が未解決のセルフケア要件を充足するために遂行する（あるいは，こ

れまでに遂行してきた）に違いないケア方策を，簡潔かつ実践的に表現したものである。看護師は知識を活用し，看護ケア下にある個々人がどのように，そしてどの程度，彼ら自身の（あるいは，依存者の）治療的セルフケア・デマンドの形成化に参与させるかを判断する。

　セルフケアや依存的ケアは，十分意図されたものではあるが治療的ではないということがありうる。保健医療専門職はもとより，一般的文化によって指し示される実践の治療的価値を判定することが必要である。個々のセルフケアやセルフケアの全体的システムがどれだけ治療的かは，それが次のような結果，すなわち，(1)生命過程の支持と正常な機能の増進，(2)正常な成長，発達，成熟の保持，(3)疾病過程や損傷の予防，コントロール，治癒，(4)廃疾の予防または補完，(5)安寧の促進，に実際に寄与する程度による。これらの結果の中には，ライフサイクルの全段階を通じて継続的にすべての人々に要求されるものもあり，また疾病時あるいは傷害時にのみ要求されるものもある。

セルフケア・まとめ

　セルフケアは，自分自身を守ろうとするとき経験するデマンドへの実践的反応である。これらのデマンドは，個人，たとえばエネルギーの欠乏や強い情動反応を経験している個人，あるいはケア方策が健康増進に必要であるという知識をもつ個人から生じることもあれば，他者，たとえば子どもに対する親，クライエントや患者に対する保健医療専門職，さらには，隣人や友人の指示から生じることもある。経験されるデマンドとは，その人が何らかの仕方で反応する刺激である。デマンドは充足されることもあるし，無視されることもある。デマンドは，無視されている場合でさえ，その存在が認知されていることがある。たとえば癌の存在を疑い，医師の診察を受ける必要があると知っていながら，そうせず，しかも癌について思い悩むということがありうる。自分が経験していることが生命あるいは健康に重要な意味をもつことを知っている人は，自分自身に対し重い責任を感ずる。

　<u>治療的セルフケア・デマンド</u>および**セルフケア・エージェンシー**という概念は，各々の人が実行する必要があることとセルフケアに従事するための発達した力，能力が，ある期間働けるようにできることを指している。治療的セルフケア・デマンドにより特定化された行為を遂行するうえで，その人のセルフケア・エージェンシーが不適切なときには，実行すべきことと，実行できることあるいはそうしたいこととの間には不足関係が存在する。この関係は**セルフケア不足**と称され，セルフケア要件を充足するには援助を要するという指標となる。依存的ケアと看護ケアの双方とも，継続的な自己維持・自己調整のニードを充足できない人々に対する援助のタイプである。次節では，援助状況の特徴，援助方法，および援助関係について論ずる。

援助サービスとしての看護の理解

　看護を援助サービスとして考察することによって，看護のもつ対人的特性，および看護を必要とする人々と看護を行う人々との間の本質的な相違に焦点がおかれることになる。援助状況においては，人々は，次の役割を割り当てられる。すなわち，特定の時期に充足されなければならないニードをもつ特定の場所にいる人々と，彼らのニードを充足させるための援助ができる人々，援助者である。援助のニードは，特定の時期に特定の状況のもとで生ずる。路上事故のテレビ報道は，訓練を受けた医療補助者が現場に駆けつけ，怪我をした人を助けるといった状況を生々しく伝えている。

援助状況

　日常生活では，現在あるいは新たに生じる他者のニードが援助なしには充足されえないことが明らかな状況に，時として出くわすことがある。隣人が病気になれば，医者のところや病院の救急室へ連れていくことになるし，見知らぬ人に道を尋ねられれば助けてあげようとする。このようなタイプの状況では，援助者は特別な教育と訓練を受けている必要はないが，それでも，他者のニード，自分が援助できる範囲，およびそのニードを充足するのにはどうするのが実際的であり，どうするのが実際的でないかについての知識は必要である。

　看護師，医師，法律家，ソーシャルワーカーといった人々は，特定のタイプの**援助状況**の中で技能を発揮できるように教育を受け，また自らを訓練している。救急処置や災害時援助の訓練は，特殊な状況で援助するための別のタイプの準備の例である。

　援助状況はしばしば複雑であり，行為に踏み出すのが困難である。というのも，本来ならニードをもつ人が解決する力をもっていたり行ったりすべきことを，その人がその力をもたなかったり，行うことができなかったり，行うべきでなかったり，行わないことを望んだり，端的に行うことを拒んだりする場合に，もう一方の人（援助者）はそれらの事柄を代わって充足するために何かを行わなければならないからである。援助状況は援助者にとって複雑であるが，それというのも，充足が必要なのは他者のニードだからである。援助状況はニードをもつ人にとっても複雑であるが，それというのも，彼らは自力では管理やケアを行うことができず，また状況がもたらす要求を満たすことができないからである。

　援助者の立場・態度・能力がある種の文化的規範に合わなかったり，ニードをもつ人々に信頼感を与えるものでなかったりすると，その人々は援助者から援助を受けることを望まないかもしれない。援助を与えたり受けたりする過程は，援助者と援助のニードをもつ人の知識と技能，パーソナリティ，経験，および生活状況によって影響される。援助が必要であるにもかかわらずそれを与えることができないのは，援助者の個人的な発達と成熟のレベルの問題であるのかもしれない。援助過程

に携わることが，ある人にとっては他の人以上に困難であるということもありうる。援助とは，基本的には，具体的な生活状況の中で何を変えることができ，また何を変えるべきかについての洞察を必要とする実践的な努力であるといえる。他者を援助したいという願望をもつことは，必ずしもその人が援助の能力をもっていることを意味しない。

援助を必要としている人が，それを求めたり，要求したりできないでいることがある。彼らは必要な情報やコミュニケーションの技能を欠いているのかもしれないし，恐れを抱いているのかもしれない。時には，援助を求めたり受けたりする権利を自分はもっていないと信じている人もいる。そのような状況では，現在ある，あるいは新たに生じる特定のニードを充足するために，「援助を得られるように援助する」ことが必要となろう。

個々の援助状況には類似点と相違点とがある。類似点を考察することにより，看護を通じて援助が行われる状況の基本的な特徴のいくつかを理解できるようになる。

援助状況の特徴

どの援助状況にも，似かよった一般的な構造がある。構造は，そこに包含される人々——援助を必要とする人と援助を提供する人——の役割によって，また，これらの人々の期待される行動(役割)によって決まる。理想的には，援助を必要としている人の行動は援助者の行動によって補完される。次のような状況を考えてみよう。

2人の男性が事故に遭った。彼らの車は横すべりし，木にぶつかってしまった。2人のうちの1人が車の持ち主で，運転していたのだが，背中と腰に傷を負った。彼は猛烈な痛みで動くことができず，動かないほうが怪我にはよいと判断した。彼の連れのほうは，衝撃を受けたけれども起き上がれた。そこでその男性は友人の状態を尋ね，その怪我の程度をみながら，助けがくるだろうと言って安心させた。彼は友人を動かすべきではないと思い，通りがかりの車を止めて事故の様子を話し，次の町から助けを寄こしてくれるように頼んだ。そのドライバーは承諾し，まもなく警察官と救急車が到着した。怪我をした男性は注意深くストレッチャーに移され，地方の病院へ運ばれた。怪我をしなかった方の男性は，友人の承認を得て医師と治療について打ち合わせ，入院の手続きをした。彼は怪我をした友人の家族に連絡をとり，こわれた車の修理について手配し，保険会社に連絡し警察で協議した。

この仮想の状況においては，怪我をしなかった男性の行動が，怪我をした友人の役割を補完している。援助する役割を負った男性は，友人に代わってさまざまな人々とコミュニケーションをもった。通りがかりのドライバー，救急車の職員，医師，看護師，病院の入院受付係，自動車修理工場の人，保険会社の社員，および友人の家族といった人々と彼がもったコミュニケーションは，友人のニードを満たすのに貢献したのである。

この同僚が示した援助行動を，さらによく検討してみると，それらの行動は4つの目標を達成する方向に向けられていたことがわかる。すなわち，その4つの目標とは，(1) 友人の怪我がひどくならないように予防する，(2) 友人のためにヘルスサービスを確保する，(3) 友人の財産である車についての処理をする，(4) 事故について友人の家族や保険会社に連絡するなど，友人の個人的事柄に気を配る，ということである。これらの目標を達成するために，その同僚は，友人の怪我の状態について，動かさないことや医学的手当ての必要性について，またこの事故の法的・経済的・家族的意味について理解していることを示さなければならなかった。

　援助状況のこの例では，援助者は，他者のために1つの目標あるいは複数の目標を積極的に達成しようと試みる一方で，自分の行動とその限界について十分心得ていた。この状況では，援助者は怪我をした友人のために効果的なヘルスケアを与えることはできないが，友人のためにそのようなサービスを確保できることに気づいた。このように援助者は，(1) 援助が必要な状態，(2) 援助の仕方について自分が知っていること，および自分にできること，(3) その状況下で許されること，あるいは当を得ていると考えられることを念頭において，自分がなすべきことをまず明確化し，限定した。

援助方法

　男性，女性，および子どもが共に生活し，互いに助け合うとき，彼らは，個人や家族がある特定の時期に特定の状況下で遭遇する行動制限を克服したり代償したりする方法を開発して，現在あるニードや新たに生じるニードを充足しようとする。方法とは，通常，何かを達成するための秩序だったやり方を意味する。看護の観点からみた**援助方法**とは，もしそれを遂行するならば，人々の健康に関連する制限を克服したり代償したりして，その人々に自分自身や依存状態にある人々の機能と発達を調整する行為をとらせるような一連の行為である。他者が課題を遂行したり，ニードを充足したりするのを援助するうえで，1人の人間が用いることのできる方法がいくつか存在する。援助方法は，ヒューマンサービスという職業や専門職のなかで用いられており，また友人関係や隣人関係が存在するあらゆる状況において用いられている。

　1人の人間が他者の制限を代償したり克服したりして，その人々に自力で毎日の生活をさせるうえで用いることができる方法が少なくとも5つある。具体的な援助状況においては，これらの方法はしばしば組み合わせて用いられる。看護師はこれらの方法のすべてを用いるが，看護ケアを受けている人々の行動上の要求や健康に関連する行動制限を考慮しながら，それらを選択したり，組み合わせたりするのである。これらの方法は次のように同定されている。

1．他者に代わって行為する
2．指導し方向づける
3．身体的もしくは精神的支持（サポート）を与える
4．個人の発達を促進する環境を提供・維持する
5．教育する

> ■ **援助状況の特徴・まとめ**
>
> 　この状況には少なくとも立場の異なる2人の人間，すなわち，援助者の立場にある者と援助を必要とする立場にある者，が存在する。
>
> ◎援助を必要とする人の立場は，2つの規準を満たすことにより合法的となる。
> 　その人が，現下の状況ゆえに，直ちに，あるいは将来に特別な目的を達成するために行動する必要があること。
> 　その人の側に，即時にあるいは将来にわたる行動を不可能にしたり，無効もしくは不完全な行為を課すような行動制限が存在すること。
>
> ◎援助者の立場は，2つの規準を満たすことにより合法的となる。
> 　援助者は援助を要する人々の行動デマンドと行動制限とを明らかにし，そのことについての知識を有し，またそれを受容すること。
> 　援助者は，その状況下で実行できることや実行すべきことを制限する諸要因に照らして，他者の安寧のために行動する方法を知っており，行動する意思をもち，そして実行すること。
>
> ◎援助者の行為
> 　援助を要する人がもつ特別な目的を達成するために，その人の行為を補完（もしくは代行）する。
> 　特別な目的達成に向けて必要な行為をとる能力を開発もしくは実践できるように，諸条件を提供し，促進する。

　これらの援助方法は，すべてのヘルスサービスで用いられている。援助方法を単独で用いるか，それとも組み合わせて用いるかの選択は，他者が何を行うことができず，何を効果的に行うことができるかについての，また他者の生命・健康・安寧のために何を行うことができ，また何を行うべきかについての，ヘルスケア専門家の洞察・判断・意思決定にかかっている。それぞれの援助方法にはいくつかの特徴がある。たとえば，ある方法をある状況で使用するためには，援助者が援助を受ける人の傍にいるとか，身体的接触をもつとか，絶えず出向くことができるといったことが必要となる。コミュニケーションの種類と量はまちまちである。援助方法，および個々の方法の選択と使用の妥当性をはかる評価基準について次に説明する。

他者に代わって行為すること

　他者に代わって行為するというのは，援助を必要としている人に代わって援助者が，特定の結果を達成するために，自ら身につけた能力を用いることを要求される援助方法である。その例としては，身体の自由のきかない患者の体位変換をする看護師，あるいは乳児に授乳をする母親がある。援助を受けている人に意識がある場合，その人は，援助者が自分に代わって行為することを許諾しなければならない。

したがってこの方法は，意識のある人では，協力を得る手段がない場合には用いることができない。理想的にいえば，援助者は，援助を受ける人が質問をしたり計画を立てたり意思決定したりすることができるよう，可能なかぎり，また思慮深く行えるかぎり，その人を援助するのである。援助者はまた，何を行う必要があるか，何を期待すべきか，何を報告すべきかを相手に説明しなければならない。援助を受けている人が意識がなかったり，能力がなかったり，意思決定に加わることができなかったりする場合には，援助者はその人の人権を配慮して行動しなければならないし，また自分自身の役割を明確にしておかなければならない。

　<u>他者に代わって行為する</u>ことの有益性と妥当性は，どういうタイプの結果を求めているかによって決まる。他者に代わって行為するという方法は，自らの行動をコントロールするといった内的活動によって結果が左右される場合には妥当ではない。しかしこの方法は，急性疾患の人や身体的または精神的な障害をもつ人に，その人のセルフケア不足の性質・程度・持続期間に応じてケアを施すのには有効である。サービスを旨とする職業においては，他者に代わって行為するという援助方法は一般的に，ある結果を達成するために科学的知識と高度の専門技術が要求されるような状況で用いられている。

　他者に代わって行為する方法は，幼児や児童をケアする状況でも必要であるが，その子どもが自力でできるようになったら，ただちに他の方法を加えなければならない。老人や虚弱な人のケアでは，他者に代わって行為する方法は身体的・精神的能力の衰退を補うために用いられる。他者に代わって行為する方法は，<u>他者を指導すること</u>，<u>他者を支持すること</u>，および<u>教育すること</u>という方法に徐々にとって代わることが多い。

他者を指導し方向づけること

　援助の一方法として考えた場合の他者を指導・方向づけすることは，人が，(1) たとえば2つの可能な行為のうちの1つを選ぶというような選択をしなければならない状況，あるいは，(2) 指示または監督を受けながら一連の行為を遂行しなければならない状況，において有効である。この方法を用いるためには，指導する人とされる人とが相互にコミュニケーションをもつ必要がある。指導される人は，動機づけをもち，要求される行為を遂行できなければならない。逆にその人に与えられる指導のほうも，示唆，教授，指示，監督など，どんなかたちのものにせよ，適切なものでなければならない。たとえば看護師は，通院患者に現在の仕事を休むよう示唆することがあるし，活動制限が必要な理由を話し合うこともあり，また退院後に看護援助を確保する方法を説明することもあろう。他者を指導するという方法は，しばしば<u>他者を支持する</u>という方法と組み合わせて用いられる。

他者を支持すること

　他者を支持(サポート)するということは，その人の「努力を支援」し，それによって，その人が失敗したり，不快な状況または意思決定を避けたりするのを防ぐことを意味する。それはまた，支持を必要とする人が援助者の支持的な影響を受けて不要なストレスを受けることなくものごとができるようにさせる。支持的行動は，患

者が何か不快や苦しみに直面している場合に有効な援助方法である。患者はいったん心理的または身体的支持を受けたら，その状況の中で行動をコントロールし，方向づけることができるにちがいない。たとえば看護師は，短時間離床して歩行することを許可された重症の患者の傍に付き添い，支持を与えることがあろう。患者がベッドから離れ，立位の姿勢を維持して歩行する際に，看護師が傍にいて励ましと安心感を与える言葉をかけることは，患者に身体的介助を行うこととまったく同じくらい必要なことであろう。看護師は，援助を受けている患者がどれだけのことを行うことができ，耐えることができるか，またいつ援助をすべきかを判断する責任を負っている。いつ援助を開始すべきかを知るには知恵と理解力が必要である。援助者と被援助者（患者）の間のコミュニケーションは，言葉によるとはかぎらないのであって，援助者はその支持を，傍に付き添うこと，顔つき，手を触れること，あるいは身体的な支持によっても伝えることができるのである。もちろん会話が必要な状況もある。患者は励ましと身体的援助の両方を必要とすることもある。患者が遂行すべき行為は，新しい技術を練習することであったり，意思決定を行うことであったり，あるいはストレスの多い個人的もしくは家庭的状況に耐えて生活することであることもあろう。

　身体的・精神的支持を与えることによって，援助者は，他の人がある課題に取り組んだり，それを忍耐してやり通したり，状況について考えたり，意思決定を行ったりするのを促すことができる。行動を促す支持は，援助を受ける人がどんな種類の行為をしなければならないか，また状況がその人にどんなストレスを与えているかということに関係する。親，教師，ソーシャルワーカー，看護師などは，しばしばこの方法を用いる。支持的行動は，子どものケアや人が発達的変化の過程にあるその他の状況においても広く用いられている。

　他者に物質的資源を提供するということと，身体的・精神的支持を与えるということとは自ずと異なるが，両者の間には密接な関係がある。前者のような支持は，被扶養者をもつ成人によっても，また失業者を抱える国によっても用いられるし，ある国の市民から物資の不足した他の国の市民に対しても用いられ，さらにはより不運な隣人のことを気遣うあらゆる人々によっても用いられる。この種の支持は，看護師の専門的な仕事とはいえないのである。にもかかわらず看護師は，患者に対し施設や機関から資源を得られるよう援助することがよくある。つまり，援助の一方法としての支持的行動には，資源の確保ということも含まれうるのである。それは，発達を促進する環境を提供するという援助方法と関係があり，その一部となりうるものである。

発達を促進する環境を提供・維持すること

　この援助方法では，援助者は，援助を受ける人が適切な目標を設定し，それらの目標によって特定された結果を達成するための行為をとるのを促すような環境を整えたり，整えるのを援助しなければならない。必要となる環境条件には，心理社会的なものもあれば，物理的なものもある。発達の促進に役立つのは，全体的環境であって，その環境の一部ではない。そのような環境がもたらす結果には，身体的発達のほかに，態度および価値観の形成または変容，諸能力の創造的活用，自己概念

の調整などが含まれる。援助者には，他の人々との相互作用やコミュニケーションのための機会を提供し，指導と支持を共に与え，他の援助方法を用いることが要求されよう。この方法では，患者の特殊なニードからみた特定の環境要因と，患者の健康状態または生活様式に求められている変化とを継続的かつ適切に関連づけていくことが不可欠である。

　発達を促進する環境条件とは，援助を受ける人が他の人々と一緒に過ごせる，または次のようなグループのメンバーになれる機会をもたらすものである。

　1．ニードをもつ人々にケアが提供される。
　2．独りでいられる機会および仲間と過ごす機会がある。
　3．個人および集団の関心や懸念について援助が得られる。
　4．個人の意思決定および関心事の追求は個人的な事柄であって，その状況によって影響を受ける本人または他の人々に重大な結果が生じないかぎり，干渉されることはない。
　5．敬意，信念，信頼が人々に向けられ，発達への潜在能力が認められ，強化される。
　6．個々人が他の人々から敬意と信頼を得られることを期待し，努力する。
　7．個々人が自分自身と自らの個人的発達に責任をとり，またとろうとする。

　個人の成長と発達を促進する物理的条件とは，日常生活および心理社会的・知的発達に必要な物事をもたらすものである。たとえば，ある人が日常生活のデマンドのために緊張したり恐怖を覚えている場合，その状況では<u>十分な資源</u>——必需品とぜいたく品——が得られれば，その人はその生活状況に対処することができ，自分の責任をより全うすることができるようになるだろう。しかしながら，物理的環境の諸要素が個人の心理社会的環境および社会的地位と役割に密接に関係していることは銘記しておかなければならない。個人の発達を援助するにあたっては，資源を供給するだけでは十分ではない。それらの資源の使い方を示すことが必要であろうし，場合によっては一緒に使ってみることも必要であろう。

　発達を促進する環境を整えることは，生活の多くの分野において有効である。この方法は，家族，児童ケア施設，ナーシングホーム，学校，病院，および人間が共に生活し作業するその他の組織において用いることができる。この援助方法が有効性を発揮しうるかどうかは，主として援助者の創造性，人々に関する理解と知識，および人々を尊重する気持ちにかかっている。発達を促進する環境はまた，学習と参加をも促進するので，教育その他の援助方法と組み合わせて用いるといっそう価値がある。

他者を教育すること

　他者を教育するというのは，知識や特殊な技能を身につけるための指導を必要としている人々を援助するのに有効な方法である。教わる人に学習の準備ができていなかったり，自分に知識がないことを自覚していなかったり，または学習することに関心をもっていない場合には，学習は起こらないだろう。

　教育を援助方法として用いるためには，援助者は，援助を受ける人が何を知る必要があるかを完全に心得ていなければならない。たとえば患者が種々の食品の栄養

構成とカロリー価を知っているかどうかがまず看護師にわかっていなければ，その看護師は患者が処方に従って食品を選ぶ方法を学習するのを援助することはできないのである。患者の嗜好に照らして臨機応変の策を講ずる能力もまた必要である。看護師は，患者に知識を伝えることができるためには，その患者の背景と経験，生活様式と日常生活習慣，知覚・思考様式を考慮しなければならず，またセルフケア要件についての知識をもっていなければならない。

　他者を教育するにあたっては，適切な教育経験が提供されなければならない。教育は教室での活動に限定されるものではない。食事を摂っている患者の近くにいる看護師は，患者に食事に関する質問をする機会を与えるのである。やがては患者のセルフケア行動の一部となるような処置（たとえば人工肛門のケア）をどのように行うかを患者に説明する看護師は，患者の関心を刺激し，その結果，患者は耳を傾け，観察し，ケア行動に関する質問を発するようになるかもしれない。セルフケアに関連する行動を変容させる学習には，かなりの時間と，教師としての役割を全うできる看護師たちとの長期にわたる関係が必要であろう。ある状況下では，グループ指導は，個々の患者がセルフケア行動を効率よく実施できるように援助するうえで効果的な方法となりうることがある。

　関心をもつ患者は，自分をケアしてくれる有能な看護師を観察することで多くを学ぶであろう。そのような状況における学習はほとんど吸収の問題であるようにみえる。一方，患者が読書や討論といったような特別な計画的学習経験をもたなければならない場合もある。学習経験はまた，1回の食事で特定量の炭水化物を得るためにはどのくらいのパン，ジャガイモ，または米が必要かといった問題を解くというようなやり方でも提供することができる。セルフケア状況においては，患者は，処方薬の特定の作用，服用の方法，看護師または医師に電話するタイミングなどを心得ておく必要があろう。セルフケア状況にある患者は，身体的活動の制限を学ばなければならないことが多い。また，四肢に支持包帯を巻く技術，包帯を変える技術，薬物を計量して注射する技術などを習得しなければならない場合も少なくない。

　援助方法として教育を用いる場合には，教育を受ける人は自分自身を学習者とみなし，研究，練習，他者の観察，および実践が必要であることを自覚することが望ましい。援助者は自分自身を学習活動を方向づけ，指導する教師とみなす。子どもと大人では学習に対するアプローチが異なるので，教育による援助は，過去に受けた教育および経験のみならず，年齢にも合わせて実施しなければならない。

方法：個人と集団

　集団に対する場合とは対照的に1人の人間に対して看護を行う場合には，すべての援助方法を有効に駆使することが必要となる場合がある。患者はどのようなセルフケアができるか，あるいはどのようなセルフケアができないか，それができない理由は何かということが，看護師にとって適切な援助方法を選択するうえでの指針となる。たとえば看護師は，病気から回復しつつあるが行為の制限が必要な患者にとって，<u>他者に代わって行為する方法</u>と<u>他者を支持する方法</u>をうまく組み合わせて用いるのがもっとも適切であると判断するかもしれない。しかしその看護師は，<u>指</u>

導と教育も必ず用いるであろうし，適切な環境条件も整えるにちがいない。個々の具体的な看護状況においては，おそらく1ないし2つの援助方法が他の方法より頻繁に用いられるだろう。患者が自力でできることが変化した場合には，看護師は現在用いている援助方法を再検討し調整しなければならない。

　多くの人を対象とする看護状況においては，適切な技術の開発に合わせて援助方法を専門的に用いていくことが不可欠である。このような状況でもっともよく用いられる援助方法は，指導，精神的支持を与えること，個人の発達を促進する環境を整えること，および教育である。この種の看護状況では，看護師は，家族やグループのメンバーを対象に，彼らがいくつかの援助方法もしくはすべての援助方法の使用に熟達できるよう援助することがあろう。そのような実践の例は，家族やグループのヘルスケアに関する文献で見いだすことができる。看護師は，一般的な援助方法を心得ていなければならないし，またその状況にもっとも合った方法を選ばなければならない。

援助サービスとしての看護の理解・まとめ

　看護は1つの専門的な援助サービスである。看護師は，看護の領域に属する行為制限がみられる場合に他者を援助する。看護師による看護固有の対象の理解と，ヘルスサービスとしての看護の力動的な概念化は，看護師が看護の責任を遂行するうえでの基本的な指針となる。看護を実践する過程で，看護師はまた，家族やコミュニティの人々が日常生活の中で互いに交わり合うような普通の援助，たとえばパンフレットを入手できるようにしたり，メッセージを伝えることをも行う。しかしながら，看護師が他の援助サービスとの境界線を超えたり，資格のない事柄に対し援助を試みたりすることはない。看護師は，看護師として個々人の状況に入っていき，看護というかたちで援助を提供するが，看護ケアを受けている人の現在あるニードおよび新たに生じるニードのすべてを充足することはしない。看護師は，他の専門分野の援助者によってのみ充足されうるニードについて知識をもっている。看護師は，看護ケアを受けている人々に対して，他の分野の専門家を紹介したり，他の専門的サービスが必要であることを説明したり，あるいはそのようなサービスが必要であることを自分で認識できるように導くことによって援助するのである。

意図的行為

　看護，セルフケア，および依存的ケアは，実践的努力という形態をとり，それぞれ他者（看護と依存的ケア），自己（セルフケア），あるいは環境の中に新しい状況もしくは変化した状況をもたらすことに関係している。こうした実践的努力に効果的に携わっている人々は，現存の状況（現在の状態）について知識をもっているだけでなく，将来の望ましい状態についての洞察力も，また現在の状態から望ましい状態へと変化させる方法についての洞察力ももっている。

　実践的努力には，現下の状況やこれから変化するであろう環境の中で成し遂げる

ことができること，あるいは実行すべきことについての実際的な洞察力をもった人々の存在と努力とが必要である。実践的努力に携わるためには学習が必要であり，時には，専門的レベルの教育・訓練が求められるし，極端な場合には，実行したり観察したりして試行錯誤をくりかえしての学習が求められることもある。将来の目的・成果を達成するために遂行する人間的行為あるいは**意図的行為**とは何であるかを理解することが，あらゆる実践的努力にとっての基本である。看護師は，具体的な看護実践状況の中で，行為デマンドがセルフケアに従事する患者の側に存在することについての洞察を開発するために，また，看護師が自身の看護業務の中で効果的に遂行しなければならない意図的行為の形態についての洞察を発展させるために，意図的行為の性質をまず理解すべきである。

例

　意図的行為には，電灯などの電気器具のスイッチをつけたり消したりするといった単純な行為も含まれるが，一方，ある共通の目的を達成するために，一連の組織的かつ連続的な行為を個別的・協同的に行うといった複雑もしくは複合的な行為もある[6]。複合的行為には，ある特定日に自動車を運転してボストンに着くという目的を達成するという行為の場合のように，1人の人間によって遂行されうるものもあるし，2人の人間が重い物体を1つの場所から他の場所へ移すために協同して行う行為の場合のように，複数の人々によって遂行されうるものもある。セルフケアとは複雑な行為の複合体である。

　特別な目標を達成するために組織化され，調整された1組および一連の行為は，1つの行為がもう1つの行為によって可能になり容易になるという意味で，あるいは1つの行為が意図した行為の達成を妨げることがあるという意味で，相互に関連し合っている[5]。したがって，組織化された(organized)および調整された(coordinated)という用語は，1人ないし複数の人間によって遂行されるさまざまな行為の間の関係 (relations between and among actions) を意味する。

　たとえば看護師とその看護師のケアを受ける人の組織化され，調整された行為では，行為者あるいはエージェントが調整された1組あるいは一連の行為の中での個々の行為の性質・タイミング・時間について前提的知識をもち，また必要とされる遂行技能をもつことが要求される。

　達成すべき行為について知っていることと，その行為を達成するための技能を有することは，それらを達成することから生じる事象および結果についての知識と結びついている。たとえば自動車のエンジンキーを"開始"の位置に意図的にまわせば，エンジン始動という望ましく，かつ予測される一連の結果が得られる。この結果は，エンジンを始動した人の目的が一定時間内に自動車で仕事場に到着することであるとすれば，追求するべき一連の結果のうちの1つであるということになろう。しかし，もしその人の目的がバッテリーの点検であるならば，エンジンが始動したとき，あるいは始動しなかったとき，その目的は達成されたことになる。

　この例では，いずれかの目的を達成するためにエンジンキーをまわす人は，その行為の状況について関連情報をもっているだろう。その人はキーが挿入されたかど

うかを知り，エンジンが始動した場合はそのことを認識し，また始動しない場合は車が冷たいかどうかを考える。エージェント，すなわち行為を遂行する人は，その行為の状況の現実について感覚入力知識と認識（incoming sensory knowledge and awareness）をもつ。エージェントは，進行中の一組あるいは一連の行為に対する，また目的達成に向けての結果到達に対する現在の状態と事情の意味を内省する。内省は，次に行う行為についてエージェントの意思決定が行われる特殊な生産的状況において終結する。

意図的行為の性質

　上述の例で示したように，意図的行為とは，行動を通じて，現時点では存在しない状況・状態をもたらそうとする意図をもち，またそのことを自覚している個々の人間が遂行する行為をさす。意図的行為は意向的側面と生産的側面を有す。これら側面はおのおの別個の行為構成要素をもつ。

　意図的行為は古くから哲学者により探究されてきているが，人間の行為については，心理学者，社会学者，人類学者，論理学者などがさまざまな焦点をもちつつ，研究を続けている。そうした研究の焦点は人間の行為の心理学的な面での関心からはじまって，人間の行為を調べるための哲学的基盤，そのために要する学習の性質，そして社会学的視点から構築された行動理論にまで及ぶ。

　先述したように，Parsons[4,5]が開発した，より大きな行為システムの中における行為の単位（単元行為）の構造は，セルフケア不足看護理論の開発にとって有益であった。Wallace[7]およびGilby[8]が提示し，Aristotleの著作から抜粋し，他の哲学者らが詳述を加えた完全な人間行為の構成要素は，セルフケア不足看護理論のエージェンシー変数であるセルフケア・エージェンシーおよび看護エージェンシーという概念の開発にとっても有用であった。WallaceとGilbyは「完全な人間行為」の中に3つのタイプの構成要素となる行為，すなわち (1) 目標に関するもの，(2) 手段に関するもの，および (3) 実行，すなわち実践的・生産的行為に関するものを明記している。

　Wallace[7]（p. 179）とGilby[8]（pp. 211-217）の両者が提示した「完全な人間行為」のための図式には3タイプの行為構成要素が示されており，目標と手段に関係する構成要素は行為の意向的側面であり，目標をかなえるための行為に関する構成要素は生産的側面を構成する。

　以下の「完全な人間行為」の構成要素となる行為は，オリジナルに修正を加えたものである。
　1．目標に関する構成要素
　　a．達成可能で望ましいと思われること（目標）を考えること
　　b．望ましいことを達成したいと欲すること
　　c．目標達成が可能であると判断すること
　　d．目標達成の意思をもつこと
　2．手段に関する構成要素
　　a．行為の状況と用いる手段について熟考し内省すること
　　b．望ましい目標達成を妨害する一連の行為を調べること

c．とるべき一連の行為，すなわち用いる手段について判断し，選択すること
　　　d．とるべき一連の行為，すなわち用いる手段について決定を下すこと
　3．目標達成のための実行，すなわち生産的・実践的行為に関するもの
　　　a．行為を開始するよう自己に命令すること
　　　b．目標達成が可能な行為を実行するための力および能力を働かすこと
　　　c．目標が達成されたかされなかったかを判断すること
　　　d．目標が達成されたことに満足すること，あるいは達成されなかったことを残念に思うこと。どちらの場合も行為終了まではそのままの状態が続く。

　この図式は，人が目標を達成するために意図的に行動するときに必要な行為の形態，たとえば，知覚し考えること，熟考し内省すること，判断すること，意思決定すること，および生産的・実践的な行為に携わること，といったような形態を明記したところに価値がある。看護あるいは日常生活の具体的な状況では，行動する人にまず焦点があてられる。統一体としての人は目標あるいは追求すべき状態を達成するために，意図的に行動する。具体的な看護状況にある看護師は，ケア下にある人がセルフケアもしくは依存的ケアに効果的に従事しようとするならば，それに必要な行為の形態を遂行するための力と能力とに関する情報をもたねばならない。さらに，その人の行為を開始し，やり通す意思についての情報ももつ必要がある。

　意図的行為の構成要素が行為の形態であることを理解することが必要である。それら構成要素は行為の内容を提示してはいない。内容は，エージェントあるいは行為者が関係している具体的な条件と状況から，またこれから起こそうとしている変化にかかわる条件や状況から生じるのである。人々が目ざす目標を追求する具体的な生活状況において，彼らの行為は形態と内容の双方から理解されうる。遂行される行為は構造，すなわち，意図的に産生される行為構成要素の間での関係から生じる構造を有する。必須の特別な行為の構造配列は行為システムと称される。

　列挙した行為構成要素は，ある期間連続して遂行される。時間の面では，短期あるいは長期にわたって遂行されるかもしれないし，場所の面でもさまざまであろう。時間については日常の経験からすぐに思い浮かべることができる。たとえば，ある個人が特別な装飾をした由緒ある車を所有しようと望んだとする。購入場所を決め，現金や預金を準備し，契約書をかわし，そしてようやく車を手にする。これら一連の異なった行為の間の時間は数日であるかもしれないし，数週間，数年であるかもしれない。空間に関しては，ある人が医療を受けようと決心し，それが可能な場所に出向く必要性があるなどという例があげられよう。

　看護師と患者とが共に参加者として行為する行為システム全体を眺めることのできる能力を，看護師はもつ必要がある。具体的な良い例として，身体の外科的除去あるいは外科的回復があげられよう。そこにみられる行為は，患者が外科的治療を受ける決心をすることから始まって，手術を受けに行くこと，手術準備のために複雑かつ実践的な努力をはらうこと，手術を受けること，そして回復とリハビリテーションへと移行する。手術療法の遂行にかかわるこうした側面の一つひとつは，1つとは限らない一連の「完全な人間行為」が必要であり，それらの行為は，他の「人間行為」や最終的な目標・結果と特別に関連しあっている。行為に参画するエージェント間の組織化され調整された必要な行為の量と種類は広範囲にわたる。この複雑

で，調整された外科的な行為に参与する人はそれぞれ，特別にして異なった力と能力が求められる。

意図的行為についての考察を締めくくるにあたって，セルフケアのような意図的行為への従事に直接関連する人間についての仮定を提示する。この仮定は，セルフケアを通じて達成できる調整といったような必要かつ望ましい目標を追求するための行為の傾向を助長する条件を示している。

行為の条件

意図的行為とは判断，意思決定だけでなく内省も含むという一般概念を受け入れるためには，まず人間を受動的な存在，刺激にのみ反応する存在というよりはむしろ内在的な活動性をもつ存在として受け入れることが必要である。人間についての最小限の仮定を次にあげよう（Arnold, pp. 193-204）[9]。

- 人間は，追求する目的に対するその効果という点から，対象，条件，および状況を知り，評価する。
- 人間は，感覚によって直接的にも知るが，それだけでなく，内省し，推論し，理解する。
- 人間は，気持のうえではそういう気分になれないときでさえも，自己決定した行為を行うことができる。
- 人間は，状況の別の側面や行為の別の可能性について問いを発し，注意を向けることによって，どのような行為を行うべきかについての熟考の中で内省を無限に引き伸ばすことができる。
- 人間は，行為を行うためには，1つの適切な過程に注意を集中しなければならず，他の可能な過程を排除しなければならない。
- 目的のある行為では，人間は対象，条件，および状況を認識するばかりでなく，それらに何らかの方法で対処する能力をもつことが必要である。
- 統合的存在としての人間は，目的もしくは目標を達成するために意図的に行為を行うエージェントである。

もし上述の仮定を受け入れるなら，個々人が一連の行為を評価し，選択し，実施する場合に開発され，操作されなければならない人間と環境の条件および要因を同定することが可能である。Arnoldの意図的行為および動機づけに関する主張は，1987年には，セルフケアのための行動傾向を促す6つの条件というかたちで表現されることになった。これらの条件は一般的なものであり，セルフケアに固有のものではないので，あらゆる意図的行為に関連する。

- 人間は，善いものもしくは望ましいものを，善くないものおよび望ましくないものから識別し，その望ましさあるいは望ましくなさについて内省するのに必要な知識をもたなければならない。それを達成するための目標と手段を概念化し，あるいは想像しなければならない。
- 善いものあるいは望ましいものと評価されている事柄，および暫定的目標をもたらす事柄を達成するために特定の行為を選択する場合，その理由がわかっていなければならない。

- 人間が特殊な行為についてアイディアを形成したり，あるいは個々の行為が目標とどのように関連しているかを想像しうるためには，知識だけでなく時間も必要である。
- 内省は次のような問いに向けられるべきである。この行為の方法は，善いものあるいは望ましいものであろうか。それは，目標を達成するための行為の方法として，他の方法よりも望ましいものであろうか，それとも望ましくないものであろうか。
- 行為の方法の選択についての内省は，際限なく続くことがある。したがって，行為の方法について明確なアイディアが生まれたり，はっきりしたイメージが形成されたときには，決然として内省を終結させるべきである。
- 人間は，行為の方法が公式化され，その人の自己像あるいは自己概念に組み込まれている場合には，目標を達成するための行為の可能な方法についての評価，およびそれらの方法の1つ，もしくはその組み合わせに従って行為を行う意思決定を主体的に行うことができる[10]。

　もし看護師がこれらの条件を受け入れるならば，患者がセルフケアや依存的ケアに関する選択と意思決定に直面するような状況に対して，あるいはセルフケア・エージェンシーや依存的ケア・エージェンシーの行使と開発に携わるための選択に関して，看護実践の原則と基準を作成することができる。看護師は，この6つの条件は患者の選択に対してだけでなく，自分の選択に対しても適用できるものとみなすべきである。

　意図的行為は，個人が望ましい目標や目的を達成しようとするときに働く人間の主要な資質および能力という点から検証されてきている。これらの特性および能力のさらに詳しい洞察は，専門的科学の枠組みの中で考察することにより得られよう。セルフケア，依存的ケア，看護，あるいはその他の努力領域に携わるための個人の力（もしくはエージェンシー）を理解するためには，そうした洞察が必要である。

まとめ

　個々人の看護要件とは，生命，健康，および人間的な安寧にとって矛盾のない規範を維持するために，人間的な機能と発達とを調整するケアを継続して実施していくという人間本来のニードと直接的に結びついている。このケアはセルフケアとして概念化されている。セルフケアという概念の形成および検証の歴史については，看護開発協議会のメンバーらが詳しく述べている。セルフケアは人間行為，意図的行為あるいは自発的行為と一般的には記述されているが，より厳密にいえば，人間的な調整機能であるといえよう。

　セルフケア要件という概念を紹介・記述した。3つのタイプのセルフケア要件を明記し，それらの形成にとって基盤となる仮定についても記述した。適切なセルフケア要件の表現様式は，とるべき行為の性質と追求すべき必要な調整の両方を含んで表現される。一般的なかたちで表現されたセルフケア要件を特定化する必要性と，各要件を充足するための手段やテクノロジーの選択については，若干詳しく触れた。

治療的セルフケア・デマンドとセルフケア不足の概念についても紹介・記述した。この概念から援助サービスとしての看護が記述・説明されるが，そこでは，実行する必要のあることを他者が行えるように，ある1人の人間が援助する5つの方法を同定化し，記述している。看護師が援助方法を選択し，いくつかの組み合わせを用いることにより，実践状況における患者の役割と看護師の役割とが部分的に明確になる。本章は，意図的・自発的行為についての詳細な説明で締めくくられているが，それはとりもなおさず，セルフケア，依存的ケア，および看護という人間的な行為の特性についての洞察を開発していく基礎を提供するものである。

文献

1. Neufeldt V, Guralnik D, editors: *Webster's new world dictionary,* ed 3, New York, 1988, Prentice Hall, p 127.
2. Nursing Development Conference Group, Orem DE, editor: *Concept formalization in nursing: process and product,* ed 2, Boston, 1979, Little, Brown, pp 129-180.
   （小野寺杜紀訳：看護概念の再検討，第2版，メディカル・サイエンス・インターナショナル，1983）
3. Guyton AC: *Textbook of medical physiology,* ed 8, Philadelphia, 1991, WB Saunders, p 777.
4. Parsons T: *The social system,* New York, 1951, Free Press, pp 8-9n.
5. Parsons T: *The structure of social action,* New York, 1937, McGraw-Hill, pp 44-45.
6. Kotarbinski T: *Praxiology: an introduction to the sciences of efficient action* (Translated by Wojtasiewicz O), New York, 1965, Pergamon Press, pp 47-54.
7. Wallace WA: *The modeling of nature,* Washington, DC, 1996, Catholic University of America Press.
8. Gilby T: Appendix I, structure of a human act. In St. Thomas Aquinas: *Summa theologiae: psychology of human acts,* vol 17, 1970, Blackfriars, Cambridge. In conjunction with McGraw-Hill.
9. Arnold MB: *Neurological and physiological aspects, Vol. II: Emotion and personality:* New York, 1960, Columbia University Press, p 198.
10. Orem DE: Motivating self-care—the reality, persons as self-care agents. Conference papers. Hospitals in the community—a vision, The Wesley Hospital, Auchenflower, 4066, Queensland, Australia, 1988, pp 12-13.

第4章 看護と社会

● 重要項目

看護師	基本的操作機能
看護師の役割	クライエント
看護実践者	サービス
看護要件	執行機能
患者	社会
患者の役割	接触
環境の特徴	統括機能

　ひとたび社会が看護をヒューマンヘルスサービスとして導入し，確立すると，他者のために看護を提供したいと考える人々，あるいはそのための能力を身につけたいと思う人々は，社会の中で看護師という地位を獲得し，またその地位が与えられなければならない。社会集団の内部で個々の女性および男性を看護師として承認するということは，看護を提供する能力と積極的意志をもつ者として自分を見なす権利と，看護師として参加する状況で看護を提供する義務とを彼らに与えることである。看護学生と看護師は，社会集団の中で公的な地位におかれた自分を理解し，受容し，かつ管理しなければならない。コミュニティや社会で利用できるサービスとして看護をとらえることにより，看護師とその看護を受ける人々との関係，および看護師と彼らを承認する社会との関係という社会的側面が強調されることになる。

　社会や文化集団におけるヒューマンサービスとしての看護の区別・発展・維持，および個人と集団への看護の提供は，集団生活過程および社会的諸関係の中で進められる。ヘルスサービスとしての看護の区別および制度化は，ふつう看護を必要とする人々が住む地域の中で関係者によって成し遂げられる。この目的に向けての運動は，看護提供の必要性・価値・手段が改革者や開発者によって理解され，伝達されたとき，国際的なレベルでも国のレベルでも起こってくるのである。

　本章は看護の社会的な特徴について論じる。これら社会的特徴は純粋に個人的もしくは対人的な源泉（たとえば，セルフケア不足看護理論に示されている）とは対照的に，社会の中にそもそもその源泉は存在する（プロローグ参照）。

準拠用語

　看護が提供される社会集団においては，看護サービス提供者として認定されている人々，およびサービスの提供を受けている人々をさすために，準拠用語が用いられる。英語を話す国々では，看護師（nurse）という用語は，教育・訓練・経験を通じて，看護を必要とする人々にこの専門的なサービスを提供する資格をもった人々を意味する。合衆国では看護教育は非常に長期にわたって国の教育システムの枠外におかれていたので，前述のように，看護師という肩書きは非常にさまざまなレベルの看護の知識と能力をもつ人々を意味した。看護内部でこの用語は，看護師がその科学とわざ（アート）を開発しつづけるにつれて変化してきたし，これからも変化しつづけるであろう。

　看護実践者（nursing practitioner）という用語は，本書では，看護を実践する専門的資格をもち，正規の実践に従事する人々をさして用いる。時には看護師と看護実践者という用語は互換的に用いられることもある。本書では，**看護師**は，高度の技術教育あるいは専門レベルの教育のいずれかを受けた女性および男性をさして用いる。しかしながら，看護実践者とは，初診レベルもしくは高度なレベルの看護業務に携わる，専門教育を受けた看護師を特にさして用いる。高度の技術教育を受けた看護師は，看護実践者と一緒に働くか，あるいは確立された看護プロトコールのもとで働く。

　看護実践者という用語の使用は，ヒューマンサービスとヘルスケア専門職という幅広い分野の中には看護として特定できる領域が存在することを推定させる。専門教育を受けた看護師は看護の領域を知っており，さらに看護の中の1つないしそれ以上の領域の専門的訓練を受けている。実践領域としての看護を知っていること，およびその全体的領域とその中の細かい専門領域との関係を知っていることは，看護実践者として機能する人々がもつ1つの特性である。

　本書で用いる看護実践者という用語は，ナースプラクティショナー（nurse practitioner）という用語と同一ではない。後者は，特定の業務を遂行したり，医学的実践領域でのある種の下位システムの作業を管理したりするための技術的ないし科学技術的レベルの教育を受けた看護師をさして用いられるようになった。ナースプラクティショナーの中には，初回診察を行ったり，よくみられる軽い病気の治療をするなど，看護実践者として機能する者もある。また医学的プロトコールのもとで，時に医師の助手としてケアにあたるなど医学的指向をもって機能する者もある。ナースプラクティショナーは，その肩書きをもつ看護師が実践している内容を示してはいないので，あいまいな用語であるといってよい。ナースプラクティショナーがどういう場で働いているかをみれば，その実践内容について手がかりが得られるだろう。

　看護師，医師，その他の直接的ヘルスケア提供者のケアを受けている人々，それに病院でケアを受けている人々は，**患者**（patient）という用語によって特定されてきたし，現在も特定されている。1人の人が，看護師の患者であり，医師の患者であり，

そして病院の患者であるということもありうる。患者という用語はケアの受け手，すなわちある時期にある場所でヘルスケア専門家のケアを受けている人を意味する。

看護師の中には，患者という用語の代わりに**クライエント**（client）という用語を用いる者もいる。この試みは，看護師とそのケアを受ける人々との間の関係の契約的性格をはっきりさせるためと，働きかけられるものを意味する受動者(patient)という哲学的な使い方を避けようとするためであると思われる。クライエントという用語は，法律の世界，ビジネス，貿易などで使用されるのが通例である。法律という専門領域では，クライエントとは，助言や援助を求めるために弁護士あるいはカウンセラーを雇ったり抱えている人々のことである。クライエントは，法律問題で自分の代理として行動してくれる弁護士の手に個人的な問題をゆだねるのである。またクライエントは，他者から定期的にものを買ったり，サービスを受けたりする顧客を意味する。

ヘルスケア関連の職業においては，患者という用語とクライエントという用語の間に互換性があるとは思われない。看護師のサービスを定期的に求めている人々，すなわちクライエントでも，時には看護ケアは受けないことがあり，その場合は患者の立場にあるとはいえないのである。小児看護の場あるいは成人が法的に指定された保護者をもっている状況では，親あるいは保護者は看護師のクライエントであるが，看護師の患者は当の子どもあるいは依存状態にある成人である。患者あるいは看護師の患者という用語は，看護師のケアを受けている人々をさして用いられる。

看護の確立と維持

　サービスとしての看護とは，他者を援助することの特徴と他者のケアをすることの特徴を結び合わせた専門的援助の提供であり，それは，援助を求めケアを受けることへのニードの理由が個々の社会で，個々の時代に理解されているような看護という領域の境界内にある場合に行われる。コミュニティに住む人々に看護を提供するシステムあるいは方法を創始し開発するためには，(1)看護を提供できるようになるための教育および訓練の機会を提供することと，(2)看護を必要とする人々が，看護を実施する能力と積極的意志をもつ看護師と関係をもてるような手段を開発することが必要である。さまざまな社会におけるヘルスサービスとしての看護の制度化の歴史をひもといてみると，共通性と相違性が存在することが明らかになる。看護がひとたび制度化されれば，次は社会集団の中で利用できるサービスとしての看護を維持することが継続的な問題となる。

看護の確立

　看護が組織的なヘルスサービスとして社会の中で最初に確立されるのは，洞察力のある人々が看護の必要性を認識することによってである。こうした進取的な人々は，看護を提供することに関心をもつ女性や男性を確保し教育するための方法や手

段を講じる。DockとStewart[1,2]は，看護の基礎は17世紀にVincent de PaulとLouise de Marillac，それに彼らに協力したフランスの婦人らが，最初はパリ市民に，のちにはその周辺の村の人々に看護を行ったことによって築かれたと記している。女性だけでなく男性も，世界中の国々で看護の最初の確立に積極的な役割を果たした。アメリカでは，看護ケアを伴わない医学的ケアはまったく見るべき結果をもたらさないことが認識された。看護の価値は，1850年の『シャトック・レポート』(Shattock Report) でも認められている[3]。

看護を（独自の領域として）区別する過程は，ある種の条件下におかれた人間は，(1)目下の個人の健康状態のために自分自身あるいは依存状態にある人のケアを続けることができない，(2)病気を予防し，人間としての統合性と安寧を維持，増進，もしくは回復するようなやり方で内的要因および環境的要因をコントロールすることができない，という認識から始まる。初期の看護の開発者たちが明らかにしたそのような条件には，身体的疾患または身体的損傷があること，および必要な知識や技能をもっていないことがあった。続いて看護開発の過程では，看護として知られる専門的ケアを提供する人材の公的な養成が行われ，さらにはこれに続いて，社会的な面で看護の教育・実践形態の制度化が行われる。

18世紀および19世紀のさまざまな時期にいくつかの国で始められた看護を区別し確立する過程は今日でも続いている。その開始の時期と場所に関係なく，これは継続的な過程であり，少なくとも次の7組の行動を含んでいる。

- 特定の時間と場所の中におかれた人間は，自分自身あるいは依存状態にある人の健康状態や健康を条件づけの要因のために，また毎日のセルフケアや依存的ケアの要件が新奇なものであったり複雑であったりするために，自分自身あるいは依存状態にある人のケアを全面的もしくは部分的にできなくなるということを認識する。
- 必要とされる援助もしくはケアを看護と命名する。
- 看護に対する要件が生じる人的・環境的条件を，その期間も含めて，研究する。
- 看護を提供する女性および男性を選定し養成するための効果的で社会的に受け入れられる方法を明らかにし，採用する。
- 看護を提供する訓練を受け，その能力と積極的意志をもつ看護師と，看護を必要とする人々との間に結びつきをもたらす方法を明らかにし，採用する。

看護師が用いる，看護ケアを受けている人々をさす関連用語についての訓練

1. 看護の実践に携わっている少なくとも5人の看護師に接触し，彼らが，看護ケアを受けている人々をさして用いている一般的用語に関して，多くの質問に積極的に答えてくれるかどうかを確かめる。
2. 積極的に答えてくれる場合には，あらかじめ設定しておいた質問をして，次の点を確かめる。
    a．彼らは，患者という用語を用いているか，そしてその理由は何か。
    b．彼らは，クライエントという用語を用いているか，そしてその理由は何か。
    c．彼らは自分がケアしている人々をさして何か別の用語を用いているか。
3. 看護師が用いる一般的用語について，あなたがわかったことを述べる。
4. あなたはどのような結論に達したか。

- 看護師として養成された人々の活動を，看護を必要とするなるべく多くの個人にさしのべる。
- 看護のための正当な資金調達の手段を確立する。

これら7組の行動はいずれも継続的に遂行されなければならない。というのも，看護を区別し確立して，社会においていつでもそれを利用できるようにする過程は，決して終わることがないからである。看護を区別し確立する過程は，看護師はもとより，看護に対する個人や集団のニードを生み出す人間の条件について理解している他の人々も関与する複雑な過程である。これには地域の機関や政府機関も関与する。

看護の維持

　看護を利用できるものにしようとする当初の努力，およびその後も続けられている努力は，社会の関心と支持，ならびに看護師として社会で働くために，当初もその後も，継続的な教育を通じてその能力を身につけようとする女性および男性の積極的意志に依拠している。社会における看護の力は，看護を支える人々の数ではなく，むしろ実践に携わる看護師の能力に基づく。それら能力とは，看護の知識や技術を絶えず前進させつづける能力であり，また同時に，個人と集団とを問わず特定の時間と場所におかれたさまざまな男性，女性，子どもに看護を提供するに際し，毎日傍に付き添ったり，コミュニケーションをもったりすることから生じるストレスを管理し軽減する能力である。看護の力はまた，(1) 看護師に与えられる感謝，(2) 看護師が有効な看護を行えたことから得る満足感，ならびに看護の対象となる人々や同僚との関係から得る満足感，および自身の専門職における進歩から得る満足感，(3) 看護師が同僚，管理者，家族などから得る支持，とも関連がある。ストレスの管理については，看護師が看護活動も含め自分の生活のあらゆる側面において，自分について現実的な期待をもてるようにすることが必要である。

　看護を社会の中で維持していくためには，看護師，看護組織，地域集団，政府機関，教育機関，および一般国民による意識的な努力が必要である。看護をいつでも利用できるものとして存立させるのは複雑な事業である。この事業の部分ないし要素を明らかにし，それらの意味と関連性を理解し，そして，看護の存続と有効性を確保するための方法・手段を講じなければならない。そのような要素としては，数多くのものが明らかにされている。

- 社会集団の中での看護実践者の位置づけを明らかにし，あわせて，さまざまなタイプの看護実践状況で実践を行うための必要条件を明確化する。
- 技術教育を受けた看護師と，助手もしくは付き添いとしての職業訓練を受けた人々を明確に区別する。
- 社会集団の成員の健康と安寧に対するその寄与と，さまざまなヘルスケア状況で彼らが担う責任にふさわしい看護実践者および看護師についての国民のイメージ。
- 個人，家族，地域のヘルスケアに果たす看護師の貢献と，その他のヘルスケア従事者が果たす貢献を，それらがすべての人々にとって共通の貢献であること

第4章 看護と社会　71

看護雑誌が時代によってどういう記事を出しているかを比較する訓練

1．1960年代，1970年代，1980年代，1990年代の各10年間の特定の年に発行された国内の看護雑誌一誌の中からそれぞれ1号分を選ぶ。
2．各号ごとに，編集の焦点となった主題，明示された問題，あるいは論点を明らかにする。
3．各号ごとに，目次を読み，また必要に応じて論文を読んで，各論文の主題を判断する。選択した各号につき，主題ごとに論文数を記録する。
4．編集および論文の主題についての結果を比較し対照する。
5．編集および論文の類似性と相違性について結論を下す。

を認識したうえで，明確に区別する。
- 看護実践者および看護師を育成する大学および短大レベルの教育プログラムを公的・私的に支持する。これには，人間としての発達を促す一般教養科目，および看護を理解するための基礎となる専門科学科目が必須課程として含まれる。
- 看護実践者および看護師は，自分が看護する人々，他の看護師，他のヘルスケア専門家，ヘルスサービス機関の管理者，および一般の人々に対して，自分自身および自分の仕事の内容を，口頭および文書で表現できることを保証する。
- 看護実践者が対象者に対し看護を実践する自由を有し，また，看護実践者や看護師が医師の業務をより有効なものにするために行う行動は看護の範囲に属することを保証する。
- 看護実践者や看護師の生活・健康・安寧を守り，人間として，また専門職者としての発達を促すような作業環境，作業条件，および報酬を維持する。
- 看護実践を変えていく必要性や看護実践者および技術教育を受けた看護師の人数や養成を変えていく必要性を示唆する，地域の人々に現在みられたり新たに生じている，または予測される条件や事情についての知識。
- 男性，女性，子どもに確実に看護を提供するために，有効かつ経済的な方法を時間・費用・資源の面から開発あるいは再開発する。これには，看護クリニックのような新しい看護提供の方法や新しい看護の地位と称号を考案することが含まれる。

社会で看護を維持していくための過程のうちの上述の要素は，看護師とその教育，および安全かつ効果的な看護の確保に焦点があてられているが，その他に，看護知識の形式化・表現化・検証に関する要素も付け加えるべきである。看護知識の開発と検証は継続すべき課題であり，これには看護事実と理論を，他の確立した科学・知識分野と連接させることが含まれる。これらの課題を一定期間にわたって実行するには，看護理論の開発，看護研究，看護実践のためのテクノロジー・技術の開発と検証（看護開発）に対する関心，知識，技能，動機を有する大学教育を受けた人々が存在しなければならないし，また現存の看護知識を探究し組織化する学問的な努力が求められる。

看護専門職，大学院課程を有する大学，ヘルスサービスとして看護を提供する組織，看護師らが，これらの知識に関連する努力の必要性を認識し，参与しなければ

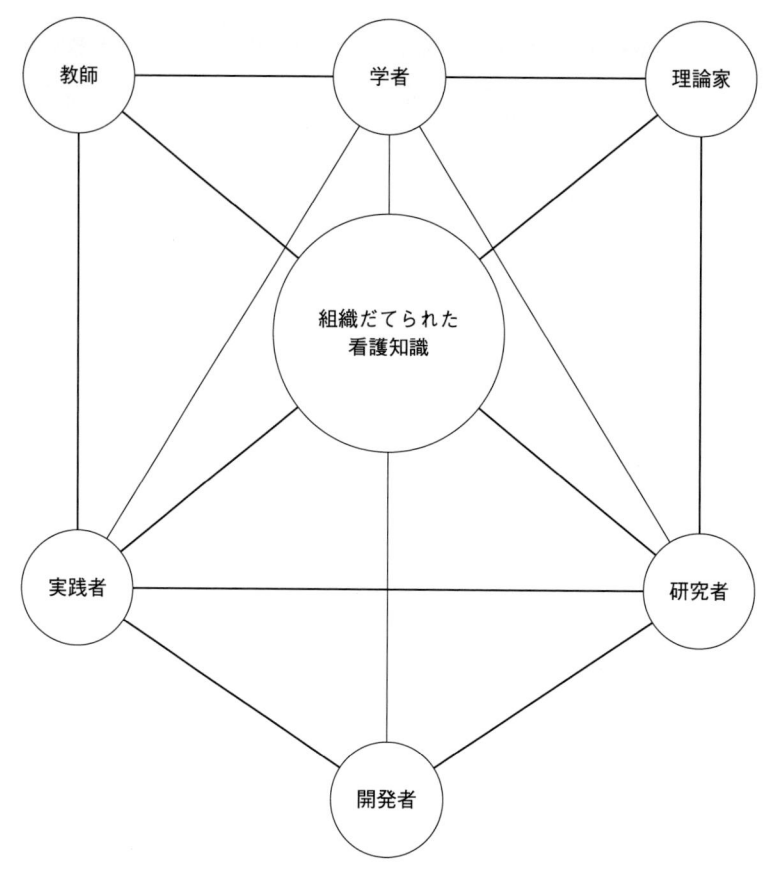

図 4-1 専門的役割と共通要素である組織だてられた看護知識との役割関係

ならない。看護師（あるいは，他の有資格者）の地位は，こうした看護知識に焦点をあてた努力に携わるために制度化され，財政的裏打ちがなされなければならない。

　4つの知識に中心をおく地位，および看護実践者・看護教育者の地位とを図4-1に示す。この図は，各地位の間の相互関係を表している。地位の相互関係とは，教師が実践者でもある場合のように，2あるいはそれ以上の努力を結合させる可能性があること，あるいはテクノロジー・技術の開発者が実践者や研究者と共に働く場合のように，協働の必要性があることを示している。すべての地位が「組織だてられた看護知識」と関連しているが，それぞれの地位にあって，看護師が実行する作業は入手しうる知識を活用する必要があるからであり，また理想的には，看護知識の発展に寄与するからである。

　さらに，教師，実践者，理論家，研究者，および開発者という地位は学者という地位に関連するが，それは，これら5つの地位を充足するには，彼らが看護学者として機能することが求められるからである。

　看護師，看護師組織，および看護と看護教育促進のための組織は，社会集団の中で看護を維持するための努力の最前線に位置しており，またそうあるべきである。国・州・地方政府，地方機関，地域集団，および個々の市民が，看護をいつでも利用できるものにするために貢献している。ある種の状況下におかれて，州および国

レベルでの政策決定によって，公的および私的集団が看護を維持できなくなり，そのため看護サービスを必要不可欠とする人々が地域でそれを十分利用できなくなるという事情も生じている。

　看護を他のケア形態から区別し，社会集団の中で利用できるよう確立し，維持する過程には，注意と努力が必要である。この過程は，看護を必要とする人々に提供する過程とは区別されるが，社会集団の中で効果的な看護を維持するためにはこの両方の過程が必要である。確実に看護を利用できるようにするには，看護師とその他の関係者が欠かせない。しかし，十分な教育を受け，責任を担う看護師の行動だけが，看護とよばれるケアを生み出すことができるのである。したがって，ヘルスケアの政策立案やヘルスケア提供者の教育にかかわる政治的・社会的活動において，知識の欠如および看護についての誤った知識の存在に注意を払わなければならない。看護師は，公衆の看護に対する要求および社会における看護提供への要求に対する有能な代弁者でなければならない。

看護というサービスの特徴

　看護は，日々の生活の中で生じる男性，女性，子供，の特定の要求を充足するものであるという点で社会におけるヒューマンサービスである。看護は，多くの国々で一般の人々が利用しているさまざまなヒューマンサービスのうちの1つにすぎない。すべてのサービスがそうであるが，看護も分配され，生産され，そして資金供給がなされなければならない。都市や地方の電話帳の職業別ページをみれば明らかなように，あらゆるタイプのサービスが急増している。看護は，個々の人間，家族，およびコミュニティの個別的要求を満たすものである。単独であれ，集団であれ，人々に対する直接的サービスなのである。

　前章で述べた看護の援助およびケアの特徴は，看護師と患者という人間対人間の関係のもつ一般的特性を表現している。看護というサービスの特徴は，看護師あるいは志をもった看護師をより大きなコミュニティや政府行政機関に関係させる。これらの特徴は，どのような看護実践の状況においても発動されなければならない。したがって，看護というサービスの特徴は，どのような看護実践の状況においても看護師がその中で機能するところの社会的準拠枠をもたらすものである。

　サービス(service)とは，その結果が個人，集団，あるいはコミュニティ全体にとって有益であるような行為もしくは業務を意味する。サービスは，人間の相互関係が業務遂行のために生まれ，またそれによって支配される機能社会というものを考えると理解しやすい。個人あるいは集団が他の個人あるいは集団を求めるのは，単独では達成できない目的でも，一緒に立ち向かえば達成が可能だからである。Plattel[4]は，「機能社会では」人間関係には「外的特性」があるので，関係を「もつ」とか関係を「所有する」という言い方が可能であると述べている。したがって，個々の看護師，その患者，および患者の重要他者は，社会の中で共同単位を構成するといってよい。

サービス事業

　社会の成員に対しあるサービス（たとえば看護）を提供しつづけるためには，骨の折れる作業，忍耐，持続的な努力，およびそのサービスの提供に必要な人的・物的資源を要する。提供されるサービスは，そのサービスに対するニードが明らかになった時点で，そのニードに合わせて利用できることが大切なので，サービスを利用できる時間，およびそのサービスの性質と量が利用者に知らされていなければならない。看護や医学の実践でみられるように，特定のサービスは個人によって提供されることも共同グループによって提供されることもある。特定のサービス，そして時に関連するサービスが，管理組織体，たとえば非営利あるいは営利組織として行政機構に組み込まれている病院を通じて，一般の人々に利用可能である。国，州，地方，もしくは地域の政府もまた，特定のサービスを必要とし，それを受ける資格を有する人々がそのサービスを利用できるようにしている。

　病院のような法的に定められた組織体は，たとえば医師，看護師，その他のヘルスケア専門家を雇用し，彼らの専門的な作業が必要とされる状況ではいつでも彼らが業務を行うことができるようにすることによって，ヒューマンサービスの提供を保証している。このような施設では，ヘルスケア専門家は必要な設備を備えた環境のなかで業務を行うことが可能であり，一般の人々もこの環境の中でサービスを求め，受けることが可能である。看護師や看護学生にとっては，個人やグループによる，あるいは大規模な組織体による看護その他のヘルスサービスの提供で必要となる機能システムを理解することが重要である。

　機能と機能システムとは，種類としては同じであるが，個人やグループによる，あるいは大規模な組織体によるサービス提供の大きさの点で異なる。サービスを提供するに先立って，特定の目標の達成に向けて国民にサービスを提供する事業として存在するための法的権限を獲得しなければならない。この権限を得るための条件がまず初めに満たされなければならないし，その権限を保持するための条件も満たされなければならない。

　ヒューマンサービス事業がコミュニティのなかで存続し，その存在理由を満たしていくためには，次の３つの機能の遂行に携わる人員が必要である。すなわち**統轄機能**，**執行機能**，および**基本的操作機能**である[5]。それぞれの機能の主な下位機能の概要を以下に示す。

　統轄機能
　１．事業を１つの全体としてとりまとめる。
　２．社会の中で目標達成へと事業を導く。
　３．必要な事柄を提供し，不適当なものを修正する。

　執行機能
　１．その存在目的，および人々のサービスに対する現在の要求あるいは要求の変化の性質にあわせて事業の目的を明示し限定する。
　２．必要不可欠な業務を確保し維持する。
　３．コミュニケーションのシステムを提供し維持する。

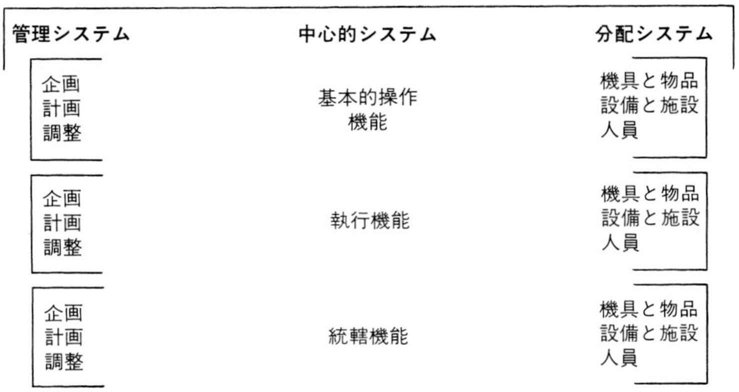

管理システム	中心的システム	分配システム
企画 計画 調整	基本的操作 機能	機具と物品 設備と施設 人員
企画 計画 調整	執行機能	機具と物品 設備と施設 人員
企画 計画 調整	統轄機能	機具と物品 設備と施設 人員

図 4-2　ヒューマンサービス事業の諸機能

基本的操作機能
1. 個人あるいは多くの人々からなる単位に対し，利用可能なサービスを受けられる機会を分配し，それを継続する。
2. 特定の個人あるいは多くの人々からなる単位にサービスを提供している期間中は，分配継続に関連するサービスも提供する。
3. 個人および多くの人々からなる単位に対して分配・提供されるサービスの財政的措置を講じる。

これらはヒューマンサービス事業の主な流れの諸側面である。

図 4-2 は，3つの中心的機能システムに出入力する管理機能と分配機能を示したものである。分配機能は，基本的な資源の確保・入手・手当にかかわる。管理機能は，3つの中心的機能のそれぞれに向けられ，各下位機能遂行のための企画・計画の開発および達成度の評価・調整に焦点がある[5]。これらの機能の性質が理解できなかったり，これらの機能を遂行する準備をし実際に遂行することができなかったりすると，サービス事業はその存在目的を果たすことができなくなってしまう。

看護というヘルスサービスの特徴が，社会で看護を提供するさまざまなタイプの事業に対して特定の目的を与えるのである。

ヘルスサービスの特徴

看護師は，看護を1つのヘルスサービスとして記述している。洞察力のある看護師は，各種のヘルスサービス分野に占める看護の位置を，他のヘルスケア専門家や一般の人々よりもよく理解している。一般の人々の観点からすると，専門的なヘルスサービス分野としての看護の位置はあいまいであったり，よくみえないものである。1つのヘルスサービスとしての看護の存在あるいはその有用性は，看護が欠如するような事態が生じたとき，誰の目にもより明らかになる。

ヘルスサービスの特徴についての一般の人々の認識

　看護は，医療政策立案者その他の人々により，医師が提供する医学的ケアへの付属物とみなされつづけている。また看護を，法律に基づいて組織されたヘルスケア機関の管轄下で看護を実践している看護実践者および看護師の専門的な業務としてではなく，ヘルスケア施設のサービスとみなしている人々もいる。看護がよく見えないということは，ある程度こうした看護についての伝統的な見方による。さらには，看護の提供が看護師と看護を受けている人々，時には医師にだけ見える私的な事柄であるがゆえに，看護ははっきりと見えないともいえる。

　看護師は，なぜ人々が看護を必要とするのか，またどのようにすれば看護を通じて援助を行うことができるかを理解したとき，看護というヘルスサービスの特徴を明確に述べることができる。セルフケア (self-care) あるいは依存的ケア (dependent care) は，個人の生活と健康，および人間としての安寧に必要である。男性，女性，子どもの健康状態，あるいは健康に関連して必要なセルフケアの手段の特徴によって，セルフケアあるいは依存的ケアを遂行するための行動に制限が生じた場合，もし看護が提供されないとすると，彼らの生活，健康，および安寧は危険にさらされることになろう。セルフケアあるいは依存的ケアを遂行するための行動に生じる健康に関連した制限を補完ないし克服することによって，看護師は，健康の維持，疾患および廃疾の予防，生命過程の回復または維持に貢献するのである。

　看護の実践に携わる看護師は，(1) 人間のセルフケアの必要性，および (2) そのセルフケア能力を条件づける人間的要因と環境的要因を心得ている。条件づける*(condition)という言葉をここでは，作用する，修正する，あるいは影響するという意味で用いる。たとえば，子どもの発達状態は，食物の摂取や不快・痛みの軽減といった現在体験しているセルフケア要件をどのように表現するかに影響する。

　セルフケア要件(self-care requisite) という用語は，本書では，個人がその人間としての機能と発達に影響を及ぼす要因を調整するのに必要な行為という意味で用いる。ケア要件は，セルフケア，依存的ケア，あるいは看護を通じて充足することが可能である。セルフケア要件をきちんと述べれば，望ましい結果，つまりセルフケアの目標がおのずと明らかになる。

環境の中での人間

　具体的な看護実践状況において，看護師は，看護を求め必要としている人々とその人々の環境状況の双方について，看護に関連する情報を求める。人間というものは，けっして環境から切り離されることはなく，その中で存在しているのである。理解しやすくするという便宜上，ここでは**環境の特徴**を切り離して同定し，記述する。環境の特徴のいくつかは，調整もしくはコントロールが可能である。人間の環

---

* ここで用いる条件づけは，1つの事象が他の事象に及ぼす影響を修正することをさしている。本書の他の箇所では，健康あるいは病気の状態といったように，1つの「様子あるいはありさま」をさすために用いられている。

境は，物理的・化学的・生物学的・社会的な特徴という点から分析し，理解することができる。これらの特徴は相互に作用し合っていることもある。ある種の環境の特徴は，特定の時間と場所の中におかれた男性，女性，子供との間で持続的もしくは定期的に相互に作用し合っている。よく知られていることだが，環境条件は，個人，家族，コミュニティの生活，健康，および安寧に肯定的もしくは否定的な影響を及ぼす。戦争とか自然災害といった状況下では，社会全体が崩壊または滅亡の危機にさらされる。

環境の特徴

　セルフケア要件の価値あるいは存在にかかわる環境の特徴は次の2つのカテゴリーにまとめられる。

　〔物理的・化学的・生物学的特徴〕
　　物理化学的特徴：
　　　地球の大気
　　　空気のガス成分
　　　汚染物質——固体，気体
　　　煙
　　　気候状況
　　　地殻の地質学的安定性
　　生物学的特徴：
　　　ペット
　　　野生動物
　　　感染性微生物もしくは媒介因子——ウイルス，リケッチア，バクテリア，真菌類，原虫類，寄生虫
　　　感染性微生物の生息もしくは寄生を許す自然状況下での人間あるいは鳥類を含む動物
　　　顕在的な疾患や不顕性感染をもたらす感染性微生物の宿主になっている人間あるいは動物
　〔社会経済文化的特徴〕
　　家族：
　　　成員の役割と年齢構成
　　　一単位としての家族，主要な成員，その他の成員の権威，責任，および権利についての文化的規定
　　　家族内での成員の地位および文化的に規定された諸関係
　　　成員がおかれた特定の時間と場所
　　　家族力学
　　　関係の性質——親密，契約的，高圧的
　　　家族生活システム
　　　一単元としての家族の資源
　　　個々の成員の資源
　　　資源の確保・管理・活用に対する文化的規定

セルフケアと依存的ケアの特異的パターン，およびケア手段の選択と使用を
　　特定する文化的要素
　コミュニティ：
　　人口
　　家族単位，その他の機能的・共同的社会単位，および行政組織による人口構
　　成
　　コミュニティ成員の日常生活およびコミュニティ全体の特殊なニードに利用
　　できる資源
　　ヘルスサービス
　　種類，配置，利用可能性
　　個人，家族への開放性
　　アクセス可能性
　　ヘルスサービス利用に関する文化的な慣習と規定
　　資金，資金調達の方法

人間の特徴

　人間のあらゆる生活状況では，何を行うかは人々の健康状態によって影響される。個々人が自らの健康状態を気遣いはじめたとき，あるいは彼らが変調を自覚したり，健康が危険にさらされていることを認識したとき，ヘルスサービス状況が出現する。彼らがヘルスサービスを求めることが正しい措置であると判断し，また同時にヘルスサービスが利用可能であれば，サービスへのアクセスが始まる。人間の健康状態の現在みられる特徴，予測される特徴，あるいは潜在する特徴が，看護師を含むヘルスサービス専門家にとっての主要関心事である。看護師は，自分たちが看護する人々の健康状態を，セルフケアという点からその人々が何をする必要があり，また何ができるかを左右する基本的条件づけ要因としてとらえる。医師にとっては自分たちがケアする人々の健康状態が中心的関心事である。というのも，医学の焦点は，健康に対する人々の潜在能力，および病気，損傷，廃疾に対する彼らの主観的なとらえ方にあるからである。

　年齢および発達段階と関連づけた人間の健康状態が，看護実践状況において（1）必要な援助の量と種類，（2）ケアが必要なニードの範囲，および（3）看護の過程における患者と看護師の役割，を決定する。看護師は，看護状況ではその全期間を通じて，患者の健康状態について正確で信頼のおける情報をもたなければならない。看護師は，患者の健康状態の諸側面に関する情報を観察や測定を通じて得ることもあり，また医師や他の者から得た情報を活用することもある。

看護実践の社会的側面

　現代社会においては，成人は自立していて，自分自身および自分に依存する人々の安寧に対して責任をもつことが期待されている。そのうえ，ほとんどの社会集団では，無力な人，病人，高齢者，身体障害者，貧窮者などに対して，当面の苦しみ

を軽減する援助を行ったり，彼らが現在もつ能力の範囲内で責任を果たしたり，取り戻したりできるよう援助すべきであるという考え方が受け入れられている。このように自助と他者への援助は共に，望ましい行為として社会によって価値づけられている。ヒューマンサービスの一特殊分野としての看護は，これら2つの価値観に基づいている。ほとんどのコミュニティでは，人々は看護を望ましくかつ必要なサービスとみなしている。

　過去において，社会が看護師の社会的地位を認め，看護師を育成する方法と手段を講じてきたことは歴史的著述や人類学の研究が証明するところである。家族の中における立場から看護師になった者もいるし，もっと大きな社会の中における立場から看護師になった者もいる。またある場合には，現在多くの国において行われているように，募集によって人々は看護師になった。看護師の養成には，（あらかじめ規定された訓練システムによる）フォーマルなものもあれば，インフォーマルなものもあった。現代社会は，看護実践の準備として科学に基づく教育を導入した。社会の中に積極的に活動する看護師がいつもいるということは，看護が望ましくかつ有益なサービスであることを示している。

　看護とは何であろうか。個人，家族およびコミュニティの健康と安寧に対する看護師の貢献とは何であろうか。それは，ケアを提供することであろうか。それは，心理的な適応をもたらすことによって，人が自分の病気や廃疾を受け入れ，残された能力を用いてそれらと共に生き，また人間として発達できるようにすることであろうか。また患者に対して医師が処方したケアを実施させることであろうか。これらの問い一つひとつに対する答えが「イエス」であったとしても，それらの答えは，看護が他の分野のヒューマンサービスと具体的にどのように異なり，またなぜ異なっているかを十分示すことにはならない。

看護に対する要求

　看護師は，個人や集団の生活状況にどのような時点で関わるのだろうか。社会は，提供されるさまざまなヒューマンサービスをその成員が利用するのを正当化する条件を詳細に規定している。それらの条件こそ，社会の成員が特定のヒューマンサービスを利用できるかどうか，あるいは利用するべきかどうかを判断する際に用いる基準となるのである。第2章で記述したように，成人の場合に**看護に対する要求**(看護要件)を正当化する条件は，生命および健康を維持し，疾病または損傷から回復し，あるいはそれらの影響に対処するうえで治療的といえるだけの質と量のセルフケアを持続的に維持する能力の欠如である。子どもの場合のその条件は，治療的といえるだけの質と量のケアをその子どもに対し持続的に維持できる能力が親（もしくは保護者）にないことである。**治療的**(therapeutic)という用語は，生命過程を支える，疾病過程による機能不全に関しては矯正力または治癒力をもつ，ならびに個人の発達および成熟に役立つ，という意味に用いる。

　看護に対する要求は，まずその存在が認識されないかぎり満たされようがない。医師は患者のニードが何であるかをつきとめ，彼らのために看護を求める。友人や家族も人がいつ看護を必要とするかを認識できることがあり，また成人は看護に対

する自らのニードを認識できることがある。家族は，成員がニードをもっているとき，第1に援助を提供できる立場にあることが多い。家族，友人，または隣人が援助することができなかったり，その意思がない場合には，セルフケアの管理または維持に対する援助が組織的な看護サービスに求められよう。看護は家庭内で提供することもできるし，入院もしくは通院のかたちで医療施設で提供することもできる。必要なサービスを提供できるだけの数の看護師がいることもあればいないこともある。看護サービスを提供するための組織がどのコミュニティにも必要である。

　医師は伝統的に個人の健康状態および疾病状態をサービスの焦点としてきた。彼らの関心は，生命過程，身体構造，および生命・発達過程を障害するものにある。医師は健康状態を評価し，疾患の有無を証拠に基づいて診断し，健康を維持するため，また疾患や損傷の影響を治療ないしはコントロールするために治療法を処方する。医師のケアを受けている人も，可能なかぎり自らの健康上の問題を管理し，必要なタイプのセルフケアを維持することが期待される。それができない場合には，医師だけでなく他の人々からの援助が必要となる。持続的なセルフケアを維持するうえで専門的な技術を使用したり，ケアの提供やデザインに科学的知識を適用したりすることが必要な場合には，常に看護が要求されることとなる。

　医師が患者を定期的に診るのは，医師の実施すべき行為として認められている。医師が患者と過ごす時間は，その患者の健康状態および用いられる医療技術によってさまざまである。患者によって，医師の診察を1年に1回受ける者もいれば，1か月に1回，あるいはもっと頻回に受ける者もいる。医師は，慢性疾患の患者や廃疾をもつ患者につきっきりになることはない。重篤な損傷がある場合，あるいは生命過程や思考過程が重度におかされている場合には，医師は，看護師や他のヘルスケア従事者と密接な連絡を保ちつつ，長い期間患者のもとにとどまることがある。患者，看護師，および他の専門職種の人々は，医師によって指示された治療処置を実行し，また看護師その他のヘルスケア従事者は，医師の実施する治療処置に患者が備えられるよう援助する。そのような場合，セルフケアは，医師によって実施される医学的ケアばかりでなく，他のヘルスケア従事者によって，ときにはチームを組んで実施されるケアあるいはサービスとも関連してくる。看護師はしばしば，患者のセルフケア行為の過程にケアのさまざまな要素を組み入れ，単一化しなければならない。

　ヒューマンサービスとしての看護は，その基盤を，一方では積極的かつ治療的なセルフケアへのニードとその管理もしくは維持に対する限界とをもつ人々におき，もう一方では看護師としての専門的な知識，技能，および態度においている。社会は，看護を必要とする人々が有資格の看護師と関係をもつことができる手段と方法を提供する。これらの関係は，ケアの専門的技術が必要とされるかぎり，あるいはその人や家族の成員が必要なセルフケアを管理し維持できるようになるまで，存続されなければならない。

看護との接触の実現

　看護を業務とする看護師は，看護を必要とする人々に対し看護を定期的に提供す

る。看護師は特定の地域および行政区において，看護という職業および専門職の成員として機能する。看護師は，教育的な資格をもたなければならないし，自らの実践能力を超えてはならないし，また看護を提供することに対し個人としての積極的意思をもっていなければならない。さらに看護師は，業務基準を満たし，特定の行政区での彼らの業務を合法化する法規を遵守しなければならない。

　看護は，多くの社会集団において価値の高いサービスであるが，看護を必要とする人々に十分供給されているとはいえない。1つの重要な要因は，利用可能率，すなわちさまざまな場所で同時に看護を必要としている人々の数と，それらの人々に見合った看護師の配置の割合である。人々に対する看護の企画者であり提供者である看護師は，看護への客観的ニード，看護に対する要求，および看護の供給の指標を心得ていなければならない。コミュニティを基盤にして，短期もしくは長期の看護の受益者となりうる人々と，看護システムをデザイン・操作・実施・管理する能力と積極的意思をもつ人々とを結び合わせることが，絶えず苦労を要するところである。この問題は，コミュニティサービスとして看護を提供している社会集団の関心事でなければならない。

　これに関連する問題の1つは，社会集団の中で看護を提供する場合の財政的裏づけである。看護を必要とする人々に効果的な看護を提供するにはどれくらいの費用がかかるだろうか。これらの費用は社会集団内部でどのように分配されるべきだろうか。これらの問いは，アメリカ合衆国では十分に答えられていないし，過去数十年間にわたって，利用可能な看護は概して訓練中の看護師によって提供されてきた。この慣習は変化してきたが，看護の財政の問題は一部がまだ処理されないままである。

　看護の受益者となりうる人々と，看護を提供する能力と積極的意志をもつ人々との間の**接触**とコミュニケーションが，看護提供のための第1の必要条件を定義する。社会集団はこの接触を実現するための方法と手段をこれまでも提供してきたし，現在も提供しつづけている。

　一般に人々は，次の2つの方法のいずれかによって看護師との接触をもつようになる。すなわち，個人開業看護師あるいは共同開業看護師であることを公にしている看護師を見つけるか，それとも看護師を雇用しているヘルスケア施設を通じて看護師と接触するようになるかのいずれかである。これら2つの方法は，合意がなされる方法や，個人と施設間の合意の数と性質という点において異なる。20世紀の初期および中期には，病院，州・地区看護師協会，看護師養成校は開業看護師の登録簿を所有していた。これらの登録簿が，看護師と患者の接触を実現するための主要な手段であった。看護師は登録簿に名前を載せてもらうことによって自分を売り込もうとし，看護を必要とする個人や家族，あるいは看護を必要とする患者をもつ医師は，直接またはそのような登録簿を通じて看護師と接触しようとした。もっと最近では，看護師は自分自身のオフィスや，ときには他の看護師や医師との共同オフィスをもつようになっており，このオフィス訪問が看護師と患者の接触を実現するもう1つの手段となっている。

　第2のより広く行われている取り合わせは，看護を必要とする人々が，看護師その他のヘルスケア従事者を利用できる病院，訪問看護師協会といったヘルスケア施

| 同意および契約という用語の使用に関する訓練 |

1．下記の書籍において，同意（agreement）および契約（contract）という用語に付された意味を読む．
　a．大辞典
　b．法律辞典，たとえば《ブラック法律辞典》
2．各用語で表現されている意味を明らかにし，記録する．
3．これらの意味を熟考し，次の事柄について判断する．
　a．表現
　　「私は先生と，今学期はB級課程で，X，Y，Zの課題に取り組みますと約束（契約）した」この文脈では約束（契約）するという動詞が何を意味するか記す．
　　「私は，患者ジョーンズさんに2週間後には目標Xに到達しますよと約束（契約）した」この文脈では約束（契約）するという動詞が何を意味するか記す．
　b．状況
　　バーンズ看護師は，A病棟に入院している5人の患者の受け持ち看護師に指名された．彼女は，割りあてられた仕事につきA病棟の師長と合意した．バーンズ看護師は，受け持った患者の一人ひとりに接触して，自己紹介し，彼らからこの関係についての関心や気がかり，あるいは疑問を引き出した．5人の患者それぞれがバーンズさんを受け持ち看護師として受け入れたとしたら，あなたは，看護師-患者関係としてのA病棟の看護師と5人の患者の相互受け入れを，どのような言葉で表現しますか．

設を訪れるやり方である．この場合，ふつう看護師は看護の実践者であると同時に，施設の被雇用者である．しかし，中には登録簿に記載されている者もいる．

　看護が個人または共同で提供される場合は，看護師と患者（もしくは患者の法的代理人）との間で契約もしくは合意が必要である．看護がヘルスケア施設を通じて提供される場合は，患者と施設の間で契約もしくは合意が必要である．この場合，患者は，通常自らも看護師である管理者もしくはスーパーバイザーによって自分に割りあてられた看護師と接触をもつ．受け持ち看護師からケアを受ける個人は，自分がこの関係に合意したことを明示的に，あるいは暗黙のうちに示す．

　看護師は，第2の取り合わせにおける関係の複雑さに必ずしも気づいていない．施設の被雇用者である看護師は，社会集団の成員として2つの社会的地位，すなわちヘルスケア施設の被雇用者としての地位および看護師としての地位を占めているということを明確に理解すべきである．この状況は，時として境界線維持上の問題と役割葛藤を生み出す．このような状況を法的視点からすれば，<u>被雇用者の地位におかれた看護師である人間は，雇用施設の（法的な意味での）エージェント</u>（代理者）である．図4-3はこのタイプの看護に対する取り合わせを図示したものである．

　看護師と看護ケアの受益者となりうる人々を結び合わせるこれら2つの方法では，看護師が患者の居住する場所へ出かけることもあるし，患者が看護師の所へ出かけることもある．この観点からすれば，サービスとしての看護は次の4つのカテゴリーに分類することができる．

- 在宅看護——看護師が患者の家へ行く．
- 成人のための外来看護——患者が看護師のいる所（クリニックあるいはオフィス）へ行き，ケアを受けたあと家へ戻る*．

---

*　歩行できない成人が救急車でクリニックに来ることもある．

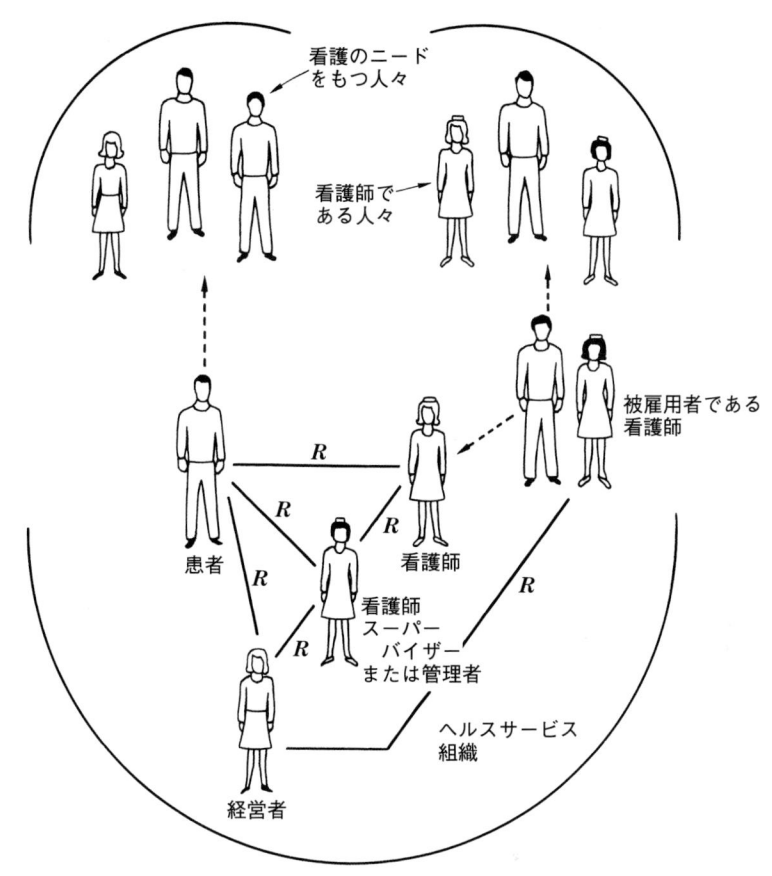

図 4-3　ヘルスサービス組織における看護師と患者の関係。R＝関係

- クリニックあるいはオフィスにおける小児看護——患者が両親もしくは保護者によって看護師のいる所へ連れてこられ，ケアを受けたあと家へ戻る。
- 病院や長期ケア施設のようなヘルスケア施設に短期間もしくは長期間滞在するさまざまな年齢層の人々に対する看護——看護師が患者の滞在する施設へ行く。

　いくつもの病院や健康維持組織と連携したメディカルセンターのようなヘルスケア組織は，これらのどの形態と場での看護サービスをも提供できる。
　職業という観点からは，看護師は，彼らの個人的看護の能力と看護ケアを求めている人々の要求が一致する場合には，その人々を受け入れなければならない。看護師が合法的に充足しうるニードあるいは要求を，個人または集団が明示しているかどうかを判定することは，欠くことのできない看護行為である。この判定を下したのちに，初めて看護師は個人あるいは集団の看護への要求をより詳しく調べるべきである。最後に看護師は，自らの看護行為に責任をもつ者として，必要な看護の能力を自分がもっているかどうかを，自らの看護の権限についての正確な知識に照らして判断しなければならない。もし自分は必要な能力をもっていると判断したら，その看護師は，ケアを求めている人（あるいはその人に代わって行動する人）と，提供する看護の性質と形態について合意に至ることができる。この時点で，個人もしく

は共同で実践している看護師あるいはヘルスケア施設の被雇用者である看護師は，患者（あるいは彼らに代わって行動する者）と看護の提供について取り決めをする立場にいるのである。

　看護師およびその患者である人々は，彼らの関係の理由を心得ていなければならない。入院中の人々は，病院ケアについて契約を結んだ時点で看護を受けることに合意したという事実に気づいていないことがある。そのような人々は，看護師が看護に対する彼らの要求を判定するために情報を得ようとすると，驚き，ときにはそれを拒絶する。他方，看護を受けたいと思っている人々は，看護助手，技師，オーダリー（男性看護補助者）などによって世話をされ，看護師とはまったく接触がない場合，心配したり怯えたりするかもしれない。理想的には，看護師は，患者との関係において相互の尊敬と信頼を育むことが望ましく，また患者の看護に対する要求を判定し充足するうえで必要な回数の接触，および種類と量のコミュニケーションを維持することが望ましい。

　前述のように，個人がなぜ看護を必要とするかということは，看護実践者が答えるべききわめて重要な問いである。その答えによって看護師は，自分が合法的な看護関係をもちうる人々を特定するうえで必要な知識を得ることができるのである。

　看護の実践領域，看護実践状況の要素と関係，および看護科学について看護師が開発してきた（先行）知識は，看護師-患者関係を観察するときはもとより，その正当性について判断を下し，意思決定を行うときにも用いられている。

看護師と患者の役割

　看護師の資格をもつ人々から援助とケアを受ける人々のことをここでは看護師の患者（nurses' patient）とよぶ。この用語は，看護師のケアを受けている人々の社会的な地位と役割を表象している。社会学的な観点から，看護師および看護師の患者という用語は，社会集団の中で相互に関連性をもった地位あるいは立場を意味する。それぞれの地位には，役割（role），すなわちその地位を満たすための組織的行動に対する一連の規定が伴っている。看護師は，看護師としての役割に対する専門的・職業的規定，および社会集団の一般的文化の一部をなす看護師と患者に対する役割規定を自覚していなければならない。看護師および看護師の患者という役割に関する一般文化的規定は，個々の社会集団によって異なることがある。個々の看護師とそのケアを受けている人々がそれぞれの役割についてもつ独自の理解が，個々の看護状況における看護師とその患者の期待および行為についての基本的な前提をなす。

　看護状況では，看護師の**患者の役割**は，看護を必要とする理由によって，またその条件のもとで何を実施でき，何を実施しなければならないかによって決まってくる。看護師は，自分の患者に看護を通じてなぜ，またどのように援助できるかを自分自身でわかっている場合にのみ，患者に対して役割を知らせたり，役割を充足させうるよう援助できるのである。**看護師の役割**は，単独あるいは家族や集団の一成員としての個人に看護を通じてなぜ，どのように援助でき，また援助しなければな

らないかについてどれだけ知識をもっているかによって決まってくる。

地位と役割

　地位-役割 (status-role) という社会学的概念は，看護を通じて人々にいつ，なぜ，またどのように援助できるかについての理解と結びつけて考えたとき，看護師にとって，自らの行動と患者の行動の適合性 (fit) あるいは関連性 (relatedness) についての考察を深めるうえで役立つ。看護状況における看護師の行動領域は，看護ケアを受けている人々の存在と機能にかかわる事柄のいくつかに，あるいはすべてに，あるいはほとんどすべてに広がることがある。看護師-患者関係に患者の日常生活のどのくらいの側面が包含されるかによって，その関係の広がり (extensity) が明らかになる。看護師-患者関係の広がりは，患者のセルフケア能力によって左右される。たとえば看護ケアを受けている人々が，健康状態のため，また健康に関連して絶えず生じるセルフケアへの要求のために，ほとんどあるいは全くセルフケア能力をもたない場合には，看護師-患者関係の広がりは大きくなる。これは，看護師の役割が，その人の刻々の実存にかかわる事柄にまで広がり，かつそうした事柄を包含するからである。

　看護師-患者関係の強度 (intensity) は，看護師と患者が彼らの役割関係に与える意味を反映する。たとえば看護師は，看護ケアがセルフケアにおける相対的な自己充足へと向かう患者の動きを促進できることを知っているかもしれない。他方，患者は，看護師が提供するある種のタイプの援助を自分の生活への侵害であるとみなしたり，あるいは独りになることを恐れて看護師に絶えず傍に付き添ってもらうことを望んだり，あるいは態度がぞんざいで言葉遣いが粗暴な看護師が傍にくることを嫌がったりするかもしれない。理想的には，成人の看護状況では，看護師-患者関係の広がりならびに強度は，(1) 患者のセルフケア能力，限界，セルフケアと自己管理に対する潜在能力，および (2) 看護ケアが，患者の現在と将来の安寧および看護師の地位の効果的充足との関連においてもつ意味，に客観的な基礎をもつことが望ましい。

　時として看護師は，看護ケアを求めている人々あるいは看護ケアを受けている人々の権利と責任について，誤った考えを抱いていることがある。看護師-患者関係は契約的な性質のものである。このことは，看護師の機能と責任は看護という領域の範囲内の事柄に必ず限定されること，援助は限定された期間内に実施されること，そして提供した援助に対し看護師は（直接的あるいは間接的に）報酬を与えられること，を意味する。看護師と看護師の患者の間，あるいは看護師と患者について責任をもつ人々の間では，要求される看護の全般的な性格および提供される看護について，最初に合意が必要である。責任をもつ人々とは，子どもの親，成人の法的後見人，成人に代わって行動する権限をもつ人，あるいは近親者などがあろう。時には，看護師を雇っているヘルスケア施設の経営者がこうした合意について情報を必要とすることもある。前述のように，これはいかなる看護状況においても要求されることであるが，看護師は，看護を必要としているとして看護師の前に現れた個人あるいは集団が本当に看護を必要としているかどうか，また看護師自身，看護を

提供する能力と積極的意思をもっているかどうかを確認しなければならない。患者がケア契約をしている公衆衛生機関，病院，あるいはナーシングホームのようなヘルスケア施設に雇われている看護師の場合，その看護師と一人ひとりの患者もしくはその患者の代行者との間で，看護を提供することへの看護師の積極的な意思および看護を受けることへの患者の積極的な意思に関して第2の，できれば腹蔵のない，言語による合意が必要である。患者と家族には，看護を通じて達成すべき目標について知らせるべきである。

　理想的には，ヘルスケア施設では，患者の看護に対する特定の要求を診断する看護師，看護援助のシステムを立案する看護師，患者に対する看護に持続的に責任を負う看護師の間で，提供する看護について，腹蔵のない言語による合意がなされなければならない。最初のデザインあるいは修正されたデザインに従って提供される看護には多くの看護師がかかわるであろうが，このケアには患者を絶えず観察することが含まれる。これらの看護師ならびに患者は，看護責任を担う看護師の役割に加えて，自分自身の役割も心得ていなければならない。看護師は，看護に対する要求があることを知らなければ，その要求を満たしようがないことを理解すべきである。そのような知識は，直接的かつコントロールされた観察を通じてのみ得られ，そのためには患者あるいは患者のことをよく知っている人々との接触，およびコミュニケーションが欠かせないのである。

　個人，家族，あるいは集団に看護を提供することについての合意は，看護師に，客観的な看護に対する要求に従って看護を提供することを義務づける。看護師は，必要な量と質の看護を提供する能力がないと自覚することもあろう。他方，看護を提供する能力はあるけれども，看護を必要とする人々の数，彼らの居住する場所，ケアの量と複雑さといった外的条件によって十分な看護が提供できないことを知ることもある。そのような条件が顕著である場合には，社会集団の責任ある成員として看護師は，患者，雇用者，あるいは看護スーパーバイザーに対して，慎重に現状を説明し，どのようにすれば関係者全員が患者の安全と安寧を確かなものにするのに最も貢献しうるかを示すことができなければならない。看護師は，看護が質的もしくは量的に不十分であるような状況，あるいは患者が担当看護師以外となんら接触をもたないような状況について，沈黙していることがあまりにも多い。ヘルスケア施設での看護料金に関する1つの問題は，これらの施設が看護に対しさまざまな要求をもつ人々にかかる看護経費を計算できないことから生じている。たとえば，いくつかの病院では，看護料金は病室設備としてのリネン料金の中に含まれてきたし，これは現在も変わらない。場合によっては，なんら看護が提供されていないのに，そのような料金が請求されることもある。時にヘルスケア管理者は，看護師ではなく単に職業訓練を受けただけの者を雇用することによって，料金を抑えようとする。これは付き添いサービスであって，看護ではない。

　看護師と患者の関係は補完的 (complementary) である。このことは，患者を援助するために行動する看護師は，患者のセルフケア能力の中で，健康に関連する不足を補完することによって，またセルフケア能力の維持もしくは増大をはかることによって，健康に関連する患者のセルフケアに責任を負うことを意味する。看護師-患者関係の補完性 (相補性) は，看護師が看護とその実践についての考察を深めていく

うえで核となる概念である。それはまた，看護師，患者，あるいは患者の代行者が，共同的な作業関係をつくり上げようとする理由でもある。看護ケアを受けている個人，家族，集団は，他の形態のヘルスケア，たとえば1人ないしそれ以上の医師による医学的ケア（時にこれには非常にさまざまなパラメディカルサービスが伴う）を受けていることがある。看護師の患者は，親類，友人，および職場の同僚との間で接触とコミュニケーションを保っている可能性も大きい。看護師と患者の役割がもつ補完性という性格はまた，患者の要望やニードを代弁する他者との接触および健康状態の特性によっても明らかになる。

　看護師は共同的な作業関係を阻害するような条件について考察する必要がある。たとえば看護師は，社会集団の偏見的態度あるいは差別的慣習に含まれる文化的要因を理解すべきである。それらの要因は，看護師と患者双方の役割遂行に影響を与えるかもしれない。そのような要因には，皮膚の色，国籍，宗教，富裕および権勢の程度，社会的地位，社会的逸脱，性差などに関し社会集団の成員に広くいきわたっている態度が含まれる。そのような文化的要因は，看護師が患者のセルフケア能力を開発したり訓練したりする際の援助の仕方にも影響を及ぼす。

　患者もまた，そのような要因に影響を受け，看護ケアや特定の看護師によるケアに不平を言ったり，最初は拒んだりすることがある。看護師が安全かつ有能な実践者になろうとするなら，彼らは自分自身の偏見と差別的慣習に対処する方法を学ばなければならない。看護師は，患者の中にそのような態度を認識できるようになり，患者が自分の抱える困難さを表現できるよう助け，または早期に問題状況を解決できるよう行動することができる。看護に関わる人間，および社会的・相互作用的特

人間	特定の時間と場所の中におかれた看護師，看護師の患者，およびその重要他者
社会的側面	サービスの特徴 専門的・職業的特徴 法的特徴 合法的な看護の目標 行為者 —— 地位と役割 　看護師 —— 資格と能力 　看護師の患者 —— 看護を必要とする理由 　重要他者 —— 患者との関係，権限，患者への責任 行為者の義務についての力動的な感覚 —— 能動的，操作的
相互作用的側面	役割関係 　要求され提供される看護の全般的性格についての合意 　役割遂行における相互依存性 　行為の調整 接触と相互作用の特徴 　コミュニケーション 　人々の協力 看護師，看護師の患者，およびその重要他者の協力単位 　提携，相互作用，統合 　対人間単位

図 4-4　看護実践にかかわる人間，および看護実践の社会的・相互作用的側面

徴については，**図4-4**にまとめて示す。

役割群（セット）

　役割群（role-set）*という社会学的概念は，看護師が看護状況における看護師役割の複雑さを理解するうえで必要不可欠な次元を加える。役割群という用語は，各人の地位，たとえば看護師の地位とか患者の地位は，単一の役割ではなく，他の社会的地位にある人々との接触を含む一群の役割を伴うという考え方を表している。役割の総体は，特定の地位に伴う役割群とよばれている。

　看護実践状況では，看護師の役割は，患者のため，または共に，看護を提供するうえで遂行する諸機能を包含する。さらに，患者の家族，主治医，その他の専門的・技術的ヘルスケア提供者，ソーシャルワーカー他との接触および協力機能も含まれる。看護の提供場所，環境条件，あるいは看護の提供にとって必要な資源調達に関係したその他の役割機能もあるだろう。

　特定の地位と役割に関係する役割群という概念は，多重役割（multiple roles）という概念とは区別しなければならない。たとえばある社会で看護師の資格をもつ人は，患者に看護ケアを提供するための行為を行うことができる。さらにこの人は，患者のために医学的処置を遂行する医師を補助することも，医学的ケアの技師，事務員，あるいは全体的なサービスシステムの管理者として機能することもできる。歴史的にみて，ヘルスケア施設において看護師が多重役割を果たしてきたという事実は，看護の必要な人々に看護を提供するという看護師の中心的役割をとかくあいまいなものにしてきた。看護師が，医師の助手，医学的ケアの技師，事務員，ハウスキーパー，あるいは管理者という役割を果たしてきたという事実，および状況によっては現在も果たし続けているという事実は，これらの役割が看護実践の役割であるということを意味するものではない。というのも，それらには看護実践の領域以外の活動も含まれるからである。しかし組織機構においては，多くの役割を結び合わせて1つの組織的地位に統合するというのはよくあることである。

　看護との関連で考慮すべきことは，ヘルスケア機関にいる看護師のほとんどは，看護師であると同時に被雇用者であるということである。被雇用者という地位に伴う役割群は，看護師という地位に伴う役割群とは異なる。看護師と雇用者が，これらの役割における差異を認識できず，正しく位置づけることができなかったことが，ヘルスケア施設とそこで雇われている看護師の進歩を妨げてきた。

　看護師も患者も，ほかにいくつもの地位と役割を同時にもって生活している。看護師および患者は，2つないしそれ以上の役割の責任を遂行しようとするとき，役割葛藤を経験することがあろう。たとえば，母親でもある患者は，健康に関連する自らのセルフケアの責任を果たすことと，家庭を維持するために夫や子どもに対して彼女がもつ主婦としての役割や役割期待との間に生じる葛藤に気づくことがあろう。看護ケアや医学的ケアを受けていて，自力でケアを行うためにライフスタイルの変更を迫られている人々は，他の役割，たとえば職業上の役割の緊急な義務を遂

＊訳注：特定の社会的地位を占めることに伴って生じる役割関係の総体をさして米国の社会学者R.K. Mertonが用いた用語。

行してしまうまで，ライフスタイルを変更することができないかもしれない。看護師は，患者が自分自身のセルフケアを行ったり管理したりできるだけの自由と責任をもてるような方法を工夫するのに必要な能力を身につけられるよう援助できなければならない。看護師と患者は，看護目標を達成するために，役割葛藤を認識し，解決する方法を学ばなければならない。

多種多様な問題

「病人を看護するわざ（アート）」および「健康看護もしくは一般的看護」についてのフローレンス・ナイチンゲールの論述は，1893年に出版され，看護師たちの手にするところとなった[6]。看護師は，歴史的に，さまざまな状況で病人と健康人を援助してきた。看護師は，看護の必要性をもった人の家庭，クリニック，また病院で働いてきた。損傷や病気の予防に関心を抱き，個人や地域の望ましい健康状態の維持・増進に向けて，地域集団や産業の中で働いてきた。また病院内の衛生状態を改善するために働いてきた。ヘルスケアの社会的・行動的側面を理解することの重要性を認識する点で最前線にあり，個々人は人間としてそれぞれ独特の存在であるという認識に基づいてケアにあたってきた。

しかしながら，看護師が，社会集団に看護を提供するという問題を，(1) 看護に対する要求の多様性，および (2) 同時にさまざまな場所で看護を必要とし，非常にさまざまなタイプの看護に対する要求をもつ人々の数，という観点から十分に探究してきたかどうかは疑問である。サービスを必要としている，あるいは欲している人々の数に見合っただけのサービスを提供するという問題は，あらゆるヒューマンサービスにおける永久的課題であるが，人々の数と要求の多様性を結び合わせるという問題も，ヘルスケアサービスの永久的課題である。

看護に対する要求を明確化し記述するための適切な手段を創造的に工夫し，個人，家族，および集団のための看護援助システムを企画・実施・管理する能力は，<u>専門職看護師</u>がもつ特性である。看護の歴史を通じて，これらの目標を達成できた看護師の数は必ずしも多くない。伝統的に，看護師は，(1) 決められた看護ケア処置を行うこと，および (2) 看護師と患者が従うことを求められる施設の規則を，患者に遵守させることを目的として，看護ケアを受ける個人または集団に関わることができるように訓練された。多年にわたって広く行われてきたこのような看護教育形態が，専門職としての責任を受け入れる準備と積極的意志をもつ看護師の育成を妨げてきた。あまりにも長い間看護師は，看護の焦点を明確化することができなかったし，患者，共同作業者，ヘルスケア管理者に対し看護というものについて委曲を尽くして説明することができなかった（現在なおそうすることのできない者もいる）。看護の観点から人々をどのようにとらえるかということは，看護界では1つの問題であり続けている。この問題は，看護師が次のような問いを発し，答える能力と積極的意志をもつようになるまでは解決されないであろう。すなわち，人々は，他の形態のヘルスケアとは異なる看護というものを通じて，いつ，またなぜ援助を得ることが可能だろうか。

多くの場所で同時に看護を必要とする人々の多様性および数についての問題は，看護管理者と看護実践者双方による，思慮深く一致協力した作業を必要とする。看護管理者（たとえば看護部門または看護科のスーパーバイザー，コーディネーター，部長などの地位にある看護師）は，特定の場で働く看護実践者が，看護というサービスを必要とする人々にそれを提供することを可能にさせる責任を負っている。看護を受ける人々は，比較的定安した集団の成員であることもあれば，急速に変化している集団の成員であることもある。

　長年，組織的看護サービス，とりわけ病院その他の長期ケア施設における看護サービスは，管理者の地位の階層性というものを重視し，看護実践者の地位には重きをおかない傾向があった。看護サービスで管理的地位にある看護師の職権的機能の中心は，看護を提供する人々を受け入れ，看護が提供される場をつくることであり，看護実践者が常に配置され，資格をもち，看護する積極的意思をもち，患者と看護師自身にとって満足のいくやり方で効果的に看護ができるようにすることである。

　看護管理者の職権的機能については十分に検討がなされており，多くの看護管理者によって効果的に実行されている。管理者の中には，人々への看護提供に関する知識の開発に貢献してきた人々，貢献し続けている人々もいる。

　看護に対する要求の多様性および看護を必要としている人々の数の問題のもう1つの側面は，対象集団とその下位集団の看護に対する要求について，絶えず研究が必要であるということである。施設あるいは機関を基に考えれば，これは，看護管理者の責任とみてよい。コミュニティを基に考えれば，その責任は，看護当局と共同で働く公衆衛生看護の専門的資格をもつ看護実践者の機能であろう。州や国を基に考えれば，政府機関を含む看護その他のヘルスケア組織によって後援された特別なプロジェクトならびにプログラムが必要となる。対象集団の個々の成員の看護に対する要求は，年齢，発達状態，健康状態などの条件要因の影響によってさまざまであるから，対象集団の看護に対する要求に関する研究は継続して実施されなければならない。そのような研究は，看護経済学という開発途上の科学のための基礎的構造を明確にしうるであろう。

役割の結合

　看護師の第一義的な仕事は，人々が健康に関連するセルフケアについて責任を担い，それを行い，管理する際その人々がもつニードに応じて看護を提供することである。看護の実践者，すなわち看護師は，看護の企画者であり提供者である。しかしながら，もし看護師が看護と看護に関連する知識を知らず，それを実践の場で活用できないとしたなら，有能な実践者になることはできない。この知識は，看護理論家，研究者，および看護のテクノロジー・技術・業務基準の開発者の仕事を通じて絶えず明確に組織化され検証されなければならない。したがって看護師の地位と役割は常に<u>看護学者もしくは看護学生</u>および<u>看護関連分野</u>の地位と役割に結び合わされていなければならない。あまりにも多くの看護師が，ヘルスケア専門分野およびその関連分野の知識の爆発を特徴とする時代にあって，自ら選んだ分野において

知的に貧しい状態にとどまっている。看護をめざす者は誰もが，看護実践者の地位および役割を看護学生または看護学者の地位および役割と結び合わせることの重要性を理解すべきである。この二重の役割は，適切な看護の提供に必要不可欠である。

　個人は，教師なしには，看護の実践者として，また看護の学生として成長していくことはできない。看護専門職の成員の中の一部の人々が，学生を教育する道を選ぶ。理想的には，看護教師は，1つないしそれ以上の看護分野や看護関連分野において有能な学者であると同時に看護実践者としても訓練を受け，それに熟達していることが望ましい。看護教師の中には，看護学者としての研鑽（さん）を積んでいない者もいる。有能な看護学者からの適切な指導がなければ，看護師や看護学生が，看護学のような新しい分野において学者として成長していくことは，不可能ではないにしても困難であろう。

　看護師は，彼らが選ぶ教育のタイプや役割によって，さまざまなやり方で社会集団における看護の維持に貢献している。看護の理論家，研究者，看護テクノロジーの開発者，および教師といった役割を担う看護師は，現在および将来の看護実践者の進歩と成長に貢献しているにちがいない（図4-1参照）。**開発者**（developer）の役割は，看護でもっと認識されるべきである。看護科学のもたらす成果を看護実践の枠組みに移行させるのは，まさにこの看護の開発者である。この作業を開発者は，処理過程，テクノロジー，技術，人工物，規則などをつくり上げることによって，またそれらの有効性と信頼性を実践の場で検証していくことによって遂行する。ときには開発者が妥当かつ信頼できる実践方法を考案し，あとになってそれらの新しい実践方法が科学的に裏づけられるということもある。

まとめ

　看護の入手可能性および産生に関わる作業は社会的特徴をもつ。相互に依存し合う人々からなる永続的単位としての**社会**は，人々自身を維持するための機能を果たし，また社会という全体へ個々人を関連づける働きをもつ。そうした個々人と全体との関連づけは，役割の明確化，組織的人間集団の確立，および個人や集団の行動指針となる規定・法の制定によって達成される。秩序だった関係パターンおよびその成員の行動パターンという観点に立って社会を概観することも可能であり，この社会システムの見方は看護の社会的特徴を理解するうえで重要である。

　看護が提供される社会において，看護と看護師は数多くの組織的人間集団および関係する行動システムの一部となる。システムには，（職業および専門職のための）教育システム，ヘルスケア提供システム，ならびに，多様な専門職による実践，ビジネスの確立と操作，および団体の確立と操作を規定する規則・法システムが含まれる。これらのシステムは非常に明確に認識されてはいるが，看護のその他の社会的特徴はどちらかというとあいまいである。看護のもつ社会的特徴をより明確なものにしていくにはさまざまな要求および必要性が存在する。すなわち，看護を効果的で入手可能なヘルスサービスとして維持するための要求，サービス企業の中で看護の構造を効果的に形成する必要性，適切な看護師の機能を提供する必要性，現存お

よび予測される看護への要求を充足させるための継続的研究とその提供に関わる必要性，看護を社会の中で存続させるために不可欠な看護師の役割を理解させ，準備する必要性などがあげられるが，これら要求事項は骨の折れるものである。

本章の要約として，看護実践に関するいくつかの一般的な論述を提示する。これらの論述は，ヒューマンサービスとしての看護についての思考または論議を刺激するであろう。

1. 社会において看護関係が成立する根拠は，個人のための治療的セルフケアの<u>システムを規定，デザイン，管理，および維持する看護師の能力</u>と，<u>これを遂行する個人または家族の能力</u>の間に不均衡の状態が存在することにある。言い換えると，看護師の能力が患者や家族の能力を凌駕するのである。この不均衡が逆の方向にあったり，あるいはなんら不均衡がみられない場合には，看護関係が成立する正当な根拠は存在しない。
2. 看護実践は，技術的側面だけでなく道徳的側面ももっている。なぜなら，看護上の意思決定は，人間の生命，健康，および安寧に影響を及ぼすからである。看護師は，看護が患者にとって効果があるかどうかということだけでなく，それが正しいかどうかということも問題にしなければならない。
3. セルフケアの維持に限界のある患者および家族のための治療的セルフケアを管理し，維持するという問題のために提供された解決策が，解決不能ではないとしても解決困難な別の問題を生み出すことがある。

文献

1. Dock LL, Stewart IM: *A short history of nursing,* ed 3, New York, 1931, GP Putnam's Sons, pp 99-103.
2. Stewart IM, Austin AL: *A history of nursing,* ed 5, New York, 1962, GP Putnam's Sons, pp 84-87.
3. Roberts MM: *American nursing,* New York, 1959, Macmillan, pp 7-17, esp. p 8.
4. Plattel MG: *Social philosophy,* Pittsburgh, 1965, Duquesne University Press, p 53.
5. Developed in the 1950s, the Division of Hospital and Institutional Services, Indiana State Board of Health, revised by D Orem, 1975 and 1989.
6. Nightingale F: Sick nursing and health nursing. In Hampton IA et al, editors: *Nursing of the sick 1893,* New York, 1949, McGraw-Hill, pp 24-25.

第5章 看護の対人関係的特徴

● 重要項目

関係	相互依存
社会化	相互作用
社会的出会い	相互作用システム
条件づけ要因	

　看護とは，個人および集団の健康と安寧に関わる1つのヒューマンサービスであると説明されてきた。より具体的に表現すれば，看護とは，他者からの援助なしには達成しえない目標を，自力で完遂できるよう助力することに関わる援助サービスである。看護の洞察を深めていくための広範囲な枠組みを，ヒューマンヘルスサービスおよび援助サービスの知識から得ることができる。看護そのものは，看護師としての有資格者が提供する一サービスであると説明できる。そのサービスは，健康に関連した制限をもつ個々人（患者あるいはクライエント）や依存者が自らの治療的セルフケア・デマンドの充足を通じて，（彼らの）機能を調整するケアシステムを産生することである。患者の治療的セルフケア・デマンドを知り充足することと，セルフケアや依存的ケアに携わる能力の行使・開発を調整することに向けられた看護ケアは，ヘルスケアの一形態である。

　あらゆるヒューマンサービスには，援助する1人の人間と援助を受けるべきもう1人の人間との**社会的出会い**（social encounter）が必要となる。ヒューマンサービスにおける社会的出会いは，社会的，対人関係的，および技術的特徴を有する。患者もしくはクライエントとなる人々と看護師とを結びつける社会的特徴には，看護師-患者関係の合法性，契約的関係とその特徴，法律以前の契約当事者の権利と責任，看護師の行為に関する法的・専門職業的制限，および患者による拒絶・要求の適応が含まれる。これら看護の社会的特徴については第4章で若干論じた。

　本章では，看護の技術的特徴下での，人間対人間の関係と看護師と患者の相互作用について述べる。考察すべき客観的・主観的主題とは，看護目的のための社会的関係枠組みの中で互いに関連し合う<u>人間</u>である看護師と患者そのものである。このような関係性の目的は，広くは患者の生命，健康，発達，および安寧に関連づけて，また狭義には看護に関連づけて明確化できよう。人間対人間の関係性および相互作

用は，看護師が看護ケアをデザインし実現することのできる条件を生み出すが，その条件には，患者の発達した意図的行為能力，健康に関連した行為制限，および現存もしくは予測されるセルフケア制限を克服するための潜在力に応じたケアへの参加も含まれる。

看護の社会的および相互作用的側面は図 4-4 (p.87) に記述した。社会的側面は静態的性質を有し，そこにはヘルスケアへの指向，役割，および地位・役割構造への力動的な義務感が存在する。図中の相互作用的側面は動的であり，ケアの決定・生産における接触，相互作用，協力といった看護業務の特徴あるいは手段的特徴が含まれる。看護の対人関係的特徴は，看護ケアのデザインと生産のための道具的手段とみなすことができよう。

看護師と看護学生は，行為の要求と看護師-患者の対人的関係が存在するからといって，それですべて関係性の理由が説明されるわけではないことを理解しなければならない。第 2 章に記したセルフケア不足看護理論は，具体的な看護実践状況において相互に関連し合う社会的，対人関係的，技術的特徴の根拠を説明している。

看護の対人関係的特徴についての開発は，まず看護師-患者関係の性質を考察することから始まる。看護実践状況において関係し合う人々に影響を及ぼす要因を検証することにより，看護師-患者の相互作用のバリエーションは明らかとなる。看護実践状況にみられる対人関係的システムのタイプおよびそれに関連する看護師の特性についての考察で，本章をしめくくる。

看護師-患者関係の性質と限界

看護の対人関係的特徴は，看護師と患者との現存の契約的関係に基づく。第 4 章で記述したように，関係のもち方はさまざまで，個人開業の看護師と患者との間の直接的合意によるものから，施設や機関に入院した患者とそこでの被雇用者である看護師との間の合意によるものまである。契約という観点からみた看護師-患者関係は，看護を受容し参画する患者と看護を産生する看護師とのためにある。施設や機関が看護ではなく業務中心のサービスを提供するのならば，看護を求めている人々にその旨を伝達すべきであるし，また看護を期待したり，看護料金を課したりすべきではない。

看護師-患者関係は補完的関係である。補完的という用語は，算定した治療的セルフケア・デマンドが示す調整的な目的を達成するために，看護師による看護ケアの提供と患者のケアへの参画とが互いに相補って，全体的な行為システムを生み出すという意味で用いられる。ここでは，看護師と患者の対人関係的な協同行為を強調しているが，その行為を通じて，セルフケア要件を充足させる方法・手段の選定も含めて，患者の要件を知り充足させるための組織的な行為システムを一定期間にわたって生みだすのである。身体的あるいは精神的状態のために，患者が協力したり参加できないときには，看護師は，患者の随意行動ができないところを埋め合わせて，必要なケアの全体的システムを産生しなければならない。こうしたタイプの状況では，依存的ケア・エージェントがケアに参与する。

現に存在し具体的な看護師と患者との関係が，対人関係的関係を形作る。成人，思春期，および年長の児童は，ある程度のパーソナリティの発達に到達しているであろう。看護やその他の目的で社会的出会いをもつ人々のパーソナリティは，生起することのできること，またそうしたいと思う事柄に影響を及ぼす。この領域に関する知識は，看護学生と看護師にとって重要である。Gordon W. Allport 著の『Personality and Social Encounter』は，この知識領域にとって重要かつ歴史的にみて権威ある著作といえよう[1]。

看護師は若年から中年期の成人であるが，患者は乳幼児から高齢者に至るまであらゆる年齢層にまたがる。患者は成長発達段階のいずれかの時点に属し，さまざまなパーソナリティを形成しているであろう。年齢に応じて，看護師と患者の生活経験も多様であるし，社会文化的-経済的条件によっては生活への要求事項もさまざまである。対人関係的出会いの中で，看護師と患者は互いに自分自身を顕わにして，自分の信念，価値観，ならびに居住する環境への意味の中で自己を発見する。

経験豊かな看護師もいれば，患者の立場を経験している看護師もいる。一方で，新参の看護師もいれば，はじめて患者となった人もいる。看護師同様患者は，他者と関わりをもつための社会的技能が十分開発されていないかもしれない。接触を開始し伝達し合う能力はさまざまある。自己を保持する能力，および条件や状況に応じて見知らぬ人々と自然にかつ適切にうちとけられる能力は，接触の開始と対人的熟考に成熟しているか否かの指標である。

看護学生は，しばしば，人々の世話をしたい，人々を助けたいとの願望を表現する。そのような願望を満たすためには，看護学生は，(1) 看護師として自らを構築し続けなければならないし，(2) 血縁関係意識や帰属意識を与えるような基本的な情緒関係性をもった人間として，自らを形成あるいは再形成しなければならない（p. 215）[2]。Arnold によると，他者との結合をもたらす人間愛という肯定的な感情のバリエーションには，「仲間意識」，「共感および同情」が含まれるという。こうした人間愛のバリエーションは，看護師が人々を援助したいとの願望を満たそうとするときには，欠くことのできないものである。看護師と患者との対人的関係に影響を及ぼすその他の肯定的な愛情には，美を愛すること，何かを作りだす喜び，歓喜と笑い，宗教的情感，ならびに善いことや正しいことに全人格をかたむけて達成する幸福感が含まれる[3]。

このような成熟した肯定的な人間愛という感情は，看護実践状況における看護師と患者の両者に存在するかもしれないし，時には一方にもしくは双方にそうした感情が欠けているかもしれない。しかし，存在するならば，各々にとって有益なものとなろう。

対人的状況における上述のタイプの人間愛は，個々人の本質的な人間らしさ（essential humanness）と表現できるし，個人の自主性あるいは自由との観点からも理解できる。Rahner が述べているように，個人は自分の心の奥深いところに存在する力を用いて，己を形成し，自らの生活を1つのまとまりとして確立し，最終的には自己実現を図るのである。ここでの自由とは一連の行為を変化させるための力ではなく，自らの生活を確立する（ための）ものとは何かを決定するための力という意味で理解される[4]。成熟した愛の行為要素である，与えること（第2章）と Rahner の

定義による個人の自由の両方が，対人関係を効果的に促進する。本質的な人間らしさは，知ることへの限りない願望とも表現できる[5]。この願望が意図的な場合には，自発的な関心をさらに助長し，系統だった探究へとかりたてることが可能である。

男性，女性，および子どものこうした本質的な人間らしさという側面に関する考え方は，看護師が人間として，また自己開発の必要のある人間として，自らを発展させることを理解するうえで重要である。人間は開発過程の中に存在するのであり，発達については，現在ではなく将来に向かって熟考するものである (p. 495)[6]。現実とはまさに今生起していることである。看護師はなしうることを視野に入れつつ，看護師と患者の両者が共に知り，実行していく。

時に看護学生は，看護師の役割は，"全体的存在としての人間"あるいは"全体的存在としての患者"に対してケアを提供することであると教えられる。この教えは，患者は看護に対する要求をもつと同時に，家族や友人からのサポート，精神的ケアと指導，および医学的ケアといった他の種類のケアや援助に対する要求をもあわせもっていることを理解していない学生には，混乱や誤解をもたらすかもしれない。看護師は，患者とよばれる人間と関係およびコミュニケーションをもち，看護とよばれる専門的な種類のケアを提供する。看護師はまた，必要かつ望ましいその他の種類のケアが提供されうるよう患者や家族と協力する。時に看護師は，必要が生じたときに人々が互いに助け合うのと同じように，患者を助けることがある。このような場合には，看護師と患者は共に，実行する事柄が看護師役割を外れたものであることを心得ておくべきである。看護師は，ヒューマンサービスの他の分野の専門職の役割責任を引き受けないよう慎重に行動しなければならない。

実践状況における看護師と患者の接触および対人関係的交渉は，頻度，期間，ならびに接触開始者などの点でさまざまである。看護師は，必要な看護を提供すると同時に，患者の安寧を保護・促進することを目ざして，実践の対人関係的構成要素を管理する必要がある。対人的接触とコミュニケーションは，患者と看護師双方の努力とエネルギーを要求する。このことは，「もうこれ以上何も言わないで，私の世話だけをして下さい」と，受け持ち看護師に言った1人の重症患者の言葉によく示されている。患者の，接触や関係に対する耐性は，その気性，疾病の程度，活力によってまちまちである。

理想的には，看護師と患者の対人関係は，患者と家族のストレスを軽減し，彼らに健康とヘルスケアに関する事柄に責任をもって対処させることに貢献するものである。患者が看護師と自分に対する信頼を培い，それを維持することを可能にする関係は，患者の現在および将来の健康目標の達成に役立つ意図的看護過程のための基礎である*。

---

* Ida Jean Orlando, The Dynamic Nurse-Patient Relationship. Putnam, 1961（邦訳，稲田八重子：看護の探求．メヂカルフレンド社，1964）および Ernestine Wiedenbach, Clinical Nursing, A Helping Art, Springer Publishing Company, Inc., 1964（邦訳，外口玉子他：臨床看護婦の本質―患者援助の技術．現代社，1969）は，看護過程を通して看護師と患者の行動に焦点をあてている。また，Dorothy Johnson, "The Nature of a Science of Nursing". Nursing Outlook, 59, 291-294, 1959 および "A Philosophy of Nursing". Nursing Outlook, 59, 198-200, 1959（邦訳，"看護の科学"および"看護の哲学"，稲田八重子他：看護の本質．現代社，1973 に収録）は，患者のストレスの軽減における看護婦の役割を指摘している。

看護師-患者関係と相互作用

　患者やクライエントが看護を通してどのように援助されることができるか，また援助されるべきかについて，看護師が理解し実際に援助しようとするならば，人間対人間の関係をもたなければならない。看護師は患者や重要他者と社会的な出会いをし，その相互作用の中で，患者の現況にあわせて看護歴（付録A）をとり，看護診断にとりかかる。そこには，身体評価，発達評価，患者の精神衛生の評価の他に，患者が今現在経験していることやケアに対してどのようなニードを感じているか，また健康状態に関する情報収集が含まれる。看護師は，患者や重要他者と協力して，患者の治療的セルフケア・デマンドの構成要素を抽出し，その治療的セルフケア・デマンドを充足するための計画立案を行う。

関係性

　ここでは，看護師と患者との対人関係的関係それ自体が目的ではないことを述べる。社会におけるこの関係は，社会の成員の看護に関連したヘルスケアニードが資格を有する人間により確定・充足されるように意図的に形成され，短期間あるいは長期間にわたって継続される。しかし，1960年代に，ある精神保健専門看護師が「（私は）看護師が看護を対人関係にすぎないと思っているのではないかとの印象を受けるのです」*と述べているが，看護師の間で，同様の考えがぶり返されていないかどうか疑問に思う。

　関係 (relation) とは結びつき，すなわち少なくとも2人の人間からなる実体の間の状態をさし，対人関係とはつながり，すなわち二者あるいはそれ以上の人同士の秩序をさす。看護師である人と，看護を必要とし援助を受ける人との間の結びつきは，意図的にもたらされる。先述したように，看護師と患者との関係性を合法化するのは，看護の授受に関する契約あるいは同意である。ある同意を得ようとするならば，そこに含まれる人々が，看護師のクライエントあるいは患者である人々の利益のために共に行為に関わる人間として，互いに関係し合うことが不可欠である。昏睡状態のように患者が関係をもてないときには，看護師は患者だけでなく，患者に対する社会的責任を有する人々と，接触，観察，およびケアを通して関係をもたなければならない。

看護師-患者の相互作用

　相互作用 (interaction) とは，相互の行為や影響を意味する。看護実践状況という文脈においては，それぞれ（看護師と患者）が言うこと，実行すること，および及ぼす影響が考慮すべき事項となる。各人は（患者が能力を有する場合），他者を<u>汝</u>として，

---

* J. Backscheider と著者との個人的接触から。

自己を我とみなし，自分自身について，経験してきたことあるいは現在経験しつつあることについて，あるいはおかれた状況内で実行できること・実行すべきことについて，その意思があるならば理性的に話をすることが可能である。看護師と患者の機能および行為・反応に関する明白な**相互依存性**(interdependence)の存在することが，看護実践状況の期間中の相互作用あるいは相互に及ぼす影響のシステムを産出するうえで不可欠である。看護師が存在しなければ，関係性もなければ，相互作用もないし，ましてや看護は存在しないのである。

看護師は，患者の生命や健康，安寧に対して，専門的に責任ある立場から働きかける。看護師は自分自身を看護師である人間として自己管理しなければならない。看護実践状況における対人的な側面は，(1)患者のニードに応じて，安全かつ効果的な看護を提供しようとする看護師の努力や，(2)看護ケアの追求を妨害したり，また時には高めたりする。患者の不安や怒りは，看護師が経験し実行することに影響を及ぼし，患者とうちとけられない看護師は，患者の反応に対しても影響を及ぼす。広範囲な社会文化的・経済的志向の中での看護師の社会化の程度は，看護師と患者の対人関係の有効性に主要な影響を及ぼす。

具体的な看護実践状況で条件が同じなら，看護師-患者の相互作用は，参与する当事者のパーソナリティにより変化する。仮にパーソナリティに違いがあったとしても，看護師-患者の相互作用を条件づけるような他の要因があるのではないかとの疑問が生じる。この疑問に関連して，看護師-患者の相互作用システムの様式や形態，特徴はどのように記述できるだろうか，という疑問が起こってくる。この後者の疑問についてまず言及する。なぜならば，社会的相互作用システムの形態や特徴が，看護師-患者の関係性や相互作用の特性を条件づける，すなわち影響を及ぼす要因についての疑問を解明してくれるようなカテゴリーを提供してくれるからである。

相互依存および相互作用の形態・様式

Sorokin は，集団の成員間の関係性に関する論文，『社会的・文化的ダイナミクス (Social and Cultural Dynamics)』の中で，人間の**相互作用システム** (interaction system) の特徴を明記し，命名している。この中には相互作用の範囲や強度・期間・継続性，そして相互に関わり合う人間の抱負の違い，ならびに相互作用を営む当該者の立場・役割が組織化されているか否か，といった総体的な条件の影響が含まれる[7]。
総体的な条件づけの影響は，二方向性の条件づけあるいは双方向性の条件づけと，一方向性の条件づけもしくは一方的な依存性とに分けられる (p. 438)[7]。Sorokin によると，一方向性の条件づけとは，一人の人間が他者に対して行使力をもつものであり，それはあたかも囚人と看守のように，一方の人間を心理的・社会的に依存した関係におくのである。しかし，看護やヘルスケア状況では，たとえ患者に意識がない場合であっても，双方向の条件づけが存在すべきである。看護師やヘルスケア従事者は患者をあるがままに観察し，対応して，患者の生命，健康，安寧に関心をよせて行動する。Sorokin が記述した一方向性の条件づけは，看護師が物体として患

者に反応したり，患者との間にあえて距離をおいたり，また，患者が要望や現状について述べることに耳を傾けない，配慮しない，というような場合にあてはまる。いわゆるヘルスケア従事者が自分の「ケア」下にある人間を苦しめたりすること，身体的あるいは心理的に虐待すること，あるいは人々が現在の状況・環境のもとで，道理をわきまえて実行できることや実行すべきことを妨害し，やらせないことなどは，この一方向性条件づけの典型的な形態であろう。

　対人的状況における<u>相互作用の範囲</u>とは，相互作用によって全生活システムのうちの各個人の行為および経験がどのくらいの割合で影響を受けるかを意味する (pp. 438-439)[7]。この範囲は日常生活のほとんどすべてを含むことから，ごく一部にとどまるところまでさまざまである。

　1日のうち24時間にわたって乳児をケアする両親や家族は，濃密な相互作用システムを有する。ヘルスケア状況では，看護師や医師による集中ケアを受けている患者は，ヘルスケア専門職者に全面的に依存，あるいはそれに近い状態におかれている。勤務体制により，1日のうちある時間帯のみ患者と共にいる看護師やその他の従事者は，患者との関係から離れる時間があるが，それでも，身体的・精神的疾患や不能状態にある患者と全面的に関わる必要があるため，ケア提供者である看護師および家族は身体的にも心理的にも消耗してしまうことがある。

　相互作用システムの範囲という点からみると，看護状況は多岐にわたる。上述のように濃密な状態もあれば，慢性疾患だがセルフケア可能な患者との相互作用のように中程度の範囲，また，定期的な健康診断を要する患者との相互作用システム，あるいは患者ができないケア方策のみを遂行するときの相互作用のように限定された狭い範囲のものまである。

　<u>相互作用の強度</u>とは，人が経験し実行する相互作用システムの中で，他者の感情，思考，および行為に及ぼす影響をさす (p. 440)[7]。一個人の行為および経験は，他の者が行うあらゆることに深く影響されることもあれば，非常に密接な関係をもつ家族内などでたまたま生じた事柄によって影響を受けることがある。その他の対人関係では，1人の人間の生活内のある主要な出来事だけが，他者に影響を及ぼす。他者に及ぼす影響の深さも含めて，強度は行為や経験に付す意味によってさまざまである。苦痛の軽減と安楽をもたらし，ケアされないのではといった恐れを抱かせない看護ケアに対して，深い洞察と感動をもって反応する患者もいる。障害があり，生命が脅かされる状況下にあっても，勇気と不屈の精神を示す患者との関わりから，看護師や他のヘルスケア従事者は大きな影響を受けるし，また，患者の家族に生じる事柄がケア提供者に影響を及ぼすこともある。

　<u>相互作用の期間および継続性</u>とは，具体的な相互作用システムでの時間の長さをさす。また，以前の相互作用がその後引き続き生じる行為や経験に及ぼす影響力も，そこには考慮される (p. 440)[7]。ある人が特別な店で食料雑貨を買い求めるときのように，たまたまであったり短期間だけで終わる相互作用がある。また，そのような相互作用は年に1回だけのこともあれば，あるいは1年中継続することもある。しかし，家族内の相互作用は一生を通じて継続し，ある家族の成員が他の成員に及ぼす影響は，その人の死後でさえ続くことがある。看護師-患者の相互作用の期間および継続性の範囲は，患者の看護への要求の性質いかんによりさまざまである。

方向性と相互作用の組織化とは，Sorokinが記述した様式である (pp. 441-444)[7]。方向性とは，1人の人間の抱負とその成果が他者のものと一致しているか否かをさす。ここで不一致だけではなく，抵抗や敵対心が存在するときには，方向性は正反対なものとなり，相互作用は「相互に相容れない」ものとなる。実行したいと思うことにのみ，また期待する成果においてのみ，人は協力し合い，その他の部分では敵対し合うことがあり，混在した相互作用がみられる。看護実践状況の中では，さまざまな方向性をもった相互作用をすべて見いだすことができるが，患者の安寧のための解決が求められているのであるから，話し合いと交渉とが必要である。

　相互作用の組織化とは，関わり合う人々の明確な立場，役割責任，権利，および機能の有無をさす。明確な立場および役割などは，集団あるいは社会内で構成されたサービスの目標と価値に基づく。機能的な家族は，組織化された関係および組織化された相互作用システムの一例である。立場や役割責任が不明瞭で組織化されていない集団では，関係性および相互作用は混乱し，あいまいとなる。具体的な社会状況をみてみると，ゆるやかではあるが組織化されない人口集団から，十分に組織化された集団への移行がみられる。

　看護実践状況における立場と役割の組織化の基盤は，看護提供者としての看護師および看護を必要とする者としての患者という点で明確である。それぞれの役割責任は，その人の地位により明確になる。この組織的な枠組みの中で，患者を担当する看護師数，義務，および関係づけ様式を抽出し，理解しなければならない。看護実践状況の中で選択・使用する援助方法によって，看護師と患者の役割責任が明らかになる。

　Sorokinの相互作用システムの様式は，看護師-患者の相互依存および看護師-患者の相互作用を検証するための一般的な方法といえる。看護師は，看護実践状況が存在する理由と看護師-患者関係の契約的性質を提示する準拠枠内で，相互の影響と行為を常に理解しなければならない。しかしながら，もしも看護師が自分自身とケア提供の相手の人間性を信じて理解しようとしなければ，治療的に患者に働きかけることはできない。

看護師-患者相互作用の欠如・看護欠如の例

　患者の安寧に対する看護師-患者相互作用システムが欠如している中で，患者が実際に経験したことを示すために，「X病院入院時の経験に関するある患者のコメント」*と題する文章の抜粋を提示する。このコメントは，現存する治療的セルフケア・デマンドおよび出現しつつある治療的セルフケア・デマンドを患者が理解して充足しようとするのを援助する看護ケアが欠如していること，そしてセルフケア・エージェンシーという力を安全に用いて開発しようとすることが欠如していることを示している。患者であるK夫人は無視され，業務をこなす単なる環境上の対象とだんだんとみなされるようになった。

---
* 未公開文書。K夫人から著者宛に手書きで送られたもの。

このコメントは，看護師であった1人の成熟した女性が，長期にわたる入院後に記したものである。当時70歳だったK夫人は，内科主治医の指示により入院し，その結果，外科的侵襲を伴う医学的診断を受ける間，看護されることになった。入院中，彼女は重症の薬による副作用と肺塞栓症を患った。このコメントに述べられている経験には，原理・原則が散りばめられている。

K夫人は，「私は一専門職業人として，状況を改善する一助となることに関心があるのです」と記している。数年前に書かれたこのコメントは，看護の必要がある人に看護が提供されないときに，その人はどのような経験をするかを示している。

有効な看護師-患者関係と継続した看護師-患者相互作用がないことが，K夫人にとってストレスに満ちたものであった。相互作用に関して，彼女は「意識のある患者はすべて，ケア計画の立案とケア方策の実施に関して役割をもっていることを認識すべきです」と述べた。

病棟への入院

入院時，1人の搬送補助者（ボランティアの若者）が私を病室に案内してくれたが，誰にも紹介されなかった。およそ1時間半の間，誰も部屋にはやってこなかった。やがて1人の看護師がきて，「ここにはどうやって来たの」とたずねた。私は，「だいぶ前に，搬送補助者によってつれてこられたのだ」と答えた。

しばらくして，その看護師は踊るようにして部屋に戻ってきた。明らかに私が看護師だったことを知ったようだった。私に尿検査の容器，綿花，その他の物品を渡しながら，「さあいい子ね，尿を中位とってね」というだけで，それ以上の説明は何もなかった。その後，尿の検体を受け取りにきて，尿の容器を嬉しそうにもちあげて「ピンク色だわ」と言ったが，私を指してそう言ったのか，検体にむかって言ったのかわからなかった。

午後になって，師長が病棟に来たが，私のところには訪室しなかったし，指示されていた検査，食事時間，また病室内，ベッド上，その他もろもろの装置の使い方についても，何らの情報も与えられなかった。ある医師がこれからのことを説明しにやってきてくれるまで，全く本当のところ，不安でおちつかず，1人ぼっちで寂しく感じていた。

さいさきの悪いスタート

翌朝になっても師長をみかけなかったが，患者ビジター*がやってきた。そのビジターは，私が快適であるか，また必要なことがあるかどうかをたずねた。そこで，検査技師が採血時にうまくいかなかったことを話し，師長にどんな具合かをわかってもらいたいので，師長に会いたいと言った（その前にも2回，私は師長に会いたいと申し出ていた）。患者ビジターが直ちに師長のもとに出向くと，瞬く間に，検査技師2人，師長，および監督者が訪室し，ことが進み始めた。

このときに，私は騒ぎを引き起こし，おそらく困った患者というレッテルを貼られたのだろうと感じた。そのために，ちょっとした頼みごとをするのも気が進まなくなった。その結果，非常に具合が悪くなり，自分1人ではやりきれないときでさえも，入院期間中ほとんどの部分を自分で対処せざるをえなかった。

＊病院の公的な代理人として，各病棟に振り分けられている。

看護師不在，相互作用システムなし

　私の担当看護師として誰か特定な人が割り当てられていたのか全くわからなかった。師長を除いて，病室にやって来た人はすべて，私の個人的な安寧あるいはヘルスケアの目標達成に彼らの業務がどのように関連しているかには留意することなく，自分たちの仕事をこなしているように思われた。遂行されたほとんどの業務はベッドメイキングと汚れたリネン類を運び出すことであった。

　私に関する限り，「私の看護師」——話し合い，信頼しあい，そして質問できる人——は指定されていなかった。数週間の入院後，師長以外の誰にも質問をしてはいけないのだと認識するに至った。しかし，師長はいつも病棟にいるわけではなく，非常に忙しいので私のために時間をさくのは難しいと感じた。

　病棟内で私のことをよく承知してくれる人は師長だけだということが明らかとなったが，すでに指摘したように，入院2日目まで，彼女には会わなかったのである。訪室した看護職員は，服薬管理者を除いて，実務看護師と看護助手であったが，そのほとんどは看護助手であった。

　看護助手が患者の全ケアを担当しているという実態を受け入れるのは困難であった。助手の仕事は看護師を補助するものであり，たとえ看護ケアの多くの手順が遂行可能だとしても，常に看護師の直接的指示と監督のもとにおかれるべきだと思われるのである。

緊急事態・看護不在

　（昼頃）肺塞栓症に伴う痛みをはじめて感じたとき，担当看護師（リリーフの看護師）に会いたいと要望した。しばらくして彼女がやってきて，主治医がまだ院内にいるはずなので，連絡できるにちがいないと話した。が，あれこれ述べるまでもなく，その後何の援助もなく，主治医の同僚がたまたま訪室してくれたのが，6時30分頃のことであった。彼は直ちに適切な処置を指示した。その指示の1つは湯タンポの貼用であったが，その湯タンポが届けられたのも2時間後のことだった。こうした経験の後，数日間は緊張の状態にあった。主治医は同じような症状が出たら，直接オフィスにいる自分に連絡するようにと助言してくれた。

患者を離れた力の行使

　何度も述べたように，病室にやってきた看護職員は専ら1人で仕事をこなすことに関心があった。注意深い師長を除いては，私の部屋の担当になった人々は（私の担当などとはとてもいえない），私のことも周囲のことにも，全くと言っていいほど観察していなかった。私と周囲のことについて注意を払ったのは師長と患者ビジターだけであった。

　看護職員は過重労働であり，患者に耳を傾けたり，患者の症状や周囲の環境を観察したり，また患者をくつろがせ，快適にさせる余裕がないことが，私と看護職員との間のコミュニケーションを妨害しているものの1つであろうとの印象をうけた。

　私を悩ませたことは，「良い」患者あるいは「理想的な患者」という一般的な概念が存在することであった。これは，「○○夫人はとてもすばらしい患者です，決してあれこれ要求しないのですから」，「××氏は行われることに一言も不平を言わず，静かに寝ています。私たちがとても忙しくて，できないときをよくわかっているのです」といった言葉に明らかである。こうした類の言葉は，看護職員が「良い患者あるいは適切な患者行動」という型に通常の患者をあてはめようとしているように思われる。

看護に対してコメントが意味すること

　上述のコメントの抜粋は，入院期間中における看護師-患者関係の欠如，および有効な相互作用システムの欠如を示している。この抜粋以外の他の箇所でも触れられているのだが，看護診断を下すこと，患者の治療的セルフケア・デマンドを記述すること，治療的セルフケア・デマンドの構成要素を知り，充足させるための患者能力と制限を明らかにすること，あるいは健康状態の要因にしたがってセルフケア実践を調整することを，看護師が実行できないことをこの抜粋は示している。ましてや，看護ケアのデザインや，看護師，実務看護師，および看護助手への指示を出す計画立案などはなかった。

　K夫人は当初，動くことが可能で理性的にもしっかりしていたという事実のために，患者は自分の状態や症状・入院理由への対処の仕方がわからないかもしれないということに考慮が払われなかったように思われる。看護職員が看護の焦点を理解していた，あるいはそれらに注目したという証拠はない（図9-1，p. 183 参照）。また，K夫人に特有な健康の焦点ならびにヘルスケアと看護に対するその意味を理解していた様子はない。入院時点でのK夫人の健康の焦点は，「疾病の程度，障害の具体的影響，および用いられた診断や治療法の影響に関心を寄せつつ，原因不明の疾病あるいは障害」に向けられていた（グループ3，健康の焦点からみた看護状況の分類，第9章，p. 191）。

　K夫人は，入院中に肺塞栓症の影響と重症の薬の副作用による症状を経験し，健康の焦点はグループ5へと移行した。このタイプの健康の焦点とは，「疾病の程度，疾病・障害・損傷の具体的影響および用いられた治療法の影響に関心を寄せつつ，原因の明らかな疾病，障害，もしくは損傷の積極的治療による調整に向けられる」である。

　一個人が入院中に経験したことと考えたことを記したこうした抜粋は，2つの目的に役立つ。すなわち，看護師-患者関係とその相互作用を継続することの意味を明らかにし，また患者と相互にかかわり合い，看護とは何かを理解し，患者のための看護を行おうとの意思を有する看護師の必要性を示すのである。

看護師-患者関係と相互作用を特徴づける要因

　看護師とその患者という地位を占めることの合法性は，社会的基準，看護実践法規，および看護師や患者という立場の人々がもつ資格に由来する。看護の提供に関する何らかのタイプの合意のもとで関係をもつ看護師とその患者は，看護師のもつ看護能力と，患者のセルフケア不足の性質とその存在の理由によって特定される患者の看護に対する要求との間に道具的有効性（instrumental effectiveness）の関係を求める。看護師が，患者のセルフケア不足の有無とその理由を，最初に，また継続して判断することによって，看護実践の社会的および技術的構成要素の間の連結は確立され，維持される。

看護実践の対人関係的構成要素は，実践の社会契約的構成要素と技術的構成要素を共に可能にする。接触，提携，およびコミュニケーションは，特定の看護師が特定の患者と看護関係に入るために，また看護の提供を効果的に調整するために，欠くことのできない対人関係的構成要素である。看護師と患者および家族との対人関係が目ざす1つの結果は，看護実践の技術的業務の遂行を可能にする協力関係のレベルである（表12-1, p.269参照）。

看護師，その同僚，患者，および患者と重要な関係をもつ人々の間の協力関係のレベルは，彼らの相互の対人関係の質と看護システムの効果的なデザインとの相互関係で決まる。看護実践状況における相互協力および効果的に管理された労働分配は，高いレベルの協力関係である。協力関係が高いレベルであれば，協力し合う個々人の自立は可能になる。そのようなレベルの協力関係では，役割分化，役割責任の受容，役割の連携についての知識，および関係者の社会的・対人関係的技能やコミュニケーション技能が必要である。看護師の世界は患者の世界ではない。看護師と患者は，理想として共通の基盤を探し求め，そのうえに立って患者が何を必要としているかを明らかにし，また看護師がどのように援助できるかを伝達しうるような関係とコミュニケーションをもつことが望ましい。

条件づけ要因（conditioning factors）は，看護師-患者関係とその相互作用に影響を及ぼす看護学生や看護師には理解されていなければならない。患者との関係に関連する特定要因を理解し，確定するための知識・技能を有していなければならない。看護師-患者関係に影響を及ぼすと考えられる同様の要因については，看護の技術的側面を記述する後章で，別に扱う。後章では，基本的条件づけ要因と称される諸要因が2つの患者変数——治療的セルフケア・デマンドとセルフケア・エージェンシー——の価値ニードのように影響するかに焦点が当てられており，本章では，看護の技術的特性というよりもむしろ対人関係的特性におかれる。

たとえば，衰弱性疾患という要因Xが存在するとしたら，この場合の質問とは，看護師は患者とどのようにかかわり，また関わり合い，関わり合うべきか，ならびに，患者からはどのように関わり合う行動を期待できるか，となる。看護の対人関係的特性に影響を及ぼす要因には，看護師が患者と初期に接触する段階でも，またその後の段階でもすでにはっきりとして，注意深い看護師にとってはすぐに明白な形をとるものがある。その他の要因は，看護実践状況を通じて，徐々に看護師に明らかにされる。対人関係(的関係)と相互作用に影響を及ぼす要因には，3つのグループが考えられる。

- 看護師と患者，および看護師と重要他者との間の適応性のある交渉の可能性と質を条件づける要因
- 看護師-患者の相互作用の範囲，期間，継続性に影響を及ぼす要因
- 看護のデザインと産生における，患者の参加の質に影響を及ぼす要因

ここで考察する要因は患者である個々人に関係し，看護師の描写に関連する要因は看護師特性のもとで考察される。上述のグループ内の要因は，看護状況の期間を通じて比較的安定しているものもあるし，変化しやすいものもある。性，成人期といった要因や視覚喪失の結果の感覚障害といった要因が個人に及ぼす方法は，安定しているものであろう。一方，変化しやすい要因は，その要因のもつ性質や作用の

仕方の両方に関連するものである。要因[8]という用語は，複雑な事象の中で，ある特定な種類の業務の遂行を可能にしたり，あるいは明確な結果を生み出すのを援助したりするうえで，有効な力を発揮する一構成要素という意味（合い）で用いられる。

看護師は，さまざまな形態の感覚障害あるいは言語問題を有する患者と効果的な相互作用を達成するための方法や手段を選択する場合にはいつでも，看護状況を通じて安定している要因あるいは比較的安定している要因を，考慮しなければならない行為の条件として理解し受け入れるべきである。

看護師と関係をもち，相互に関わる患者の能力に影響を及ぼす要因

これに該当する要因とは，自分自身や環境について認識し現在進行中の事柄を理解することを可能にする要因，また経験へ応答し，自己と他者とを自らの状況に適合させる方法を知ることを可能にする要因である。それぞれの要因はさまざまに変化し，個々人の行動に影響を及ぼす。たとえば，注意は，怒っている人の視野が狭くなっているときの注意もあれば，関係者が関心ある事柄に敏感になっている注意もあり，さらには睡眠中あるいは昏睡状態のように注意力が欠如している状態までさまざまである。

患者の相互関係的な行動に影響を及ぼすと考えられる要因には，次のものが含まれる。

- 覚醒レベルと以下の場合の注意力
  目覚めており，おおむね意識清明
  目覚め，周囲の状況がわかっているが，留意しない
  嗜眠
  眠っている
  麻酔をかけられている
  錯乱
  昏迷，昏睡，せん妄
  身近なことに注意が限られ，恐怖もしくは怒りといった緊張した状態
- 確実に知覚し判断するように，自己と環境に関して注意力を維持し，警戒するための能力
- 他者との接触を開始し継続するための能力。その能力は年齢と発達状態，言語技能，および個人，家族，集団の文化と結びついた社会的機能により影響を受ける
- 現在の状態や状況を，単なる想像とは区別して，きちんと他者に提示するための能力
- 現在生じつつある事柄に関連する特定事項について話し合うための能力
- 孤独へのニーズおよびある精神疾患の形態にみられる，社会的出会いの最小化あるいは回避
- ヘルスケアや看護下におかれることへの徹底した拒否

- 看護師の立場に特有な年齢，性，およびその他の要因に関係する態度と価値観ゆえの，患者の看護師個人への拒否

　上述の諸要因は，看護の産生にとって有効な相互作用システムを生みだす看護師との対人関係的状況の中で，患者が実行できること，および実行したいと思うことに影響を及ぼす。看護師は，個々の患者の中にこのような要因や働きが存在することを認識する必要がある。それは，患者との接触の回数・頻度を調整し，コミュニケーション技術を含む妥当な対人関係的技術を選択・活用し，会話技術を開発するために必要なことである。さらに，不慣れな実践状況下で，人との接触を開始し，個人的な時間空間に立ち入ることの嫌悪感を克服するために，事実と現状を説明する技能を開発するために，また効果的な行為の条件や可能性，および行為されなかった場合の結果を明らかにするために必要なのである。

　看護師との相互作用に影響を及ぼす患者要因のリストは，余す所なく，また十分に列挙されているわけではない。患者が看護師との関わりにおいて困難を覚えている状況の中で，そこで何が起こっているのかを看護師は記録・記述すべきである。そうすることにより，要因を適切に分類し，記述することができるようになるに違いない。これは看護実践の対人関係的テクノロジーを形成・検証するための手始めとして，必要なことである。

相互作用の範囲，期間，継続性に影響を及ぼす要因

　ここでは，看護ケアあるいは依存的ケアの形態をとるヘルスケアをとりあげる。看護実践者が認識するどのような要因が，ケア責任を負う人々との接触や相互作用の範囲，期間，および継続性に影響を及ぼすのか，という疑問が生じる。これら相互作用の様式に影響を及ぼすところの人間に関わる重要な要因とは，ケアを受ける個々人の自己管理能力である。自己管理能力は，安定した環境もしくは変化しつつある環境の中で自己を管理する能力，および個人的な事柄を管理する能力を包含する。看護や他のタイプのケア状況では，ケア下におかれた人の自己管理能力が減少ないしは欠如するにつれて，接触・相互作用の範囲と継続性は増加する。

　自己管理能力を減少させる特定要因は，以下の内容に関係する依存状態を含んでおり，明瞭である。その依存状態とは次のような内容と関連する。
- 乳児，幼児，高齢者
- 未熟児，低体重児，あるいは遺伝的・発達的欠損を有する患者の発達的・機能的状態
- 全年齢層にまたがる急性疾患もしくは重篤な損傷
- 身体的もしくは精神的な代償不能の障害
- 全年齢層における，生命維持・正常機能を危険にさらす不安定な人間生命機能
- 錯乱を伴う，あるいは伴わない無気力状態
- せん妄
- うつ状態
- 慢性的な不安，心配
- パニック

自己管理能力に特有な上述の要因，および結果として生じる看護師との接触や特別なコミュニケーションの必要性は，日常生活における看護師あるいは依存的ケア・エージェントへの極端な依存状態を表している。その他の例としては，自己と個人的事柄を管理できるが，特定時にセルフケアあるいは依存的ケアを効果的に遂行するのに必要な知識・技能を適用できない人があげられる。しかし，そうした人々は自分流のやり方があったりセルフケア・依存的ケアについて膨大な知識をもっていたりすることがあり，患者の能力，および患者が知っていることや実行できることを確定できない看護師にとっては，十分な関わりを展開するうえで困難であろう。もちろん，極端な例ではなくても，セルフケア・依存的ケアのある側面について，毎日，週ごと，あるいは月ごとに看護師と接触し，関係をもつ必要性を有する，ほどほどの人々も存在する。

患者との相互作用の範囲と継続の要件は，看護のための時間要件を判断するための1つの基盤を提供する。相互作用の範囲に影響を及ぼす特別な要因は，患者の生命，健康，安寧に対する看護の重要度の指標ともなるし，患者および関係者へ看護を提供する意味を示す。

看護師-患者相互作用の期間は，その相互作用へのニードを引き出した要因の性質に伴って変化する。重篤な疾患や無能力といった要因の場合には，長期にわたる継続した相互作用を要するであろう。苦痛の経験，不快感，不安，あるいは恐れを抱いていても，適切なケアテクノロジーの使用によってコントロールが可能であるときには，比較的短期間の相互作用ですむであろう。患者がケア方策の遂行や技能の開発に従事するとき，あるいは看護師がケア方策を患者のために遂行するとき，指導と方向づけが患者には必要となる。

患者の参加の質に影響を及ぼす要因

看護ケアにおける患者の参加と協力は，年齢，発達状態，成熟や個性化の度合い，および覚醒レベルと自分や環境に対する注意力によって影響される。しかし，これらの要因にのみ患者の参加を可能にする価値があるのではなく，その他にも患者参加に影響を及ぼす要因が存在する。これらの要因には次のものが含まれる。

1. 次の事柄から明らかにされる責任ある人間としての自己像，およびセルフケア・エージェントもしくは依存的ケア・エージェントとしての自己像
   a．自己についての表現。たとえば，「私はずっと自分のケアを管理するのにベストを尽くしてきました」，あるいは「私は子供の世話をよくやってきました」。
   b．現在のヘルスケア状況における役割，他者の役割期待，他者との役割関係についてのより具体的な表現
   c．現在ある自分によって，あるいは自分が経験してきたことによって，どのように影響を受けたかについての患者の表現
   d．セルフケアもしくは依存的ケアでなしてきたこと，もはやできなくなったこと，およびケアの有効性もしくは非効果についての明確な表現
   e．現在のケアに対する要求についての明確な表現

2．患者が自発的に注意を向けること，および患者が心を奪われていること
3．会話の中で何度も出てきたり，患者や重要他者が意図的に伝える懸念および関心
   a．健康状態あるいはその特徴に対する懸念と関心の表現
   b．健康とヘルスケアについての関心および知識の表現
   c．セルフケアに携わることを妨げる，たとえば家族の問題といった，ヘルスケア以外の個人的事柄についての懸念と関心の表現
4．目ざす結果を達成するために患者が意図的に行為しなければならない状況において，患者がどのようにふるまうかを示す発達した操作的な人間能力の証拠。そのような証拠を，セルフケアや依存的ケアに関連づける必要はない。その証拠は，患者が次の事柄について，何を行い，何を行わないかに関連するであろう。
   a．次のような一連の行為を開始し，課題を達成するまでそれらを継続する。
     (1) 課題を達成するのに必要な援助を引き出す。
     (2) 自分，行為，および関連する環境状況に注意を向け，維持する。
   b．現実の状況についての思考様式，たとえば具体的あるいは抽象的レベル*
   c．遂行した行為についての内省と，それらについての判断の表現
   d．意思決定
   e．利用可能なエネルギーの保存
   f．体位変換，歩行，および手先の運動のコントロール

患者参加の質に影響を及ぼすこれらの要因についての情報は，患者が成人で，自分を環境の中で管理する能力をもつすべての状況において，看護師にとって重要である。上述の要因についての情報により，患者がどのように参加できるかについての指標となるような一般的性質の行為能力と行為の制限が明らかになり，また看護師がさまざまな援助方法を用いるときに必要な調整が明らかになる。たとえば患者が具体的に思考するときには，指示と指導は，実施する事柄とそれらを実施する手順について具体的な言葉で表現しなければならない。

相互作用のシステム

具体的な看護実践状況では，看護実践の社会的，対人関係的，および技術的特性が合体して1つの行為過程を形成することがわかった。対人関係的様式をわざわざ分離・分析するのは，さまざまな文脈内で生じる相互作用の必要性を看護師が理解するためである。

看護における相互作用システムは，患者の年齢および感覚的・理性的意識に従い，2グループに分けられる。

---

* Nursing Development Conference Group, Concept Formalization in Nursing：Process and Product. 2nd ed., Dorothea E. Orem (ed.), Little, Brown, 1979. の pp. 215-229, 特に pp. 219-229 参照。これには，成人外来通院患者の知的操作とその看護に対する意味を分類した Joan Backscheider の研究が記述されている。

グループ1 患者は成人で，環境への注意力もあり，理性的で自己管理能力を有するが，必ずしも自分の体位および空間での運動を調整することはできない場合である。

- 患者と看護師の役割（役割の内容を含む）は明確で，受容されている。看護師と患者との間には積極的な協力関係が存在する。そこには効果的なコミュニケーション過程があり，ケア操作のデザインと遂行に参加する状況がみられ，また，セルフケアと看護を通して追求する目標は，患者のより広範囲な健康目標および他のヘルスケア専門職が実施するケア操作と連接している。
- 患者と看護師の役割を明確にする過程が続いている。セルフケアについての看護師と患者の考えおよび看護操作と遂行責任が混沌とし，食い違いと対立目標を解決しようとするコミュニケーション過程の途上にある。患者は受容はしていてもいやいやながらの状態にあるが，看護師は患者の生命，健康，および安寧を守るうえで必要な看護操作を遂行する。
- 看護師の役割は明瞭で，効果的に遂行され，患者にも受容されている。しかし，患者の役割責任，すなわち，患者がセルフケアに関して現在および将来に実行できることと実行すべきことについて，ならびにヘルスケア専門職者や依存的ケア責任者との協力関係の確立と維持についてはいまだ模索中である。

グループ2 患者は成人，もしくは幼児・学童，自己管理能力が未発達，発達しているが限界がある，あるいは発達はしているが操作不能な場合である。患者は，環境への認識が制限されていたり，全く自覚していなかったり，また知覚・感覚したことに意味を付す能力がなかったりする。さらに，看護師やその他のケア提供者と接触し，意図的に伝達する能力の制限があり，非操作的であることもある。患者との接触，コミュニケーション，および応答は，看護師の存在と操作に依存する。

- 発達段階別の，健康あるいは疾病をもつ乳幼児および若年学童
- 環境特性に注意を払う能力および行為の基となる理性的・合理的判断と意思決定能力が制限されている年長児および成人
- 環境特性に注意を払い，意味を付す能力がない児童および成人

看護師-患者間の相互依存と相互作用に関するシステムの特徴は，看護実践状況の対人関係的特性のさらなる理解を深めるための手引きとなるし，看護師が援助方法を選択・活用するうえでの条件を洞察する指針ともなる（第3章）。また，専門的レベル教育で提供すべき対人関係技能開発のための知識の種類および機会をも指摘する。

看護師-患者の相互依存と相互作用システムに影響を及ぼす特性の記述を通じて，看護学生や看護師がさらに開発すべき要件が示唆される。努力して開発することにより，彼らは看護という形態のヘルスケアを必要としている人間としての患者と関わることができるようになる。例として，以下の能力（既述したものであるが）を列挙する。

- 看護を必要とし，求めている人々と接触を開始し，同意を得て，接触を維持すること
- 看護ケア下にある人々および相互作用とコミュニケーションを助長もしくは妨害する状況下にある重要他者と，相互に作用し合い伝達し合うこと

- 対人的にして機能的な統一に向けての相互作用とコミュニケーションを指導すること
- 看護ケア下にある人々に，望ましい一連の行為を内省・評価するための時間を提供すること
- 看護ケア下にある人々に，望ましく必要なプライバシーを提供すること
- 看護ケア下にある人々に，尊敬の念を示す態度と行動をとること
- 看護ケア下にある人々の相互作用能力を理解し，他者に説明すること
- 看護実践状況のすべてにおいて，ダイナミックな義務感を維持すること

上述の能力を開発するには，技能の開発だけではなく，看護師や他者への依存状態にある人間に対するヒューマンサービスとしての看護観から組織化された経験的・思弁的知識の開発も必要である。

再考察

　看護師が，看護ケアを提供する人間として自分自身を現実的に見つめることができるためには，患者に必要なケアを与える時間と準備をもたなければならない。看護における教育と経験，患者に対する責任の範囲が，その見方に影響する。多くの要因が，ケアを提供しようとする看護の意欲を左右する。しばしば看護師は，することが多すぎて時間がたりないという。また，患者のことを「扱いにくい」とか「扱いやすい」などという看護師もいるが，この場合，患者ケアにどういう種類の，またどういう程度の努力が必要かを示唆しているのである。患者の年齢，性，人種，文化，社会的地位，または疾病といった要因も，ケアを提供しようとする看護師の意欲に影響する。事実，看護師の中には，自分が進んでケアしたいと思う患者のタイプを思い描く者もいる。最後にもう1つ，特定の看護状況における看護ケアの質と実践は，ケアを提供する個々の看護師の無条件の意欲にかかっているのである。

　ふつう看護師と患者は互いに知らない者同士であり，その2人が援助の関係に入らなければならないのであるから，看護状況では**社会化**の過程が必要である。患者は，看護状況で患者の役割を果たすために準備を必要とするかもしれない。患者がその役割をどれだけ受容できるかは，気質，自己像，生活パターンなどによって左右されるであろう。さらに看護師の性別，年齢，文化，社会経済的地位が患者によるその役割の充足を助長したり妨げたりすることもあろう。同様に，患者のそれらの要因が，看護師による看護師の役割の充足に影響を与えることもある。

　この社会化の過程は，患者が看護ケアを必要とする期間続くこともある。それは，その状況での自らの役割に適応するために，看護師と患者が最初に行う努力であるばかりでなく，その役割を担い続け，またその状況の中でケアを提供している他の人々との関係を理解するための継続的な努力でもある。ときどき看護師は，「患者は，基本的な情報を医師やその他の人に提供することによって自らのヘルスケアに参加できるだろうか」と自問する必要がある。ある看護ケースに関する記録から抜粋した次の資料は，この方向における援助の必要性を示す例である。看護師と患者が効果的な看護師-患者関係を確立しており，患者が看護師を信頼していることは，この

抜粋から明らかである。社会化の努力の結果，患者がなしとげた進歩もまた明らかである。これは，Gretta Monnig が観察し記録したものである[9]。

　　外科医が巡回してきたとき，患者は椅子に座っていた。医師は，今日は浣腸する日であると言った。患者は浣腸については何も言わず，今日は気分がいいと外科医に告げた。外科医が部屋を去ったあと，看護師が「私が浣腸します」と言うと，患者は「浣腸は必要ありません。今朝，排便があったんです」と言った。看護師は，なぜ外科医にそのことを告げなかったのかをたずねた。
　　患者：「どのお医者さんを見ても，何を言ってよいか思いつかないんですよ。他の患者
　　　　　さんたちもこんなふうに感じているんでしょうかね」
　　看護師：「他の人たちだって，回診し終わってから，質問したかったことを思いつくこ
　　　　　とが多いんですよ。多勢の人たちの前で質問するのはむずかしいですよね」
　　患者：「多勢の人がいるとおどおどしちゃうんです。自分の質問はばかげているんじゃ
　　　　　ないかと思ってね」
　　看護師：「お医者さんが包帯を変えにきたときのほうが話しかけやすいですか」
　　患者：「でも，いつも急いでいるようだから……」
　　看護師：「夕方来るお医者さんはどうですか」
　　患者：「あの人はすばらしい。私はいつもあのお医者さんに質問しようと思っているの
　　　　　だけれど，忘れてしまうんです」
　　看護師：「聞きたいことを紙に書いておけばどうですか」
　　患者：「そうしてみましょう」
　　夕方，患者は次のように言った。「今日は質問することを書き出しておきました。お医者さんはその一つひとつに答えてくれました。かなり長い間私と話してくれました。医者がこんなに興味深い人たちだとは，ついぞ知りませんでした」。このことがあって以来，患者は医師たちが巡回するとき以前よりも気楽にしているように思われた。

　したがって，うまくいけば看護師による社会化の努力は，担当の患者を知るのに役立ち，またヘルスケアの中での社会化の活動に患者が対処できるよう励ますのにはどうすればよいかを知るのに役立つ。対象が子どもの場合には，その発達状態と成人への身体的依存度が，看護状況の社会化の側面において最も重要である。子どもをケアする看護師は，社会化の活動において二重の機能をもつ。看護師は，親と力を合わせて子どもの正常な発達のための努力を継続しなければならない。疾病または特別な健康上のニードをもつ子どもの場合は，医師その他の成人からさまざまな要求が子どもにも親にも課せられる。社会化の活動を通して疾病期間中子どもの自立の動きを助成することは，看護の重要な任務である。入院児の社会化では，監督下で他の子どもたちと接触をもたせることが非常に重要であろう。たとえば3歳の子どもは，新しい条件の下でどのように行動すべきか——顔と手をいつ，どこで洗ったらよいか，どこで食事をするか，道具はどのように使ったらよいか——を他の子どもに具体的に示すことができるだろう。
　ヘルスケア状況の中の，顕在的問題や潜在的問題を，看護師と患者が自覚していることも，社会化では非常に重要である。患者の社会化についての上記の事例は，患者が医師たちとコミュニケーションをもつことができないことを自覚しており，その行動を変える必要のあることを認識していることを示している。態度を変化させる援助をすることが，看護師に課せられた任務である。看護師は，看護状況にお

ける看護師役割と患者役割を理解し受容しないかぎり，このような援助を効果的に行うことはできない。

看護師を記述するうえで役立つ個人的要因には，(1) <u>年齢，性別，人種，および身体的・構造的特徴</u>，(2) <u>健康状態，社会経済的地位，文化，および家族とコミュニティの中での役割</u>，および，(3) <u>人間としての成熟度</u>，が含まれる。これらの個人的要因は，患者に対する看護師の関係に最も大きな影響を及ぼす。患者と看護師の年齢差と性差はかなり重要である。たとえば男性患者は，女性の看護者からの援助を進んで受け入れるか，しぶるかどちらかのことがある。健康状態や加齢に伴う正常な変化は，看護師に，その意欲にかかわらず，できる事柄を制限することがある。こうした理由から，あるタイプの看護場面においては，個人的要因に関する規範を考慮することが重要となる。

看護師の社会経済的・文化的背景が，ある種の状況における社会化の努力に対する要求では影響をもつことがある。看護師は，患者と自分の双方に影響をもつ可能性のある患者と自分自身の生活パターンの類似点と相違点を認識していなければならない。看護師の中には，ある種の生活パターンを，それが自分自身の生活パターンや自分が理想とする生活パターンと異なっているというだけの理由で劣っているとみなす者もいる。

人間としての看護師の成熟度が，援助関係にある自分と患者を看護師がどのようにとらえるかを決定する。成熟した看護師は自分自身について現実的な見方をする。家族とコミュニティの要求は，看護師に望ましい影響を与えることも，望ましくない影響を与えることもある。家族とコミュニティの要求は，看護師にやる気や関心をなくさせたり，看護状況以外のことに没頭させたりするといった影響を与えることがあるが，その一方で積極的な影響を与えることもある。たとえば家族とコミュニティの要求は，看護師に人々に対する関心や，人々の生活上の問題の解決に対する関心を刺激する。対人関係状況の中で人々を援助したり，共に働いたりすることにより啓発される動機づけと知恵は，看護師を成熟させる積極的影響である。

看護師は自分自身，家族，および患者について判断し，意思決定する。彼らが行う判断と意思決定の質は，生活状況への彼らの個人的かかわりと責任感を表す。看護師が達成した人間としての精神的発達状態は，その看護師が看護状況のみならず他の状況において行う意思決定の性格にも影響を与える。看護学生は，自らの精神的発達を助長するような経験を学ぶべきである。臨床看護師は，看護状況の中で自分が行った意思決定について検証すべきである。そうすることによって，自分自身，自分が下した意図的選択，その選択を行ったときの他に可能であった選択肢，および自分が知っていることと行っていることの関係について理解できるようになるのである。特定の条件が看護状況で広くみられる場合に，何をなすべきかが看護師にわかっていたとしても，看護師と患者双方にとって最も重要なのは，看護師が現実に行う意思決定なのである。

責任感のある看護師は，自分が行った看護を，ケアに対する患者の要求に照らして評価する。彼らは，看護についての監督を求めかつ受容し，看護師として上達する努力をする。彼らは，看護状況の中で患者の回復を妨害する要因をつきとめ，改善をもたらしたり，これらの状況を他の責任ある人々に示したりすることができ，

またそうすることを恐れない。看護実践によってどれだけの変化がもたらされるかは，看護師がどれだけの知識と責任感を身につけているかにかかっている。

　看護師と患者の関係は，数時間のこともあれば，数日，数か月，数年に及ぶこともある。看護師は，短期ではどういう援助が効果的か，また長期では断続的接触と継続的接触のどちらが効果的かを考えたうえで，患者との短期的および長期的な関係へ入っていくことができなければならない。

　看護師は，人々がヘルスケアを受ける理由と同時に，看護への要件の性質を知らなければならない。患者は看護ケアや医学的ケアシステムに対して，また時にはヘルスケアシステム全体に対して拒絶し，反発することがある。看護師（および医師）は，特別なケアに対する患者の反応と対応，ならびにヘルスケアシステム全体への患者の耐性レベルに注意を払わなければならない。

　看護の重要な対人関係的特性とは，患者がヘルスケア状況の中で経験しつつある事柄，すなわち，患者に課せられた要求事項，経験しつつある葛藤，あるいはケアの必要に対する信念を表現する方法や実行すべき事柄がわからないことなどに関心を払い，洞察することである。ヘルスケア状況がストレスを生み出していることにも，看護師は注意すべきである。患者にとって看護師や他の保健従事者との相互作用はストレスであるが，看護師はそのことに注目し，洞察を深めていない。看護師は創造的能力を駆使し，患者が問題のある状況を解決できるように援助し，あるいは患者のために支援できる人々を明らかにしなければならない。

　ヘルスケア状況がもたらす特別な要求事項が患者にとって負担になりはじめると，患者はそこから逃避しようとするかもしれない。この逃避の形はさまざまであり，たとえばうつ状態や協調性欠如といった精神的逃避，あるいはヘルスケア状況からの離脱といった形がみられる。退院をほのめかし，あるいは何も言わずにだまって立ち去る入院患者もいる。そして二度とクリニックにはやってこないのである。逃避は，看護師やその他の専門職者の不適切さも含めて，ヘルスケア施設・機関の働きが不十分であり，非効果的である証拠であるかもしれない。患者の側にとっては，絶望，心配，怒りの表現であるかもしれないし，あるいは，資源の欠如を反映しているのかもしれない。

まとめ

　看護の対人関係的特性を社会的側面およびサービス側面から分離し，看護実践におけるその重要性を強調した。看護師-患者関係は契約的かつ補完的な性質をもつと記述した。関係性という対人関係的特性はヒューマンサービスとしての看護に関連し，また，看護師と看護ケアを受ける人々との社会的出会いにとって必須のものである。看護師である人間と患者の不可欠な人間性については，仲間意識，同情，共感，人としての自由，および知りたいという限りない欲求などを含む人間愛という積極的な情緒の観点に立って記述した。

　看護師-患者関係の目的とは，看護ケアのデザインと産生にとって必要な一手段であり，関係をもつことそれ自体ではないことを明記した。看護師-患者間の相互作用

の特性を明らかにした。Sorokin による相互依存と相互作用に関する様式を，患者との対人状況における看護師の専門職者としての責任とあわせて簡単に記述したが，Sorokin のこの様式は看護実践状況に関係している。

　看護師-患者間の相互行為システムおよび看護が欠如していた例を提示したが，この例はある成熟した婦人の入院経験をとりあげた実話である。

　看護師-患者関係と相互作用を条件づける3つの要因を示した。それらの要因とは，看護師-患者間の適応性のある交渉の可能性と質を条件づける要因，看護師-患者の相互作用の範囲，期間，継続性に影響を及ぼす要因，看護のデザインと産生における患者の参加の質に影響を及ぼす要因である。それに加えて，看護ケア下の人々の理性と自己管理能力に基づいて，看護状況における2つの相互作用システムのバリエーションを明示した。さらに関係する看護師の能力についても明らかにした。

　本章は，看護師の特性および対人的特性から生じる看護師への要求事項についての再考察でしめくくった。本章を通じての強調点は，看護への必要性あるいは看護師の看護提供能力ではなく，人間対人間の看護実践がもつ特徴にある。看護実践にとって必要な知識と対人関係的技能の形式化を図るうえで，本章の考察内容は不可欠であると思われる。

文献

1. Allport GW: *Personality and social encounter, selected essays,* Boston, 1960, Beacon Press.
 （星野　命・原　一雄訳：人格と社会との出会い，誠信書房，1972）
2. Arnold MB: *Emotion and personality, psychological aspects,* vol I, New York, 1960, Columbia University Press, pp 212-215.
3. Arnold MB: *Emotion and personality, neurological and physiological aspects,* vol II, New York, 1960, Columbia University Press, pp 312-330.
4. McCool GA, editor: A Rahner reader [Karl Rahner], New York, 1975, Crossroad, pp 352-353.
5. Arnold MB: *Emotion and personality, neurological and physiological aspects,* vol II, New York, 1960, Columbia University Press, p 311.
6. Lonergan BJF: Insight, a study of human understanding. Crowe FE, and Doran RM, editors: *Collected works of Bernard Lonergan,* Toronto, 1992, University of Toronto Press, pp 494-504.
7. Sorokin P: *Social and cultural dynamics,* revised and abridged by the author, Boston, 1957, Porter Sargent Publisher, pp 436-452.
8. *Webster's dictionary of synonyms,* ed 1, Springfield, Mass, 1951, G&C Merriam Co, p 288.
9. Monnig Sr. NG: Identification and description of nursing opportunities for health teaching of patients with gastric surgery as a basis for curriculum development in nursing, Master's dissertation, School of Nursing, Catholic University of America, Washington, DC, 1965, pp 89-90.

第 2 部

看護知識の形式化

第6章 看護についての見解，人間についての見解

● 重要項目

依存的ケア・エージェンシー	セルフケア不足看護理論
依存的ケア不足	セルフケア要件
看護エージェンシー	力と習慣
見解	治療的セルフケア・デマンド
質問への回答：看護とは何か	人間としての調整機能
セルフケア・エージェンシー	人間についての幅広い見解
セルフケア不足	モデル

　看護師は誰でも看護について自分自身の見解をもっている。**見解**(view)とは，ここでは，物質的というよりはむしろ精神的な見方を暗示し，あるものについての多少明確に形成された考えあるいは判断という意味合いで用いられている。看護師らの見解は，看護とは何かについての洞察を表す概念として明瞭に形成され，表現されているかもしれない。その他の看護師たちは，若干現実的ではあるが先入観や感情にいろどられた看護についての意見をもち，それを表現しているかもしれない。しかし，看護という現実についての洞察はできても，看護が保持するところの考えや意味を伝達する言語を用いて，洞察内容を形成・表現できない看護師が大勢いる。

　看護についての看護師の見解は，看護実践，学究的努力，看護教育，あるいは看護研究・理論開発において，彼らが焦点をあて，参与するものに影響を及ぼす。理想的には，図4-1 (p.74) に示した専門的役割をもつ看護師は構造化された看護知識体系を利用し，あわせて知識体系の開発に寄与する。看護師が直面し，またこれまでも直面してきている困難なことの1つは，看護師が獲得し使用している知識が，看護という業務の中で彼らが立ち向かっている不変的現実をめぐって組織化されていないということである。

　これまでの知識を組織化する1つの方法は，看護教育者が看護の業務に関連すると判断したものを，医学および看護に関係するその他の領域の教科書から抜粋し，その抜粋した内容を「看護を含意」する内容であるとみなすやり方であった。看護師が通常，患者のために実行することおよび患者への接近方法は，「看護の基礎」と一般的に称され，教科書としてまとめあげられた。看護師が患者のために遂行する

もの，すなわち看護手順とよばれるケア方法のタイプは，基礎の教科書の中だけでなく，看護師が病棟で利用する「手順書」といわれるものの中にも含まれた。そこでは，看護師ではなく患者が遂行者であることが何ら考慮されていない。これら2つの看護知識を組織化する方法は，<u>看護の医学モデル</u>および<u>課題指向看護</u>とみなされるものに，その基盤をおいていたのである。

看護についての見解：看護実践の不変的現実を見いだすこと

　20世紀後半，看護師は，**「看護とは何か」**<u>という問いに答える</u>ことには関心を寄せたが，「なぜ人々は看護を必要とするのか」といった重大な疑問にはあまり関心を示さなかった。最初の問いに対して，看護とは<u>ヒューマンヘルスサービスである</u>，<u>看護とは援助である</u>，あるいは，<u>看護とはケアリングである</u>と叙述するだけでは，十分に答えているとはいえない。求められる回答とは，看護の人間的な焦点，および看護師が看護に携わるときに，他者のために看護師が作り上げ生産する事柄について叙述することといえよう。そうした叙述こそが，看護という形態と名称を有する専門的ヘルスサービスに対しての正規のニードの指標であるところの他者についての（証明された，あるいは証明可能な）現実と，他者のために看護を産生する看護師の力や能力がどのようにして意図的に関連づけられるかを明細に述べるにちがいない。

問いに対する初期の試み

　1859年に，フローレンス・ナイチンゲール（Florence Nightingale）の『看護覚え書き：看護とは何か，看護でないものは何か』"Notes on Nursing：What It Is, and What It Is Not"は，ロンドンで出版された。クリミア戦争中，他の婦人篤志家と共に病人や傷病者を看護してきたこの教養ある女性は，彼女の著書のはしがきの中で，「この覚え書は…人の健康を預かることを引き受けた女性たちに，単に<u>考え方のヒント</u>を与えることを意図したものである」と，またはしがきの後半では，「すべての女性が人生のある時期に看護師にならなくてはならない，つまり，誰かの健康を預からなくてはならないとすれば，それぞれが看護の仕方を<u>考え</u>，その経験をすり合わせたものは，どんなにか測り知れないほど価値あるものを生み出すことだろう」と書き記した。

　ナイチンゲールは，はしがきの中で，衛生上の知識と看護の知識とを同一視し，そして，それを，「体が病気に冒されないような状態にしたり，病気から回復できるような状態にしたりするにはどうしたらよいか…」を知ることであると記述している。この覚え書には，「衛生上の知識」という用語についてナイチンゲールが用いる意味が示されているが，それは「新鮮な空気，光，暖かさ，清潔さ，静けさを適切に保ち，食事を適切に選んで管理すること…」を含んでいる。さらに，疾病をもった人，傷害をもった人，および医学的ケアを受けている人にとっての（良い，悪い）看護について，論を展開している。

ナイチンゲールは，彼女の受けた教育と経験，また本書を記した期間の文化的特徴をふまえて，看護実践の要素について言及した。『看護覚え書き』の内容を詳細に分析すると，看護とは何か，およびなぜ人々は看護を必要とするか，といった我々の問いに部分的ではあるが，回答をもたらしてくれる。彼女のいう「一般的原則」のうちのいくつかは受容できないが，それでもなお，彼女が強調する点は洞察にみち，不朽的である。たとえば，婦人が「看護を考える」ことができるようになることに焦点をあてていること，衛生上の知識を予防と関連づけて，病棟のような場所の「保健」も含めて，強調していること，そして，看護師を「誰かの健康を預かる」ものとしてみていること，などである。疾病の予防および健康の回復は看護の広い目標となってあらわれている。看護を通じて追求すべきより特別な結果とは，「自然が最も働きかけやすいような状態に病人を保つことである」(pp. 74-75)。

問いに対する1950年代，1960年代の回答の試み

20世紀後半には，看護とは何かという問いへ答えようとの関心が，看護師の側に明らかに生まれつつあった。この関心は(私の経験からすると)，患者が受けるべき看護ケアの計画を看護学生と看護師はたてる必要性があること，および看護師がケアの要素の提供方法を患者に教育すべきだという必要性と，少なくとも部分的には関連していたように思われる。看護師の関心は，「看護の医学的モデル」(看護を医学の付属物とみること)がもつ不適切さを自覚していたことに関連し，また「課題指向の看護」(患者ではなく，課題に中心をおくこと)がもつ非人格性にも関連していた。看護師と看護される人の両方に明確な焦点をあてようとするニードおよび自己の権利によって，看護を一実践領域として明らかにしようとするニードこそが，看護とは何かという問いへ看護師が積極的に関わり，それに答えていこうとする努力の基盤となったのである。

この期間に働いたもう1つの要因は，(第二次世界大戦後の)リハビリテーション医学とそのさまざまな技術的支援分野の急速な発達であり，そこでは，人々の正常な機能回復あるいは機能が障害されたり喪失したときの代用に強調点がおかれていた。患者が自身のリハビリテーションに十分に参加したいという欲求，すなわち自己管理，セルフケア，および日常生活動作の能動的遂行を学習することへの欲求が，こうした出現しつつあるヘルスケアシステムの顕著な特徴であった。リハビリテーションは，看護とは患者のために実行することであるといった上辺だけの主張が不適切であることを，看護師が行う患者教育の方法が不適切であることを，そして患者自身がヘルスケアに参画することが重要であることを露わにした。Virginia Hendersonの1955年の看護の定義[2]および1956年の筆者の定義[3] (p. 21)はこの時期に生まれた。

Horgan[4]は，1950年代および1960年代に看護師が看護についてどのようにみているかについて，1967年に調査を行い，この期間の文献には看護とは何かという問いが繰り返しみられることを明らかにした。彼女は1950年から1965年までの間の"American Journal of Nursing"と"Nursing Outlook"の内容を総覧し，30の論文，面接レポート，あるいはレビューを抽出した。以下は，Horganが看護につい

て表明された考えの内容について達した結論のうちのいくつかである (p. 32)。
1. 社会におけるヘルスサービスとしての看護は強調されていない。
2. 看護の中心および究極の目的は患者のニードの充足にあると思われる。
3. 看護師-患者状況の中に看護師が存在する理由は，患者のニード充足ということ以上には記述されていない。
4. ニードの査定および確認のためのテクノロジーは強調されているが，ニード達成のためのテクノロジーは中心的焦点となっていない。

患者のニードを査定し充足することが強調されたことにより，看護師は，患者のニードについて組織だった知識をもつことという問題に，またそれら患者のニードを明確にするという問題とに直面したのである。「患者のニードの査定」というタイトルの論文の中で，Black[5]は両方の問題点について言及した。彼女は，身体的，心理的，社会的，および霊的というニードの一般的分類について論じ，「看護に携わる我々は，我々の患者のすべてのニードを充足するという目的をもつべきである」と，さらに続けて，「可能な限り，個々の患者の特性に基づいて，ニード充足の満足が得られるように試みるべきである」と述べている。

Black は，「このニードのグループ分けは患者に対する関心に幅をもたせてはくれるが，ニードを詳細に査定するに十分なほどの専門的な明細事項とはなっていない」と注記し，動機づけ理論を含む現代の心理学諸理論に焦点をあてながら，看護師がニードの満足と充足について理解する助けとなるようなさまざまなアプローチをあげている。

Black の論文を引用したのは，看護とは何かとの問いに「患者のニードを充足すること」と答えるときに，看護師および看護学生にとって必要なことを学問的に深く説明しているからである。

問いに対する 1970 年代，1980 年代の回答の試み

看護開発協議会は，"Concept Formalization in Nursing：Process and Product"[6]の初版と第 2 版で，協議会が果たした作業の目的は，「(1) 看護師が観察し看護師として規定する諸実体，および (2) 看護師が効果的に観察することができ，それら諸実体を規定しうる方法，についての権威ある知識を組織化すること，ならびに継続して開発することに関連した諸問題とその必要性」とにあるとした。権威ある知識とは，「成熟した看護学者が看護の専門領域のメンバーと協力して形成し検証してきた知識である」とした (p. 3)。

1970 年代には，アメリカおよびカナダの看護専門職組織は，看護教育と看護実践の手引きとなる看護概念，あるいは関連する概念枠組みの選定およびその使用を提言した。1970 年代初期に，看護開発協議会は，1859 年から 1971 年の間に出版された看護に関する書籍（論文ではなく）の中に述べられている，看護師による看護概念を調査した（表6-1 中の著者一覧を参照）(pp. 59-100)。叙述されている概念を抽出し検討を加え，看護の現実的な焦点について理解を深めるような強調点および開発点を明らかにし，また，調査対象となった概念を分析し，類似点および相違点を明らかにした。共通点としては，次のような考え方があげられる。すなわち，

表 6-1　1859～1977 年の間に，看護についての一般的概念を出版した 14 人の看護師

名前	刊行年
フローレンス・ナイチンゲール	1859，1893
クララ　ウイークス-ショウ	1885，1902
バーサ　ハーマー	1922，その後の 3 版
ヘスター　フレデリックとエセル　ノーザム	1938
ヴァージニア・ヘンダーソン	1955（ハーマーの改訂版），1959，1971
ドロセア E. オレム	1959，1971，1973
フェイ　アブデラ，アイリーン　ベランド 　　　アルメダ　マーチン，ラス　マテネー	1960，1973
アイダ　ジーン　オーランド	1961，1972
マーサ　ロジャーズ	1961，1970
アーネスティン　ウィーデンバック	1964，1970
マイラ　E. レヴィン	1969，1973
アイモジン　キング	1971
パメラ　H. ミッチェル	1973，1977
シスター　カリスタ　ロイ	1974，1976
追加：専門領域の看護成書あるいは雑誌論文で概念を公にし，看護理論の開発に貢献したと認識された看護師	
ヒルデガード　ペプロウ	1952
ジョイス　トラベルビー	1966，1972
ドロシー　ジョンソン	1961

本表は，看護開発協議会による「公共的領域において選定された看護概念」の研究から作成した[6]（pp. 59-102）。文献収集は，2 つの大学図書館，ジョンズホプキンス大学所属の諸医学研究機関，および国立医学図書館に基づいた。Sarah E. Allison が本調査を指揮し，概念引用の許可をとりつけた。

　　　(1) 看護とは諸結果を生み出す活動であり，その中で看護師は看護の受け手との関係において援助という役割を負う，(2) 看護とは独自のサービスであり，看護独自の諸活動ゆえにひとつの統合体である。したがって医学とは区別される，(3) 看護とは看護の受け手の健康もしくは安寧の状態に，あるいはそれらの欠如に関係している（pp. 85-86）[6]。

　一般的看護概念の叙述における相違点は，看護の受け手，看護活動の焦点，および看護の諸結果をどのように表現しているかという点にあらわれる（p. 86）[6]。

　1970 年代に入ると，看護教育および看護実践の構成を考えるうえでの組織的な枠組みとして，看護教師，看護実践者，ならびに看護教育・看護サービスの管理者らがこれら一般的な看護概念を考察するようになった。看護開発協議会は，「初期段階の看護理論が改変され有効なものにされるべきである」として，「公共的領域における看護の諸概念」を検討した（p. 59）[6]。看護の一般的概念や概念的枠組みを看護実践・看護教育の手引きとして使用するとの主張者らが，概念を業務の中に投入するための努力や作業の性質を理解していたかどうかは，議論の余地がある。実際に使用していくためには，選択した看護の一般的概念に精通すること，概念的要素それぞれの実質的構造を解明すること，諸理論を形成すること，そして<u>理論的要素</u>もしくは仮説の要素関係をめぐって<u>看護知識を構造化・組織化</u>することが求められたが，そこには，看護が組織化され，構造化された知識の専門領域であるとの想定があるように思われる。

この時期，そして 1980 年代，1990 年代へと続いて，いくつかの状況では看護教育と看護実践の手引きとして，特定の概念的枠組みを採用してきたが，その結果，看護の特定の概念化が開発され続け，また看護教育や看護実践において，看護師の果たす有用性が決定的なものとなったのである。(特定の看護概念と理論に関連した作業やその活用については，Fawcett[7]参照)。

この期間にみられた最も重要な成果をあげるとしたら，<u>個々の看護師の看護を考える</u>能力が増大したことであろうし，また看護師たちが支持する看護理論の概念的要素をめぐって，すでに習得した看護知識を組織化する能力が増したことであろう。1970 年代，1980 年代には特筆すべきものとして，病院の外来部門の中に看護師管理のクリニック，看護師主導のクリニック(たとえば，看護実験開発センターが組織したジョンズホプキンス大学病院における看護クリニック)，および独立した看護クリニックが形成されたことであり，また看護とは，看護師-医師の協調とコミュニケーションという状況上の必要性をもった独自なヘルスサービスであると，看護師がますます受容するようになったことであろう。

1970 年代から 1980 年代にかけて，**セルフケア不足看護理論**[8]は，看護教育プログラムのカリキュラム開発のために，個々の看護師の看護実践における手引きとして，さらには，病院およびコミュニティ機関における看護サービスの組織化と操作についての洞察を提供するために使用された。1990 年代に入っても，理論開発の作業は続き，アメリカやその他の国々で活用されているのである。

セルフケア不足看護理論と人間についての見解

看護の生産的一般理論内の概念的要素は，看護師が看護実践状況の中で焦点をあて看護科学の中で探究する人間の実体を示す，人間とはの判断基準，すなわち人間についての見解を明らかにする。生産的理論の主たる概念構成とは，看護とは<u>何を</u>，<u>なぜ</u>，<u>誰が</u>，そして<u>どのように</u>行うかを記述的に説明したものである。もともとの現実的な基盤として，妥当で包括的な看護理論は，看護ケアを必要とし，それを受け取る人と看護ケアを生産する人およびその生産の事象とを包含している。そうした理論はこれまでに提示された疑問に答えてくれるであろう。看護の諸理論に表現された人間についての特別な見解は，1つあるいはより多くの幅広い見解に適合する。看護開発協議会は 1970 年代にこうした見解を提言した。

幅広い見解

セルフケア不足看護理論の主要な概念的要素の理解を進めて看護の社会的・対人的側面を理解するためには，5 つの幅広い見解が必要となる。それらの見解とは，(1) 人格的存在としての人，(2) エージェント，(3) 表象者，(4) 統一的人間もしくは具現化された人間，および (5) 物理的力に対応する個人(客体)，である。これらの幅広い見解は看護特有の見解を包含し，看護師が有能な看護実践者や学者になるために習得すべき科学と知識領域を示している。5 つの**幅広い人間観** (broad views of humankind）は，看護師が自分自身をみることに関係すると同時に，看護の必要性をもつ人々をみることにも関係する。時には，ケア下にある人が１つないしはそれ以上の見解をもって己をみられるように援助しなければならないこともある。

社会の中の個々人を<u>人格的存在としての人</u>とみる見解は，他の諸見解を理解するための基礎となる。Weissが記述しているように，成熟した人間とは「<u>私が</u>と<u>私に</u>という弁別性を有する１つの自己であると同時に，人である。彼（あるいは彼女）は私的にして公的な生存権を有し，恒久的統一性を危険にさらすことなく，変化し共存することができる」[9] (p. 128)。

この<u>人格的存在としての人</u>という見解は，個々人が自分自身と他者に対してもつべき不変的かつ永続的な見解である。個々人が人として成長するにつれ，理想的には，彼らは自己の生命と安寧に対して責任ある者として，また家族やコミュニティの機能と安定に寄与する者として考え，自己を理解するようになる。この見解は個人の自己理解，霊的機能，および宗教的指向だけでなく，世界とその中の人々への態度を包摂する。

この見解は他の見解すべての中心となり，他の見解を理解するための統合力を有する。すなわち，人格的存在としての人はエージェントあるいは行為者の役割をとり，感情や関心事を伝達し表現するために表象を用い，身体的機能を承知して活動し，そして環境における物理的力に対応しなければならない人なのである。

さらに，この見解は，看護師がケアする男性，女性，子ども，ならびに家族や友人とのすべての対人的接触において用いるべき見解でもあり，看護師が彼らについて他の見解を用いる場合の中心を占める。

<u>人間をエージェントとしてみる見解</u>は，セルフケア不足看護理論を理解するうえでの中心的見解であり，エージェントとしての見解と人格的存在としての見解を合体させる操作的見解でもある。セルフケア，看護，セルフケア・エージェント，セルフケア・エージェンシー，および看護エージェンシーの諸概念は，エージェントとしての人間観を必要とする。セルフケア過程および看護過程の構造もまたエージェントとしての人間という見解を必要とする。このような二重の見解が強調されるのは，追求すべきだが目下存在しないような自身や環境の状況をもたらすために意図的に行動するときに，人はエージェントとしての行為を考え知り，そして意欲的に実行するからである。

エージェントとしての人間という見解は，人々が環境を組織化したり，他者と協力したりして，互いに伝達し合うときには重要である。

<u>表象使用者とみる見解</u>は，看護実践状況および人間が接触しあう状況すべてにおいて重要な見解である。人間は物事を表し，それに意味を付すために，さらに思考内容を形成し，それを伝達するために表象を用いる。コミュニケーションでは，言語の使用あるいは他者に情報を伝えるその他の手段が必要となる。看護実践状況では，看護師の文化圏での言語および彼らが看護を提供する相手の文化を含めた表象が用いられる。看護師は看護の言語と看護と連接するヘルスケア領域の言語を修得しなければならない。個人間における言語の相違は克服すべき障害である。

他者と伝達するために表象を用いる能力は学習だけでなく，特別な技能を要する。コミュニケーションで表象を使用するには，１つの技術形態として発達させること

が理想的である。看護師が看護の言語を形成できずにいることが，大衆，患者，他のヘルスサービスの同僚，およびヘルスサービス管理者らに看護について伝達する能力の妨げとなっているのである。

　統一的人間もしくは具現化された人間という見解は，人間は生活し，生涯を通じて成長・発達をとげ，機能する存在であること，身体的，心理的，霊的機能を発揮する存在であること，および家族やより大きな社会単位の中で生活するときに宗教心を提示することもある存在であることを包含する。男性，女性，および子どもを統一的人間としてみることは，内的構造，体質，および生命科学研究の対象である人間的機能に焦点をあてることである。人間の一生と成長段階および身体的，情緒的，認知的発達は，この見解の一部を占める。異常な人間構造・人間機能とその影響，人間が実行可能なことと不可能なこと，および実行する必要のある事柄は，この見解を理解するための重要な洞察事項である。

　物理的力に対応する個人としての見解は，男性，女性，あるいは子どもが環境の圧力から自己を守る行動がとれないときには，いつでも必要となる看護の見解である。この見解により，人は物理的力から自分を保護するために，体位と空間での運動を調整すること，差し迫った危険に注意を払うこと，現在あるいは予測される状況下で実行すべきことがわかること，および行為にとって必要な力・能力，資源を有することができなければならないことが理解されよう。特に看護師が，乳幼児，低学年児童，あるいは体位や空間運動を調整できず，安全を脅かす物理的力に対応できない年長児童，成人などにケアを提供するときには必要な見解である。

　客体としての見解を具体的な看護実践状況の中でとる看護師は，保護的ケアの必要性を理解する。そこでの保護的ケアの性質は，自己管理能力の欠如，および他者による身体的圧力も含む物理的力に対抗する能力欠如の観点にたって理解されよう。人間についてのこの見解は，危険予防の普遍的セルフケア要件と連接する。この要件の充足は，セルフケアと依存的ケアシステムの両方の重要な構成要素である。

セルフケア不足看護理論内の人間についての見解

　第2章で記述したセルフケア不足看護理論は，看護とは何か，および特定の時間・場所で，人はなぜ看護を必要とするのか，という疑問に答えてくれる。すなわち，この理論は特別なヒューマンヘルスサービスとしての看護を適切にモデル化しており，時間・場所の要件の性質とその理由，および看護師による看護サービスの生産を通して追求される性質，構造，結果を表している。さらに，この看護一般理論は，男性，女性，および子どもの具体的な世界と家族や社会で人間生活を営む具体的な状況・環境とに中心をおいている。

　本理論の基盤は現実性に根ざし，人々が看護を必要とする理由，および看護の提供者と受け手の双方の特性を示す概念的要素に焦点がある。さらに，看護ケアシステムの特性と構造を特定化しており，このシステムは，健康に関連した制限を有する人あるいは依存者の治療的セルフケアシステムを維持するために，彼らと共に看護師が生成するシステムである。理論中に内在し明示されている人間観について，

まずはじめに看護の必要性を有する人間，次いで看護を提供する人間について言及することにする。

看護を必要とする人間

　看護を必要とする人間とは，比較的安定した環境あるいは変化しつつある環境の中で生活し，機能し，そして発達しつつある具体的な存在をさす。彼らの機能は内的神経分泌調整過程に従属する。人間はすべて物質(空気，水，食物)，および人間としての規範内で生命過程と機能を調整・支持する環境状況とが供給されなければならない。こうした物質と状況は，意図的な人間としての努力の行使を通じて，また，**セルフケア要件**と称される人間的調整要件を充足するための意図的行為（セルフケアもしくは依存的ケア）の遂行を通じて供給される。
　個々人が遂行するセルフケアとは，生命と機能および人間的環境内での成長と発達にとって不可欠な1つの**人間としての調整機能**であると仮定される。セルフケアは一調整機能として継続して産生される必要がある。治療的性格をもったセルフケアシステムを産生できないと，それは生命および正常な機能にとって危険となる。
　セルフケアもしくは依存的ケアを行為実施者として生産する人間は，その実行にとって必要な力・能力を有する。その力・能力をそれぞれ**セルフケア・エージェンシー**および**依存的ケア・エージェンシー**と命名する。これらの用語は理論的概念を表しており，人間がセルフケアシステムや依存的ケアシステムを生成するために所有し行使しなければならない複合的な力・能力を包含する。システムは意図的行為の遂行から形成され，そこでは，特別なテクノロジーが現存あるいは予測される特定のセルフケア要件を充足するために用いられる。**治療的セルフケア・デマンド**とは，特定の時間および期間にわたって遂行されるべき行為全体を概念化したものである。自己および依存者の治療的セルフケア・デマンドを充足する力・能力が健康に関連した理由のために不十分であるときに，**セルフケア不足**あるいは**依存的ケア不足**が生じる。この不足が看護の必要を導き出すのである。

看護ケアシステムを産生する人間

　看護師とはエージェントとして活動する人間であり，彼らは個々人が看護を必要としているか否かおよびその理由を決定する際に力・能力を行使する。また，個別的なセルフケア要件を充足するために，さらには，行為の制限すなわち治療的セルフケア・デマンドを満たすうえでの不足を克服するのに適した援助方法を用いて，個々人のセルフケア・エージェンシーの行使と開発を調整するために，一連の意図的な行為遂行をデザインし実施する。
　看護師は看護の受け手と伝達し合うために表象を用い，言語あるいは他の表象形態に注意を払い，情報を引き出す。看護師にとって，ケアを受けている人の家族や主治医など他のヘルスケア専門職者からのコミュニケーションも必要となり，また時には，言語や状況に適した他の表象形態を用いたコミュニケーションが求められる。看護師は，さらにケア下の人々がもつコミュニケーションへの要求にも関心を

払わなければならない。それらの要求はストレスに満ちエネルギーを消耗させることがある。

　看護への要件を確定し，看護ケアシステムをデザイン，生成する看護師の力・能力は，サービス提供を定めた看護状況で求められるものとつり合っているであろう。しかし，何にもまして，看護師はケア下の人々の利益のために，また，特別な種類と量の看護行為が必要な期間，彼らの力・能力を実行する意思をもたなければならない。個々人が看護を必要とし，そのための看護ケアシステムを提供，実施する具体的状況での教育と経験を通じて，看護師は看護するための力・能力(<u>看護エージェンシー</u>)を発展させるのである。

　<u>**看護エージェンシー**</u>とは<u>理論的概念</u>であり，その実質的構造は必要な諸操作，実現可能とさせる力，および基礎的人間能力と資質という人為的構成要素からなる。この構造はセルフケア・エージェンシーの構造と類似している。<u>看護エージェンシー</u>の質，すなわち看護の産生を<u>可能にする（実践する）力</u>は，看護師によりさまざまである。特定の具体的実践状況において，看護実施者となりうる正当性の有無を決定するのは，看護師の看護エージェンシーの質による。

人間的力の複雑性

　先述したように，セルフケア不足看護理論は看護専門職者が答えなければならない数多くの問題に解答を与えてくれる。なぜ人々はある特定時およびある期間にわたって看護を必要とするのか，ヘルスサービスとしての看護はどのような性質をもつのか，どのような力・能力が看護の産生を可能にするのか，といった諸問題への解答を理論から引き出すには，一層の開発が必要である。その問題解決への一助は，構造に関する我々の知識と理論が特定化する事象の構成物とのギャップをうめる**モデル**を形成ないしは考えることである[10]。Hartnett の<u>意図的行為</u>モデルおよび看護開発協議会のセルフケア・エージェンシーのモデルなどは，セルフケア・エージェンシーという理論的概念に関する我々の知識を充填してくれた例である。第11章で述べるセルフケア・エージェンシーのモデルは，人間的力，人間的能力，および基礎的能力と資質からなる構成を仮定している。その他に開発したモデルは次章以降で記述する。

　看護師が帰する看護理論のいかんを問わず，看護師は男性，女性，および子どもを単一体として機能する実質的統一体であると受容できなければならない。しかし，それだけでなく，看護師や看護学生は (1) 人間性を特徴づける力の複雑性と (2) 個人個人の独自性とを把握することが不可欠である。W.A. Wallace は，著書"The Modeling of Nature"の中で，「人間性の重層モデル」(p.419)[11]を提示しているが，それはモデル化しようとする事柄の詳細を特定化するためにコンピュータグラフィックを用いて，層を重ね合わせた「モデルもしくは図式」を表したものである。8つの層を開発したこの Wallace のモデルは，科学と哲学から同定化した人間の**力と習慣**を示している。<u>最初の層</u>は，哲学者らが明示した<u>原形事象</u>(第一物質：質量エネルギー科学，p.9)と<u>自然形態</u>（エネルギー場）からなる基盤層である。次いで，層

はそれぞれ，無機物質力，栄養力，感覚力，理性力，知的慣習，知性を完全なものとする概念と科学，意思と結びついた操作的慣習，および超自然的慣習であり，Wallaceはそれぞれの層に知性と意思とを重ねている。

　看護師と看護学生にとって，人間の力と習慣についての重層モデルが有用であるのは，その図式が，看護実践状況において経験し，考え，そして実行を可能にする，彼ら自身およびケア下の人々の人間的力と発達した慣習のタイプを提示してくれるからである。モデル内で図式化された人間の力と慣習は，特定科学の焦点となる。Wallaceがモデルの中で述べているように，「科学はすべて互角にして補足的な関係の上に立つ」。人間的力の複雑性は，看護師が必要とする知識の種類をさすだけでなく，看護師が単一体としての人間に対してもつべき畏敬と尊敬の念とを指し示している。Wallaceの重層モデルは，人間についてのモデルではなく，人間の力と習慣についてのモデル化であることを理解すべきである。

まとめ

　セルフケアおよび看護の生成には努力とエネルギーを要するが，それらに従事するうえで必要なのは，各人が自身のケアあるいは他者へのケアにおいて積極的なエージェントになることである。セルフケアでは，人々が膨大な力と能力を有すると共に自己維持と自己調整の必要を有する具現化された存在として，己の立場を受容することが求められる。看護では，看護師として機能する人々が，看護ケアを受ける他者をあらゆる特性とデマンドを有する具体的存在である人間としてみるだけでなく，同じ観点に立って，自分自身をもみて参与することが求められる。

　看護と人間について見解は，看護師や看護学生が自分自身と看護を提供する人々を，個人，「私的にして公的な生存権」、および生活し機能する世界内における責任という観点に立ってみつめるための手引きとなる。

　本章で提示したいくつかの考え方は，"Nursing Science Quarterly"（10：1, spring, 1997）に掲載した論文"Views of Human Beings Specific to Nursing"で展開したものである。この論文では，妥当な看護一般理論における看護特有の概念とは，「看護科学できちんと調査された実体である人間的力と質を明らかに示す人間の諸点にある」（p.26）との考え方を発展させている。もしも看護師と看護学生が人間についての洞察，および看護に関係する人間についての洞察を深め，概念化を図ろうと思うならば，妥当性を有する看護一般理論を活用することが重要な点である。

　看護師は自分自身と他者について，多くの事柄を知るようになるだろう。しかしながら，看護に関係する事柄は何かを決定するための基盤を看護師はもたなければならない。たとえば，看護師は，人々が生活する場所，習慣と生活の仕方，価値観，偏見，恐れ，指向，そして世界内における己の立場，祖先，および生き方についての信念などを知るようになる。本章で記述した人間についての幅広い見解の洞察は，看護師が修得しなければならない科学分野を導き出す手始めにすぎない。看護の主題を形式化するには，モデルの開発と活用が必要である。たとえば，Hartnett

の任意的・意図的行為の身体的・心理的モデルの開発により，看護開発協議会によるセルフケア・エージェンシーの三層モデルが推し進められたのである（pp. 135-143)[6]。

文献

1. Nightingale F: *Notes on nursing: what it is, and what it is not,* London, 1859, Harrison.
   （小玉香津子，尾田葉子訳：看護覚え書き：本当の看護とそうでない看護，日本看護協会出版会，2004）
2. Harmer B, revised by Henderson V: *Textbook of the principles and practice of nursing,* ed 5, New York, 1955, Macmillan, p 4.
3. Orem DE: *Hospital nursing service, an analysis,* Indianapolis, 1956, Division of Hospital and Institutional Services, Indiana State Board of Health, p 21.
4. Horgan MV: *Concepts about nursing in selected nursing literature from 1950-1965,* Washington, DC, 1967, Catholic University of America (master's dissertation), p 32.
5. Black MK: Assessing patients' needs. In Yura H and Walsh MB, editors: *The nursing process,* Washington, DC, 1967, Catholic University of America Press.
6. Nursing Development Conference Group, Orem DE, editor: *Concept formalization in nursing: process and product,* ed 2, Boston, 1979, Little, Brown.
   （小野寺杜紀訳：看護概念の再検討，第2版，メディカル・サイエンス・インターナショナル，1984）
7. Fawcett J: *Analysis and evaluation of contemporary nursing knowledge: nursing models and theories,* Philadelphia, 2000, FA Davis Company.
8. Orem DE: *Nursing: concepts of practice,* ed 1, New York, 1971, McGraw-Hill.
9. Weiss P: *You, I, and the others,* Carbondale and Edwardsville, 1980, Southern Illinois University Press, p 128.
10. Harré R: *The principles of scientific thinking,* Chicago, 1970, University of Chicago Press, pp 34-35.
    （塩川久男訳：科学の方法，共立出版，1974）
11. Wallace WA: *The modeling of nature, philosophy of science and philosophy of nature in synthesis,* Washington, DC, 1996, Catholic University of America Press, p 419.

理論開発の特徴

　看護科学の実践に従事する人間は，看護科学が包摂する事柄についてのモデルをすでに形成している，あるいは形成しつつあることが理想である．本節は，妥当な看護一般理論の見地から，看護科学への移行を理解するための2つの基本的・予備的なステップ，すなわち，看護一般理論の開発の側面とセルフケア不足看護理論の基盤となる**前提**(premise)について言及する．そして**理論**(theory)の精錬についての<u>緒言</u>でしめくくる．

理論開発の側面

　看護について妥当にして一般的な記述的説明がなされはじめたのは，看護師が経験と研究を通じて明らかになってきた看護実践状況の顕著な特徴に関する洞察を概念化し表現するようになってからである．概念として明確に組織化され，口頭や文書で表現された洞察は，状況の特徴と関係についての静態の表象(static representation)を構成する．看護実践状況を研究する中で明確化された顕著な特徴は，看護についての理論的主張を生み出す洞察の具体的な基盤となる．

　看護には，看護師が看護師として処理する状況的特徴と並んで形態がある．看護の形態は，部分的には，援助およびケアをするという特徴によって表現され，それらの特徴は対人関係という形態で展開される．看護の形態のその他の側面は，看護師は，結果が追求されるような生活状況，すなわち看護師と患者の目標指向的な意図的行為を通じて，現在存在している状態ではなく新しい状態を出現させるような生活状況を扱うという事実から生じる．看護についての理論的主張には，形態と状況双方の特徴が含まれる．

　実践領域における一般理論とは，その領域の実践状況を特色づける顕著な特徴と関係を記述的に説明するものである．一般理論は，すでに知られている事柄を構造化するのであり，したがってその領域の実践者にとって実際的な価値を有する知識の継続的な開発，構造化，および検証のための組織的基盤をもたらすものである．一般理論は，看護のような領域では特に価値が高い．看護学生や学者が利用すべき看護知識は，さまざまな看護実践領域の教科書を見れば明らかなように，看護という枠組みの中ではあまり構造化されていないからである．看護の一般理論は，看護師は何に注意を向け，いつ看護するか，また看護するとき看護師は何を実行するか，という問いに対して，効果的だが一般的な答えを与えるものである．看護の一般理論はまた，看護知識の組織化のための構造をも提供する．

　看護の一般理論の明確な組織化と表現は長期にわたってなされてきた．それは，先にも指摘したように，(1) 看護実践状況で繰り返しみられる特徴，および (2) 特徴相互間の関係，についての洞察に基づくものである．看護実践状況の分析および看護ケース(看護ケースとは看護の個々の実例である)の資料の分析を通じて，看護実践で繰り返しみられる特徴およびそれらの特徴の間の関係についての洞察が得られ

第7章 セルフケア不足看護理論　131

| 「看護とは何か」という問いに答えるための訓練 |

看護とは何かという問いに答えようとした数多くの看護師の論述を選択する。
それら特定の論述を選択した理由を明らかにする。
1．注意深くそれぞれの論述を読む。その構造を検討し，明確化する。その論述の意味するところを熟考する。その論述に構造をもたらしている各部分の間の関係について考察する。
2．それぞれの論述のなかで看護の要素もしくは特徴を表現している部分を抽出する。
3．選択したそれぞれの論述について検討したあと，表現された要素と関連させながらそれぞれの類似性と相違性について比較する。
4．あなたの研究結果について，会合で同僚と討議する。
5．その討議を通じて生じた疑問に注意し，記録する。

る。明確化された繰り返しみられる特徴，たとえば適切な水分と食物の摂取を維持するというセルフケア要件をある条件のもとでは充足でき，別の条件のもとでは充足できない健康な成人の能力が研究される。洞察は概念として明確に組織化され，それらの表現された概念は具体的な実践状況の中で，あるいは看護ケースの資料の分析を通じて検証される。これらの問題についての看護開発協議会*のメンバーの経験が，1973年と1979年の著述"Concept Formalization in Nursing：Process and Product"の中の「概念開発のダイナミックス」で記述されている[2]。

看護の一般理論の明確な組織化と表現は，看護実践状況で繰り返しみられる概念化された顕著な特徴とそれらの特徴の間の関係の創造的な統合として進行する。その場合，先に指摘したように，看護の特徴の統合の形態もしくは構造ということが問題になる。

前述のように，看護は対人関係的な形態をもつ。しかし形態はまた，看護という実践的サービスの性質を反映しており，そのため看護師はそれが何であり，何であることが可能であり，また何でなければならないかを判定するための，また対人関係枠の中で何をなすべきかを決定するための操作を行い，そのあと実施と評価に携わることが要求される。これらの操作には，看護師と患者がおのおの決められた役割に従って一連の行為を選択し，意図的に遂行することが含まれる。看護の一般理論は，このように対人関係的形態をもつ自明な仮定的存在構造の統合であり，対人関係的構造には操作的構造が存在する。

セルフケア不足看護理論の詳細な開発過程については付録Bを参照されたい。

セルフケア不足看護理論の基礎にある前提

人間の自明の特性についての5つの前提が，看護を概念化する過程全体を通じて，指導原理として役立った。それらについては時に仮定（assumption）という呼び方もされているが，それらはあらかじめ正しいと考えられているものであって，単に仮定されたものではないので，前提という言葉を用いるほうがより適切である。次に

───────
*この任意の研究グループは，1965年のアメリカカソリック大学看護学部（ワシントン，D.C.）の看護モデルに関する委員会にその端を発する。本書では，期間にかかわらず看護開発協議会（Nursing Development Conference Group）の名称でよぶことにする。

あげるような5つの前提が1973年に公式化された（pp. 3-5)[3]。

1. 人間が天賦の能力に従って生命を維持し，機能するためには，自分自身と環境への継続した意図的なインプットを必要とする。
2. 人間のエージェンシー（agency），つまり意図的に行為する力は，必要なインプットに対するニードを明らかにしたり，そのようなインプットをつくり出す際には，自己および他者のケアという形態をとって行使される。
3. 成熟した人間は，生命維持および機能調整のインプットをつくり出すことを含む自己と他者のケアのための行為に対する制限という形で困難を経験する。
4. 人間のエージェンシーは，自己と他者へのインプットに対するニードを明らかにしたり，つくり出すための方法と手段を発見し，開発し，他者に伝達する際に行使される。
5. 構造化された関係をもつ人間の集団は，課題に集中し，自己と他者に必要な意図的インプットをつくり出すのに困難を経験している集団の成員に対しケアを提供する責任を割りあてる。

看護の一般理論は，看護師の視点を組織化するのに役立つ実体および諸関係の説明である。それはまた，基本的な変数と関係を表現する枠組み，および関係を予測するための基盤となる。看護の一般理論は，前提1〜4に暗黙のうちに含まれ，また看護が有益なヒューマンサービスとして確立される社会の場にかかわるという意味では前提5にも含まれる法則的関係もしくは普遍的条件命題を記述的に説明するものと考えられる。

看護のセルフケア不足理論は，セルフケア（および依存的ケア），セルフケア・エージェンシー（および依存的ケア・エージェンシー），治療的セルフケア・デマンドという理論的実体（theoretical entity），ならびにセルフケア不足および看護エージェンシーという関係的実体（relational entity）についての知識を統合したものである。この看護の一般理論は，上述の理論的実体に関して表現されたものであり，成熟した成人はセルフケアに従事するというように，理論的実体について実存的論述を提示する。時間・空間マトリックスの中でそのような論述を検証あるいは論破するには，認知的評価基準が必要である。認知的評価基準は，セルフケアに従事する人の場合についての実存的論述の中に表現された行為がセルフケアであり，他の形態の意図的行為ではないことを確定するために必要である。

理論の精錬

第2章で述べたように，看護のセルフケア不足理論は精錬・開発されてきた。セルフケア理論，セルフケア不足理論，および看護システム理論を別個に表現し，部分的には精錬・開発が行われたが，それぞれが互いに連接し合った理論を，全体としてセルフケア不足看護理論と命名した。看護システム理論はセルフケア不足理論を包摂し，そしてまたセルフケア理論を包含している。セルフケア不足理論はセルフケア理論を包含する（図7-1）。

3つの理論それぞれにおいて，前提となる実体の4つのカテゴリーは，存在論，すなわち各理論の焦点である現実を確立する。4つのカテゴリーとは，(1)特定の空間

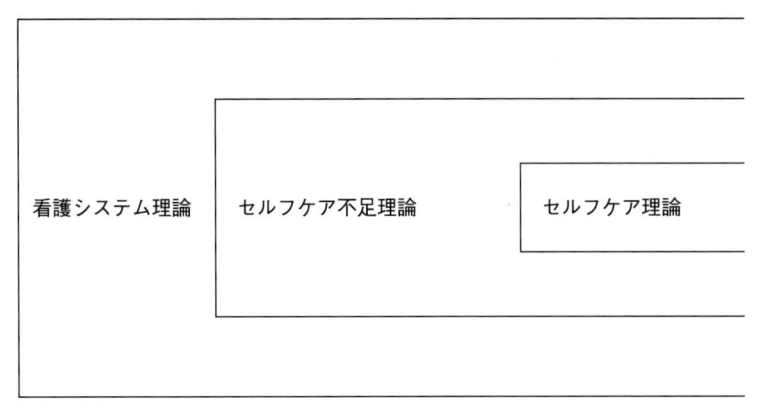

図 7-1　看護のセルフケア不足理論の理論構成

と時間の中におかれた人間，(2) これらの人間の属性もしくは特性，(3) 運動もしくは変化，および (4) 実現される産生物（成果），である。

表 7-1 は，理論の現実という焦点を明確化し，3つの理論それぞれにおいて前提条件となる実体をあげたものである。

以下の節では，理論の中心となる考え方，必要な先行条件である理論の**前提**(presupposition)，および**中心的な考え方**（central idea）から生まれる**命題**（proposition）の紹介を通じて3つの理論それぞれについて説明する。

セルフケア理論

セルフケアという考えは，セルフケア不足看護理論の開発にとって基本的なものである。セルフケアについての概念化および実質的構造（部分あるいは要素）を理解するための作業を通して，1990年には，セルフケアとは人間の調整的機能であるとの仮説をうちたてるに至った。これをもとに，前提，中心的な考え方，および一連の命題という形態をとって，セルフケア理論を明確に表現している。

前提

- すべての条件が同じなら，成熟した人間および成熟しつつある人間は，学習を通じて，知的かつ実践的な技能を開発・行使し，また自分自身および依存者の日常的なケアをある程度効果的に継続するために不可欠な動機づけを保持している。
- セルフケアおよび依存者へのケアには，どのようなケアが必要であるかを決定し，それを提供するための諸資源を入手・調達し，準備・活用することを要する。
- 利用可能な既知のセルフケアおよび依存的ケアの手段や手順は文化的要素によって左右され，家族，文化集団，および社会によってもまちまちである。
- ある条件下での個々人の行為のレパートリーおよび先入的愛好は，安定ないし

表 7-1 セルフケア理論，セルフケア不足理論，看護システム理論のための前提条件となる実体

前提条件となる実体	看護システム理論	セルフケア不足理論	セルフケア理論
空間・時間マトリックスの中におかれた人間	看護師，セルフケア不足の患者 依存的ケア不足のクライエント	自己あるいは依存者の健康に関連した治療的セルフケア不足を理解し充足することのできない人	自己あるいは依存者の治療的セルフケア不足を理解し充足するための操作を行うことができる人
人間の特性	看護師の看護エージェンシー 患者のセルフケア不足の性質	健康に由来する，もしくは健康に関連するセルフケア不足または依存的ケア不足──部分的なものから完全なものまで	自己管理能力 セルフケア・エージェンシーあるいは依存的ケア・エージェンシー 治療的セルフケア・デマンド
関係の特性	関係の合法性 看護の正規性 対人関係の協調性		
運動または変化	患者の治療的セルフケア不足，セルフケア・エージェンシーあるいは依存的ケア・エージェンシーにおける変化 看護師による看護エージェンシーの行使 役割の配分 役割の受容 看護師，患者による役割の充足 役割変化 看護師の変化	自己あるいは他者──看護援助を求め，特定の条件のもとで看護を受けることに同意している	セルフケアあるいは依存的ケアの操作を全く行わない状態から完全に行う状態まで
産生物（成果）	看護システム	看護を受けることに対する同意 看護師との対人関係の開始	ケアシステムなし，あるいはセルフケアシステム，依存的ケアシステム

は変化する生活状況内で，セルフケアもしくは依存的ケアに関して人々が実行すること，実行しないことに影響を及ぼす。
- セルフケアあるいは依存的ケアの提供を経験すると，ケアの種類，ケアが必要な時期，およびケア提供の方法についての経験的知識体系を集積し，構造化することが可能となる。
- コミュニティ内の人間が入手，伝達される科学的知識は，セルフケアや依存的ケアについての経験的知識を増大させる。

理論の中心的な考え方

　セルフケアとは，生命を維持する物質および条件を供給・保持するために，生命にとって不可欠な諸条件と矛盾しない規範の中で身体的・心理的機能と発達を保つために，そして，機能と発達を統合するために，個々人が自己と依存者(依存的ケア)のために意図的に遂行しなければならない人間の調整的機能である。

人間の調整的機能としてのセルフケアは，神経内分泌系の調整といった他のタイプの人間的機能・発達の調整とは区別される。セルフケアは学習されなければならないし，また，たとえば，成長発達段階，健康状態，特別な健康状態もしくは発達状態，環境要因，およびエネルギー消費レベルなどに関連した個人の調整的な要求に従って，<u>継続して意図的に遂行</u>されなければならない。

命題

　他の学問領域にみられるセルフケアに関係する知識を選定し組織化するうえで助けとなるような数多くの命題を提示する。命題はセルフケアあるいは依存的ケアについての仮説を形成・検証するための基礎を提供する。ただし，ここにあげた命題は，論理学的な関連はない。

セット1
- セルフケアあるいは依存的ケアを通じて，継続して提供・維持される物質は生命にとって不可欠な物質，すなわち，空気，水，食物である。
- セルフケアあるいは依存的ケアを通じて提供もしくは維持される条件とは，人間の排泄機能に安全に従事すること，排泄物の衛生的な処理，個人的な衛生ケア，正常体温の維持，環境および自己に関わる危険からの保護，ならびに，生活状況内での妨げとならないような身体的，認知的，情緒的，対人関係的，および社会的発達と機能にとって必要なこと，に関係する。
- セルフケアあるいは依存的ケアを通じて提供・維持される物質の質・量および条件は，人間の生命，人間的発達の統合，および人間の構造と機能の統合にとって生物学的に必要な事柄に矛盾しないとわかっている範囲内になければならない。（注：ある特定の時間・場所内でわかっていることは，アートと科学の状態によっても，また人々の既知の内容に対する受容によっても変化する。）
- 自己もしくは他者のための善行の意図をもった人々が遂行するセルフケアあるいは依存的ケアは，知識・技能の欠如あるいはその他の行為制限のために，追求すべき目標や状態に及ばないことがある。

セット2
- セルフケアあるいは依存的ケアの従事には，実行可能なことあるいは実行すべきことを評価・確定するための操作，実行しようと思うことを決定するための操作，およびケアを実行するための操作を遂行することが含まれる〔注：これらの操作は，意図的行為の評価的，意図的，および生産的側面と一致する（図7-2）〕。
- セルフケアあるいは依存的ケアとは，時間，エネルギーの消費，財政的資源，およびセルフケアや依存的ケアに従事しようとの継続した意思とを必要とする作業ないしは労働である。
- 長期にわたって遂行されるセルフケアあるいは依存的ケアは，遂行されるケア方策について妥当かつ信頼のおける情報とそれらの間の連関性がわかっている

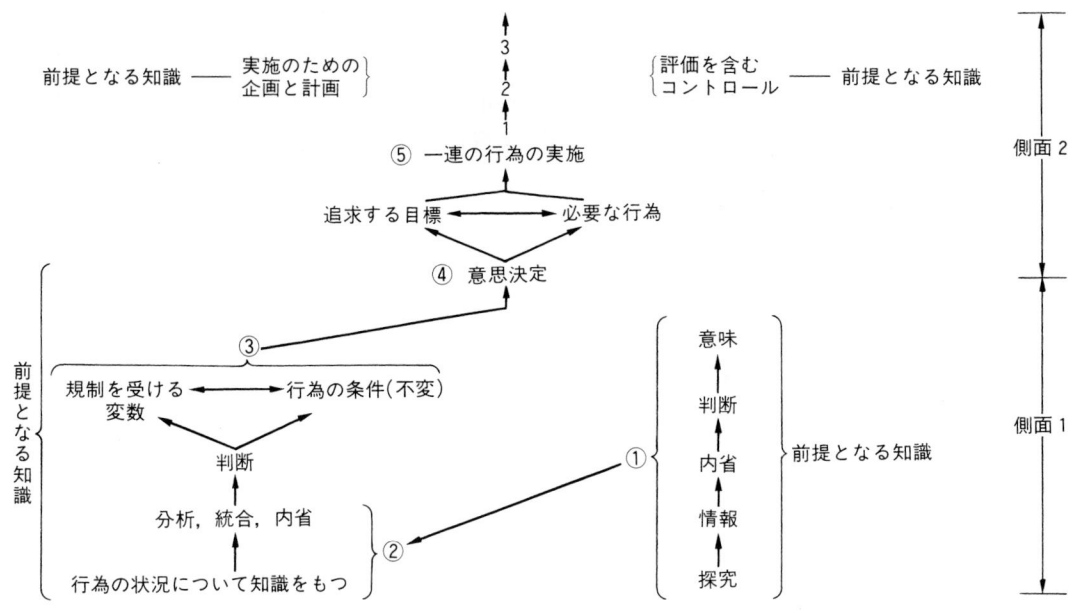

図 7-2 看護に応用した Parsons の単元行為要素
(Nursing Development Conference Group, Orem DE, editor：Concept formalization in nursing：process and product, ed 2, Boston, 1979, Little, Brown による)

場合にはいつでも，行為システム（セルフケアシステム，依存的ケアシステム）として理解することができる。
- セルフケアあるいは依存的ケアで選定され，遂行されるケア方策は，機能や発達の調整のための既知ないしは予測される要件を充足するために選択されたテクノロジー・手段により明細化される。このことが理解され，また技能が開発されると，ケア方策は<u>習慣</u>となって遂行されはじめる。

セルフケア不足理論

　セルフケア不足に関する理論は，セルフケア不足看護理論の中核をなすものである。この理論は，人々が看護を必要とする理由を表現し展開している。この理論をさらに開発・精錬するために，また理論の要素と構造の妥当性を明らかにするために，前提，中心的な考え方，および命題という形をとって本理論を提示する。

前提

　次の2組（セット）の前提が，セルフケア不足理論の中心的な考え方をセルフケア理論および社会的依存性の概念に結びつける。

セット1
- セルフケアへの従事は，安定した環境あるいは変化する環境の中で自己を管理

する能力を必要とする。
- セルフケアあるいは依存的ケアへの従事は，生命，発達，健康，および安寧に関するケア方策をその人がどう評価するかによって影響される。
- セルフケアおよび家族やコミュニティでの依存的ケアの質と完全性は，社会集団の科学的水準ならびに集団成員の教育程度を含む文化に基づく。
- あらゆる形態の実践的努力への従事についていえることであるが，セルフケアおよび依存的ケアへの従事も，既存の条件や事情のもとで何を，いかに行うべきかを知るのにどれだけ限界があるかによって影響を受ける。

セット2
- 社会は，人々の依存状態の性質および理由に応じて彼らを援助する方法や手段を設定することによって，人間の社会的依存状態に備える。
- それらの方法や手段が設定されると，社会集団の成員の直接的な援助操作が社会的に依存状態にある人々を助ける手段となる。
- 社会集団の成員の直接的な援助操作は，年齢に伴う依存状態に関わる操作と，それには関わらない操作に分類される。
- 年齢に関係なく人々を助けるために社会集団の中で設定される直接的な援助サービスは，ヘルスサービスを包含する。
- 看護は西欧文明およびその他の文明のヘルスサービスの1つである。

理論の中心的な考え方

看護に対する人々の要求は，その人自身あるいは依存者の健康状態と結びついた，健康に由来する，またはヘルスケアに関連する行為の制限に対する，成熟した人々および成熟しつつある人々の主観性と関係している。そのような行為の制限が，自己あるいは依存者のための調整的ケアに対する現存の要件や今後生じる要件を理解し，自己あるいは依存者の機能と発達を調整する要因をコントロールしたり，何らかの仕方で管理したりするためのケア方策を継続して遂行することを，部分的もしくは全面的に人々にできなくしてしまうのである。

命題

次の命題は，セルフケア不足理論をさらに開発していくうえでの原理および手引きとして役立つ。命題は論理学的には関連し合ってはいない。
- 自分自身のセルフケアあるいは依存者のケアを提供するために行為する人々は，そのための専門的な能力を有する。
- セルフケアあるいは依存的ケアに携わるための個人の能力は，年齢，発達状態，生活経験，社会文化的指向，健康，および利用しうる資源によって条件づけられる。
- セルフケアあるいは依存的ケアのための個人の能力と，質的・量的なセルフケア・デマンドあるいは依存的ケア・デマンドとの関係は，個々の価値がわかっ

- たときに判定することができる。
- ケア能力とケア・デマンドとの間の関係は，等しい，下回る，上回るという言葉で定義することができる。
- 看護は，次のような場合に合法的なサービスとなる。(1) ケア能力が既知のセルフケア・デマンドを充足するのに必要な能力を下回る（不足関係）。(2) セルフケア能力あるいは依存的ケア能力は現在のセルフケア・デマンドを充足するのに必要な能力を上回るか等しいが，予測しうるケア能力の減少，ケア・デマンドの質的・量的な増加，あるいはその両方のために，将来の不足の関係が見込まれる。
- 現在ケア不足をきたしている人，あるいはケア不足をきたすことが予測される人は，正規の看護関係を必要とするような社会的依存状態におかれている，もしくはおかれることが予測される。
- セルフケア不足は比較的永続することもあるし，あるいは一時的なこともある。
- セルフケア不足あるいは依存的ケア不足は，不足をもった人が必要な人間能力，資質および意志力をもっていれば，全体的あるいは部分的に減少したり克服されるかもしれない。
- セルフケア不足が，セルフケアの評価的（意図的）操作あるいは生産的操作に従事するうえでの制限という観点から表現されていれば，それはセルフケアにおける患者役割の理解および援助方法の選定にとっての手引きを提供する。

看護システム理論

　看護システム理論はセルフケア不足理論を，ついでセルフケア理論を包摂する。看護システム理論は看護実践の構造および内容を確立する。この理論は，看護師の属性である看護エージェンシーと，患者の属性である治療的セルフケア・デマンド，セルフケア・エージェンシー（もしくは依存的ケア・エージェンシー）とを連接するものである。

前提

　これらの前提は，看護システム理論にとって基本的なものである。
- 看護とは実践的努力であり，1つのヒューマンヘルスサービスである。
- 看護とは，看護師が他者のために看護を企画・産生するという知的な性質をもったアートであると理解される。
- 看護とは，対人的・社会的特徴と連接した結果達成の操作からなる。
- 看護師が看護を通して追求する成果とは，理想的かつ究極的に積極的健康と安寧をもたらすケアの形態として表現される。

理論の中心的な考え方

　看護システムという行為のシステムは，看護師が看護エージェンシーという力を看護の正規の受け手に対して行使することによって形成される。これらシステムは，患者自身あるいは依存者の既知，現存，予測の治療的セルフケア・デマンドを，比較的安定した生活状況あるいは変化する生活状況の中で充足させるために，受け手のセルフケア・エージェンシーあるいは依存的ケア・エージェンシー*という力の現存ないしはこれから出現するであろう，健康に由来するもしくは健康に関連する制限を補完したり，克服したりする。看護システムは，個々人，依存的ケア単位を構成する人々，その成員が同じような構成要素からなる治療的セルフケア・デマンドをもつ集団，あるいは，セルフケアや依存的ケアに従事するうえで同じような制限をもつ人々，家族，あるいはその他の多人数単位のために産生される。

命題

　看護システム理論の継続的な開発と検証にとって特有な命題を示すが，これらの命題は必ずしも論理的に関連し合ってはいない。
- 個々人あるいは集団の成員としての正規の看護の受け手とは，自身の健康状態あるいは依存者の健康状態により，またヘルスケアに対する必要の性質により，全体的にあるいは部分的に不適切なセルフケア・エージェンシーないしは依存的ケア・エージェンシーを有する人々である。
- 看護システムの企画と産生において，看護師は，ケア下にある人々の治療的セルフケア・デマンドの構成要素およびセルフケア・エージェンシーや依存的ケア・エージェンシーという力について判断を下すのに必要な情報を追求し，確認する。
- 特定の場所・時間での個々人に対する補完性をもつ看護システムは，治療的セルフケア・デマンドの構成要素を充足するニードの即時性によって，また必要な種類の行動をとることができないことによって特定化される。
- 看護システムの性質を示す行為制限は，学習，技能の開発と行使，自己決定および自己管理の技能の開発・向上・適応などによってもちうるセルフケア・エージェンシーの制限によって特定化される。
- 看護システムの構造は，自分自身あるいは依存者の治療的セルフケア・デマンドを認知し，充足するに際して，また現存する，あるいは予測される行為制限を克服するに際して，看護の正規の受け手ができることとできないこととによって変化する。
- 具体的な生活状況の中で操作する看護システムの構造，内容，および結果は，看護エージェンシーという看護師の発達した力，これらの力を行使しようとの意思，ならびに，看護師にとっての内的な要因，あるいは看護エージェンシー

---

*ここでの依存的ケア・エージェンシーの制限とは，依存者のヘルスケアの状態と関連した制限をさす。

の行使を助長したり妨げたりする外的な状況・条件にともなって変化する。
- 看護システムと受け手を包む対人的システムとのつながりは看護師や看護師の相互作用とコミュニケーションとかかわり，伝達するための正規の受け手がもつ力によって変化する。

理論についてのまとめ

　この看護の一般理論は，看護のセルフケア不足理論とよばれている。というのも，それは，個人の行為能力と，セルフケアに対する彼らのデマンドあるいは彼らの依存者である子供や成人のケア・デマンドとのあいだの関係を記述的に説明しているからである。したがって，不足（deficit）とは，個人が行うべき行為（必要とされる行為）と，セルフケアもしくは依存的ケアのための個人の行為能力との間の関係を表す言葉である。この文脈での不足は，人間の障害としてではなく，関係として解釈されなければならない。しかしながら，セルフケア不足は，人間の機能的あるいは構造的な障害の有無との関連で起こる可能性はある。

　看護のセルフケア不足理論では，看護というものは1つの繰り返し起こるタイプの行為不能状態に対する人間集団の反応であると仮定される。人間が余儀なくされるこの行為不能状態とは，ケアを受ける人の健康状態あるいはヘルスケア上のニードゆえに行為が制限され，自分自身または依存者に対してケアを行うことができない状態である。看護の観点からすると，人間とは，セルフケア（self-care）とよばれる一種の行為を通じて絶えず自己維持と自己調整をはかることを必要とする存在であると考えられる。セルフケアという用語は，人間が一貫して制御された効果的な目的的行為を行うことができるような成熟状態に達したとき，自分自身のために自力で遂行するケアを意味する。胎児，新生児，乳児，小児，重症の障害者，虚弱者などは，自らの機能を維持し調整するための要件をすべて，あるいはそのいくつかを充足することができない*。

　この理論は，2つの**患者変数**，すなわちセルフケア・エージェンシーと治療的セルフケア・デマンドを，また1つの**看護師変数**，すなわち看護エージェンシーを仮定する。セルフケア不足理論の概念化において，2つの患者変数は相互に関連し合うものとして考えられ，また看護システム理論において，看護エージェンシーは2つの患者変数双方に関連し合うものとして考えられる。健康に関連してセルフケア不足をきたした人は，正規の患者に指定される。看護師は，自分たちの存在の正統性を，自分たちのケアを受ける人々が必要とする種類と量の看護を提供する能力が自分にあるかどうかという観点からとらえる。

---

*セルフケア要件および治療的セルフケア・デマンドという用語は，あらゆる年齢層のすべての人々に関して一貫して用いられている。いわゆるセルフケアおよび依存的ケアとは区別されるケアの形態である。

基礎的諸概念

　セルフケア不足看護理論の主要な概念要素の検証化も含めて，理論の開発を進めていく中で，看護開発協議会[2]は理論とその概念の基盤となる5つの最も一般的な概念，すなわち，人（人間），（意図的）行為，組織，過程，およびシステムを明らかにした（pp. 122-125）。これらの概念を同定化した理由は，看護師がこれらの概念の洞察を発展させ，概念の意味を習得すれば，セルフケア不足看護理論および副次的理論の主要主題の構造を認識し，組織化する基礎を提供することができるからである。この立場に立って，協議会は D.P. Ausubel[4] の業績に従った。

　5つの概念を表す用語は，本章でも前章でも繰り返し用いられているが，さらに6番目の用語，善も使用されている。意図的行為は，「完全な人間の行為」を構成する行為についてのモデルも含めて，第3章で記述・説明している。人間についての見解は第6章で十分に展開した。本章の最終節では，これら5つの基礎的概念に加えて，意図的行為のモデル，Lonergran の善についての記述，および組織，過程，システムについての記述的素材を述べている。このような概念とそれらの概念を表す用語を理解することは，セルフケア不足看護理論の中で示している主題を認識するための基礎であり，また看護の実践業務やセルフケアにある人々を指導していくための基礎となる。

意図的行為：行為の単位と側面

　個々人が折々にとる意図的行為とは，いまだ現存していない条件あるいは状況をもたらすことを指向している。Wallace[5]と Gilby[6]によると，実践的もしくは生産的行為は3つの異なった構成要素をもつ行為を包摂する。すなわち，追求すべき目標ないしは結果に関連する行為，とるべき一連の行為および使用すべき手段の熟考に関連する行為，および目標達成のための生産的・実践的行為である。先を見通した望ましい結果達成にむけてこの3つのタイプの行為を遂行することは，個々の行為や一連の行為が相互関係をもった一システムであるとみることができる。4人分の食事をつくることは一般にみられる例である。この例に示された目的を達成するための一連の行為の実施は複雑な仕事ではあるが，調理の知識と技能をもった人々ならば修得している仕事でもある。看護師は看護実践の中で，こうした分析と一連の行為に従事しなければならない。一例としては，ある特定のセルフケア要件を認識し充足することに含まれる行為の構成要素および行為の単位を明らかにすることがあげられる。

　特定の時間・場所において，ある目的を達成するために遂行する人間の行為がもつ構成要素を適切に同定化するためには，看護師は，達成可能で望ましい結果を理解することからはじまって，その結果を得る，あるいは放棄するに至る移行すべてを構想することができなければならない。責任ある者が行為する状況内で，行為システムの全体を構想化する能力を看護師が得るには，本節で示した2つのモデルが

役立つであろう。

行為の単位

最初のモデル（絵入りのモデル）は，Parson の単元行為（unit act）の概念化を発展させた（第3章参照）。Parson の単元行為および**行為の単位**（unit of action）という用語は，Wallace[5]と Gilby[6]のモデルに提示されている完全な人間の行為という文脈内で見た場合には，意味をもつ(意味をなす)事柄を行う最小の明確な単位をさす。たとえば，8時に家を出るというきまった行動に従事する人は，9時には就業する人にとって必要な全行動のうちの1つの単位行動であると考えることができよう。9時に就業することは，その人の職業生活というより大きな行為枠組みの中で構想化することができる。

図7-3のモデルは，看護実践状況内における結果と行動手段を明示する行為の構成要素を示したものである。行為のエージェントは看護師として，望ましい将来の事態に対する要件をもつ人は，(看護師の)患者として提示している。このモデルは，看護師が以下のことについて判断するときに少なくとも形成もしくは設定する行為の構成要素を表している。何について判断するかというと，(1)患者および環境内に現在存在する事態，(2)患者にとって望ましい将来の事態，(3)患者あるいは環境内で制御可能な要因，(4)「現在の事態」から「望ましい将来の事態」へ変化を実現するために，看護師が用いるある程度の信頼性と妥当性をもった看護手段，である。看護師は，「望ましい将来の事態」についての考えを有する者として，また，看護師が選定する「看護手段」を活用して患者の「現在の事態」から「将来の望ましい状態」への変化を考察しうる能力を有する者として示されている。

さらに，このモデルは，環境を含めた患者の現在の事態と関連しあって，看護手段の選定に影響を及ぼす「制御不能な要因」，また「将来の望ましい事態」をもたらすために看護師が行動する時の判断と意思決定に影響を及ぼす「行為の条件」とな

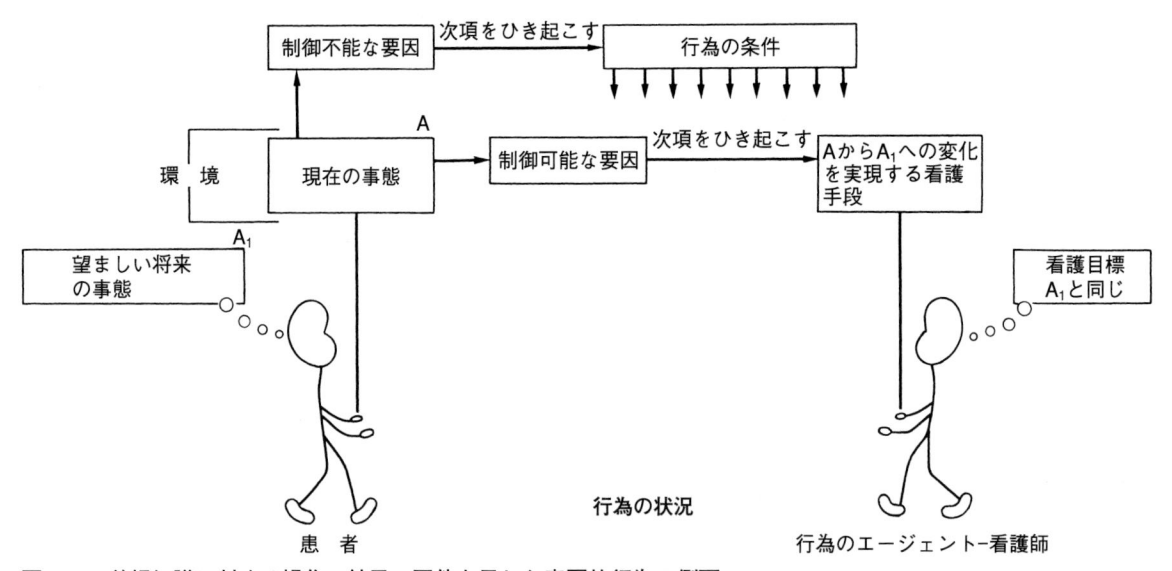

図7-3 前提知識に対する操作，結果，要件を示した意図的行為の側面

りはじめるところの「制御不能な要因」が存在することを表している。たとえば，十分な食物摂取の維持という普遍的セルフケア要件の充足において，この要件を充足するために行為する人にとっては，消費のために直ちに入手しうる食物の量と種類とが行為の条件となる。意識不明患者の体位変換の看護師による判断・決定は，もう1つの例である。体位変換の判断・決定・実施は，肺の充血と体組織への長期圧迫の予防という広範囲な目標達成における1つの行為の単位を形成する。看護師の決定時点での制御不能な要因は，患者の意識不明状態であろう。

　図7-2に示したモデルは，実践領域としての看護の枠組みの中で開発されよう。セルフケア不足看護理論の境界では，患者の現在の事態は，セルフケアに従事するための患者の力と能力を，同様に治療的セルフケア・デマンドに関連する患者のセルフケア行為制限を含むであろう。このモデルは，看護師や看護学生が看護実践状況を総覧するための広く一般的な枠組みを発展させていくうえで役立っている。Parsonの単元行為という概念は，看護師にとっても，その他のヘルスケア従事者にとっても重要な概念である。というのも，患者がケアの指示を理解でき，それを遵守することを選択し，そして実際に遵守できるようにするためには，それらのケアの指示を1つずつ一連の単元行為に分割することが必要になるからである。

行為の側面

　図7-3のモデルは，行為状況中で追求すべきだが，まだ存在しない条件をもたらすために必要な行為構成要素を，2つの**行為の側面**に分離している。第1の側面は探究的および評価的側面と称され，この側面は，調整にとって主要な状況変数（図7-2の制御可能な条件）と行為の条件（不変）についての判断で終結する。第2の側面は，追求する目的（用いる手段）と，目的達成のための手段活用に必要な行為の決定と目的達成のためにデザインした一連の行為の実施へと進むものである。側面とは，人間が各側面の行為構成要素および一連の行動を遂行する場合に，さまざまに異なる形態の人間行動が遂行され，生じてくることをさして用いられる。

　看護開発協議会は，調整すべき変数と行為の条件についての内省および判断を，第1の側面から切り離し，それらを第2の側面の意思決定と結びつけ，移行的側面を構成するとした。この側面を移行的と名付けたのは，第1の側面の探究的，分析的，統合的な側面から，第2の側面の生産的側面へ移行する行為を表しているからである。この3側面に基づくアプローチでは，探究的，移行的，および生産的という3つの意図的行為の側面があることになる。2側面に基づくならば，探究的・評価的側面と生産的側面とになる。

　行為モデルの側面という考え方は，看護師にとって重要である。というのは，観察，知覚・認知，および産生にかかわる行為を遂行するには，**前提知識**（antecedent knowledge）が必要であることを明示しているからである。看護師にとって必要な前提知識の種類は，行為状況の中に広くみられる条件および状況によるが，これらの条件や状況は，看護ケアをうける人間，環境，および時間と場所の要因に関係する。また，前提知識には，看護ケースについての経験的・理論的知識，看護実践モデル，および望ましい状態を得るための妥当性・信頼性のある看護手段が包含される。一連の生産的行為は，デザインおよび計画立案を実行に移さねばならないのであるか

ら，看護実践の文脈内における<u>デザイン</u>と<u>計画立案</u>に関する専門的知識を前提知識に含めなければならない。産生行為の<u>コントロール</u>に対しても，また達成結果の<u>評価</u>に対しても，同様の前提知識が必要である。

このモデルは，行為の実施者である人間の観点にたった意図的行為のもつ複雑さを示している。看護実践という文脈内にある人間とは，看護師であったり，患者であったり，あるいは，その両者であったりする。

善-願望，秩序，価値観

セルフケアおよび看護を含め，意図的行為を理解するには，**善**(good)という基礎的な考えが不可欠である。人は善い（好ましい）と評価するものに向けて行為を起こす傾向があるので，善とは何かを考えることが肝要である。

Lonergan[7]は，善あるいは望ましさには3つのレベルがあることを示唆している。第1の原初的レベルでは，善いものは欲望の対象である。このレベルでは，善は特異的であり，それと対立する悪と結びついている。たとえば，「歯科医が今日私の歯を診てくれるのは善いことである。というのは歯の痛みが続いているのだから」。Lonerganによれば，第2のレベルの善は秩序という善であり，そこでは具体的な状況に対する知的なコントロールや洞察を通じて，社会集団の成員に絶えずみられる欲望と嫌忌が人間生活を維持するために整理されるのである。たとえばそれには，家族制度その他の社会制度における「人間関係の知的なパターン」も含まれる。秩序という善は力動的であり，それによって個々人は，関係のパターンを含む既存の整理によって自分自身の行為がどのように条件づけられるか，また欲望を満たすための自分の行為が他者の欲望充足をどのように条件づけるかを考えるようになる。秩序という善は，人間の間主観性の一様相とみなされる。第3番目のレベルの善は，「合理的な選択が可能な対象」としての価値観または価値である。望ましいものはすべて，行為状況の中での選択可能な対象として知的ヒエラルキー（序列）のなかに位置づけられるかぎり，価値となる。

Lonerganが特定した善のレベルあるいは諸相は，セルフケアや看護といった実践的努力において，状況を変えるための不慣れだが可能ないくつかの行為の過程が明確化され，選択の対象となるような場合に，重要なものとなる。人間は自分の行為の理由に関心をもつようになり，何をなしうるかを綿密に調べ，ある行為を選択する自分の動因を探ることによって，内省の過程にはいる。目標達成に向けてのある行為の望ましさと有益性は，ものごとの既成の秩序の中でのある行為の適合性あるいは適合性の欠如についてと同様，たとえば家族もしくはヘルスケアシステムに照らして，また個々人の価値観のヒエラルキーの中で探求されるその行為と目標の位置づけに照らして考察される[7]。

欲望の対象としての善，秩序の善，および価値観としての善に関する洞察は，男性，女性，および子供の実践的知性に，また生活状況を変えるために具体的な行為を開始するのに先立って，何を行うべきであり，何を行うべきでないかの選択にもう1つの次元をもたらす。

組織，過程，システム

　組織（organization）とは，ある目的に向かって相互に作用しあい，協同する人々の公的なまとまりであると，一般には概念化される。Barnard[8]は，「公的な組織とは，2人もしくはそれ以上の人の意識的に統合された諸活動もしくは能力のシステムである」と定義している(p.73)。しかし，もう少し一般的に概念化すると，組織とは，各部分部分が1つのまとまったやり方で作用するように，現実の実体の要素もしくは部分，概念化された構成物あるいは生産された実体を整理することである。動植物の細胞，組織，器官，および臓器系は，現実実体の部分の例である。看護システムという概念の構造(p.146の囲み参照)は，概念化された構成物の例であるし，1つあるいは複数の患者のセルフケア要件を充足する際の，看護師と患者の結合された行為は，生産された実体，すなわち行為システムの例である。

　過程（process）とは，ある一定の方式で生起したり遂行したりする行動の連続であり，多くの変化を含みつつ，1つの目的に向かっての継続的な運動をさす。目標あるいは下位目標の達成には，時間という次元に制限が伴う。過程は，化学的・生物学的過程，生産工学過程，人間の内省思考過程，あるいは，変化や新しい状況をもたらすための意図的行為をさすこともある。人間の生活状況の中で，繰り返し必要な特別な成果を得るための過程は，テクノロジーとして形成されるようになる。

　システム（system）という用語は，さまざまな意味合いで用いられているが，基本的には，1つの全体として機能するようにとりまとめられた物事，考え，実行のために計画したデザイン，あるいは一連の意図的行為をさす。システムという概念には，さらに，システム内のいずれかの部分に変化が生じても，その影響が全体(それがシステムである)に及ぶという考えが含まれる。日常生活では，ソーラーシステム，政府システム，学校システム等々が使われるし，看護では，ヘルスケアシステム，セルフケアシステム，看護システムなどがある。システムとは，過程と組織とを結合させて用いる多面的な用語でもある。たとえば，過程は1つの行為システムであるし，Barnard[8]は，公的な組織を「意識的に統合された諸活動の一システム」であると定義づけ，その際にシステムという用語を用いている。実際のところ，多くの実体が全体として協働する仕方を理解するときには，それがシステムであると人々は考える。

　看護開発協議会は，W. R. Ashbyの唱える自己組織システムの概念が，「看護における実践科学上の目的に最も適している」との立場をとった。看護開発協議会が引用しているように[2]，W. R. Ashbyは「自己組織システムとは，独立した各部分または各対象の行動もしくは状態の間におのずと結びつくつながり，しかもある一定の条件下でこれらの間に起こるつながりが存在する場合にのみ，そしてその期間においてのみ存在するシステムのことである」と明記している (p.125)（Ashby[9]を参照，pp.108-118）。看護システムについて表明した看護開発協議会の概念は，自己組織システムを表している。この看護システムについての概念は，また，看護師とケア下にある人間との「意識的に統合された諸活動もしくは能力」を記述していると考えることができる。

看護システムの概念化

　看護システム (nursing system) は，個人的サービスを提供するための他のシステムと同じように，異なった集合 (set)（クラス）に属する人々の間における一連の関係から成り立っている。その集合をAおよびBと呼ぶことにしよう。看護の視点からすると，集合Aのメンバー（正規の患者）はいずれも，セルフケア・エージェンシー (self-care agency) と治療的セルフケア・デマンド (therapeutic self-care demand) という複合的な属性 (subset) をもち，また健康あるいはこれに関連する原因のためにデマンドがエージェンシーをこえるという状態にある。集合Bのメンバー（正規の看護師）はいずれも，看護エージェンシーという複合的な属性をもっており，これには，看護師としての自己と，セルフケア・エージェンシーおよび治療的セルフケア・デマンドという構成要素現象 (component phenomenon) の価値が優位を占める集合Aとの間の正規の関係について評価する能力が含まれる。

　客観的な治療的セルフケア・デマンドというAの属性が，セルフケア・エージェンシーという属性に依存する関係をBが認識することによりAの2つの属性の状態の変化が，Bの看護エージェンシーという属性の状態，およびその変化に依存するという関係が明らかとなる。Aの属性──治療的セルフケア・デマンドおよびセルフケア・エージェンシー──の一方もしくは両方の状態を意図的にコントロールしたり，変化させたりするために，Bが看護エージェンシーという属性の構成要素を活性化させること（すなわち，その状態に変化をもたらすこと）が看護である。これら3つの属性の各構成部分間に認められる関係（実際のシステム）が組織を構成する。"数学あるいは行動科学の用語"による行動の"写像"が，このシステムの記録となる (p.107)。

　看護システムという理論的概念で記述され統合される存在の実質的内容は次のように要約される。

- "正規の患者"および"正規の看護師"という特定された地位にある人々
- "正規の患者"の2つの属性，すなわち"治療的セルフケア・デマンド"と"セルフケア・エージェンシー"
- 行為の準拠枠のなかでの患者の属性，すなわち治療的セルフケア・デマンドとセルフケア・エージェンシーの不均衡──セルフケアに対する要求（治療的セルフケア・デマンド）がその要求を満たす正規の患者の現在の操作能力（セルフケア・エージェンシー）をこえていること
- "正規の看護師"の1つの属性，すなわち"看護エージェンシー"。これには，看護師としての自己と患者の地位にある人（々）との間の正規の関係を，セルフケア・エージェンシーおよび治療的セルフケア・デマンドという構成要素的現象 (component phenomenon)*の価値が優位を占めることを踏まえて評価する能力が含まれる。
- 次のような事象および操作によって明らかになる運動あるいは変化。
　(1)治療的セルフケア・デマンドとセルフケア・エージェンシーという患者の属性の間の条件づけについての看護師の知覚，(2)看護師の創造的な努力によって生じる患者の属性の変化は，看護師自身の看護エージェンシーの発達状態とその実施に条件づけられることについての看護師の洞察，および(3)患者の属性の1つもしくは両方の状態を意図的にコントロールしたり変えたりするための，看護師による看護エージェンシーの構成要素の活性化。

---

*原注：ここでは，個人とその環境の具体的な特徴をさし示すこれら2つの概念化された属性の実質的構成要素をさす。

Nursing Development Conference Group, Orem DE, editor：Concept formalization in nursing：process and product, ed. 2, Boston, 1979, Little, Brown による。

共通性

上述の3つの用語はすべて，<u>秩序</u>および<u>関係</u>という概念を包摂する。<u>秩序</u>とは，物事や事象の順序ないしは整理をさす[10]。哲学的な視点からすると，秩序の分類は多数存在する。たとえば，秩序を，別個の物事を固有関係により統合化することであるとする見方は，存在論的秩序にあたる。すなわち，人々が具体的な世界である現実世界の中で，物事の理由の思考を通して発見する<u>現実的秩序</u>である。さらに，生活状況において，人々は関係を識別し，概念の形成・表現に秩序を確立し，概念間の関係を見分ける。これは<u>論理的秩序</u>である。また，人々は，生活状況において，現在の事象からより望ましい状態へ，あるいは追求すべき目的を達成するために，必要な秩序を発見し，意図的に遂行する行為間に秩序を生み出す。これは，<u>生産された秩序</u>，すなわち<u>人為的な秩序</u>であり，個々人がセルフケア要件を理解し充足させるための行為をとるとき，あるいは看護師がケア下にある人々の看護要件を理解し充足させるために行動するとき，必要とされる秩序がこれにあたる[10](pp. 13-17)。

<u>関係</u>とは，2つ以上の実体間のつながりという考えを意味する。「関係とは一種の相互依存であり，実在物の間の秩序を意味する」[8](pp. 249-250)。関係は，秩序という要素を結びつけて統合することである。関係によって，別個の実体は調和のとれた統合した全体へと結合される。別々の物事，別個の考え・概念，あるいは不連続な行為は，時間と場所に従って，あるいは順序立ての別の方法に従って，互いに関連しあい，秩序立てられる。関連しあう実体に共通するものの基盤は，それぞれに存在する特性，すなわち実体を一緒に結びつけて統合する特性にある[11] (pp. 11-14)。

まとめ

セルフケア不足看護理論に関する本章は，この看護一般理論が看護師の業務の助けとなる特徴ある方法について，これまでに検討し，習得した事柄を論じている。理論開発に包含される内容，理論の基礎となる前提，およびセルフケア理論，セルフケア不足理論，看護システム理論の表明を通じての一般理論の開発と精錬といった観点から，理論の開発の次元を記述している。これら3つの理論は要素，関係，および命題を表現しており，これらはモデルの構築，仮説の形成，および開発努力の継続にとって手引きとなるものである。セルフケア不足看護理論の概念的構成物を理解する基盤となる諸概念の記述で，本章は締めくくられているが，本章はそっくりそのまま，看護師と看護学生が看護一般理論のもつ価値と複雑さを概観できるように企画されているし，また，理論を習得し，看護業務に対する理論の意味を理解したいとの要望にも応えるように記述されている。

文献

1. Harré R: *The principles of scientific thinking,* Chicago, 1970, University of Chicago Press, p 3.
   （塩川久男訳：科学の方法，共立出版，1974）
2. Nursing Development Conference Group, Orem DE, editor: *Concepts formalization in nursing: process and product,* ed 2, Boston, 1979, Little, Brown.

(小野寺杜紀訳：看護概念の再検討, 第2版, メディカル・サイエンス・インターナショナル, 1984)
3. Orem DE: A general theory of nursing. Presented at the 5th annual post-master's conference, Marquette University School of Nursing, June 1, 1973, pp 3-5.
4. Ausubel DP: Some psychological aspects of the structure of knowledge. In Elam S: *Education and the structure of knowledge,* Chicago, 1964, Rand McNally, pp 221-249.
5. Wallace WA: *The modeling of nature,* Washington, DC, 1996, Catholic University of America Press, p 179.
6. Gilby T: Appendix I, Structure of a human act. In St. Thomas Aquinas: *Summa theologiae: psychology of human acts,* vol 17, 1970, Black Friars, Cambridge. In connection with McGraw-Hill, pp 211-217.
7. Lonergan BJF: Insight: a study of human understanding. In Crowe FE, Doran RM, editors: *Collected works of Bernard Lonergan,* Toronto, 1992, University of Toronto Press, pp 619-621.
8. Barnard CI: *The functions of the executive,* Cambridge, 1938, 1962, Harvard University Press.
　(山本安次郎・田杉　競・飯野春樹訳：経営者の役割, ダイヤモンド社, 1968)
9. Ashby WR: Principles of self-organizing systems. In Buckley W, editor: *Modern systems research for the behavioral scientist,* Chicago, 1968, Aldine, pp 108-118.
10. Dougherty GV: *The moral basis of social order according to Saint Thomas,* Washington, DC, 1941, Catholic University of America Press, pp 13-17.
11. Renard H: *The philosophy of being,* ed 2, Milwaukee, 1946, Bruce Publishing, pp 11-14.

第8章 看護実践科学

● **重要項目**

応用科学　　　　　　　　　　基礎看護科学
看護実践科学　　　　　　　　基本的条件づけ要因
患者変数　　　　　　　　　　実践科学
患者変数のパラメーター　　　思弁的科学
基礎科学

　実践状況にいる看護師は，自分自身と他者に関係する出来事を経験する。彼らは，看護を知る者として，観察し，熟考し，推論し，理解する。看護を知るということは，看護師あるいは看護学生のダイナミックな認知過程であって，固定した状態ではない。看護に対する認知的指向を培うためには，実践の領域であると同時に発展しつつある知識の領域でもある看護に焦点をおいた教授と学習が必要である。教授（teaching）は，看護師に看護状況の複雑さを理解できるようにさせる経験的意味づけを伴った洞察を伝える。学習（learning）は，看護師による相互関連的な洞察の蓄積をもたらし，また議論や行為あるいは思索によって理解が不十分であることが明らかになった場合に生じてくる疑問への答えを自発的に求めようとする動きを看護師にもたらす。

　看護実践のための予備となる教授および学習では，その組織化の中枢として，看護実践科学（practical science nursing）の構成部分をなす一群の系統立って表現され検証された概念が存在しなくてはならない。

　看護師は，看護を実践できるだけでなく，看護を考えることができなければならない。看護の枠組みの中で思考する能力を身につけていない看護師は，業務指向になりがちであり，看護を必要とする人々を単なる業務を遂行するうえでの対象物とみなすことになりやすい。看護師として思考する能力を身につけるための学習は，教育プログラムにおける看護課程にどのように看護の内容および経験を選択し，組織化するかによって，容易にもなるし，妨げられもする。看護実践科学は，その開発段階がたとえ初期であったとしても，看護実践に焦点をあてた看護課程のための内容をもたらすものである。

　本章の目的は，看護科学の明瞭な特性を解明し，セルフケア不足看護理論の位置

づけを看護科学開発の段階と関連づけて提示することにある。看護師と看護学生にとって最初に必要なことは，科学とは<u>理解への探究</u>そのものであることを知ろうとすることである。「看護実践について理解するためには，看護師は何を探究するのか」が必須の問いとなろう。

　看護科学は，看護師と看護に関わる8つの知識分野の1つであるとみなされる（下記の囲みを参照）。広く考えるならば，看護科学とは，人間要素（看護師と患者）とそれらの属性および力の観点にたって看護実践を記述・説明しようとするものである。したがって，看護科学は看護教育のすべての教育プログラムにとって重要な内容となる。

　他の7つの知識分野とは異なって，看護科学の過程には，開発された方法論を有する社会学あるいは歴史学のようなすでに発展している科学・専門領域からの移行は含まれない。看護科学はまさに，社会における自分たちのサービス分野を理解し，また看護科学を実践するための基盤を見いださなければならない看護師たちの，純粋に創造的な努力活動そのものである。

　一過程としての看護科学は，看護実践を理解するために，何を，なぜ，そしてどのように探究するかの調査で始まる。この過程が終了したときには，理解したことについての仮説が理論の形態をとってもたらされる。研究を通して妥当性が検証された仮説は，看護実践に関する科学的知識群に加えられるのである。

実践領域の探究

　実践領域における科学の性質は，看護の提供と関連づけて論じられる。

　看護師は，看護される人々にとって有益な状態をもたらすために，生活状況の中でその人々に関わる。看護では，看護師が思索的知性と実践的知性の両方を駆使することが要求される。看護実践状況においては，看護師は，患者の現在おかれた条件と環境，および彼らに起こりうる変化について正確な情報をもち，よく知っていなければならない。この知識は，看護師が，現在は存在しないより有益な関係または状態をつくり出すために何をなしうるかについての創造的・実践的洞察を身につ

看護師と看護に関わる知識分野

1. 看護社会学
2. 看護，専門職および職業
3. 看護法律学
4. 看護歴史学
5. 看護倫理学
6. 看護科学
7. 看護経済学
8. 看護管理学

けるうえでの具体的基盤を看護師にもたらす。

「何であるか（what is?）」および「何でありうるか（what can be?）」という問いを発し，それに答えることが，看護師にとって看護実践状況における出発点となる。実施すべきことと実施できることについて，看護師が判断し，決定するうえでの基盤を，それらの答えはもたらすのである。思索的（speculative）および事実に基づく（factual）というのは，ものごとの状態をあるがままに知ることをさす。実践的（practical）というのは，ある状況下で，現在は存在しないが必要な条件，もしくは望ましい条件をもたらすのに役立つことをさす。

事実と実践

　他のヒューマンサービスに携わる人々，あるいは特定の結果を追求する仕事に携わる人々と同じように，看護師も，自分の知識と行為の間の一貫性に留意しなければならない。これを達成するためには，看護師は個々の看護実践状況で認知能力を働かせなければならない。看護師は，個々の状況の特徴を探し求め，また明らかになった特徴（これには，何を変化させるべきか，また何を変化させることが可能か，ということも含まれる）の間のパターンおよび関係を探し求める。観察（これには高度の知覚的技能の行使が含まれる），内省（熟考），および判断が，看護ケアを受ける人々がおかれた状況の看護に関連する事実的および実践的な特徴を決定するのに必要不可欠である。看護師は，より望ましい状態をもたらすために，また何を実施すべきであり，何を避けるべきかについてきわめて重要な判断を下すために，何をなすことができるかについて自分が実践的にどれだけ理解しているかを内省する。何を実施するかについての最終的な意思決定は，何を実施すべきかについての判断と一致することもあれば，一致しないこともある。

　看護師と看護学生が上述のようなタイプの知的活動に携わるためには，看護科学や看護の基礎をなす諸科学を含む多くの系統化された学問領域からもたらされる既存の確実な知識をもつことが要求される。そのような前提となる知識がないと，観察，判断，および一連の行為の選択は，看護科学や看護関連科学から得られたものではない個々人の常識的知識に全面的に依拠することになってしまうであろう。看護は実践的努力であるが，それは，専門的な理論的看護知識をもち，具体的な看護実践状況でこの知識を活用する能力を身につけた人々によって遂行される実践的努力なのである。

　看護実践科学の知識なくしては，看護師も看護学生も，彼らが観察したこと，彼らが得た事実に基づく情報，具体的状況について下す複雑な判断，また彼らが識別する変化の必要性や可能性に対して，看護的意味（nursing meaning）を付すことはできない。観察を行い，それに意味を付すだけの知識が看護師に欠けていたり，あるいは端的に看護師に観察する能力がなかったりすると，時に状況的な条件とそれらの間の関係を知ることも理解することもできない。時に人々は，自分の行っていることが適切かどうかを知らないままに行為を行うことがあり，また自分の行っていることが不適切であることを十分知っているのに行為を行うことさえある。

　ある種の複雑な看護状況では，知識のある有能な実践者（プラクティショナー）が，

その状況についての十分な知識がなくても，結果達成のための一連の行為を選択しなければならないことがある。一方，実践者が状態を知っており，またどういう状況的変化が望ましいかも知っているが，その変化をもたらす方法がわからないこともある。望ましい変化をもたらす手段がみつからないことがあるし，もしみつかったとしても，妥当性に欠けていたり，信頼性に乏しいということもある。これら2つの状況では，看護師は，コントロールされた試行的アプローチを用い，行為によって生じる害を防ぎながら慎重にことを運ぶことを原則とすべきである。このような状況では，きちんとした看護の理論的知識と経験的知識をもった看護実践者の存在が必要である。

看護を知識・研究領域とよぶこと

　工学，医学，看護学といった専門領域をさすために，多くの用語が，それぞれに蓄積され，構造化され，検証された知識や研究方法を視野に入れて用いられている。それらの用語には，応用領域，応用科学，実践専門領域，実践科学，科学などがある。これまで看護師は，看護固有の対象についてはっきりした見解を示してこなかっただけでなく，看護を知識と研究の領域とよぶことについてもきちんとした主張をしてこなかった。すべて既成の用語を用いてきたが，それらを用いる理論的根拠を示したり，それらに特殊な意味を付したりすることはほとんどなかった。
　専門領域(discipline)という用語は，独自の視野とスタイルをもつ思考，独自の組織化されたアイディアと概念，研究方法，およびデータ理解方式を示す知識の一分枝もしくは一分野を意味する。独自の研究方法を備えた知識の専門領域は，自分たちの洞察と研究結果を交換し合うその領域の学者，理論家，研究者の業績を通じて開発され，また進歩する。実践専門領域という文脈で用いる場合の実践(practice)という用語は，専門分野のメンバーの研究によってもたらされた認識方法および組織化された事実・アイディア・概念をその実践領域の諸要素と関係づけ，そして(1)実践領域の諸要素を説明し記述することと，(2)行為の準備になるような方法で知識をまとめ組織化することに役立てることを意味する。
　応用領域 (applied field) という用語は，専門職に特有な知識をさす言葉として，実践専門領域あるいは実践科学という用語よりも頻繁に用いられる。応用領域とは，たとえば工学，医学，看護学などの実践に携わる人々が，その実践領域で繰り返し生じる問題を解決するうえで役立つようなアイディア，法則，理論を，進んだ知識の領域，とりわけ自然科学から導き出すことを意味する。応用領域という用語を用いると，実践領域のもつ複雑さがいたって単純化されてしまう。この用語は，高度に発達した実践専門領域を構成するあらゆる種類の知識を記述するのには狭すぎるのである。

看護科学を実践科学として受容すること

　科学とは，人間を含む自然界およびその中に存在する事物についての洞察をもた

らす，道理に基づく知的な構築物である．科学者らは事物についての意見とは対照的に，調査する事物を純粋な方法で知ろうとするのである[1](pp. xi-xii)．真実についての信念および科学者が得た結果についての確信だけでなく，科学的であると認識された知識は，プラトンやアリストテレスの時代から現代に至るまでに，歴史的にも変化してきている．こうした違いは，哲学者が，自分らが開発した哲学大系の中で，どのように現実についての見解を表現するか，人々が世界と世界内事物について知りえたものの性質をどのように概念化するか，また知識がどのように影響を及ぼすかという点で特徴があると思われる．

科学は，多くの方法で分類されてきている．「最も基本的な分類は，主として行うことではなく知ることに関わる思弁的科学と，行うことへの秩序づけを知ることに関わる実践科学とに分けることである」[1](p. 171)．この区別は古代より認識されてきているが，科学について展開している文献では，**思弁的科学**（speculative science）を強調した一方的な文献が大半を占めている．実践科学の考え方に関する認識は，アリストテレスの倫理学および政治学の中で明示されている[2](pp. 180-181)．Thomas Aquinas は，彼の著『神学大全』の中で，実践科学の考えとその特徴を表明し，実践科学とアートを関連づけ，それら関連づけを通して，事物が作られ，実行されるべき行為が構成されるとした[2](pp. 314-316)．求める結果がはじめに計画され，ついで成し遂げられるという実践科学とアートとの関連性は，看護と医学がアートであると同時に科学であるとの論証の基盤となっている．

20世紀に入って，哲学者である Maritain[2] と Wallace[1,3] は，実践科学を特徴づける知識の種類と開発様式を含め，実践科学の本質について論述した．Simon[4] は，1969年に，自然に対比した人為という意味をもつ人為的なものについての科学に言及した．自然とは人間の影響なしに存在することをさす．Argyris は，同僚と協力して，「人間が企画し，互いに関連し合って行為を履行する方法の探究」[5](p. 4) をさす行為科学（action science）という考えを発展させた．

エール大学の哲学者である Dickoff と James は，1967年の看護における理論開発のシンポジウムの席上で，看護師と看護の促進のために，「看護理論についての理論」を発表した．彼らは，4タイプの内容もしくは看護理論の水準を，(1) 要因分離の理論，(2) 要因関連の理論，(3) 状況関連の理論，および (4) 2状況生産の理論，と命名，記述，表現した．看護師は実際的目的のために現実と相互に関わり合うこと，および「状況生産の理論」は望ましい状況をもたらすための行動規定だけでなく，望ましい状況を概念化することを示唆した．彼らは看護を専門的領域として論及しているが，その内容は，「実践科学としての看護」にも十分適用しうるものである．

1960年代に，著者が表明した看護一般概念をもとにしたセルフケア不足看護理論の開発過程において，科学としての看護は支持的な基礎科学をもった実践科学の性質を有するとの立場をとった．この間に，看護開発協議会のメンバーは，概念的要素の検証化および諸概念間の因果関係の証明に従事した．[7]

1964～1965年に，看護開発協議会メンバーおよびアメリカ・カソリック大学の看護学部教員は，Mary E. Redmond 学部長の助力のもと，看護を実践科学として考察する学習の機会を得た．哲学学部の教員である W.A. Wallace が実践科学の性質

と特徴に関する一連のカンファレンスを主催し，また，ダブリンの大学に属するE.F. O'Dohertyが，看護科学の論理について，共に研究に携わった[7](p. 105)。MaritainとWallaceの実践科学モデルは，実践科学としての看護の形態と構造について洞察を深めていくうえで価値ある手引きとなったし，また現在も価値あるものである。

実践科学

実践科学（practical science）という用語は，穏健なリアリズムの哲学体系にのっとった哲学者や科学者によって用いられている。それがさし示すのは，行うことのできるものごとの実際的な秩序に関する研究の方式と知識の領域である。Wallace[3](pp. 273-293)は，実践科学は「行うべきものごとの原理と原因」に関わると述べている。実践科学は，「知ることのできる」ものごとや研究対象の「証明できる知識」に関わる"理論科学"とは対照をなす。Wallace[3]とMaritain[2](pp. 458-459)は，実践科学は純理的もしくは思弁的な部分も有するが，同時に，特定の状況の中で何をなすべきか，あるいは何をなすべきでないかに指針を与える部分をも有すると述べている。

Wallace[3]は，実践科学には一般的に3つの群が認められるとしている。すなわち，(1)「人間的であることあるいは道徳的であること」という観点から人間行動をとらえる倫理学もしくは道徳科学，(2) 健康科学（たとえば医学，看護学），(3) 生産という観点から力や物体を扱う科学（たとえば工学）。

実践科学の部分

実践科学には，思弁的な実践的知識と実際的な実践的知識とが含まれる[2]。思弁的な実践的知識は，実践領域の行為の世界（行為の範囲）とその要素に統一性と意味をもたらす。セルフケア不足看護理論の理論と概念的要素は，様式としては思弁的である。それらは，看護実践状況における要素と関係を，それらの存在の原理と原因をも含めて記述し説明する。セルフケア不足理論とセルフケア理論を包括する前述の<u>看護システム理論</u>は，実践科学である看護が思弁的様式を保つ一方で，どのようにして「まさしく実践可能なものとして」1つの実体（看護システム）を構築するかを示す一例である。

第2番目の種類の知識である実際的な実践的知識[2]はもっと個別的なものであり，個々の事例の具体的な詳細を扱うが，それはあくまで追求する結果の範囲・要素・タイプを含むその実践領域の普遍的概念の中においてである。この種の知識は，行為の準備をするものであり，実践の原則と標準を包含するものであるという点で実際的であり，また行為を行ううえで必要な知識をまとめ，行為と結果という観点からそれを組織化するという点で複合的である。この形態の知識は，具体的な実践状況により定着したものである。経験は行為に必要な事柄を確定するうえで第一義的な役割を果たすので，専門職の実践者はこの種の知識を開発するうえで主要な役割

を担っているといってよい。
　看護科学における実際的な実践的知識には，たとえば特定の環境条件下で生活する同一の年齢・性・発達状態の人々に特有なタイプのセルフケア要件を充足するために設計された一連のケア方策が含まれる。もう1つの例としては，セルフケア・エージェンシーの特定の価値観およびセルフケアの制限のタイプの性質・範囲に照らして援助の方法を選択し用いる場合の原則があげられる。
　理論的（思弁的）看護科学は，科学というものがもつ特徴の多くを有し，付随する実践によっては制限されない。その開発に際しては，看護実践状況の特徴と看護事例を調査し，分析するという研究方法が用いられる。研究者らは，それらの間に認められる特徴と関係について洞察を深め，その洞察から概念を形成する。これらの特徴と関係についての概念は，具体的な実践状況で検証されて，はじめて，看護実践領域の記述と説明の出発点となる。公式化され表現された関連概念が統合ないし統一されて，関連概念の構造を形成することも可能である。統合は，人々の特性（たとえば治療的セルフケア・デマンド）を表現する静態的な結合と考えることもできるし，また統合を行うためには必然的に看護師と患者の特性を相互作用的なものとしてとらえることになる看護システム理論におけるように，力動的な過程と考えることもできる（第7章，p.146の看護システムの概念化を参照）。

応用科学

　実践領域の構造の中では，3番目の知識が見いだされる。あらゆる実践科学は，数多くの**応用科学**を含んでいる。応用科学とは，その科学の範囲をこえたある目的を達成するために用いられたり追求されたりする既存の科学のことである。実践領域では，応用科学は，実践分野の理論的あるいは実際的な諸問題の間の相互関連づけを目ざして，またその科学の理論的明確化を目ざして開発される。理論的明確化が目ざされるのは，実践領域でみられるタイプの問題を解決するのに有用だからである。応用科学の例としては，気象生理学，医学微生物学，外科解剖学などがある。応用看護科学を明確化することも可能であろう。
　看護的成果を達成するのに不可欠な知識としての看護は，その枠組みの中で，2つのタイプの実践看護科学と一組の応用科学から構築される。他の専門職業人と異なって看護師は，自らの専門領域に関して科学という用語を用いることはまれである。しかし看護師は，医学や工学のアイディアを積極的に受け入れているように思われる。科学は，系統的な経験的探求であり，具体的な事実に意味を付すことを目ざすものである。看護実践の現実の状況の中には無数の事実が蓄積されており，また蓄積され続けている。しかし，単なる事実からは科学は生まれない。また，看護科学の構造への適合性が明らかでない研究結果からも科学は生まれない。看護実践領域の諸要素を記述し説明するアイディアと概念，法則，および理論を開発することが，実践科学としての看護の構造を明らかにしていくうえで，また研究への系統的道筋を切り開いていくうえで不可欠なのである。

看護科学開発におけるセルフケア不足看護理論

　概念的要素と構成物，およびそれらの間の明瞭な関係性を有するセルフケア不足看護理論は，看護科学の主要主題をまずはじめに確立するうえで役立つ。看護の実践において看護師にとって必要な知識を開発，検証，構築しようと看護専門職者が努力するには，(1) 実践科学のモデル，および (2) 看護とは何であり，何であるべきかについての妥当にして包括的な一般理論，が必要である。妥当性をもった看護一般理論が有用であるならば，その理論の概念は公式に表現され，実質的構造が解明され，そして諸関係が提示されるという開発段階へと移行する。

重要な理論開発

　上述の発達段階を代表するものとしては，7章で記述したセルフケア理論，セルフケア不足理論，および看護システム理論，ならびに概念化された実体の性質および構造についての説明があげられよう。

　もう1つ別の理論開発は，科学としての看護はセルフケア，依存的ケア，および看護ケアの3タイプの活動を遂行する人間を包摂するということの受容から始まった。これら3タイプの活動は，必然的にエージェントとしての人間に焦点をあてることになる。明瞭な個別性のあるタイプの人間活動の性質，たとえばセルフケアの性質や内的源泉についての情報を確保する探究が必要となる。そのような情報は，はじめに情報を付加していき理論開発を前進・活性化していくという一般的な方法で把握されよう[1](pp. 4-5)。たとえば，観察・知覚・判断を通して，成熟したおよび成熟しつつある人間はセルフケアに従事することがわかると，セルフケアに携わる人間は必ずセルフケアを実施するための力と能力とをもっているに違いないとの理性的判断へと導かれ，その結果，明らかとなった力と能力は，<u>セルフケア・エージェンシー</u>と集合的に命名された。

　セルフケアとは自己および環境を調整するためのニードを満たす意図的行為であることが受容された結果，Hartnett-Rauckhorstのモデルやその他の行為モデルを活用し，セルフケア・エージェンシーの概念構造のモデル化の方法について洞察を深め，概念構造を形成するに至った。こうした洞察を経て，セルフケア・エージェンシーを特徴づける力および能力の同定が可能となり，また，セルフケア遂行の諸操作を理解し，命名するに至った。この諸操作を，調整・評価的操作，判断・意思決定操作，および生産的操作と特定した（セルフケア・エージェンシーと称する人間の力の性質と内的源泉の開発については第11章参照）。

　実践科学開発における知識の探究にあっては，論理は類推によって理論的に考え出すことであることを，上述の例は示している。現代用語でいうならば，科学者は物事の性質を洞察するためにモデルおよびモデリングの技術を用いるのである。Wallaceは，経済傾向のモデルと対比させて，ここでのモデリングは，「より思索的，理論的，認識論的である」[1](p. xi) と，また，科学という作業は知的な運動を包含す

る，すなわち「物事の外見から隠れた根底にある原因を類推すること」[1] (p. xi) と叙述している。

患者という人間

　セルフケア理論，セルフケア不足理論，および看護システム理論を継続して開発した結果，**患者変数**（治療的セルフケア・デマンドとセルフケア・エージェンシー）と看護師変数（看護エージェンシー）に関する情報が増大した（第 10-12 章参照）。患者変数および看護師変数を認識・受容することは，看護される人間および看護を提供する人間そのものを認知し，受け入れることにより達成されなければならない。

　セルフケア不足看護理論の開発過程で，看護開発協議会のメンバーたちは，看護ケア下にある人々の明確な特性が，特定の時間と環境の中で，治療的セルフケア・デマンドとセルフケア・エージェンシーという患者変数の価値に影響を及ぼす，あるいは条件づけることを認めた。そのような条件づける特徴を**基本的条件づけ要因**と命名した*。

　看護開発協議会は，今後さらに追加されることを断ったうえで，8 つの基本的条件づけ要因を明らかにした。本書の第 12 章では，10 の要因，すなわち，年齢，性，発達状態，健康状態，生活パターン，ヘルスケアシステム要因，家族システム要因，社会文化的要因，利用しうる資源，および物理的・生物的な外的環境要因をあげている。

　これらの要因に関係する性質および看護実践は，以下のようにまとめられる。

1. 基本的条件づけ要因は患者変数そのものを説明するものではないが，ある特定時期における患者変数の価値を積極的に条件づけるかもしれない**患者変数のパラメータ**である。
2. 基本的条件づけ要因と患者変数（治療的セルフケア・デマンドとセルフケア・エージェンシー）は，異なってはいるが関連している種類の主要主題を看護科学に導入する。
3. 基本的条件づけ要因は，その対象として，人間の状態，文化的要素，環境状況，社会，文化的状態などを有する。
4. 基本的条件づけ要因は，患者変数の価値に対して一定した影響を及ぼすこともあるし，急激に変化する影響を及ぼすこともある。たとえば，成熟した健康な成人における年齢と発達状態は一定した影響を有するが，それに対して，健康状態の急な変化は，患者の変数の価値に対してさまざまな影響を及ぼす。
5. 基本的条件づけ要因は，特定の時間および一定期間にわたって，人々の治療的セルフケア・デマンドとセルフケア・エージェンシーの価値に影響を及ぼすだけでなく，治療的セルフケア・デマンドを充足させるために，またセルフケア・エージェンシーの行使・発達を調整するために看護師が用いる手段にも影響を及ぼす。たとえば，乳幼児の年齢および発達状態は，水分と食物

---

*看護師の要因の使用については第 12 章を参照，看護実践状況における基本的条件づけ要因の記述・説明および意味については，"Concept Formalization in Nursing：Process and Product"[7] (pp. 169-175) 参照。

```
         ┌──────────────── 人間の ────────────────┐
     年齢   発達状態   健康状態   環境   生活システム
         
       治療的セルフケア・デマンド    セルフケア・エージェンシー
```

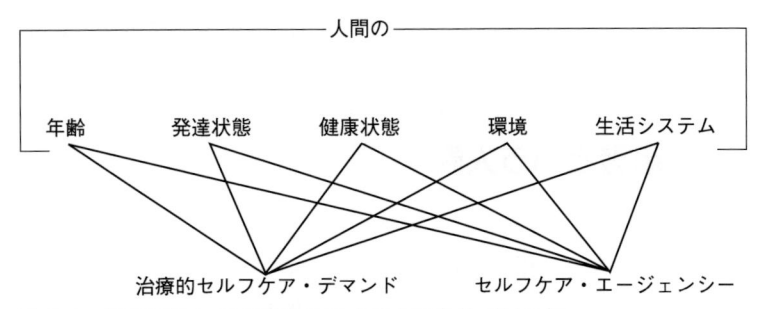

図 8-1　患者変数との関連性を示す基本的条件づけの例

摂取に対する要件充足のために用いる手段に影響する。人々の認知的発達の状態もまた，看護師が選択する援助方法に影響する。

6．基本的条件づけ要因と患者変数との間の既知の関係は，条件づけの一命題として表現されうる。

基本的条件づけ要因は，図8-1 に示したように，治療的セルフケア・デマンドとセルフケア・エージェンシーの価値に影響を与えるとこれまで記述してきたが，これらの要因は要因間でも相互に作用し合うのであり，図8-2 に2 つの例を提示した。こうした相互作用はすべての看護実践状況においてありうるのであり，調査を要することを理解すべきである。看護師は，要因間の既知および検証された相互作用について，あるいは現存ないしは予測される相互作用について思索的な知識を必要とする。この知識は，看護準備教育の中で得る必要があるといえよう。

看護実践の技術的側面において治療的セルフケア・デマンドを条件づける要因は，看護実践の対人的・社会的側面をも条件づける。これらの要因に関しては第4，5章で明記している。

看護科学の開発の段階

科学は，特定の時間と場所の中におかれた個別性においてではなく，普遍性において理解すべき実在物（実体）に関する活動である。科学は基本的に知的な活動である。科学に携わる者は学者，理論家，研究者として機能し，また実践科学においては，具体的状況に変化をもたらすためのテクノロジーと技術の開発者として機能する。テクノロジーと技術の開発は，実践領域においては極めて重要である。というのも，実践者は，特定の秩序や相関関係を生み出す知的概念から一歩進んで，具体的な実践状況の中でそれらの秩序や相関関係を活用しなければならないからである。変化をもたらすテクノロジーと技術が発見されなければならないし，特定の条件のもとでのそれらの妥当性と信頼性が確認されなければならず，さらにはなんらかの望ましくない影響がある場合それを取り除かなければならない。

科学に携わる者は，彼らの活動の範囲を構成する知識と研究の内部にあって，現在その領域もしくは分野についてわかっているすべてのことを踏まえて機能するのである。

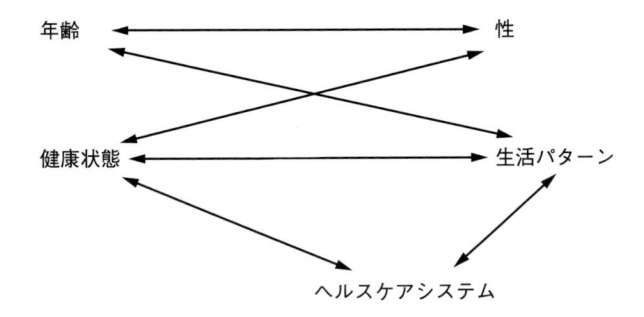

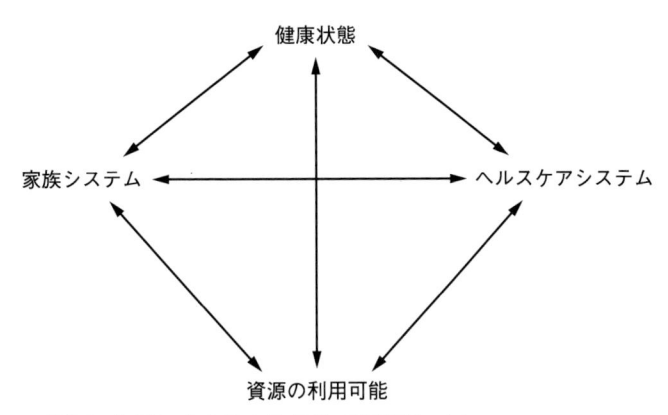

図 8-2　相互に作用し合う基本的条件づけ要因の例

開発作業

　理論家および学者は，看護を必要とする人々の理由についての洞察を探究し，また看護を要する人々のために看護師が産生するサービスの性質・産生物についての洞察を発展させ，表現して，看護科学の開発を行う。開発とは，単純な段階からより高度な複雑な段階へと進む運動であると解することができる。看護科学の開発においては，理論家や学者は，看護を必要とする人間，看護する人間，および看護を構成する意図的・調整的行為についての認知からはじまって，何であるか，何であるべきか，そして何がもたらされるかを解明するうえでの，まだ明快とはなっていないが基礎となる原因の探求へと移行するのである。

　開発のはじめには，(1) 人々が看護を必要とし，看護を通じて援助されうる理由についての看護師の洞察と合意，すなわち看護固有の対象，および (2) この固有の対象にのっとった，看護とは何であり，何であるべきかについての一般化，が含まれる。このような看護についての広い一般化から開発ははじまり，その結果，看護の思弁的・実践的な細部を示す構造と特徴をより高次のレベルで統合化を図り，詳細な概念化された実体が出現するようになる。

5段階

　看護実践科学では5つの開発段階が明らかにされている(図8-3)。それぞれの段階は，明確化された看護固有の対象と主要主題によって確定された看護の領域と境界の内部でのさまざまな種類の知識の開発であるといってよい。前述のように，これは，セルフケアあるいは依存的ケアに携わるうえで健康に関連した不足がみられることに対する人間の主観的とらえ方と解することができる。

段階の一般的特徴

　看護科学の5つの開発段階は，(1) 看護を必要とする人口集団が存在する，および (2) 看護は人間的事象の世界内に位置づけられる，という2つの前提事項に基礎をおく。図8-3の段階(Ⅰ〜Ⅴ)は，段階Ⅰの看護一般理論から，段階Ⅱの看護一般理論における概念要素の開発と要素間の関係性の提示へと進み，次いで，段階Ⅲの自然史を含みつつ，人々が看護を必要とする状況の特徴および関係の記述，段階Ⅳの個人および多人数単位への看護提供のモデルと原則の形成へと，そして最後の段階Ⅴ，人口集団への看護提供のためのモデルと原則の形成へと進む。

段階の記述

　段階は次のように記述される。
- 看護固有の対象に関する<u>一般化の段階</u>。ヘルスサービスとしての看護がもつ性質および特性，ならびに看護を通じて追求すべき結果を記述し，説明する。この段階は，看護の人間焦点および看護の領域と境界とを，専門用語を用いて表現し，看護の主要主題の明確化がはじまる。
- 看護とは何かについての一般論に含まれる<u>概念要素を検証し，開発する段階</u>。この段階では，概念要素間の関係を提示し，概念要素の性質・実質的構造，および事実と非看護知識領域の理論との連接を解明する。
- 看護を必要とし，看護を受ける人々（看護事例）が存在するところの<u>具体的な状況を探究し，記述する段階</u>。この段階では，患者変数，および看護事例の特性についての確定と命名を行う。患者変数の価値を条件づける人的・環境的要因を確定し，またそれらの条件づけから生じる患者変数の価値の範囲を解明する。看護事例のモデルおよび看護事例の分類化の開発を行う。
- <u>看護実践モデルおよび看護実践の一般的原理を開発する段階</u>。看護事例および看護師が援助する人間単位——個人，依存的ケア単位，家族その他のタイプの多人数単位を含む居住単位——を変数として用いる。実践モデルおよび実践の規則は，一定の条件・環境下での患者変数の価値および関係を決定するための診断過程の指針となる。実践モデルは患者変数の積極的な動きを引きおこす条件，あるいは退行的変化を引きおこす条件を明らかにする。患者変数の価値および相互関係は，看護師-患者の相互作用に対して特別な要求をもたらすことがあ

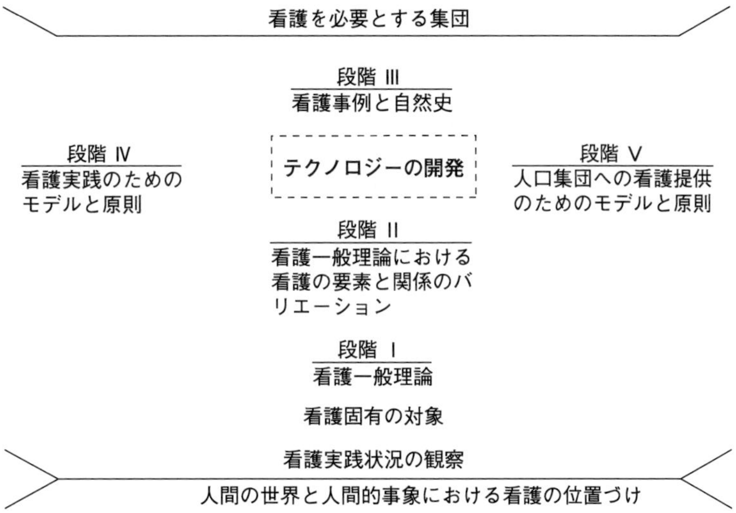

```
                    看護を必要とする集団
                    ─────────────────

                          段階 III
                       看護事例と自然史
         段階 IV                            段階 V
       看護実践のための   ┌テクノロジーの開発┐   人口集団への看護提供
       モデルと原則      └─────────────┘   のためのモデルと原則
                          段階 II
                       看護一般理論における
                       看護の要素と関係のバ
                       リエーション

                          段階 I
                        看護一般理論
                       看護固有の対象
                    看護実践状況の観察
                ─────────────────
                人間の世界と人間的事象における看護の位置づけ
```

図 8-3　看護を理解する段階

る。患者変数の特定の価値を調整するための看護処方，および全体的あるいは部分的な看護ケアシステムのデザインモデルが，看護実践モデルの一部となりはじめる。

- 看護事例を識別する<u>患者変数の共通特性別に，看護事例を特定し，記述する段階</u>。この操作を通じて，看護を求め，それを受容した人々，あるいは現在，看護援助を受けている人々すべての中から，サブグループもしくは下位人口集団が識別される。時には，このとき明確になった下位人口集団が人口集団と称されることもある。共通する特性の観点に立って，看護を必要とする人々を考察することにより，適切な看護診断，処方，処置様式の推定基盤，看護システムデザインの共通する特性，追求すべき看護結果の種類，およびケアやコンサルテーションを提供する能力をもつ看護師の看護エージェンシーの価値などが提供される。

段階Iの一般化は，段階IIからVの開発にとっての基礎となる。この一般的な基礎なくしては，広範囲かつ複雑な構造および過程を確定しようとの開発はよりどころをもたないことになる。看護が看護固有の対象を有することを認識できなかったり，看護とは何であり，何であるべきかについての妥当な一般的理論の働きを評価できない看護師がいることは，看護科学がいまだ十分な開発段階にないことに一部分責任があるといえよう。

段階Iでの基礎が得られれば，理論家および学者は，他の4段階の開発を，時には同時に，また開発作業を継続し，順々に実現していくであろう。実際のところ，看護科学を開発するためには，看護の理解に関わるすべての段階が同時期に並行して進むものである。

テクノロジーの開発

　上述の開発に加えて，看護その他の実践領域においては，効果的な看護実践に不可欠なテクノロジーを絶えず開発し，公式化し，検証していく必要がある。テクノロジー(technology)とは，科学的知識を，ある領域で達成すべき実際的な目的に適用することであると定義されている。たとえば看護と医学というように関連し合った領域では，一方の領域で開発されたテクノロジーは，他方の領域でも利用することができる。たとえば心臓や血液循環の機能を測定するためのテクノロジーは，医師も看護師も用いることができるのである。しかし，測定テクノロジーの中には，専門医や専門の技師によってのみ用いられるものもある。時にはテクノロジーが，なぜそれらが有効なのかその理論的根拠を問われることなく開発され，効果的に用いられることもある。

　看護師は看護実践の過程でテクノロジーを開発しているが，それらが，さらなる開発と検証に向けて，記録されたり，他の看護師たちに口頭で伝えられたりすることはあまりない。看護のテクノロジーには，看護実践の観察・診断・治療操作に関するものの他に，人間の相互作用とコミュニケーションに関するものも含まれる。看護実践で必要とされるタイプのテクノロジーをあげた次のリストは，1969年[8]に作成されたもので，本書の初版でもそれに修正を加えたものを紹介した。

1. 対人的・対集団的関係が，特定のタイプの実践状況で看護とそれに関連する目標を達成するうえで欠かせないものであるかぎり，それらの関係を存在させ，維持させるテクノロジーもしくは過程。
2. 1人の人間が他の人間に援助またはサービスを提供する人間援助のテクノロジー。援助を必要とする理由および事柄が援助過程の性質を決定する。
3. 成人が自分に行ったり乳幼児や子どもに行う個別的な個人的ケアのテクノロジー。このようなケアは，その目的が積極的な健康促進にあり，科学的知識に基づいている場合には，治療的セルフケア(therapeutic self-care)とよばれる。
4. 健康と疾病における機能の生理学的ないし心理学的な様式に重点をおいて，人間の統合的機能を評価し，変化させ，コントロールするためのテクノロジー。これらは医学に基礎をおくテクノロジーである。
5. 治療的関係(積極的な治療結果を生み出す関係)の中で人々を結び合わせるためのテクノロジー。これは，疾病や廃疾にもかかわらず人々に統合と発達を維持させるのに役立つ。
6. 物理的環境の中で人々に体位変換や運動を行わせたり，それをコントロールしたりするテクノロジー。
7. 特定の実践テクノロジーの公式化の開始と継続，その検証，および具体的な条件と環境のもとでそれらを使用する場合の妥当性と信頼性の確定に必要な研究方法および技術。規則は看護実践状況で使用する場合の条件をふまえて作成される。

　看護実践のテクノロジーと技術を開発し，明確な形にする作業を，看護師は十分

には行っていない。1つの実践テクノロジーを開発した場合には必ず，同時にそれを可能なかぎり明確な形にし，実践の場での使用と研究での使用を通じてその妥当性を検討すべきである。また特定の看護実践状況の条件下で使用するための規則を公式化し，表現し，その領域の他の専門家たちに伝えなければならない。

開発段階のまとめ

図8-3は，実践科学の枠組みの中でのセルフケア不足看護理論の開発の段階を示したものである。この図には，知識・研究領域としての看護の開発の予知的側面の特徴が含まれている。

セルフケア不足看護理論の開発の段階およびさまざまな段階における発達は，看護師が知らなければならないことと実現しなければならないことを表す看護の規範的モデルの特徴を有している。歴史的な看護モデルは不十分であった。というのも，それは，学習し達成すべき課題という面から看護師の役割を提示しただけで，看護の領域と境界を定義しなかったからであり，また，看護のヘルスケアへの貢献という点に関して専門看護師の役割を過少評価しており，看護師が治療方法に関して訓練を受けた人間としての自分自身を率直にみつめる目を培うのに寄与しなかったからである。上述の看護実践科学の5つの開発段階は，若干逸脱はみられるが，伝統的に科学の開発段階と考えられてきたものを反映している。すなわち，(1) 事例について大まかに記述する自然史の段階，(2) 何を事例とすべきかという規範的思考の段階，(3) これは仮説の説明と検証という科学に固有の段階，および (4) 応用の段階，である。

看護専門職は，看護師と彼らの看護実践に対してだけでなく，看護実践科学に対しても関心を向けるべきである。この科学は，看護実践者または看護教師でもあり，また実践者と密接に協働する者でもあると同時に，看護学者，理論家，研究者，および開発者としての才能と関心をもつ看護師の活動を通じてのみ，開発され，公式化されうるのである。

看護科学の同定化と命名

看護の実践科学についての本章の結論として，2組の思弁的あるいは理論的看護科学，すなわち，看護実践科学および基礎看護科学を提言したい (p.164 の囲み参照)。セルフケア不足看護理論とその概念構成物を開発し，検証した結果，主要主題*だけではなく，実践科学の視点からみた組織化と構造化についての洞察が蓄積されるに至った。2組の科学の分離，命名，および記述は，実践科学の性質についての私自身の理解，他の実践領域における主要主題の組織化についての知識，また，専門職教育のためのカリキュラム構成要素の理解に基づいて行われた。

---
*第2章，7章および10章～13章を参照。

```
┌─────────────────────────────────────────────────────────────┐
│  ■    思弁的・実践的な看護科学                                │
│                                                             │
│ 看護実践科学                                                 │
│    全代償的看護                                              │
│    一部代償的看護                                            │
│    支持-発達的看護                                           │
│                                                             │
│ 基礎看護科学                                                 │
│    セルフケアの科学                                          │
│    意図的行為の制限の有無に関するセルフケア・エージェンシーの発達と実施の科学 │
│    健康に関連したセルフケア不足をもつ人への人間的援助の科学  │
│  ─────────────────────────────────────────────              │
│                    応用看護科学                              │
│                    基礎的非看護科学                          │
│      ┌─────────────────────────────────────────┐            │
│      │  生物科学    医科学    人間科学    環境科学  │          │
│      └─────────────────────────────────────────┘            │
└─────────────────────────────────────────────────────────────┘
```

看護実践科学

　これらの科学――全代償的看護，一部代償的看護，支持-教育的あるいは発達的看護――は，看護における3つの実践領域を明確に述べる。どの**看護実践科学**（nursing practice sciences）も組織化のための枠組みを供給するが，それは本質的な看護実践の特性をまとめるための枠組みであり，看護師はそれを通じて看護ケアシステムを生み出すことができる。看護実践の本質的特性には次のものが含まれる。治療的セルフケア・デマンドとセルフケア・エージェンシーという患者変数間の不足関係の性質および範囲，妥当な援助方法，患者の治療的セルフケア・デマンドを知り，充足させること，および患者のセルフケア・エージェンシーの発達と実施を調整することという看護成果を達成するためのケア産生における患者役割と看護師役割，安全で効果的な看護を提供するために必要な看護エージェンシーの価値，ならびに，看護提供のために必要な時間・場所である。実践科学は，また，看護の診断的，処方的，生産的操作に対する規則も提供する。これらの操作は，個人的・環境的要因の確定，すなわち，安定もしくは積極的な条件づけをなす基本的条件づけ要因の確定にまで及ぶ。さらに，看護実践科学は，関係する社会的要因（第4章参照）と対人的要因（第5章参照）を統合するための枠組みをも提供する。

　図8-4の図式は，3つの看護実践科学の内容要素と諸関係を示しているが，内容要素の本質的な性質は同一である。これらの科学ごとの内容要素の違いは，それぞれの科学の対象となる人口集団の成員のセルフケア不足の性質と範囲によるのであ

第8章　看護実践科学　165

```
全代償的看護科学    一部代償的看護科学   支持-教育的あるいは発達的看護科学
         ＼            ↓            ／
         ┌─────────看護人口集団─────────┐
         │ 個々人の治療的セルフケア・   セルフケア制限の数，性質，│
         │ デマンドの構成物         原因，および期間      │
         │                                        │
         │       セルフケア不足の性質と範囲             │
         └──────────────────────────┘
                         ↓
         セルフケア不足の性質・範囲別看護事例のタイプ
                         ↓
         看護事例タイプ別の看護実践のモデルと規則
         ┌──────────────┼──────────────┐
         ↓              ↓              ↓
      指導           成果の予測         指導
      対人的・社会的操作              看護操作
                                    診断的
                                    処方的
                                    調整・処置
                                    コントロール・管理
```

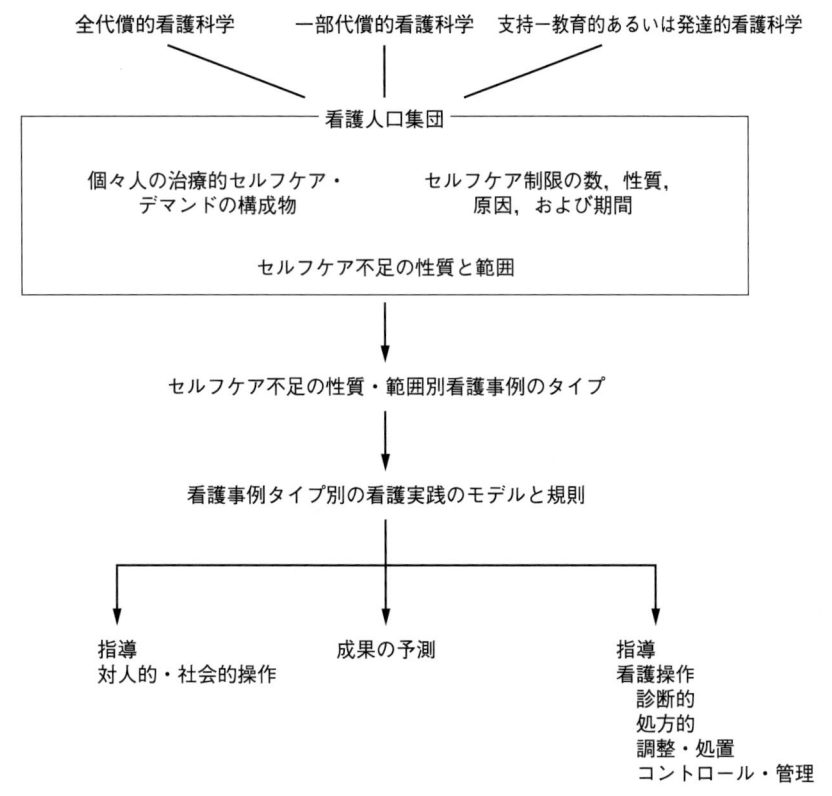

図 8-4　3 つの看護実践科学の内容要素の図示

る。本図では，依存的ケアの対象については言及されていない。別個のモデルが開発されよう。

基礎看護科学

　看護実践科学の基礎的科学あるいは支持的科学として，3 つの思弁的な実践科学がある。この**基礎看護科学**（foundational nursing sciences）は，治療的セルフケア・デマンドを含むセルフケア，セルフケア・エージェンシーの発達と実施，およびセルフケア不足をもつ人間に対する人間的支援の性質と限界，について記述し，説明する。
　これら 3 つの基礎看護科学の特徴については，その内容領域も含めて，下記の 3 つの囲みに記した。この科学は依存的ケアの理解をももたらす。
　3 つの基礎看護科学は，看護実践状況内で必要な観察，判断，意思決定を理解し，実行するための基盤を提供する。これら科学は，看護実践科学に比較して範囲が狭く，より専門的であり，思弁的で実践的な性質を有するが，看護師が看護実践状況の中で実行しなければならない詳細な観察と判断により密接しているといえよう。

基礎科学

　看護実践科学と基礎看護科学の双方を理解し，発展させていく基礎として，**基礎科学**（basic sciences）という看護領域外の諸科学がある。看護ケアの提供において，看護師はこうした諸科学から，事実，理論点，モデル，および仮説を選択し，また，看護実践科学と基礎看護科学の開発を開始したり，継続して開発するという知的な過程に，それらを活用する。看護にとっての基礎科学には，生物科学，医科学，人間科学，および環境科学が含まれるが，看護師は実践の中で，基礎医学と応用医学の両方を使用するので，医科学に含まれる。基礎科学は，また看護の応用科学の形成にとって役立つものである。普遍的セルフケア要件の生理学は，十分開発されてはいないが必要性の高い応用看護科学の一例といえよう。

　看護教育の1つの特徴として，看護師が基礎科学を修得し活用することがあげられる。看護の技術的教育と専門的教育との大きな違いは，この基礎科学領域にある。

　高度に複雑な看護状況の中で実践する看護師にとって，看護の基礎となる諸科学を修得することは欠くことのできない資格である。患者変数の調整のためのテクノロジーが開発されていない状況，あるいはもしも開発されているとしても，高水準の妥当性あるいは信頼性が欠如している状況も上記の看護状況にあてはまる。

まとめ

　人間実践科学の視点から考察する看護は，非常に複雑である。このことをしっか

セルフケア科学の特徴

科学名：A．セルフケア科学
科学の型：思弁的にして実践的な構成要素をもつ
現実の焦点・固有の対象：人間社会の中にあって，継続的にセルフケアシステムを生み出す人々
主要な内容領域：Ⅰ．セルフケア，その性質と機能
　　　　　　　　Ⅱ．セルフケア・エージェントおよび治療的性質をもつセルフケア・デマンドを理解し充足するための力
　　　　　　　　Ⅲ．セルフケア要件，その性質と機能；型；公式化と表現
　　　　　　　　Ⅳ．治療的セルフケア・デマンド，構成された実体；その構成要素；構成の過程
　　　　　　　　Ⅴ．セルフケア実践とセルフケアシステム；個人，家族，文化集団ごとのバリエーション；利用しうる資源のバリエーション

セルフケア・エージェンシーの発達および実施の科学の特徴

科学名：B．セルフケア・エージェンシーの発達および実施の科学
科学の型：思弁的にして実践的な構成要素をもつ
現実の焦点・固有の対象：セルフケアの評価的的操作，判断・意思決定操作，生産的操作の遂行時に活性化され，明示される人間の力
主要な内容領域：
Ⅰ．セルフケア・エージェンシーの構造のモデル化；特別なセルフケアへの適応と共に，あらゆる形態の意図的行為にとって必要な力および能力のタイプの確定
Ⅱ．ライフサイクルの各期間での発達と実践；発達および実践に影響を及ぼす条件づけ要因；個人および集団のバリエーション
Ⅲ．特定の時間・場所における個人のセルフケア・エージェンシーの操作性と適切性；操作性および適切性の測定規準；セルフケア不足概念
Ⅳ．開発されたセルフケア・エージェンシーの力の活性化および行使に影響を及ぼす個人的要因と他の制限づけ要因
Ⅴ．全人生を通じてのセルフケア・エージェンシーの継続的発達の過程

健康に関連したセルフケア不足をもつ人への人間的援助の科学の特徴

科学名：C．健康に関連したセルフケア不足をもつ人への人間的援助の科学
科学の型：思弁的にして実践的な構成要素をもつ
現実の焦点・固有の対象：セルフケアに携わる要求をもっているが，健康状態あるいはヘルスケア要件に関連した行為制限のために，その要求を理解もしくは充足できない人々
主要な内容領域：
Ⅰ．セルフケア不足の性質，原因，期間
Ⅱ．セルフケア不足の性質・範囲から生じる依存性のタイプと程度；相互依存・相互作用におけるタイプと個々のバリエーション；対人関係と相互作用を条件づける要因
Ⅲ．人間的援助の様式もしくは援助方法；選択の妥当性と使用を確保する条件；各様式あるいは結合した様式の使用を通じて追求すべき結果と使用の過程
Ⅳ．援助様式の使用に伴う役割と役割セット；様式の使用から生じる援助方法；援助様式の使用にあたっての役割を満たすうえでの身体的・心理的影響
Ⅴ．健康に関連したセルフケア不足をもつ人々に対するケアと人間的ケアの側面

りと理解するならば，看護のもつ複雑性は，看護学者，理論家，研究者，看護実践者，および教師にとって1つの挑戦となりうるであろう．しかし，この複雑性は，看護科学全体を省みない理由の1つとなっているかもしれない．看護科学全体の展望を開発・維持すること，および全体に向けた努力の払い方を知ることは，緊急の課題である．

文献

1. Wallace WA: *The modeling of nature, philosophy of science and philosophy of nature in synthesis,* Washington, DC, 1996, Catholic University of America Press.
2. Maritain J: *The speculative order and the practical order: the degrees of knowledge,* translated from the French ed 4, under the supervision of Gerald B. Phelan, New York, 1959, Charles Scribner's Sons.
3. Wallace WA: *Being scientific in a practice discipline: from a realist point of view, essays on the philosophy of science,* ed 2, Lanham, Md, 1988, University Press of America.
4. Simon HA: *Sciences of the artificial,* Cambridge, Mass, 1969, MIT Press.
   (稲葉元吉・吉原英樹訳：システムの科学，第3版，パーソナルメディア，1999)
5. Argyris C, Putnam R, Smith DMc: *Action science,* San Francisco, 1985, Jossey-Bass, p 4.
6. Notes taken by DE Orem during the presentations of James Dickhoff and Patricia James, "Theory about nursing theories" and "Researching research's role in theory development," respectively, at the Symposium on Theory Development in Nursing, October 7, 1967, Frances Payne Bolton School of Nursing, Case Western Reserve University, Cleveland, OH.
7. Orem DE, editor: Nursing Development Conference Group: *Concept formalization in nursing: process and product,* ed 2, Boston, 1979, Little, Brown.
   (小野寺杜紀訳：看護概念の再検討，第2版，メディカル・サイエンス・インターナショナル，1984)
8. Orem DE: The levels of education and practice, *Alumnae Magazine of the Johns Hopkins Hospital School of Nursing:* 68:2, 1969.

第9章　健康とヘルスケア

● 重要項目

安寧	健康状態の指標
看護の焦点	健康増進
健康	公衆衛生
健康と看護状況の援助的側面	プライマリーヘルスケア
健康の焦点からみた看護状況の分類	予防的ヘルスケア
健康維持	

　看護師は，看護をヘルスケア専門職のうちの1つであり，看護が個人的な健康と安寧に寄与し，また世界中の社会にいる人々の健康に貢献するものであることを受容している。先進国また開発途上国のいずれにおいても，ヘルスケアへの社会政策的な関心が増大している。社会のあらゆる全成員に対して主要なヘルスケアを確実に提供することは，人々の一般的な安寧と幸福にとって，また生産能力の維持・開発にとって必要であるとみなされている。看護というヘルスケア専門職のメンバーとして，看護師は健康について包括的かつ動的に理解しなければならないばかりでなく，個人および集団に看護を提供する際に，理解したことを実際に活用できなければならない。看護実践者として，看護師は，他のヘルスケア専門職が個人，集団，あるいは人口のヘルスケアに対して産生するケアシステムと自分たちが実施する看護ケアシステムが，どのようにして連携するのかを理解しなければならない。

セクションA：健康

健康と看護

　セルフケア不足看護理論の枠組みにおいては，個人の健康は一要因，すなわち，本理論の患者変数である治療的セルフケア・デマンドおよびセルフケア・エージェ

ンシーの価値に影響を及ぼす基本的条件づけ要因であると理解される。基本的条件づけ要因という意味合いをもった健康は，発達状態および文化(図8-2を参照)といった個人のその他の特性とも関連する。看護師は，個人の健康に関連するデータだけを扱うのではなく，他の個人的な要因と相互に作用し合う健康状態に対処するようにしなければならない。具体的な看護状況において，看護師は健康状態のデータを患者変数の視点からのみ活用するのではなく，看護師の患者であり，また望ましいあるいは望ましくない特別な健康状態にある具体的な人という観点から，最初に，そして継続して対処するのである。看護師の患者の健康状態は，彼らが受けるケアの技術だけでなく，看護の対人的・社会的側面にも影響を及ぼす。

　健康についての洞察を発展させようとするのは生やさしいことではない。健康とは生きるものが構造的もしくは機能的に十全であること，あるいは統合性が保たれている状態であるという定義を受け入れない看護師が中にはいる。特に，人間の統合性としての性質についてまだ十分に洞察できていない看護師にみられる。健康という用語を人類のデスクリプター(descriptor)として用いたときの健康の意味を追求しようとする看護師やその他の人々は，2つの質問に言及しなければならない。健康は独立した実体を意味してはいない。健康は生物の性質とその自然の特性とに結びつけて，これまで伝統的に用いられてきた。看護師が答えるべき質問とは，(1) 人間の性質とその自然の特性とを，私はどのように知覚しているのだろうか，(2) 人間についてこのように知覚するとしたら，私はどのような情報を獲得しなければならないか，そして，一般的状況下のある特定な時点での個人の健康について判断をするために，どのような情報を反映させなければならないのだろうか。健康あるいは健康なという用語を人，植物，動物のデスクリプターとして用いるか常に判断を要するのであるから，その判断のもととなる有益なデータが存在しなければならない。

健康についての理解

　健康(health) および **健康な** (healthy) という用語は，生物——植物，動物，人間——が，構造的にも機能的にも十全である，または健全であるということを述べるのに用いられる。個々の人間は，健康であるとか不健康であるというふうにいわれる。同じ用語が，身体部位，生理学的メカニズム，情緒的反応のコントロール，精神的機能，および態度と動機づけを述べるのにも用いられる。個人は，自分自身の統合性もしくは全体性の状態を評価し，気分が良いか悪いかを毎日，時にはもっと頻繁に判定する。また個人は，自分が直接的あるいは間接的に接触する他の人々の健康についても判断を下す。これらの評価的判断は，人間は少なくとも自分にとって健康が何を意味するかについて，また他の人を健康であるとか健康でないとか判定する根拠について，ある考えをもっていることを意味する。

　人間の機能，および環境的な要素や条件に対するその関係の複雑さを考えると，健康という用語は人間の全体性もしくは統合性の状態を記述するうえでかなり一般的有用性をもっている。しかしながら，今日は気分が良くないとか，ちょっとした

病気をしているとか,怪我をしているといった一時的な不快感があるからといって,その人が不健康のカテゴリーに入れられるというわけではない。構造的または機能的な変化があったとしても,それが常に人間の統合的機能に重大な,あるいはなんらかの限定的な影響を及ぼすとはかぎらない。たとえば,四肢を骨折した健康な子供または成人は,骨が折れていて運動を制限されているという点で構造的または機能的に十全ではないが,それにもかかわらず気分が良好であるということはありうる。この状態にある人は,"病人"または"健康状態不良の人"とよぶよりは,"損傷で機能が低下した人"とよぶのがよいであろう。しかし,正常な構造または機能からのいかなる逸脱も,全体性もしくは統合性という意味では健康の欠如をさすと考えるのが正しい。

人間は,(1) 自分と自分の環境を考察する能力,(2) 経験する事柄を象徴化する能力,(3) 思考とコミュニケーションにおいて,また自分や他者のために有益な事柄を実行し,作り出そうと努力する際に,象徴的創造物(観念や言語)を用いる能力を有する,という点で他の生物とは区別される。したがって健康には,人間を人間たらしめる能力(精神的生活),生理学的・精神生理学的機制と物質的構造を結びつける操作(生物的生活),および他の人たちとの共存に関わる操作(対人関係的・社会的生活)が含まれなければならない。健康という用語の意味は,人々の人間的・生物学的特徴についての見方が変わるにつれて変化する。

ヘルスケアの専門家の間では,健康を,統合的な人間機能(その達成に対する自らの役割の寄与も含め)と関連づけてとらえなければならないことが認識されている。ヘルスケアの専門家は,人間を全体性の状態もしくは人間統合性の状態から遠ざけるのではなく,これに近づけるような変化を確実に人間にもたらす健康の科学および技術を使用し,開発しなければならないのであるから,非常にさまざまな分野からの知識をもたなければならない立場におかれているといってよい。健康という用語の意味内容が拡大されて,ふつう強調される身体的側面のみならず,人間生活の心理的・対人関係的・社会的側面も含まれるようになってきたため,健康は,理想的には社会とその成員の責任であって,その社会のある一部分の責任ではないことがヘルスケアの専門家の間で認識されはじめている。

健康の身体的・心理的・対人関係的・社会的側面は,個人の中で不可分である。たとえば数人の幼児をかかえて,自分が結核であると知らされた母親がいるとしよう。その夫は地元の工場に勤めており,家族は大きな都市の密集したアパートに住んでいる。パートタイムの仕事で得られる彼女の収入は,家族の基本的ニードのいくつかを満たすうえで重要である。彼女の医学的治療および薬物療法には,指示された休息,栄養価の高い食事,および新鮮な空気が必要である。家族の社会経済的状況は,結核を克服するのに必要なケアを得る母親の能力に影響を与えるであろう。一方,家族および自分に対する心配は,彼女の精神状態に影響を及ぼし,ひいては休息をとり,治療に専念する彼女の能力に影響を及ぼすであろう。夫と妻の成熟度,創造力,利用可能な資源,および家族の成員,友人,隣人,援助専門職の人々から与えられる支持(サポート)は,家族の安寧を左右するであろう。夫と妻が,子どものための依存的ケアシステムと夫のセルフケアシステムを統合して,妻のための効果的なセルフケアシステムを設計し,産生することを目ざしてお互いに協力し,協

調する能力が，母親のための回復的ヘルスケアと，子どもおよび父親のための予防的ヘルスケアを実施するうえでの決定的な力となるであろう。

　不健康という形の逆境，資源不足，あるいは広範な災害は人間を苦しめる。しかし逆境はまた，人々に自分と他者の理解を深めさせる。勇気，忍耐，冷静，および他者のために自らを積極的に投げうつ態度といった人間の特質は，逆境に苦しむ人々によって示されることが多い。

　先の例は，人間機能の種々の側面が相互に関係し合っていることをわかりやすく示している。人間は１個の統合的全体であるという事実を受け入れるのはしばしば困難であるが，それはおそらく科学が人間を細分化したからである。すなわち科学は，人間に関する知識体系を開発するために，人間の構造または機能のさまざまな側面に焦点をあてるのである。一般の人々はもとよりヘルスケア従事者の中にも，人間を，身体とよばれる１つの部分と，心とよばれるもう１つの部分をもち，この２つの部分が相互に作用し合っている存在として考える人々がいる。これより受け入れやすいのは，人間は，生物的・象徴的・社会的に機能しているとみなすことのできる統一体であるとする見方である。

　成人が，自分とその依存者の健康状態を維持するために行う意図的行為には，これまでの章で論じたセルフケアの構成要素が含まれる。行為としてのセルフケアには，家庭や学校での教育および実際のセルフケア経験という基盤が必要である。セルフケアは健康な生活の一側面にすぎないが，治療的性質をもつ継続的なセルフケアがなければ，統合的な人間機能は破壊されるであろう。健康を維持するには正しい健康習慣が不可欠であるが，新しい要求に合わせて古い習慣を変える能力もまた同様に不可欠である。セルフケア教育では，ただ単にセルフケアの実践を訓練するだけでなく，セルフケアと健康に関する知識，技能，および積極的態度を培うことが不可欠である。子ども，青年，若年成人も，健康とヘルスケアに関心を抱いている。しかし若い人が接触する大人たちは，適切な助力を与えることができないし，その意欲も関心ももっていないことがあまりにも多い。現代社会においては，親と教育者は，たとえ病気や障害があっても人間としての尊厳と美を促進するような統合的機能と安寧の状態を目ざして進むことを子どもに学ばせるために，何をなしうるかに心を向けるべきである。

状態としての健康

　辞書でも，国連の一機関である世界保健機構でも，健康を定義するのに状態(state)という用語を使っている。人間の健康もしくは安寧は，「全体的である状態もしくは健全な状態」と定義されている。健康という用語は，とくに「身体的な疾患または痛み」がない状態をさして用いられるが，また，「心と精神が良好な状態」をさしても用いられる。世界保健機構は，健康とは単に疾病または虚弱がないというばかりではなく，身体的・精神的・社会的にも完全に良好な状態であると強調している。健康を概念化するには，状態という用語を，健全であること，もしくは全体的であることと関連づけて明らかにする必要がある。

　人間に用いた場合の状態という用語は，人間が自らの存在を顕現させるやり方と

定義されている。状態という用語は，構成要素に細分化されたり分析されたりしえない1つの全体として考えられる人間の明確な状態(condition)，たとえば静穏または不安な状態，眠っているまたは目をさましている状態，急性疾患，衰弱，抑うつといった状態をさしてごく普通に用いられる。状態はまた，複合的なありようとも定義される。この意味での状態は，たとえばある人間の健康状態が，その人の存在のいくつかの側面を同時に表す特定された人間的特徴についてのひとまとまりの確定的価値として表現されるときに用いられる。特定された特徴は，一定数の構成要素をもつ複合的な実体（ベクトル）として働き，それらの構成要素がひとまとまりになってある期間におけるその人の状態を説明することになる。

　状態という用語を，複合的状態という意味でヘルスケア領域で用いる例として，体温・脈拍・呼吸・血圧といったバイタルサインを測定し，それらをひとまとめにして生命過程の一指標と考える場合がある。完全もしくは部分的な診察の構成部分と所見は，個人の健康状態をある程度完全に特定する際に役立つ複合的実体と考えることができる[1](pp. 30-31)。時には，(1) 事象が起こる実際の頻度と，(2) その確定的な確率についての知識を得るためには，一定の期間，事象を持続監視するか，特徴の証拠を求めることが必要である[2] (pp. 82, 86)。

　健全な (sound) という用語は，十分な活力と強さを所有していること，および疾病や病的状態の徴候がないことを意味する。全体的な (whole) という用語は，何も省略されたり，無視されたり，減らされたりしていないことを意味する。健康に関してこれらの用語を一緒に用いた場合には，人間の機能的・構造的統合性，遺伝的障害のないこと，およびより高度なレベルの統合に向かって進む個別的統一体としての人間の漸進的・統合的発達を意味する[2](pp. 476-484)。複雑な統一体としての個人は，漸進的発達によって，より高度に統合されていく身体的・精神的・知的特性を有する存在として説明されることが多い。健全な状態もしくは全体的な状態と定義された健康が，持続的な発達を含む人間としての全き状態であることは明らかである。また個人の健康状態についての判定を下すためには，人間に関する蓄積された知識体系が必要であることも明らかである。さらには，構造的・機能的・遺伝的統合性，および人間発達について判断するためには，時間指向的な規範が要求される。ここで**健康状態指標**が提示される。

　個人の全身の様子に基づいて，その人の健康状態が判断されることがよくある。たとえばこの人は健康良好のようだ，あるいは健康不良のようだとか，この人の健康は回復した，あるいは悪化したというように判断される。個人の健康状態を科学的に評価する場合には，状態という用語を複合的な意味で用いることが必要である。このアプローチでは，必要な知識をもった人が，健康状態をある程度完全に特定するのに役立つようなひとまとまりの人間的特性を探究しなければならない。ヘルスケアの領域内においては，生物学者と医師が，人間の健康の身体的側面に関する主たる知識体系の形成に貢献してきた。規範が確立され，健康状態に関する解剖学的・生理学的・遺伝学的・精神生理学的な構成要素を決定するアプローチが開発され，洗練されてきた（そこには必要な情報の種類の特定，データ収集の技術，および推論の規則が含まれる）。

　複合的な意味でとらえた個人の健康状態の精神的・知的構成要素には，(1) 内面

的な経験，(2) 対人間関係状況や集団状況で観察できる行動と行為（意図的行為），ならびに (3) 孤独な努力，が含まれる。精神的健康の概念は，身体的健康の概念ほどしっかりとは確立されていない。診察，心理テスト，対人関係状況や集団状況での個人の行動についてのその人の主観的情報の聴取などが，精神的次元の健康状態を判断するための基礎となる情報を収集する手段として用いられている。これらの手段を開発し，使用するには，数多くの専門領域にまたがる知識が必要である。

　看護師を含むヘルスケア従事者は，人間の構造と機能の特定の側面を記述し，説明する情報を収集し，使用する。たとえば看護師は，患者のセルフケアのニードと患者の能力について判断を下す際，生理学や病理学といった専門領域で獲得され表現された情報を用いるだろう。看護師は，個人の健康状態を記述する構成要素，およびこれらの構成要素に関し看護の目的に必要なだけの質と量の情報を明示する責任がある。人間の発達および構造と機能の状態についての多くの種類の入手可能な情報を処理するために，看護師その他のヘルスケア従事者の中には，個人あるいは集団の生活空間に関して Kurt Lewin が定義した"場"の概念を用いる人々もいる[3] (pp. xi, 45)。本来，場の理論は，関係を分析し，情報を組織化するのに有用な方法である。このアプローチを使用する人々は，彼らが調べる場の構成部分（ベクトル）を特定し，記述しなければならない。

　健康を全体的で健全な状態として記述する場合には，人間の成長および発達を，人間の構造および機能に結びつけることが必要である。人間の成長および発達の状態は時とともに変化する。個々の時期に人間は，その発達段階に応じて構造的・機能的統合性を示す。遺伝的要因は，個人の構造的・機能的統合性だけでなく発達にも影響を及ぼすだろう。

　看護の目的からすると，次のことがより実際的である。すなわち，(1) 個人はいかなる時点においても特定の発達段階に到達しているのであり，そのことは，何らかの発達がいつも起こっている，あるいは起こりつつあり，その特定の発達は確立された規範に合致することも，しないこともあるということを意味することを認識することと，(2) ついで個人の機能的・構造的統合性に注意を払うこと，である。この理由から，また本書の目的から，健康状態と発達状態は別個の実体として考察することにする。看護師は，しばしば，どの年齢の人間の発達も規範に合致していると<u>想定</u>する。たとえば，成熟した容姿は，その人が成熟していると判断するための基準になると考える。そこである人が読み書きできないことを<u>観察</u>すると，看護師は，その人がケアの必要性を理解し，それを充足させることができるような援助をするためにはどうしたらよいかを知ろうとして，さまざまな発達（たとえば認知的発達）を検査しはじめる。

　実際的な理由から，さまざまなヘルスケア専門職の成員は，社会集団の中でのヘルスケア専門職としての目的を果たすことができるような，人々の健康へのアプローチを行なわなければならない。理想的には，ヘルスケア専門職の成員は，ケアの対象となる人々を複合的な統一体としてとらえ，一方その人々の健康状態の構成要素は自らの専門領域の視点からとらえるとよい。このことは，構成要素が彼らの専門的業務に対してもつ意味を心得ているということを意味する。

　個人は，構成要素のいくつかの組み合わせがふつう自分の健康状態の指標として

十分役立つことを，生活を通じて学習する。ある疾病をもった人やある形態の医学的判断または治療を受けている人は，自分自身の機能を判断するうえで基礎となるデータを収集することを学ばなければならない。どのような構成要素の組み合わせが健康状態の指標として役立つかを判定することを学んだり，判定したりすることは，ヘルスケア状況における患者の役割の一部であろう。看護師は，患者が自分の健康状態をどのように知覚しているか，またそれらの状態やさまざまな構成要素にどのような意味を付しているかに関する情報を探るべきである。

健康および安寧についての見解

　本書では，健康および**安寧**(well-being)という用語は，2つの異なってはいるが関連した人間の状態をさして用いられている。健康という用語は，発達した人間の構造および身体的・精神的機能の健全性もしくは全体性によって特徴づけられる人間の状態という意味で用いられている。安寧という用語は，個人が知覚する人間存在の状態という意味で用いられている。安寧とは，満足・喜び・幸福の経験，精神的な経験，自己実現の成就への前進，および持続的な個性化によって特徴づけられる状態である。安寧は，健康，個人的努力の成功，および十分な資源と関連している。しかし，個人は，構造と機能の障害を含む逆境的条件のもとにあっても安寧を経験し，その人間存在が種々の安寧によって特徴づけられることがありうる。

　健康と安寧の概念化は，人間をどうとらえるかその見方に関連している。人間の健康と安寧を理解するためには，それらの見方を明らかにしなければならない。

　看護師は，彼らの著述の中で，人間についてのさまざまな見方を表現している。重点は，人間という統一体，心身統一体としての人間，部分の総和をこえる存在としての人間，オープンシステムとしての人間，さまざまな機能様式をもつものとしての人間，および人格的存在としての人間におかれている。看護師の中にも，他の保健医療分野の専門家の中にも，人間をとらえる包括的な方法を探究している人々がいる。看護の目的からすれば，人間を複数の視点から考察するのがより効果的であろう。看護開発協議会は，看護では人間を，人格的存在*，表象者にしてエージェント，有機体，および物理的な力に支配される客体としてとらえるのが実践上有用であるという立場をとっている[4](pp. 122-123)（第6章参照）。

　人格的存在として人間をとらえる見方は，エージェント，表象者，有機体として人間をとらえる見方を包含する。しかし，実践的な目的のためには，人格的存在としての人間を特徴づけるすべての見方を考慮するのではなく，その時々でこれらの見方のうちの1つないしいくつかに準拠するとよい。

　人間に関するあれこれの見方を取り上げる前に，まず，すべての人間は，他の生物同様，実質的統一体もしくは現実的統一体であり，その部分は発達過程での全体の分化によって形成され，完成されると考えるのが安全である。生物という統一体は工芸品という統一体とは異なるのである。

　人間は識別できる部分(たとえば腕，足，胃，肺，それに泌尿器系，神経回路，内分泌系といった機能システム)をもつので，それらの部分を認識することが不可欠である。

＊ 訳注：原語はpersons。動物・物と区別される存在としての人間，もしくは人格を備えた存在としての人間をさす。

おのおの発達的に異なる構造ないし機能システムは，それ自体の働きをもち，また他の部分とその働きと関係をもち，さらには他の人々と世界の中で共存する個人の統一的機能とも関係をもつ実在的実体である。個々の人間を現実的統一体としてとらえる見方を受け入れるなら，その統一体の内部の構造的・機能的差異を認識するのは何ら難しいことではないにちがいない。

　人間の健康および安寧の状態に重要な意味を与える人間についての2つの見方に，人間を人格的存在としてとらえる見方と，構造的・機能的分化としてとらえる見方がある。両者について簡単に考察しておこう。

　人間を人格的存在としてとらえる見方は，静的というよりむしろ動的なものである。それは，個人を人格的存在への過程(personalization)，すなわち成熟と個人の潜在的可能性の達成に向けての移行であるとみる。人格的存在への過程には，個人が自分の世界とコミュニケーションをはかること，行為を行うこと，真理を知り追求したいという欲求を実践すること，自らを投げうって自分と他者のために善をなすこと，などが含まれる。人格的存在への過程とは，個人の状態ではなく，他者と共存して生活する過程における課題である。

　人格的存在への過程は，個人が人間発達過程に有利もしくは不利な条件のもとで生活する中で進行する。個人は成熟するにつれ，自分の目標を定めることを学び，多くの目標からの選択を行うようになる。この過程には相互にからみ合う2つの側面がある。個人は，希望を信じて生活しながら身体的・理性的機能のための天賦の能力の潜在的可能性を達成しようと努力し，また自分自身を，疑問をもち，その答を追求し，内省し，知と実行との関係を自覚する，責任ある人間として完成しようと努力する。自己実現(self-realization)および人格発達(personality development)という用語は，時に人格的存在への過程をさして用いられる。

　人格的存在への過程にはいくつかの相がある。すなわち，個人が自分自身をセルフケア・エージェントもしくは依存的ケア・エージェントとしてとらえるようになること，セルフケアもしくは依存的ケアに対し責任をもち，それに携わること，セルフケアと依存的ケアの能力を開発もしくは再開発するための行為を意図的に実践すること，などである。人格的存在への過程のこれらの相は，個人が自分の機能を現在の能力の範囲で健全性もしくは全体性に向けて調整する潜在的可能性の充足，および安寧の経験に関係する。

　心理学者の中には，人格的存在への過程をたどって高度の成熟に至る人々を精神的に健康な人とよび，心理的成熟と知的成熟が成熟本来の構成要素であるとみなす人々もいる。こうした心理学者は，成熟した人あるいは成熟しつつある人のサインを精神的健康のサインであるとみなしている。哲学，人文科学，心理学，および神学は，人格的存在としての人間についての洞察を深めていくうえで有用である。

　人間という統一体における構造および機能の分化に焦点をあてる第2の人間についての見方は，さまざまな人間科学および生命科学によって開発されてきた見方である。これらの科学には，遺伝学，生化学，生物物理学，人間解剖学，多くの分科をもつ人間生理学，心理学，精神生理学，および社会心理学が含まれる。これらの科学は，年齢やその他の要因による多様なバリエーションなど，統合レベルがまちまちの人間の構造と機能についての，検証された知識を組織化する。病理学とその

多様な分科からなる医学は，人間の構造と機能の障害に関する知識を組織化する。

人間科学および生命科学の精密なアプローチは，機能の様式（モダリティ）を同定し，命名することによって合体され，組織化される。この過程は，数多くの形で達成される。たとえば，身体機能が精神的機能から区別され，また器官的・精神的・知的機能が心理社会的機能といったより具体的もしくは付加的な分化を伴って特定される。個人の健康状態は，状態という用語を複合的な意味で用いる場合，これら次元の1つないしそれ以上について調べることができる。たとえばルーティンの全身の診察によって器官機能を調べることができ，精神機能を調べるのには種々のタイプの心理テストが用いられる。個人の特定のセルフケア要件および彼らの指示された治療的セルフケア・デマンドは，個人の機能の健全性もしくは全体性に向けて，1つないし多数の機能の様式を調整するのである。

看護師が，患者という人間存在の特定の構造的・機能的側面についての知識を，実践状況において用いる場合，その知識は全体ではなく部分に関するものであるから，次のような多くの問いを発し，それに答えることが必要である。他の機能に影響はあるか。今後影響されるだろうか。特定の構造的障害もしくは機能レベルが患者の生命および安寧に対して影響を与えることが予測されるか。機能のこの側面を調整する努力は患者の機能の他の側面および安寧状態にどのように影響を及ぼすか。看護師は，これら2つの人間についての見方が相互に関連していることを理解すべきであり，実践状況においてこれら両者を自在に活用する能力を身につけるべきである。

人間の健康と安寧について提唱された見方，および人間について記述された見方は，健康の本質あるいは人類の本質についての問いに答えるものではない。これらは，看護とあらゆるタイプのヘルスケアにおいて有益な洞察を表現しているのである。

セクションB：ヘルスケア

ヘルスケアとしての看護を理解するためには，看護師が，健康状態および個人や集団のヘルスケアに対する要求におけるバリエーションについての洞察を発展させ，活用することが必要である。また，社会やコミュニティのヘルスケア提供に関する最近の知識も要求される。ヘルスケア提供の方法は制度化されたり，あるいは新たな方法が出現しつつある。

ヘルスケアの種類およびヘルスケア提供の方法は社会によりさまざまであり，時には，1つの社会の中でも多様である。特定の場所におけるヘルスケアの種類と質も，時の経過と共に変化する。知識の進歩，個人，家族，および人口集団のヘルスケアに対する要求に関するより現実的で妥当性のある知覚，ヘルスケア従事者の教育と利用可能性，そしてヘルスケアとヘルスケア教育にとって有効な財政的資源，資財資源などに適合していくために，さまざまな変化がもたらされるのである。

どのコミュニティにおいても，ヘルスケアの適切性，利用可能性に関しては，(1)ヘルスケアの財源確保のために用いられる一般的な手段とその手段の利用可能性，

および (2) 集団とその下位集団の特性，地理的分布，という2つの主要な影響要因が存在する。しかし，さらに重要なことは，人々が必要とするヘルスケアの種類・質が，人々が利用しうるヘルスケアサービスと適合しているか否かである。利用可能性には，地理的なものと財政的なものの両方を包含していると理解されよう。ヘルスケアサービスはコミュニティの中で入手できても，人々が実際に活用しなかったり，また不適切な活用がなされたりするかもしれない。

ヘルスケアとしての看護

　すべての看護師は，成人と子どもとを問わず看護援助を必要としている個人に看護を提供できる資格をもっていなければならない。援助のわざ（アート）としての看護は，患者に，(1) 自力での行為をできなくさせ，(2) 行為を断念させ，(3) セルフケアを効率的に行うことを困難にさせる身体的・精神的状況もしくは障害を代償したり，患者がそれらを克服するのを助けたりすることによって，患者に日常的なセルフケアおよび治療的セルフケアを遂行させ，あるいはその遂行に寄与する複雑な能力である。患者の観点からすれば，看護ケアとは常に自分が受け取るものである。それは，援助を与える資格と能力を有する人からの個人的な援助または助力である。しかしながら，看護師の観点からすれば，看護ケアとは，効果的に提供される援助である。それは，治療的セルフケア・デマンドを充足すると同時に，セルフケアに対する責任をもてるようにさせることによって，患者の機能の調整を促す援助である。

看護と健康

　看護が健康状態という理由にたって，その個人に焦点をあわせる点については前節で述べた。看護の固有の対象およびセルフケア不足看護理論（看護とは何かおよび何であるべきかについての仮説的モデル）は，この収束点を表現している。
　看護を健康状態という特性と連接する5つの重要点がある。この連接点は，自己の機能・発達および依存者の機能・発達を調整するために実行できること，もしくは実行すべきことに，健康の全般的な状態あるいはいくつかの特徴がどのように条件づけるかという点にたって，表現される。条件づけとは，限定，修正，あるいは影響という意味合いで用いられている。看護と健康を収れんする5つの点は，以下のように表現される。

1. セルフケアもしくは依存的ケアに従事すること，従事できないこと，および健康状態や健康関連要因が関係する行動制限
2. 現在の健康状況（および他の要因）に順応した普遍的・発達的セルフケア要件（たとえば，水分摂取）の価値に影響を及ぼす健康状態の特性
3. セルフケア要件の充足に用いる手段を条件づける健康状態の特性（たとえば，深昏睡状態にある患者への静脈内注射による液体摂取）
4. （a）健康逸脱に対するセルフケア要件（たとえば，滑液のう炎に関連した苦痛

のコントロール経験）および（b）医学的診断と治療方法に関係する健康逸脱に対するセルフケア要件（たとえば，苦痛軽減のために処方薬を服用すること）をもたらす健康状態とその特性
5．セルフケアの従事に欠くことのできない特別な人間能力，資質，および力の統合に影響を及ぼす健康状態（たとえば，指の触覚消失）

　上述の健康状態と看護との収れん点は，セルフケア不足看護理論の枠組み内で説明可能であり，治療的セルフケア・デマンドとセルフケア・エージェンシーもしくは依存的ケア・エージェンシーという患者変数にこの5つの点は包含される。これらは看護の目的とする中心であり，また要素内の変動に対する起因でもある。項目2，3，4に表現されたタイプの健康状態の影響は，すべて治療的セルフケア・デマンドの構成要素に影響を及ぼす。項目1，5は，セルフケア・エージェンシーが健康状態によってどのように影響されるかを示している。健康状態の特性と看護に特有な患者変数との関係については，後章で詳細に補足する。

　ヘルスケアとしての看護を理解するためには，セルフケア，治療的セルフケア・デマンドの要素とその内部構造，およびセルフケアや依存的ケアに従事するための力・エージェンシーについて理解することが必要である。セルフケアとは，個人がさまざまな安寧または健康の状態の中で生きていくこと，あるいは1つの状態から他の状態へと移行していくことを可能にする意図的行為と定義されている。セルフケア・エージェンシーを有し，それを活用できる人は，調整者（regulator）であるということができる[1]。そのセルフケア行為が，生命過程，生命過程を支える環境条件，人間の構造と機能の統合性，人間の発達過程を維持するのに必要な内的・外的条件をもたらすならば，その人は優秀な調整者であるといえる。

　セルフケア行為は意図的に遂行される。それらは，その時々で再生産されうるものであり，また，ある規準に従い，内的・外的条件を一定に保つという目標に合わせて選択され，遂行される。普遍的セルフケア要件，発達的セルフケア要件，および健康逸脱に対するセルフケア要件は，セルフケア・エージェントや依存的ケア・エージェントがどういうタイプの調整的行為を遂行しなければならないかを表したものである。セルフケア要件のタイプの特定と記述は，どういう調整が重要であり，どういう調整が望ましいかを，看護師，他のヘルスケア従事者，および一般の人々にさし示す。個人の治療的セルフケア・デマンドを算定することによって，調整的行為に関する情報が得られる。そしてそれらの行為は，特定の健康状態の構成要素の値，およびこれらの値の恒常性ないしは変化の確率がわかっているので理想的に遂行されよう。

　健康状態の指標の値（特徴の描写）ならびにそれらの値に付される確率に関する情報は，これらの指標が個人のセルフケア操作の遂行に与える現時点および将来の影響について看護師が判断するのに役立つ。さらにこのような情報を通じて，看護師は，セルフケアの要件を充足し，セルフケア・エージェンシーの実施もしくは発達を調整するために特殊な援助方法を必要とする状態についての知識を得ることができる。看護師はまた，個人の認知的・道義的発達の段階がセルフケア・エージェンシーの構成部分の発達や，セルフケア操作を遂行する際のそれらの実施にとって重要な意味をもつ場合にはいつでも，それらの段階に関する情報を求めなければなら

ない。健康（発達を含む）についての1つの大きな指標に，セルフケア・エージェントもしくは依存的ケア・エージェントとしての自己についての個人の見方，ならびに個人がセルフケアもしくは依存的ケアの責任を受容し，行為する自由がある。

さし迫った出産，建物から転落した建築従事者の入院，自動車事故による青年の麻痺，母親の長患いなどは，個人や家族が現在の健康状態によって強いられるセルフケア行為の制限を代償したり克服したりするために，看護師の援助を必要とする生活上の健康に関連する状況を示す例である。看護の目標は，他のすべてのヘルスサービスの目標と同じように，病人と健常者とを問わず個人または集団が，援助を必要としているときに，機能の統合を達成できるようにすることである。何も科学的な用語を用いなくても，次のようなごくありふれた言葉が，健康上の目標とは何であるかを，極めて明快に示している。「気分がいい」「よくなる」「治る」「元気になる」「仕事に戻る」「神経質を克服する」「手が使えるようになる」「健康な赤ん坊を産む」「子供をふたたび走ったり遊んだりできるようにする」「もう一度他の人々と同じように生活できるようになる」など。こういった表現は，ヘルスケア従事者が日に何度となく耳にするものであり，患者たちが求める健康上の目標を示している。それらは，異常な事柄，つまり正常性もしくは全体性という目標に向かう正常な人間活動が疾病や損傷や不健全な関係によって妨げられることから逃れようとする患者の動きを表している。患者のために求められる健康上の成果はまた，慢性疾患患者の状態の安定化や頻死の患者の苦痛の軽減を意味することもある。

ヘルスサービスの提供は，健康の概念の拡大，科学とテクノロジーの発達，ヘルスケア従事者と維持・管理者の増加に伴って，しだいに複雑になってきた。現在組織されているようなヘルスサービスのもとで，個人，家族，およびコミュニティのために健康上の成果を達成するのは，費用がかさむし，サービスの提供者にとっても受益者にとってもしばしば非効率的である。ヘルスサービスの財源，必要なサービスの利用可能性，提供されるヘルスケアの質，ヘルスケア従事者間のコミュニケーション，サービスの調整などが，問題のある分野としてあげられる例である。サービスにおける深刻な破綻を避け，現在利用できない時間と場所でサービスを提供し，また必要に応じてサービスの質を改善するためには，公的機関とヘルスサービス施設が，ヘルスサービス供給上の問題の解決策を見い出す努力をもっとしなければならない。看護師はこうした努力を継続して行わなければならないし，また時にはその役割を引き受けなければならない。このためには，看護師は，ヘルスケア状況における自らの役割を，医師その他のヘルスケア専門職の役割と区別することができなければならない。

看護の焦点 対 医学の焦点

健康な成人は，直接的な援助を受けなくても，セルフケアの普遍的構成要素の多くを遂行することができる。食事を摂り，洗濯をし，服を着ることができるし，医学的ケアのニードを自覚したときはそれを求めるなど，健康に関連する多くの行為を自力で遂行することができる。こうした活動は，ふつう日常生活の決まりきった部分となり，ほとんど特別な意識なしに行われる。しかし病気や損傷をもつ成人は，

ふつうのセルフケアの課題を遂行できなくなることがある。セルフケアの普遍的な構成要素が，健康状態のために修正されなければならなくなるかもしれない。患者は，疾病や損傷のために必要となる新しいケアの構成要素について，ほとんどあるいはまったく知識をもたないかもしれない。患者は看護援助を必要とし，看護師はその援助を提供することによってその患者の健康と安寧に貢献する。次の例は，患者のために健康上の成果を達成するにあたっての**看護の焦点**（nursing focus）と，看護師が他の人々と分かちもつ役割を示している。

　顔面，頸部，胸部および両腕に重度の火傷を負った人がここにいるとしよう。患者にはかなりの痛みがあり，動きによってはその痛みが増強する。状態は非常に重篤である。身体組織のある部分は破壊されており，患者は自分の容体について極度の不安を抱いている。容貌が損なわれ，廃疾状態になることを恐れ，死をも恐れている。患者は，自分の入院，医学的ケアに対するニード，妻の付き添いについては何も言わない。彼は，医師と看護師の処置を，彼らがケアするときにやむをえず生じる痛みも含めて，疑いをもつことなく受け入れている。医師や看護師は，彼を援助するにあたっての自分の役割を知っている。彼らは，学校と施設で受けた専門的な教育と訓練によって，患者のために何をしなければならないか，またそれを最も効果的に実施するにはどうすればよいかを心得ている。この知識には，火傷とその治療技術についての医学的知識，解剖と生理学，化学，微生物学，薬理学，栄養学，心理学，および社会学の基礎知識が含まれ，また経験を積んだ医師や看護師の監督下で火傷患者のケアを観察し実施した経験も含まれる。

　この例における看護師の行動の焦点は，それ以上健康が損なわれるのを防ぎ，正常もしくは正常に近い生活様式を取り戻すために援助を必要としている火傷患者である。しかし，医師の活動の焦点もこれと同じである。それでは，患者に対する独自の看護目標とは何であろうか。第1に，医師と看護師が共有する関心に十分な注意を払わなければならない。両者とも，患者を1人の人間として，すなわち独自の人格的存在として，自分と他者に対して権利と責任をもつ存在として，動機づけと価値観をもつ存在として，さらには事故および現在の病気と依存の状態によって損なわれた生活様式をもつ存在としてみなす。両者とも，患者を，他の人々をみるのと同じようにみる，すなわち疾病や損傷を負いやすいが，同時に疾病や損傷と闘い，回復し，失われた能力に適応し，それを代償する方法を見いだす偉大な力をもつ理性的な生物的有機体とみる。
　この状況における医師の独自の関心事は，火傷の結果損なわれた患者の生命過程である。患者の生命過程は，不適切あるいは不注意な処置を受けたり，感染を引きおこす微生物が侵入したり，疾患の初期の危機段階や醜形の問題に直面する回復段階において心理的な支持や生きる意思を支える援助が与えられないと，さらに損なわれることになろう。医師は，患者の状況と回復過程の身体的側面と精神物理的側面を評価し，起こりうる合併症を予防または軽減するための適切な治療処置を処方する専門的能力をもっている。
　看護師の独自の関心事は，患者が必要とする継続的な治療的ケアである。看護師は，火傷と統合的機能に対するその影響によって変化をきたしたセルフケアの普遍的な構成要素，および火傷の結果起こりうるケアの健康逸脱の要素に関心を寄せる。

看護師は，患者がもはや自力では実行できない個人的ケアを継続的に援助し，痛みと恐怖から生じる大きな苦しみと精神的ストレスの時期に患者を支える。

看護の焦点では，医師の見方と患者の見方の双方が考慮される。患者の状態を治療しコントロールするため医師が処方する方策は，医師が診断を下し，合併症を防ぐため早期に治療を施すことができるようにするための他の方策と共に，すばやく患者の継続的ケアの一部に取り込まれる。医師は，自分が観察できない時間帯の患者の生理的・行動的状態についての情報を必要とする。毎日の患者の状態の継続的な観察と記録は，患者の具体的な健康状況で必要となる治療的ケアの重要な構成要素である。看護師は，患者の状態に注意を払い，状態の悪化によって緊急の医学的ケアが必要となる可能性も含め，緊急のニードにケアを適合させることができなければならない。

緊急事態を確認し，応急の医学的援助を確保することは，患者がもはや実施できないセルフケアの重要な構成要素であり，必然的に看護の焦点の一部となる。患者は自分に観察の必要があることに気づかず，緊急の医学的援助が必要であることすら認識できないことがある。患者の見方に立った場合の看護の焦点では，火傷を負って生きているのは患者であること，および個人としての統合性に対する生理的変化および恐怖と痛みの影響に対処しなければならないのは患者であること，を看護師が認識し，受容することが必要である。患者は自分の状況を知覚し，将来について考える。自分がどうなるかを想像し，恐怖を覚える。患者が自分の疾病をどのようにみているか，また個人的にその疾病によってどのような影響を受けているかを考慮しない看護の焦点は非現実的である。患者が疾病と廃疾をもって生き，彼を支える人々と協力し，なかんずく正常もしくは正常に近い健康状態を回復することにエネルギーをふり向ける動機づけがもてるよう援助することが看護の役割であるとしたら，患者の見方を看護師が認識し，受容することが不可欠である。

看護の焦点の部分

看護の焦点には6つの構成要素がある。これらの構成要素には，健康状況に関する医師と患者それぞれの見方と，次の4つの中心的な患者構成要素が含まれる。(1) 健康状態，(2) 患者のために求められる健康上の成果，(3) 治療的セルフケア・デマンド，および (4) セルフケアに携わる現在の能力および不能(廃疾)。看護の焦点の部分とそれらの相互関係を図9-1に示す。

6つの要素はいずれも，それ自体複雑なものである。患者の健康状態とヘルスケア上のニードに関する医師の医学的な見方と，自らの健康の状況に対する患者の見方は，どちらも，4つの中心的な患者構成要素の全部あるいは一部を包含しているとみなければならない。これら4つの患者構成要素は，複雑で相互に関係し合っている。医師と看護師の両者がこれらの要素を明確化し説明するのであるが，そのためには，患者の健康状態と健康に由来するケア上の要求に関する情報を確保し，検証することが必要である。患者の健康状態は，ヘルスケア上の要求をもたらすだけでなく，セルフケア活動に携わる患者の能力にも影響を与える。

患者のための基本的な看護システムのデザインの1つの基盤は，患者に対する看

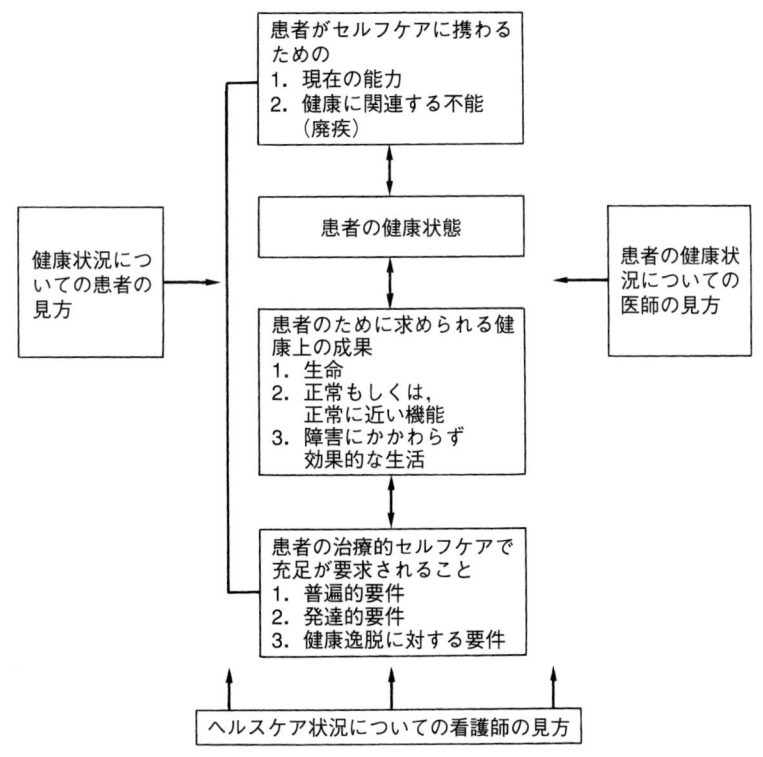

```
                    ┌─────────────────────┐
                    │ 患者がセルフケアに携わる │
                    │ ための                │
                    │ 1. 現在の能力        │
                    │ 2. 健康に関連する不能 │
                    │    （廃疾）          │
                    └──────────▲──────────┘
                               │
                               ▼
┌──────────────┐    ┌─────────────────────┐    ┌──────────────┐
│ 健康状況につ  │    │    患者の健康状態    │    │ 患者の健康状 │
│ いての患者の  │───▶├─────────────────────┤◀───│ 況についての │
│ 見方         │    │ 患者のために求められる │    │ 医師の見方   │
└──────────────┘    │ 健康上の成果         │    └──────────────┘
                    │ 1. 生命              │
                    │ 2. 正常もしくは，    │
                    │    正常に近い機能    │
                    │ 3. 障害にかかわらず  │
                    │    効果的な生活      │
                    ├─────────────────────┤
                    │ 患者の治療的セルフケアで│
                    │ 充足が要求されること  │
                    │ 1. 普遍的要件        │
                    │ 2. 発達的要件        │
                    │ 3. 健康逸脱に対する要件│
                    └──────────▲──────────┘
                               │
                    ┌─────────────────────┐
                    │ ヘルスケア状況についての│
                    │ 看護師の見方         │
                    └─────────────────────┘
```

図 9-1　看護の焦点の部分

護の焦点を明確化し，記述することによって決定される。看護の焦点の部分とそれらの相互関係は，看護をデザインするための要素である。このデザインは，構成要素が変化するにつれて変化する。たとえば患者の健康状態が改善するにつれ，その健康逸脱に対するセルフケア要件は減少して，セルフケア能力が向上し，その結果，患者のセルフケア活動が増加し，看護師が患者に代わって遂行するケアは減少する。個々の患者の看護の焦点の6つの部分とそれらの相互関係を明確化し，記述することによって，個々の患者の<u>看護の健康次元</u>（health dimension of nursing）が明らかになる。この情報は，看護師が患者についてのヘルスケア用語で定義される看護の見方を保持するのに役立つ。

　看護の見方を開発するにあたっては，看護の焦点の構成要素が看護行為の指針となるが，その度合は，どれだけ看護師が各構成要素を理解し，看護状況の中でそれに関係づけて時間を特定した情報を収集し，その情報を解釈してそれに看護的意味を付与できるかによる。たとえば下肢を骨折して，ギプス固定された健康な成人女性がいるとしよう。この患者は動けないために自力では多くのことができない。この状況での看護の焦点としては，患者が動けないということを，彼女の全身の健康状態および目ざす健康の成果と関係づけて考えなければならない。看護の知識に照らせば，骨折下肢の不使用が，患者の治療的セルフケアの構成要素であると同時に，他の通常のセルフケア方策を遂行できないことの原因でもあることが看護師には明らかであろう。客観的にみて，目ざす健康の成果が，(1) 骨折下肢の保護と骨折の治癒，(2) 下肢の正常な機能の回復，(3) 患者の可動性の回復，であることも明ら

かだろう。しかし一方，これら健康の成果は，患者の年齢，全身の健康状態，栄養状態，骨折の治癒に必要な新しい骨組織の生成を形成する生理的能力などに直接関係し，またそれらに依存している（新しい骨組織を生成する生理的能力は，高齢者や栄養不良患者ではしばしば減退している）。医師は，患者の健康状態を主として整形外科的観点からとらえ，採用した固定ギプスの方法とか，治癒を促進する他の治療手段の有効性に，その主たる関心を寄せるだろう。患者は，主として骨折の影響——痛み，不快感，廃疾，活動の停止——と治療の予定期間に関心を寄せるだろう。

　患者との看護関係に入るにあたって，看護師は，多くの患者特性の中から看護の焦点に関係のある特性を取り出さなければならない。関係のない要素は無視するというのではなく，看護行為の詳細を決定する要素にどれだけ影響を与えているかという点からそれらをとらえる必要がある。さらに看護師は，患者のための看護の焦点は，比較的安定している場合もあれば，絶えず変化している場合もあることを心にとめておかねばならない。先にあげた重度の火傷患者の場合，おそらく疾患の危機的な時期には，看護の焦点を1時間ごとあるいはもっと頻繁に調整する必要があろう。これらの危機的時期における医師と患者の焦点の頻繁な変化は，必然的に看護の焦点にも影響する。看護の焦点は，おそらく患者の状態が安定すればあまり変化しなくなるであろう。しかし看護師は，看護の焦点の1つの構成要素の変化が他の諸要素にどのような影響を与えるかを知り，かつ理解しておかなければならない。たとえばこの火傷患者の状態が突如劇的に好転したり，あるいは突如虚脱をきたして昏睡に陥ったりした場合，彼の治療的ケアへの要求やセルフケア能力もまた急激に変化するであろう。看護の焦点（患者の健康状態）の1つが突如変化すれば，他のすべての構成要素にも連鎖反応を生じる可能性があるので，患者の看護の焦点を全面的に点検しておくことが看護師にとって必要である。

　看護の焦点はまた，看護状況の複雑性を推定するうえでの，ひいては看護ケアに対する患者の要求を満たすのに必要な看護師の種類（たとえば教育と訓練のレベル）を決定するうえでの指標もしくは鍵となる。看護状況の複雑性は，(1) 看護の焦点の構成要素の変化の速さ，(2) その構成要素の性格，および (3) 構成要素間の関係の数と種類，によって決定される。看護状況の複雑性は，看護の焦点が明確でない場合，たとえば疾患が重篤であるにもかかわらずそのような状態に至った理由が不明であるような場合には，常に増大する。明確な看護の焦点とは，構成要素とそれらの相互関係についての容易に入手できる情報によって正確に確定できるような焦点である。

　看護実践における妥当な看護の焦点を開発し，維持する能力は，看護師が受けた教育と経験に直接関係している。看護における熟練度の標識は，ヘルスケア状況を看護の視点からとらえる能力，および妥当な看護の焦点を確定し維持する自らの能力と限界を認識する能力である。看護師の中には，教育的準備の不足から，高度の訓練と経験を積んだ看護師の監督なしには，患者のための妥当な看護システムをデザインし，確定し，維持することができない者もいる。しかし，そのような看護師でも，他の看護師と協力して働く資格を有していて協同作業を行うことは十分にできるし，あるいは他の有資格看護師があらかじめ確定し維持しているデザインに従って患者ケアを行うことはできるであろう（第15章参照）。

ヘルスケアの目的

　ヘルスケアの広範囲にわたる目的，すなわち個人が健康状態に照らして追求するものを表現するのに，健康維持，健康増進，第1次予防，第2次予防，第3次予防およびリハビリテーション（第3次予防の一部とみなされる）という一般的な方法が用いられる。これらの目的と目的達成に必要なヘルスケアの種類とは相互に関係しあっているが，その関係を考察する方法はさまざまである。本書では，健康維持および健康増進が最も全般的な目的であり，疾病の予防とリハビリテーションにおいて表現される目的は，健康維持と健康増進の達成に寄与するとの立場にたっている（図9-2）。疾病の予防を主たる目的におき，予防に携わるヘルスケア従事者は，健康維持・増進を疾病予防の一部分を形成するケアであるとみなしているかもしれない。

　すでにある程度安定した健康状態にある人の場合には，健康維持と健康増進は妥当な目的であるといえよう。一般的な状態としては，たとえば，良好である，非常に具合が悪い，あるいは「患者は心筋梗塞である」との医学的診断下での特別な健康状態などがあげられる。予防の3つの形態は，好ましくない健康状態におちいったか，あるいはそれを経験している人にあてはまる。たとえば，これまでに麻疹にかかったことがなく，予防接種も適切に受けていないにもかかわらず，麻疹罹患者に接している人は，すでに麻疹に罹患している人と対照してみると，麻疹にかかりつつある対象となる。リハビリテーションでは，機能の回復，改善，あるいは代償を達成するためのヘルスケア上の必要な治療方策に対して，自ら主要な貢献を果たすその本人が包含される。看護師および他のヘルスケア専門職にとって重要なのは，ヘルスケアが個人または集団・下位集団のために存在することを認識することである。

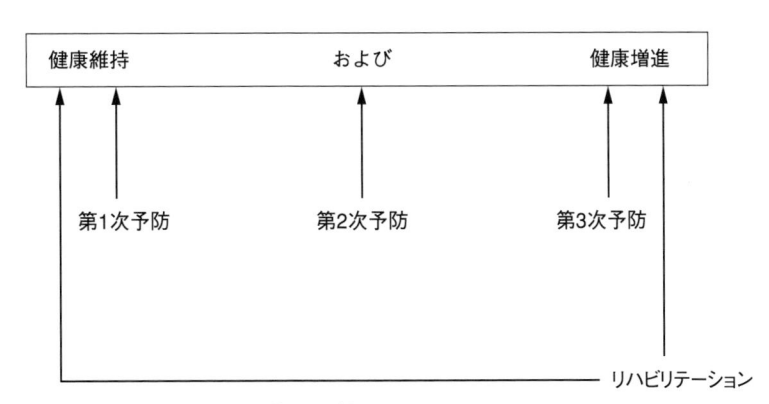

図 9-2　ヘルスケアの目的と関係

健康維持と健康増進

　健康維持および健康増進という用語は，ヘルスケアの領域で一般的に用いられる用語である．ヘルスケア専門職は各自の専門領域の枠組みの中で，それぞれの用語の意味を知り，また目的達成のための方法を理解することが期待されている．しかし，学生にとっては，ひとまず健康維持とは何か，健康増進とは何かが適切な問いであろう．

　健康維持（health maintenance）は，達成すべき目的およびヘルスケアの一形態として一定の条件下では妥当性をもっている．その条件とは，(1) 全般的な健康状態および特定の健康状態がすでにわかっている場合，(2) 好ましくない健康状態の特徴がみられ(たとえば，糖尿病における膵臓機能の障害)，調整あるいはコントロールの対象となり，また調整・コントロールの処方が効果的に遂行される場合，(3) 好ましくない健康状態に対する調整・コントロールに限界があり，人間的機能の低下の徴候がわかっている場合，である．健康維持のケアには，治療的セルフケア・デマンドを効果的に充足することが常に含まれ，その治療的セルフケア・デマンドは第1次予防の方策を必ず包含しており，時には第2次，第3次予防のケア方策を含むことがある．健康維持のケアには，一般医，専門医，あるいは有資格と認められるヘルスケア専門職が，全般的健康状態と特定な健康状態を定期的，継続的に評価することが必ず含まれる．健康維持ケアの中心は，全般的な健康状態あるいは特定の健康状態を悪化させることなく，現存のダイナミックな機能状態を維持することにある．

　健康増進（health promotion）は，全般的な健康状態の改善に向けて，あるいは特定の構造的・機能的な健康状態の改善に向けて働きかけることに，その中心をおく．健康増進は改善のための既知ないしは所有していると推定される潜在能力に基づく．栄養状態の改善，良好な筋骨格の保持，および呼吸機能の亢進などは，健康増進の一般的な目標を表現したものである．その他の目標としては，ストレスを生み出す情緒状態のコントロール能力を改善すること，人間としての構造的・機能的特性に適合した自己像をもつこと，損傷を克服することなどがあげられる．健康増進は健康維持ケアの基準線を推定し，より人間的で適切な機能水準へと働きかけるのである．

　健康維持と健康増進の目的は，個人および集団に対するヘルスケアの企画やその提供の中に取り入れられることが多い．リハビリテーションを含む3レベルの予防的ヘルスケアについて洞察することにより，さらにその意味がはっきりしてくるであろう．

予防

　予防は，LeavellとClark[5] (pp. 14-38) が述べているように，(1) 人間の健康障害の自然史*についての知識，(2) 人間の構造と機能，特定の障害の原因の組み合わせ

---
* 訳注：natural history：疾患などの一定期間における自然な進展．

に関する知識，および（3）疾病の発生に先立つ，あるいは発生後のある期間の要因を遮断または抑制する方法についての明確化された合理的根拠，に基づく．したがって**予防的ヘルスケア**には，特定の環境におかれた人間のライフサイクルの各段階での正常な構造と機能を妨げる具体的要因に関する知識が必要である．

予防的ヘルスケアシステムには，予防の3つの段階，すなわち第1次予防，第2次予防，および第3次予防があるとされている．第1次予防は，疾病の発生以前に該当するもので，構造と機能の統合性の維持と増進，および特定の疾病の予防に向けられる．第2次予防は，疾病の発生後に行われるもので，合併症（他の疾病と同時に生じる疾病）の予防と続発症（疾病に続いて，あるいはそれによって引きおこされる構造または機能の障害）の予防，および機能低下の慢性化の予防に向けられる．第3次予防は，機能低下があっても社会の中でその限られた能力で機能しなければならない場合に行われ，現在残されている能力に合わせて，効果的かつ満足しうる人間機能をもたらすことに向けられる（これらの予防の段階についての詳細は，予防医学の文献を参照）．

これら3段階の予防的ヘルスケアに対する個人の要求は，年齢，発達段階，健康状態，および外的環境条件によって異なる．予防の第1次段階のケアは，あらゆる人がその生涯を通じて必要とするものである．疾病が発生したり，機能障害を負ったときには，予防の第2次および第3次段階のケアが必要となる．したがって，ヘルスケア状況におかれた人はすべて，次のいずれかの予防的ヘルスケアへの要求をもっているとみなすことができる．

- 予防の第1次段階のケア
- 予防の第1次および第2次段階のケア
- 予防の第1次および第3次段階のケア
- 予防の第1次，第2次，および第3次段階のケア

これら4種類のヘルスケアに対する要求は，患者の生命，健康，および有意義な生活に関わるという点で，また，それぞれの段階のケアが患者およびケアとサービスを提供するヘルスケア従事者その他の人々に課す役割責任にかかわるという点で，看護にとって意味をもつ．要求ではさらに，患者およびケアとサービスを提供するヘルスケア従事者その他の人々の特定の態度，知識，および技能が必要とされる．

ヘルスケアに対する要求

ヘルスケアは，人間の発達と機能に関する知識体系，および健康の増進または疾病の予防・治癒・調整についてのある確定した価値に裏づけられた実践に基づく．予防的ヘルスケアのシステムを記述する概念は，個人にとっての健康，疾病，およびヘルスケアの意味を統一するのに有益である．この理由により，予防は，看護状況における多様なヘルスケアへの要求とそれらの意味を提示し，解釈する手段として用いられる概念である．予防の全段階を考察することにより，看護にとっての意味が明らかになる．

予防の第1次段階のヘルスケアに対する要求

　健康の維持・増進と疾病の予防に対する要求は，(1) 人間の構造と機能，および (2) 特定の疾病もしくは人間の正常な状態の障害について明らかになっている事柄との関連で特定される。年齢，環境条件，および個人の健康状態と発達段階にあわせて普遍的セルフケア要件を効果的に充足するのは，予防の第1次段階のヘルスケアである。

　予防の第1次段階のヘルスケアは持続的な要求であるから，成人はその中で主たる道具的役割を担う。その人が若年であったり，老齢であったり，病気であったり，知識に欠けていたり，技能をもっていない場合には，その普遍的セルフケア要件および発達的セルフケア要件を充足するエージェントとしての役割は，責任と資格をもつ成人によって担われなければならない。看護師はこの役割を果たすことができるし，他の成人がこの役割をうまく果たせるよう援助することもできる。医師または歯科医師の役割は，定期健診における診断者，予防的治療の処方者(たとえば年齢に応じた食事療法)，あるいは予防的治療 (たとえば感染症に曝露したがまだ発症していない段階での予防的治療) を実施する道具的エージェントとしての役割である。予防の第1次段階のヘルスケアにおけるコミュニティの役割は大きく，それは環境条件のコントロールと必要不可欠な資源の供給に関わる。コミュニティは，個人や家族がその個人的ケア役割を担えるようにするために，教育という形でヘルスサービスを提供する。それはまた，私的あるいは公的なヘルスサービスを提供して，個人を特定の疾病から守ったり，健康を維持・増進するうえで問題をもつ人々を援助する。

　第1次段階の予防的ヘルスケアに対する要求のうちの看護に属する次元を明確化する際に，看護師の指針となる一般的原則には次のものが含まれる。

- 看護ケアを受けているすべての個人は，予防の第1次段階におけるヘルスケアに対する要求をもっている。
- 普遍的セルフケアおよび発達的セルフケアは，その性質が治療的である場合には，予防の第1次段階のヘルスケアを構成する。それには，健康と発達を維持・増進し，特定の疾病を予防するための実践が含まれる。健康を増進するための実践では，生存，発達，および正常な構造と機能に不可欠な資源と条件が何であるかが問われる。疾病を予防するための実践では，疾病の原因因子と，それらの因子とあいまって，疾病を発生させる患者または環境の要因の関係を予防または阻止する方法が問われる。
- 個々の患者を援助するにあたり，看護師は，健康と発達を維持・増進し，特定の疾病を予防するセルフケア要件を充足するための方法を選択し，活用することができるし，また患者が同様の選択と活用をするのを指導することができる。それらの方法は，年齢，健康，個々の機能様式，環境といった要因にあわせて正しく用いられる。
- 看護師は，予防の第1次段階における普遍的および発達的セルフケア実践を選択または活用する際に患者，環境，ライフスタイルおよび日常のルーティンに

ついての事実に関する情報を用いる。この段階のヘルスケアは，各患者の日常生活システムに組み入れられ，その恒久的な部分とならなければならない(付録A)。
- 看護師は，この段階の予防的ヘルスケアの持続的な実施において患者または責任ある成人が担う本質的役割を認識したうえで，健康の維持・増進と疾病の予防という目標に向けて患者を援助する。

予防の第2次および第3次段階のヘルスケアに対する要求

　(1) 早期診断・治療による疾病の合併症や悪影響および廃疾障害の長期化の予防(第2次予防)，および (2) 醜形や廃疾が生じた場合のリハビリテーション(第3次予防)に対する要求は，特定の疾病の性質と影響，疾病をコントロールする妥当な方法，および疾病がもたらす廃疾をもって生き，それを克服する人間の潜在的能力についてわかっていることとの関連で特定される。治療的性質をもつ健康逸脱に対するセルフケアには，予防のこれら2つの段階のいずれかまたは両方の実践が含まれる。

　予防の第2次段階のヘルスケアは，疾病の発生時またはその後の段階での正確な診断と有効な治療を通じて達成される。十分なヘルスサービスを利用できる場合には，定期健診，患者や家族や看護師による健康障害の徴候・症状の正確な観察，観察された徴候・症状に応じたヘルスケアの選択などが，早期診断・治療に役立つ。公衆衛生の実践における症例発見もまた，早期診断・治療に役立つ。

　疾病の進行過程において，患者がヘルスケアに対してどのような要求をもち，セルフケア・エージェントとして患者がどんな道具的役割をもつかは，その疾病が患者にどんな影響を与えているか，またどんな診断・治療方法が用いられるかによって異なる。(1) 疾病が治癒し，病理学的過程の進行が中止し，あるいはその影響がコントロールされた場合，(2) 合併症が予防された場合，および (3) 疾病の原因因子の拡散が予防された場合には，予防の第2次段階のヘルスケアは有効だったといってよい。

　前述のように，リハビリテーションでは，人間の機能を何らかの形で代償したり，克服したりするために，患者およびヘルスケア従事者による機能にあわせた意図的行為が必要である。リハビリテーションに関わるヘルスケアは，ライフサイクルのどの段階で障害が生じたかということも含めた障害の性質と影響によって違ってくる。それはまた，障害の範囲，患者の残存機能，および患者がある程度の満足感をもって機能できるようにするためのさまざまな技術によっても異なる。この段階のヘルスケアでは，機能的な障害や廃疾を克服する人間の能力，喪失機能と残存機能を決定するための有効な技術，および有効な回復もしくは代償技術への信頼が必要である。それにはまた，患者，家族，ヘルスケア従事者，およびコミュニティが，リハビリテーションの目標に向けて積極的に努力することが必要である。多くのタイプの専門家，および具体的な教育，レクリエーション，旅行，作業などが，コミュニティの場で利用できなければならない。この段階での予防的ヘルスケアは，個人が社会の活動的な一員として生きていくことができ，また生活の中で安寧感を高め，進歩を続けることができている場合には，有効だったといってよい。

患者が第2次または第3次段階の予防的ヘルスケアに対する要求をもっている状況の看護の次元を明確化する際に，看護師の指針となる一般的原則には次のものが含まれる。

- 疾病または健康の障害あるいはその影響に苦しむ人々は，予防の第2次ないし第3次段階のヘルスケアに対する要求をもつが，これは，活性期の疾患とその持続的・力動的な影響，あるいは醜形や機能不全の段階に特有のものである。
- 健康逸脱に対するセルフケア（第10章）は，その性質が治療的である場合には，第2次ないし第3次段階の予防的ヘルスケアであり，これは，疾病の悪影響，合併症，機能低下の長期化を予防し，永久的もしくは長期的な醜形や機能不全を克服または代償するための機能を活用するセルフケア方策というかたちをとる。
- 個々の患者を援助するにあたり，看護師は，医師が処方または是認した診断，治療，リハビリテーションの方策を，患者の健康および疾病状態への普遍的および発達的セルフケア要件への適用を含めたセルフケアに組み込んで用いることができ，また患者にこれらの用い方を指導することができなければならない。
- 看護師は患者に関する事実に基づく情報を収集し，活用する。その情報には，患者の年齢集団の健康者を規範に測定した機能レベルの医学的評価の結果，医学的指示，環境，ライフスタイル，および日常のルーティンが含まれる。
- これらの段階のヘルスケアは，患者の日常生活の一時的または恒久的な部分となる。
- ヘルスケアにおける責任ある道具的エージェントとしての患者の役割は，年齢だけでなく，疾病の性質とその影響によっても違ってくることを看護師は認識したうえで，第2次および第3次予防の目標に向けたヘルスケアを通じて患者を援助する。患者の役割はまた，ヘルスケアで用いられる診断，治療，およびリハビリテーションの方法と技術，患者に対するそれらの影響，患者の利用できる資源とサービス，指導または監督の有無にかかわらず患者がセルフケアを行ったり，管理したりできる準備の程度によっても異なる。

健康の焦点からみた看護状況の分類

　　同じひとまとまりの事物，人間，または状況であっても，複数の方法で分類できるので，分類を確定する方法を考えることが必要である。たとえば赤と黄色のガラス玉の入った箱があり，ガラス玉には丸いものと四角いものがある場合，ガラス玉は色と形にしたがってグループ分けできる。グループは，色によって分類した場合は赤と黄色のガラス玉に分かれ，形によって分類した場合は丸と四角のガラス玉に分かれる。赤と黄色のガラス玉のそれぞれ一部が丸く，他は四角である場合，赤のガラス玉を丸玉と角玉というグループに分け，黄色のガラス玉も同様にグループ分けするという方式で分類することが可能である。
　　分類は，情報や事実を組織化するのに有益であるだけでなく，実践的目的に役立つ点でも有益である。実践的努力では，さまざまな要因（たとえばガラス玉の色と形）

の一つひとつを考慮することが，そうした多様性が望ましい結果に影響を及ぼす場合には，常に必要である。ごく単純な例をあげれば，箱の中の赤と黄色のガラス玉を使って，同じ色で丸玉と角玉が交互になる2本のネックレスを作ることにしたとしよう。計画にあたっては色と形の双方を考慮に入れなければならない。決まった長さの2本のネックレスを作るためには，それぞれの色の丸玉と角玉の数を決めなければならない。ガラス玉の大きさと使用できる数も考慮に入れる必要がある。ガラス玉を色のグループに分け，さらにそれぞれの色のグループを2つの形のグループに分ければ，ガラス玉を結び合わせる作業だけでなく，使用できるガラス玉の数を判断するのにも役立つであろう。ガラス玉のこの単純な例は，特徴をもとにどのように分類が行われるか，また事物を特定して命名したり，一連の課題を達成したりするうえで分類がいかに有益であるかを例証している。効果的に機能するためには，看護師は，**看護状況の健康的側面と援助的側面**の双方についての知識をもつ必要がある。看護師にとって看護状況の健康的側面を理解するうえで役立つ分類システムを紹介しよう。

　看護ケアを必要とする人は，(1) 疾病，損傷，廃疾，醜形の有無，(2) きわめて良好，良好，ほぼ良好，不良というようにおおまかにとらえた，あるいは健康状態を示すひとまとまりの特徴の価値からとらえた一般的な健康状態の質，および (3) ヘルスケア上どのような変化とニードが存在するかを示すライフサイクル上の出来事と状況に関して，健康の視点から記述することができる。健康のこれらの次元は，患者ごとに正確に記述すれば，適切なヘルスケアの目標をさし示し，必要なヘルスケアの種類を特定し，さらには存在しているまたは可能性のあるセルフケアの障害物の種類をもさし示す。次に，これら健康の次元に基づく分類システムを提案し，健康上の焦点による看護状況の7つのグループ分けを紹介する。各グループで示唆されるバリエーションは，サブグループの存在を明らかにする。この分類システムは，看護師にとってのみでなく一般的にも有用である。これは，基本的にはヘルスケアの看護的側面について推論を行うことのできるヘルスケア状況の分類である。

● グループ1

　健康の焦点は，成長・発達の諸段階，成熟，育児期，加齢過程，および老年期に伴って解剖学的・生理的・心理的な変化を生じさせるライフサイクルに関係するさまざまな出来事や状況に向けられる。一般的健康はきわめて良好から良好の範囲にある。

● グループ2

　健康の焦点は，特定の疾病（たとえば麻疹）あるいは損傷（たとえば転倒による骨盤骨折）からの回復の過程，あるいは疾病・損傷の影響の克服ないしは代償に向けられる。永久的な機能不全，醜形，廃疾は生じることも，生じないこともある。一般的健康はきわめて良好から良好，ほぼ良好の範囲にある。

● グループ3

　健康の焦点は，疾病の程度，障害の具体的影響，および用いられた診断や治療法の影響に関心を寄せつつ，原因不明の疾病あるいは障害に向けられる。一般的健康は良好からほぼ良好の範囲にある。

乳幼児，小児，および青年の正常な成長と発達，(2) 成人の持続的な心理的・知的発達，(3) 少女，若年女性，および高齢女性の妊娠，(4) 中高年者の解剖学的・生理的・心理的な変化に向けられる事例が含まれる。ライフサイクル指向の4つの一般的な種類のヘルスケアは，これら4つのタイプの看護事例が示す具体的デマンドに見合っているといえよう。これら4つのタイプの事例は，看護師が，ライフサイクルの各段階における成長と発達，予防の第1次段階における正しいヘルスケアの実践，乳幼児や小児のケア，思春期と成人期の生活，家族生活，結婚関係，出産時のケアなどに関する文化的慣習，個人と家族に影響を与える社会経済的情勢，および環境内の物理的・生物的・社会的要因が個人・家族・コミュニティの健康に与える影響力，などについての知識をもたなければならないことを示している。個々のタイプの事例を含めライフサイクルの焦点は，他の5つのグループの健康の焦点にも本来備わっているものである。ある意味では，それはあらゆるタイプの看護状況の中核をなすと考えることができよう。

回復

　疾病や損傷，または機能障害からの回復は，ヘルスケアの焦点である。疾病や損傷に対して医学的治療が実施され，治癒または調整に成功すれば，生命機能は安定する。医学的治療の特徴と個人へのその効果，および病理学的過程の残存的影響によって，ヘルスケアのニードは左右される。

　グループ2の具体的事例には，欠損や廃疾を残すことなく完全な回復が期待される事例，身体器官またはその一部の喪失ないし欠損により永久的な構造もしくは機能の欠損が生ずる事例，および機能障害が継続的治療によって調整される事例があろう。事例はまた，病気の程度によっても異なる。冒された構造や機能部分以外は，正常な機能が残される場合もある。ヘルスケアのニードには，次のものが含まれる。

- 後遺症や合併症の有無，回復の進度，疾病調整の有効性を判定するための医学的評価を通じての回復過程の持続的コントロール
- 疾病，損傷，機能障害とその影響の治癒もしくは調整のための継続的な医学的治療およびセルフケア
- 疾病，損傷，機能障害，あるいはケア処置から生ずる後遺症と合併症，欠損，廃疾を予防することが必要であり，かつ可能な場合に行う特定の予防措置
- 合併症の早期発見・診断・治療
- 醜形により自己イメージに障害をきたした患者，および身体部位の喪失あるいは一時的・永久的機能障害をもつ患者のリハビリテーション
- 健康の維持と増進，および疾病・損傷・機能障害が一般的健康と成長・発達に及ぼす実際上または想定可能な影響からの保護
- 全体的なヘルスケアのニードに関連するセルフケアを含めたヘルスケアで患者と家族が適切な役割を担えるよう援助すること

　グループ2のタイプの看護事例では，治療的セルフケアには，疾病過程あるいは機能障害に関連し，またそれらに由来するケア方策，および医学的診断と治療に関連し，またそれらに由来するケア方策が含まれる。普遍的および発達的セルフケア

要件は，年齢，性，および環境要因だけでなく，疾病や障害の影響，および処方された医学的治療にも見合ったものでなければならない。セルフケアに対する制限は，疾病過程の影響，用いられる治療方法，あるいは必要な知識，技術または資材の欠如によって引きおこされる。

原因不明の疾病

グループ3では，ヘルスケアは，徴候や症状，疾病の程度，およびそれらの徴候や症状を引きおこす疾病や障害の医学的診断の必要性をめぐって組織される。このタイプの看護事例は，患者が明白な徴候や症状をもつ障害をきたしており，重度の病態と能力喪失か，中等度または軽度の病態か，徴候や症状が認められる以外は機能正常かのいずれかの場合である。これらの徴候や症状の原因が不明であることは，医学的な診断と健康評価が主たるヘルスケアのニードであることを示す。ヘルスケアのニードには次のものが含まれる。
- 疾病または障害の性質，原因，および影響の速やかな医学的診断
- 症状を覆いかくさないよう注意し，医学的治療とセルフケア方策によって症状の寛解をはかること
- さらに構造または機能の不全や永久的欠損と廃疾が起こるのを防ぐための，速やかな治療およびその他の予防処置
- 徴候や症状の性質，疾病の程度，および患者の一般的健康に関し実際上または可能な影響の結果必要となる健康の維持・増進
- セルフケアを含むヘルスケアを続けるうえで患者と家族が適切な役割を担えるよう援助すること

グループ3の状況の看護の次元は，グループ2のそれと類似している。健康評価と医学的診断への参加が，グループ3の状況におけるセルフケアの主たる構成要素となることがある。なぜなら，原因不明の障害は，セルフケアと看護双方に影響を及ぼす患者の主たる関心事となりうるからである。

遺伝的・発達的欠損と生物学的未熟

健康の焦点は，構造的・機能的欠損をもつ患者，あるいは出生時に未熟状態にあった患者のケアと処置に向けられる。欠損は遺伝性のことも先天性のこともある。未熟とは，未成熟出産によることも，低体重その他の要因によることもある。ヘルスケアは，欠損もしくは未発達状態によって必要となる調整と適応をもたらすこと，および生命を維持し，統合的機能を促し，現在と将来の正常な日常生活に必要な環境条件を整えることに向けられる。

人間機能と日常生活がどれだけ損なわれるかは，それぞれの構造的・機能的欠損あるいは行動障害の特徴によって決まる。たとえば口蓋裂の幼児は，ヘルスケアに対し，（健康と統合的機能に必要なある種の生化学的反応が起こらないという）先天性の代謝障害をもつ幼児とは異なる要求をもつ。特定の欠損——たとえば口蓋裂と比べた場合の口唇裂——が，生命，健康，および有意義な生活に与える影響の性質と程

度を考慮しなければならない。グループ4におけるヘルスケアに対する要求には，次のものが含まれる。

- 生命過程と統合的機能を支えるために患者が必要とする調整と適応を達成するための（治療的環境の提供を含む）継続的ヘルスケア
- 欠損，行動障害，生物学的状態が，一般的健康，成長および発達に及ぼす影響を判定するための継続的健康評価
- 欠損または障害の程度と影響，治療形態の指示，治療内容，および医学的治療の影響を判定するための継続的な医学的診断
- 合併症や現在の障害の拡大に対する具体的予防
- 指示に基づく患者や親のリハビリテーション
- 健康の維持・増進と，欠損または障害が一般的健康，成長および発達に対して与える実際上または可能な影響からの保護
- セルフケアを含む継続的ヘルスケアにおいて患者と家族が適切な役割を担えるよう援助すること

看護ケアの焦点は，欠損または生物学的状態の結果必要となる適応と調整をもたらすこと，および基本的な環境条件を維持することに向けられる。このタイプの事例においては，リハビリテーションがきわめて重要となろう。また，家族生活に大規模な調整が必要となる場合もある。欠損が広範で，自立，行動のコントロール，または可動性が妨げられる場合は，家庭の場の内部あるいは外部で継続的ケアを提供することが必要である。

治癒または調整

損傷，疾病，または行動障害を含む機能障害の治癒または調整のための積極的治療という形のヘルスケアは，患者のライフサイクルのどの時期でも必要となろう。このパターンで生ずる主要なバリエーションには，(1) 損傷とその影響の性質と程度，(2) 現在の徴候・症状を含め，疾病または障害の発現の仕方，(3) 生命機能が安定しているか不安定であるか，および (4) 疾病の程度，などがかかわる。

次の要因が考慮されなければならない。その状態の影響は局所的なものか，それとも全身的なものか，疾病は急性か慢性か，疾病が慢性の場合それは増悪期にあるのか寛解期にあるのか，その疾病は治癒可能か，治癒不能の場合は継続的治療によって調整できるのか，疾病過程が進行性であって治癒も完全なコントロールも望めない場合にどの程度の調整が可能か，緩和的治療や対症療法は必要か。ヘルスケアに対する要求には，次のものが含まれる。

- 疾病過程や機能障害を治癒あるいは調整させたり，損傷組織を治癒させたり，症状を軽減したり，廃疾を予防するための継続的ケアと医学的治療
- 生命機能と統合的機能を安定させたり，保護するための治療
- 疾病過程の進行，障害，あるいは損傷の回復過程の評価による継続的コントロール
- 廃疾をもたらす疾病，障害，または損傷の合併症や増悪を防ぐための身体的な予防策

- 合併症の早期診断と治療
- 健康の維持と，一般的健康，成長，および発達の促進
- 苦痛や廃疾がある場合に，患者がそれらに対処できるよう援助するケア
- リハビリテーション
- セルフケアを含む継続的ヘルスケアにおいて，患者と家族が適切な役割を担えるように援助すること

　治癒もしくは調整タイプの状況の看護の次元は，比較的単純なものから，きわめて複雑なものまである。患者に必要なセルフケアの種類と量は，個々の症状，疾病の程度，予後，疾病過程が生命機能と統合的機能に及ぼす影響，ストレスの量とタイプ，および医学的診断・治療の形態とそれらの治療法の効果などによって決まる。セルフケアと看護ケアは，患者の健康状態の変化および医学的診断・治療の変化に応じて調整される。

統合的機能の安定化

　このタイプの事例においては，ヘルスケアは，疾病過程，損傷，または出生時の呼吸・循環機能不全によって障害された生命過程の安定化とコントロールに向けられる。個々の事例にどのようなバリエーションがあるかを確認しなければならない。統合的機能はどの程度影響を受けているか，損傷またはその影響は，直接生命器官を冒したり，統合的機能を損なったりしているか，死の直接的危険が存在するか，何らかのコントロールを確立することができるか，苦痛が存在する場合その性質と程度はどのようか，患者はその状態が生命と健康に与える影響に気づいているか，死あるいは死に対する抑制不能の恐怖が予測されるか。このカテゴリーで患者を看護する場合には，患者が乳幼児，小児，青年，成人のいずれであるかがきわめて重要である。一般的なヘルスケアに対する要求には次のものが含まれる。

- 生命機能を開始・回復・安定させるための治療および統合的機能を促進するための治療の速やかな実施
- 生命過程における機能の逸脱の程度を判定し，必要に応じて治療を調整または実施するための，看護的・医学的評価による継続的コントロール
- 重篤な症状を緩和し，苦痛を除去するための看護ケアと医学的治療
- 合併症の予防，早期診断・治療のための看護ケアと医学的治療
- 疾病もしくは損傷をもつ患者と家族が苦痛の中で自らを支え，その状況の中で適切な役割を担えるよう援助すること
- 死にゆく人と家族が死の現実を直視できるようにするケア

生命の質に対する重大かつ不可逆的な影響（グループ7）

　統合的機能の深刻な破壊によって生命の質（クオリティ・オブ・ライフ）に重大かつ不可逆的な影響を受けている人々にとって，看護は必要欠くべからざるヘルスサービスである。緊急の状況以外では，積極的な医学的治療よりはむしろ医学的監視のほうが必要である。普遍的セルフケア要件を充足するために，ケアは，病理学的影

響から生じる障害を克服することに向けられる。多くの場合，主たる焦点は，患者が生活している条件と状況から特定される普遍的セルフケア要件の充足にあてられる。発達的セルフケア要件は，機能を障害された異常な条件のもとで，ある程度の有効性と満足感をもって生活する仕方を学ぶことに関わる。ヘルスケアに対する要求には，次のものが含まれる。

- 患者および環境の効果的な看護管理
- 継続的な医学的監視と，必要に応じて積極的な医学的ケア
- 普遍的セルフケア要件の継続的・効果的な充足
- 患者の発達を支持する方法や手段とその使用法の発見，たとえば，コミュニケーションや，不安・絶望・拒否といった感情の管理の新しい方法の発見
- 症状の継続的な管理
- 家族成員（および必要に応じて患者）が，状態の安定・不安定を含めた患者の機能状態，ケア上の役割，および現在と将来におけるケアの現実的な計画を理解できるようにするための適切な援助
- 患者と家族が自らを支え，安全措置を講じることができるようにするための継続的な支持

疾病や損傷の結果，生命の質が重大かつ不可逆的に冒されている状況では，患者と家族のケアにあたる看護師は，目ざす目標に向けて，医師と連絡をとり合い，他のヘルスケア従事者と協力し合う。安全で発達に役立つ環境を提供し，維持することが，ヘルスケアの基本的側面である。

終末期の疾患（グループ7）

ヘルスケアは，しばしば末期疾患患者の安楽と安全に向けられる。ケアは，がんこな痛み（があるときは）そのコントロール，および重篤な症状（たとえば食思不振，呼吸困難，頻尿，うつ状態）の調整，コントロールに向けられる。患者はしだいに衰弱し，重篤な状態に陥る[6]。障害の自然史，症状のタイプ，および症状の調整に用いる方法によっては，バリエーションが生ずる。ヘルスケアの目的は，末期疾患患者が自分自身を失わずに生きられること，疾病，およびケアへの参加の仕方を理解すること，自分独自のやり方で死を受容すること，安全かつ信頼できる環境の中で家族，友人，ヘルスケア従事者と共にいられること，などである。一般的なヘルスケアに対する要求には次のものが含まれる。

- 末期疾患の効果的な医学的管理
- 必要に応じて積極的な医学的処置
- 症状の継続的調整
- 普遍的セルフケア要件の効果的・継続的な充足
- 絶望や拒絶の感情のコントロールに向けた援助
- 患者の疾病と予想される結果，およびケアと今後の準備における役割について，患者と家族が理解できるようにするための援助
- 患者と家族が自らを支え，安全の措置を講じることができるようにするための継続的な支持

●死に直面した患者を支持し，家族の成員がそのための援助内容，方法を知ることができるようにするためのケア方策の開発

末期疾患の状況では，理想的には，看護師は，患者とそのケアに携わるすべての人々のために，患者，家族，医師，パラメディカルスタッフ，司祭，牧師，あるいはラビ（ユダヤ教教師）と共に，発達的環境を提供し維持する働きをする。

社会とコミュニティのヘルスケア提供

　ある社会，もしくはある特定のコミュニティの成員の健康状態は，時間の経過と共に，また居住場所によっても変化する。人々の生活様式，および健康・安寧の状態は，良くも悪くも，物理的・生物学的環境条件，ならびに水・食物・住居・衣服といった生命維持に必要な諸資源の利用可能性における安定性あるいは変動性によって影響を受けるし，また社会・文化的・政治的状況とその変化によっても影響を受ける。さらに，人々の生活様式は，満足のいく機能状態を維持しようと努力を払い，身につけてきた知識や有効であると認められてきた知識によっても影響を受ける。この知識には，衛生，不可欠な資源，および認知と対処を含む不健康や損傷の管理に関する知識が含まれる。健康的な生活，健康と病気，およびヘルスケア実践に関する知識のうち，あるものは一般的文化になりはじめており，その他の知識は特別な教育や訓練を通じて獲得される。

　人々の積極的な健康と安寧を可能にする2つのレベルのヘルスケアサービスが社会では必要である。その1つは人口集団および下位集団を援助するものであり，もう1つのケアは個人，家族，およびコミュニティ集団に対するものである。人口集団は公衆衛生専門家や予防プログラムを通じて援助され，個人，家族，コミュニティ集団のヘルスケアに対する要求は，医学，看護学，臨床心理学のようなヘルスケア専門領域のメンバーが提供するサービスを通じて充足される。現在では，州や地方の公衆衛生サービスでは，こうしたサービスのうちのいくつかを提供している。

公衆衛生と人口集団に対する予防

　公衆衛生（public health）とは知識と実践とを合わせもった一専門領域である。その目的とするところは，人口集団の疾病予防，生命過程の維持，身体的・精神的健康の増進，および人間としての能力向上にある。人口集団に焦点をあてた予防は公衆衛生実践者の仕事であり，これは，医師，看護師，その他のヘルスケア提供者が個人や家族に対して実践する予防的ヘルスケアとは異なる。

　公衆衛生実践者は，予防に関する領域のみならず，疫学および生物統計学の知識・技能を有している。疫学は人口集団の健康状態の実態，疾病，障害，廃疾，損傷の発生率や分布に関心をおく。生物統計学は，人口集団に関する人口統計データの抽出と分析，疫学調査，および人口集団に焦点をあてた予防プログラムの評価にとって必須の用具である。有能といわれる公衆衛生の専門家の中には，公衆衛生の実践に自己の専門領域の知識を行使できる医師や看護師が存在することもある。

簡潔にいえば，公衆衛生実践者とは，人口集団の健康に関連した特性および環境を記述・説明する情報を継続して追求するのである。特別の人間的・環境的な危険因子を有する人口集団に対しても，健康増進に関わる予防的ヘルスケアプログラムを開発する。彼らは感染症をコントロール・撲滅するために行動し，人々が消費する諸資源を安全かつ適切に保つこと，および環境を安全に保つことにも関心を寄せる。

世界保健機関，国・州・地方の保健部局，および村落の健康担当者らは，管轄下の人口に対して，予防的ヘルスケアプログラムを提供しようと行動する。アメリカ公衆衛生協会のような専門団体もまた，予防的ヘルスケアの分野での研究・開発に力を注いでおり，呼吸器疾患，心臓病，癌，遺伝性欠損，および精神衛生といった特定の健康状態に関する予防的ヘルスケアや研究に関心をおく国や国際機関もある。保健部局内外で，行政が管轄し提供する多くのサービス，すなわち飲料水浄化，建築物法と視察，下水道処理のようなサービスもまた公衆衛生にとって必要不可欠であり，公衆衛生に貢献しているのである。住居，食物，および困窮者への食事提供などは予防的ヘルスケアの手段であり，そのことは初等教育プログラムの中にも取り入れられている。

個人および家族に対するヘルスケア

今日の社会における人々や政府の主要な関心は，個人と家族のためのヘルスケア提供とその利用可能性にある。こうした関心に伴い，第一義的な予防的ヘルスケアが個人や家族，また公衆衛生やヘルスケア経費のコントロールに対して果たす重要性が，ますます認識されるようになってきた。個人および家族が**プライマリヘルスケア**と呼ばれるサービスを確実に利用できる動きが世界的に広がってきたことは，そうした認識の成果の1つである。

プライマリヘルスケアが意味するところは明瞭ではないが，このケアの特徴は第1次予防のヘルスケアという意味合いのプライマリではなく，人々を第一義的におくという点にある。アメリカでは，歴史的にみて，家庭医，病院の一般外来の医師，看護師，および公衆衛生看護師がプライマリケア・エージェントとして機能してきた。今日では，プライマリケアサービスについての公式見解および組織化に向けての動きがみられる。

有効なプライマリケアサービスについて，これまでに得られた一般的特性について記してみると，プライマリケアサービスは，子ども，男性，女性を含む個人および家族にとって地理的にも，財政的にも利用可能なものである。このサービスは個人の健康状態を査定するための定期検診を提供し，個人や家族がヘルスケアに対する責任を果たすことができるようにし，また，人々が自己のケアプログラムの開発・企画に参与できるようにするのである。このプログラムの目的には，健康の維持・増進，および必要に応じて第1次，第2次，第3次予防が含まれる。

プライマリヘルスケア・エージェントは，クライエントあるいは患者の中にみられる構造的ないしは機能的障害（身体・精神）の徴候をみとめることができるように，危険要因の存在がわかるように，また脳卒中のような疾病の前駆症状を認識できる

ように教育されるべきである。クライエントの健康障害ないしはヘルスケアの問題の性質によっては，臨床医学，看護，その他の領域の専門家に照会する。プライマリケアサービスには歯科ケアサービスや専門的な栄養評価と指導のサービスも含まれるべきであり，現在実施されているプライマリケアサービスには，前述のケアのすべてではないにしても，そのうちのいくつかは提供されている。

　アメリカでは，プライマリケア実践者には医師と看護師の両方が含まれているが，プライマリケアを実践する医師には家庭医，一般内科医，および一般小児科医がいる。看護師では，ナースプラクティショナーの資格を有する看護師，および個人・家族看護の上級臨床実践者が含まれる。プライマリヘルスケアの視点に立った個人・家族のヘルスケアにあっては，内科専門医あるいは一般外科医によるサービスの利用可能性についても考慮することは必要である。こうした医師たちは同じ人口集団を援助する臨床看護専門家たちと協力して業務を遂行するであろう。

　コミュニティ内で入手すべき必要なヘルスケアサービスには，生命にかかわる損傷，外科手術やリハビリテーションに対する要求，および身体的・精神的な急性疾患を有する人々のためのケア設備とプログラムとをもった病院がある。緩和ケア，ナーシングホームでのケア，ホスピスケア，ならびに在宅ケアといったサービスもまた，多くのコミュニティでは重要なサービスである。そうしたサービスを利用した後，個々人はプライマリケア・エージェントに戻るのである。

　アメリカにおけるコミュニティの中には，健康維持組織（HMO）と称する組織が多くのサービスを提供したり手配したりしている。こうしたHMOは保険会社やメディカルセンターによって，あるいは非雇用者団体によって統轄・運営されており，個人・家族はHMOに加入しメンバーとなる。HMOはメンバー全員に対して財政面の取り決めを行い，特別なヘルスケアサービスの計画を選定するのである。

　プライマリケアサービスはまた，自分のオフィスをかまえる医師および看護師によって提供されることもあるが，同僚と共同してクリニックのようなサービスを提供する者もいる。ある地域では，看護師管理のプライマリケアクリニックがコミュニティの積極的な健康と安寧に欠くことのできない貢献を果たしている。

　雇用機関が，より健康となるためのプログラムを従業員に提供しようとする動きが増大している。こうしたプログラムは，職業に特有な危険防止を考慮した従来の職業健康プログラムに追加する形をとっている。

　<u>マネジドケア</u>（managed care）とは，<u>管理されたケア</u>もしくは<u>包括的ケア</u>と称される内容を提供する健康保険プログラムのメンバーに供されるサービスのことである。メンバーに対するサービスの中心的焦点は，年齢と現在のヘルスケアに対する要求にしたがって，プライマリケア医師が継続して予防的ヘルスケアを行うことにある。ニードによっては，たとえば，内科専門医，病院，あるいは在宅ケアプログラムへと照会が行われる。特定のヘルスケアを受けた後，メンバーは再び，自分のオフィスあるいはHMO施設で働くプライマリケア医師のもとへ戻る。こうした移動は，メンバーのケア状況すべてを調整する，患者ケアコーディネーターの肩書きをもつ人々が手配し，実施するのである。

　多種多様なヘルスケアサービスにおけるクライエントの経過を査定するために，一定の基準が用いられるが，この基準は，クライエントの健康障害に特定したもの

であり，また特殊な形態の医学的治療方法から予測しうる経過に基づく医学的な規準である。したがって，このことに対しては，もう少し個人個人の違いを斟酌する必要がある。

マネジドケアは，医学的ケアおよび看護ケアのような特定のケア形態に関しても用いられる。こうした状況下では，看護師は看護ケアと医学的ケアとの間の関係を理解しなければならないし，看護の観点にたっての経過と医学的観点からの経過とを区別できなければならない。さらには，看護の追求すべき結果を理解し，医学的ケアが求める結果との違いがわからなければならない。

要約すると，個人・家族に対するヘルスケアサービスの提供には，利用可能性および財政的問題が横たわっているといえよう。予防的ヘルスケアを実践するヘルスケア従事者の資格と意欲は考慮すべき重要な点である。

ヘルスケアとしての看護，続き

看護は，ヘルスケアに対する要求をもつ人々が必要とし，また彼らに提供されている数多くのヘルスサービスの中の1つである。提供される種々のヘルスサービスの混成，サービス間の基本的関係，および個人や集団の健康に対する個別的・合同的なサービスの提供が，ヘルスケアシステムを構成する。サービスという観点からすると，ヘルスケアサービスを求め，それを提供される人々は，入手可能なサービスの消費者および購入者という役割を担うことになる。現実のケア提供者との関係という観点からすると，彼らは患者役割を担うのである。消費者および購入者という役割からみると，彼らは，税金，第三者支払い，あるいは直接支払いによって，自分たちが受けるサービスに対する支払いをする。患者役割にあっては，個人は，健康と発達の状態が許す限り自らのセルフケアに積極的に参加できるよう援助されるべきである。

看護師は患者がなぜヘルスケアを求め，それを受けるかを記述するための情報を求める。情報収集の指針として次の2つの問いがある。(1) 患者はなぜ，また誰からのヘルスケアを求めたか(求めているか)，(2) 患者はなぜ，また誰によってヘルスケアの受け手として認められたか(認められつつあるか)。患者のヘルスサービスの主観的尺度には，(1) 自らの構造および機能様式についての患者の満足度または不満足度，(2) 何が正常であり，何が異常か，何に耐えられ，何に耐えられないかについての判断，(3) 知覚した構造または機能の障害に対処する現在の能力についての判断，がある。成人や年長の子どもは，自分が以前の状態と比較して現在の外見，機能，気分がどうであるかについてデータをもっている。これらの判断を下すにあたり，個人は2組の規範を用いる。すなわち，個人にとって何が通常または"正常"であるかという規範と，何が"集団にとっての正常"であるかについての文化的規範であり，これらは科学的知識に基づくこともあれば，基づかないこともある。

ヘルスケアに対する要求に見合った看護を提供するためには，看護師は，患者や他のヘルスケア従事者との関係を含め看護の役割を定義できなければならない。役割の定義には，患者のヘルスケア状況の全般的次元についての認識が必要である。

それは，看護師がヘルスケア状況に入る時点で，またその後も定期的に遂行しなければならない課題である。ヘルスケアの焦点の違いによって分類された看護状況の7つのグループ，および各グループのヘルスケアのニードの一般的公式化は，看護師の役割を定義する際に役立つ。

　この定義は患者のヘルスケアに対する要求に関係する役割の内容から成り立っている。しかし，看護師の役割は，さらに患者と看護師との関係に照らして定義づけなければならない。その関係とは，患者の健康に関連したセルフケア不足の性質と程度（治療的セルフケア・デマンドを知り，充足するためのセルフケア・エージェンシーが不十分である）により，人的な援助が必要であることから生じる。人的な援助は，看護師が選択し行使する援助方法（第3章）によって提供される。

　看護師自身の役割および患者の役割を明らかにするためには，患者の健康状態とヘルスケアに対する要求に関する情報だけでは足りない。患者の日常生活パターン，利用可能な資源，およびセルフケア・エージェンシーと治療的セルフケア・デマンドについての情報が必要となる。これらの情報は，患者が治療的セルフケア・デマンドを理解し充足するために積極的な役割を担っているとき，あるいは担いつつあるときには欠くことのできないものである。

　これらの情報を看護学生が得る学習の一助として，患者から看護歴を聴取するための付録Aの3部からなる様式を利用できる。この看護歴は，患者がこれまでに治療的セルフケア・デマンドについて知覚してきた変化，セルフケア・エージェンシーの発達と実践，および生活パターンとルーティンのセルフケアに関する情報を収集する。このような看護歴を聴取する目標とは，患者の観点に立ってヘルスケア状況内のセルフケア次元を看護の目的のために展開することにある。

　看護学生は患者の看護歴をとる理由およびその重要性を認識すべきであり，また診療歴の内容と看護歴の内容とを区別することができなければならない。看護師は医師の診療歴から情報を収集することには慣れているが，看護師にとって必須の情報，あるいは医師やその他のヘルスケア従事者にとっても有益な情報を提供するような看護歴をとることにはあまり精通していない。

　看護歴とは，ヘルスケア状況における患者の役割を明らかにするための知識を探究する際に用いる1つの用具である。このことは，看護の実践上考慮すべき看護診断という専門的機能の中の一側面である。しかし，看護学生の臨床教育では，早い時期から看護歴聴取を実行すべきである。

まとめ

　看護師は広範囲にわたるさまざまなヘルスケア状況の中で実践する。看護が効果的に実践されれば，看護の成果は集団，個人，家族，およびコミュニティ集団のためのヘルスケアの目的達成に貢献するのである。看護師は健康および看護についてのダイナミックな概念を開発し，継続して精錬していかなければならない。看護と看護を受ける人々の健康状態との連接は，看護の固有の対象および妥当な看護一般理論から導き出される概念枠組みの中でのみ理解可能である。ある看護一般理論が

妥当性を有しているかどうかの検証は，看護が人々の全般的健康状態と健康状態の構成要素に連接しているかの有無を指摘するうえで，有用であるか否かによる。セルフケア不足看護理論は，看護を受ける人々の健康状態と看護との5つの連接点をすでに有していることから，この検証にたえられるものである。

ヘルスケアについて一般的に受容されている目的およびそれら目的を達成するための特徴あるヘルスケアは，看護師がヘルスケアとしての看護を理解し，またそれについて伝達するうえでの基盤である。看護学生が臨床の看護状況に入るときに，看護状況をヘルスケアの焦点ごとに記述すること，また状況の焦点ごとにヘルスケアと看護要求における関連のあるバリエーションを検証することは，看護学生にとって目標を設定するうえで役に立つことであろう。

社会およびコミュニティのヘルスケア提供に関する最新の知識は，組織的視点およびヘルスケア実践の視点の両方から，看護師が自分たちの看護労働がどのようにしてヘルスケア状況と適合するかを知るうえで助けとなる。ヘルスケア状況内で看護師役割と患者役割を確定することは，1つの看護機能でもある。

看護学生に対しては，現在のトピックを詳細に取り扱っている権威ある参考文献を活用し，本章の各節を補足することが必要である。公衆衛生・医学雑誌ならびに看護雑誌の論文の中には，集団，個人，および家族のヘルスケアに対する要求の理解を深めるような，看護師による学問的実践を示したものがある。

文献

1. Ashby WR: *An introduction to cybernetics,* London, 1965, Chapman & Hall, pp 195-218.
   （篠崎　武・山崎英三・銀林　浩訳：サイバネティックス入門，宇野書店，1967）
2. Crowe FE, Doran RM: *Collected works of Bernard Lonergan. Insight: a study of human understanding,* Toronto, 1992, University of Toronto Press, pp 82, 86-87, and 476-484.
3. Lewin K: *Field theory in social science, selected theoretical papers.* Cartwright D, editor: New York, 1951, Harper Torchbooks, pp xi and 45.
   （猪股佐登留訳：社会学における場の理論，増補版，誠信書房，1979）
4. Nursing Development Conference Group, Orem DE, editor: *Concept formalization in nursing: process and product,* ed 2, Boston, 1979, Little, Brown, pp 122-123.
   （小野寺杜紀訳：看護概念の再検討，第2版，メディカル・サイエンス・インターナショナル，1984）
5. Leavell HR, Clark EG: *Preventive medicine for the doctor in his community,* ed 3, New York, 1965, McGraw-Hill, pp 14-38.
6. Saunders C: *The management of terminal illness,* London, 1967, Hospital Medicine Publications, p 14.

第3部

看護システムの変数

第10章 治療的セルフケア・デマンド：患者変数

● **重要項目**

一連の行為
基本的条件づけ要因
ケア方策
セルフケアシステム

セルフケア要件
セルフケア要件充足の過程
治療的セルフケア・デマンド

本章は，第7章で説明したセルフケア理論をさらに発展させる。この開発を通して，第8章に明記したセルフケアの基礎的科学に対する知識の構造および内容が提案されるに至った。この知識は，治療的セルフケア・デマンドとセルフケア・エージェンシーとの間の関係性を仮定するセルフケア不足理論をさらに発展させるうえで貢献した。最初の節では，治療的セルフケア・デマンドという用語と，その指示物と源泉とからなる概念的実体にふれる。

概念と用語

治療的セルフケア・デマンドという用語は，1970年に看護開発協議会によって紹介された。この概念が公式化され導入される以前には，人間がもつべきセルフケアの量と種類をさして，行為デマンドとセルフケア・デマンドという用語が用いられた。概念の公式化には3年の月日を要したが，この公式化の過程の詳細については，"Concept Formalization in Nursing：Process and Product"の「概念開発の過程」の章に述べられている（pp. 149-155）[1]。

看護ケースのデータを分析することにより，協議会メンバーは，個人のセルフケアに対する行為デマンドがセルフケアに従事するための能力とは分離されるとの理解に至った。さらに，セルフケア方策を遂行するための刺激が患者内部に必ずしも生じないこと，およびデータが内的なものであれ外的なものであれ，常に治療的結果を生み出すとは限らないことが明らかになりはじめた。また，看護ケースの分析から，セルフケア・デマンドが個人の健康状態，および看護ケアを受けている個人の自己概念の回復へのニードに関連するという認識が引き出された。このことは，

セルフケア・デマンドのセルフケア要件構成要素と人間を記述する人間的・環境的要因との間の条件づけ関係を認識する手始めであった。

　看護ケース分析の結果，協議会メンバーはセルフケア・デマンドあるいは治療的セルフケア・デマンドという用語を用いることになった。治療的セルフケア・デマンド概念の公式化は，専門領域の有資格看護師の貢献により促進された。それぞれの看護領域の固有の対象および主要な内容に関する記述を試み，この記述から，看護を受ける人口集団成員の機能的状態と，その専門領域に携わる看護師が実行することとの間には関連性が存在することが示唆された。これは，援助を受ける人口集団成員は，その集団に共通する特別なケアに対して，識別可能なデマンドを有しているとの考えを意味した。

　治療的セルフケア・デマンドの概念公式化のこの段階で，思考過程の要素として以下の洞察があげられた。

1. 治療的セルフケア・デマンドとは，セルフケアへの従事とは分離した実体である。
2. 特別なセルフケア方策に携わるためのニードの認識および刺激は，内的および外的な諸資源にその源泉を有することがある。
3. 専門的看護実践領域において，看護師が患者のために行うことは，援助を受ける人口集団成員の機能的状態と関連することを示唆する。
4. 概念的に治療的セルフケア・デマンドという用語を用いる個人は，一群の相互に関連し合う概念化された実体を構成する。概念構築に役立つ諸要素群は，単一の具体的なデータあるいは一要素のみのデータではなく，ある範囲のタイプの要素についての洞察から得られる。
5. 治療的セルフケア・デマンドは，概念的一貫性をもって習得・使用するには困難な概念である。

概念の構造と派生

　治療的セルフケア・デマンドとは，個々人の既知の現存するセルフケア要件および出現が予測されるセルフケア要件の調整的目標（機能的もしくは発達的）を充足・履行するために選ばれたテクノロジー（手段）を用いて，行為過程を生ずるために遂行されなければならない一連の行為もしくはケア方策の，形式化され表現された一構造である。それぞれの要件を充足するために選択されたテクノロジーは，ある程度の妥当性と信頼性がすでにわかっていなければならない。セルフケア要件の調整的機能を理解し，要件を充足する価値を，テクノロジーの選択前に，個人のために特定化，すなわち個別化を図らねばならない。

　図10-1はケア方策の合計を表しており，その合計が1, 2, n要件と示されたセルフケア要件を充足するための治療的セルフケア・デマンドである。また，本図は，セルフケア要件それぞれを充足するためのケア方策，すなわち一連の行為を引き出す過程を企画するうえで役立ち，互いに含蓄もしくは補完し合う相互関係的実体をも表している。1つのセルフケア要件あるいは複数のセルフケア要件を充足するための一連の行為は，この図に表現されている相互関連性の知識がないと，理解する

```
        基本的条件づけ要因      基本的条件づけ要因
人間機能 ← セルフケア要件1  + 適切なテクノロジー = 一連の行為
人間機能 ← セルフケア要件2  + 適切なテクノロジー = 一連の行為
人間機能 ← セルフケア要件"n" + 適切なテクノロジー = 一連の行為
                                              治療的セルフケア・
                                              デマンド
```

図 10-1　治療的セルフケア・デマンドの構成要素とその内訳

ことも判断を下すこともできない。図にあるように，調整的目標を表す特別なセルフケア要件は調整されるべき人間機能と関連し，テクノロジー（手段）はセルフケア要件と関係し，また，一連の行為もしくはケア方策は使用するテクノロジーに関係する。セルフケア要件およびテクノロジーの両方が，基本的条件づけ要因と称される人間的・環境的要因と関連する。治療的セルフケア・デマンドの構造とその源泉を示すモデルは，意図的行為と行為システムに基づく。

概念についてのまとめ

　治療的セルフケア・デマンドという用語は複雑な理論的概念を表し，セルフケア理論，セルフケア不足理論，および看護システム理論にとって主要な概念要素である。この概念は，セルフケア不足理論にその源泉を有し，また，セルフケア，セルフケア不足，看護システムという副次的理論からも意味を引き出しているがゆえに，理論的である。治療的セルフケア・デマンドという概念は複雑であるが，看護師が具体的な看護実践状況の中で，(1) 達成すべき特定の調整的機能をもったセルフケア要件の種類と数，(2) 各セルフケア要件を充足することができる既知の過程と妥当なテクノロジー，および (3) 各セルフケア要件の充足の過程において，テクノロジーを操作する行為あるいは一連の行為（ケア方策）を，決定するための探究と判断の過程を通して構築しなければならない。

　看護師は知識を獲得することにダイナミックでなければならないし，また，治療的セルフケア・デマンドの算定という複雑な過程に携わるためには，知的・認知的技能を用いることに熟達していなければならない。看護師がもつべき知識は，セルフケア要件のタイプ，バリエーション，セルフケア充足のための正確で信頼性のあるテクノロジー，そして要件充足の価値とテクノロジーの妥当性を条件づける要因，あるいは付録Cに記述したように，要件充足の妨害を引きおこす要因にまで，拡大されなければならない。

　治療的セルフケア・デマンドは，特定の時間・場所における個々人に特有のものである。しかし，年齢，発達状態，健康状態，その他の基本的条件づけ要因による特徴を有する人々は，治療的セルフケア・デマンドに対して共通した構成要素をもち，治療的セルフケア・デマンドの変化は，特徴ある**基本的条件づけ要因**の性質に関連する。健康状態のような個々人を特徴づけるいくつかの基本的条件づけ要因は，比較的安定しているかもしれないし，急激な変化を起こす状態であるかもしれない。たとえば，集中ケア病棟に収容されている人は，セルフケア要件と治療的セルフケ

ア・デマンドが急速に変化し，健康状態を明瞭に示す人間の構造・機能において安定がみられないといった特徴を示すことが多い。

　どの発達段階にある人でも，治療的セルフケア・デマンドを有し，看護ケアを受けている人々にみられる一定した特性がある。その一定した特性は，時間によってバリエーションを示すことから，患者変数の1つとなる。

　セルフケア要件の充足はセルフケアに従事する理由を構成し，セルフケア要件充足のためのテクノロジーは，治療的セルフケア・デマンドの構造的構成要素および内容的構成要素を産生する。こうした理由からしても，看護師はセルフケア要件について広範囲にわたる知識をもつべきである。以下の2つの節で，セルフケア要件に特有な内容について叙述する。

セルフケア要件，1958～1995年における開発

　セルフケア要件とは，人間の機能と発達の調整に必要であるとわかっている，あるいは仮定される行為で，個人によって個人のために遂行される行為について公式化した洞察である。セルフケア要件の考え方を形成したのは，1958年のアメリカ合衆国保健教育福祉省の教育局において施行・刊行した業務に始まる（pp. 48-53）[2]。

　看護状況に関する章の個人の健康状況についての記述において，「個人的健康の主要な要件」を同定化した。身体的健康，精神的健康，および情緒的健康それぞれに5つの要件からなる，合計15の要件を記述し，さらに，コントロールすべき要因とその理由を明記した。充足されるべき要件の価値に影響を及ぼす基本的条件づけ要因が，その段階で命名された。「年齢，活動，および特別な健康状態から引き出される栄養学的およびエネルギーの要求に基づく食物，水，および空気」は，身体的健康を表した一例である（pp. 51-52）[2]。

　身体的，精神的，情緒的健康に対する要求を表した1958年の考え方は，後に，普遍的セルフケア要件および発達的セルフケア要件という表現がとられるようになった。次に，第3章で明示した3つのタイプのセルフケア要件——普遍的セルフケア要件，発達的セルフケア要件，健康逸脱に対する要件——を記述する。

普遍的セルフケア要件

　ライフサイクルのさまざまな段階で人間の構造と機能の統合性をもたらすうえで，妥当性があるとすでにわかっていること，もしくは妥当化の過程にあることがらに，セルフケアあるいは依存的ケアを通して充足されるべき普遍的な目標はおかれる。あらゆる人間に共通する8つのセルフケア要件を示す。

1．十分な空気摂取の維持
2．十分な水分摂取の維持
3．十分な食物摂取の維持*
4．排泄過程と排泄物に関するケアの提供
5．活動と休息のバランスの維持

6．孤独と社会的相互作用のバランスの維持
　7．人間の生命，機能，安寧に対する危険の予防
　8．人間の潜在能力，既知の能力制限，および正常でありたいという欲求に応じた，社会集団の中での人間の機能と発達の促進。<u>正常性</u>(normalcy)という言葉は，本質的に人間的であるという意味で，また個人の遺伝的・体質的特性と才能に調和しているという意味で用いられる。

　これら8つの要件は，人間の構造と機能を維持し，その結果人間の発達と成熟を支える内的・外的条件をもたらす人間の行為をいう。普遍的セルフケア要件をめぐって組織されるセルフケアあるいは依存的ケアが効果的に提供されるとき，積極的な健康と安寧が育まれる。213頁の囲みは，これら8つの要件を充足するための一般的行動を示したものである。それぞれの普遍的セルフケア要件を充足することが，さまざまな仕方で健康と安寧に貢献するのである。

　十分な空気，水，食物摂取の維持は，代謝，エネルギー産生，および液体保持に不可欠な物質を個人に供給する。排泄過程と排泄物に関する効果的なケアの提供は，これらの過程の統合と調整に役立つばかりでなく，排泄された物質の効果的なコントロールにも役立つ。活動と休息のバランスの維持は，随意的なエネルギー消費をコントロールし，環境刺激を調整し，変化および関心と才能へのはけ口，その両者から生じる安寧感をもたらす。孤独と社会的相互作用のバランスの維持は，知識が習得され，価値観や期待が形成され，安全と自己実現の手段が達成される発達過程に不可欠な状態をもたらす。孤独は，社会的刺激の数や社会的相互作用へのデマンドを減少させ，内省を呼び起こす状態を生み出す。社会的接触は，考えの交換，文化受容と社会化，そして潜在能力発揮の機会を提供する。社会的相互作用はまた，生命，成長，および発達に必要な物的資源を獲得するのにも不可欠である。

　生命，機能，安寧に対する危険の予防は，人間の統合性の維持に寄与し，ひいては人間の機能と発達の効果的促進に寄与する。人間の機能と発達の促進（正常性の促進）は，人間の生命および機能と発達に対する内的危険を構成する状態の発生を予防する。それはまた，個人が自分の個別性と全体性を感知し，客観的な認識をもち，人間として自由と責任をもてるような状態を生み出す。

　普遍的セルフケア要件についての知識領域開発の1つの側面は，要件間の関係の説明である。たとえば，<u>危険の予防</u>と<u>正常性の促進</u>という要件は，図10-2に示すように，十分な空気，水分，食物摂取の維持との関係において，他の6つの要件それぞれと関係づけられなければならない。ケア提供者は，危険の予防と正常性の促進という要件が，他の6つの要件とどのように結びついているかについて，次のような一連の問いに答えることによって探ることができる。

　十分な空気，水分，食物摂取の維持という要件に対しては，次の3つの問いが提示される。

●既知もしくは仮定の内的・外的条件のもとでの十分な空気，水分，食物摂取とは何か。たとえば水分と食物の摂取は，発熱という条件のもとでは調整されな

---

* （前頁）人間が必要とする食物の構成要素は，栄養素と称される。それらには，蛋白質とそれらを構成するアミノ酸，脂肪と脂肪酸，炭水化物，ミネラル，およびビタミンが含まれる。水は多くの食物の構成要素でもある。

```
              十分な摂取の維持
              ┌─────────┐
              │ 1  空気   │
              │ 2  水分   │
              │ 3  食物   │
              └─────────┘
             ↙           ↘
  7 危険の予防  ←――――――→  8 正常性の促進
```

図 10-2 普遍的セルフケア要件の相互関係

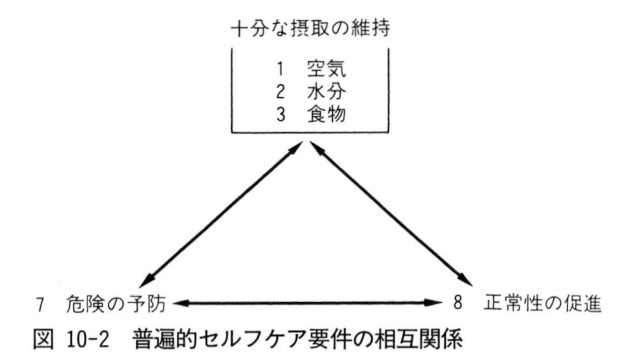

ければならないか。もしそうだとしたら，どのようにして調整すべきか。
- もし危険があるとすれば，それらは物質摂取のためのこれら要件の充足にどのように関係しているか。明確化された危険，たとえば摂取された空気，水分，食物中の有害物質は，どのようにして排除あるいはコントロールできるか。
- 物質摂取に対するこれら3つの要件の充足によって，正常な機能と発達は促進できるか。もしそうなら，どのようにして促進できるか（たとえば習慣や嗜好ではなく，摂取する食物の栄養価の知識に基づく食物摂取パターンの確立と維持）。

排泄過程と排泄物に関するケアを効果的に提供するためには，次のような問いに答える必要があろう。
- 個人の排泄パターンはどのようなものか。現在のパターンは以前のパターンと合致しているか。
- どのようなケア習慣もしくはケア手段が，排泄行為と排泄物の処理に関連しているか。
- 明確化された排泄パターンもしくはケア習慣（ないしケア習慣の欠如）は，それ自体危険なものか。
- もし危険があるとするなら，どのような危険が個人の内的・外的条件のもとでの排泄の準備または実施に関連しているか。
- 個人の排泄に対する規範を構成するものは何か。排泄パターンが現在規範をはずれているとしたら，どのようにすれば正常な機能を取り戻すことができるか。
- 排泄行為と排泄物の処理に関しどのようなケア実践が個人および社会集団に益をもたらすか。

活動と休息のバランスおよび孤独と社会的相互作用のバランスの維持に関するケアを提供する者は，次のような問いに答える必要があろう。
- 一般的な内的・外的条件のもとで，休息と活動，および孤独と社会的相互作用のバランスを構成しているのは何か。
- どのような種類の，またどの程度の休息と活動，あるいは孤独と社会的相互作用が，現存の条件のもとでの危険を構成しているか。
- どの種類の，またどの程度の休息と活動，あるいは孤独と社会的相互作用が，人間の潜在能力とその限界との関係において人間の構造を維持し，機能と発達を促進することが期待できるか。また同時に，個人の関心，欲求，才能に見合っているか。

危険の予防と，正常な人間の機能および発達の促進との関連性について，ケア提供者は次のような問いに答える必要があろう。
- 個人の環境あるいは生活パターンには，人間の生命，機能，および発達に対するどのような危険が存在するか。
- 危険が排除もしくはコントロールされないとしたら，個人にどのようなことが起こるか。
- 危険を察知したり，予防したり，コントロールしたりするために，個人はどのような行為のパターンを身につけるべきか。
- 既知の危険に関する個人のどのような関心，価値観，および行為が，人間の構造と機能を損ねたり，正常な機能と発達を妨げたりする状態をひき起こすか。

正常性の維持に対する要件を探るには，次の4つの問いが手がかりとなろう。
- どのような内的・外的要因が，(1)個別化と個人化，および(2)心理学的・認知的・生物学的に記述された人間機能についての正常性の促進のための具体的要件を示唆しているのか，あるいは積極的指標となっているか。
- これらの要件は，ケア方策の選定における手がかりとして理解でき，また役立つような仕方で表現することができるか。
- どのような行為が，現在もしくは予測される条件のもとで効果的であり，また可能であるか。
- 個人の安寧，健康，あるいは生命にとって有害な個人的ないし集団的な目標を達成するための体制にその個人はかかわっているか。

　セルフケアあるいは依存的ケアを通じて普遍的セルフケア要件を充足することは，個人や社会集団の日常生活の不可欠な部分であるが，ある種の状態が顕著になると，このことは人間生活の基本構造から切り離されることになる。このような状態には，(1)有害物質による空気，水，食物の汚染，(2)食物と水の不足，(3)仕事，レクリエーション，教育，宗教活動，ならびに人間集団の日常生活パターンに望ましくない影響を及ぼす状態，および(4)社会集団成員の疾病，欠損，特別な病理，廃疾などが含まれる。このような状態のもとでは，個人も社会集団全体も，これらのセルフケア要件に関心を払い，効果的に充足できる条件をもたらすための行為を実行するだろう。

　質的（種類）観点あるいは量的（総計）観点あるいはその双方からみた8つの普遍的セルフケア要件はいずれも，個人もしくは集団にとって，年齢，性，発達段階，健康状態，社会文化的指向，および資源などによって異なる。社会集団内部の実践多様性と個人による実践の範囲は，環境条件に対する長期の適応のみならず，獲得され，伝達され，普遍的ケア要件に用いられてきた知識の種類と量をも反映している。

発達的セルフケア要件

　発達的セルフケア要件は，当初，普遍的セルフケア要件に包含されていたが，その重要性を強調するためと，数が多く多様性に富んでいることを考慮して，普遍的セルフケア要件から分離された。

8つの普遍的セルフケア要件を充足するための一般行動

1. 十分な空気，水分，食物摂取の維持
   a. 必要量に影響を及ぼす内的・外的要因に合わせて，あるいは必要量欠乏という条件のもとでは，総合的機能の回復に最も有効な消費に合わせて，正常な機能に必要な量を摂取する。
   b. 解剖学的構造と生理学的機構の統合性を保持する。
   c. 呼吸，水分，食事の摂取を，乱用することなく，快適に享受する。
2. 排泄過程と排泄物に関連するケアの提供
   a. 排泄過程の調整に必要な内的・外的条件を整え，維持する。
   b. 排泄過程を管理し(関連する構造および過程の保護を含む)，排泄物を処理する。
   c. 排泄後の身体の表面および部分の衛生的ケアを行う。
   d. 衛生的状態の維持に必要な環境に注意する。
3. 活動と休息のバランスの維持
   a. 身体運動，情動反応，知的努力，および社会的相互作用を刺激し，これらの良好なバランスを保つ活動を選択する。
   b. 休息および活動のニードを察知し，その充足をはかる。
   c. 休息-活動パターン開発の基礎として，個人の能力・関心・価値観はもとより，文化的な規範も利用する。
4. 孤独と社会的相互作用のバランスの維持
   a. 個人の自律性を発達させるのに必要な資質とバランスを維持し，個人が効果的に機能できるような社会的関係を持続する。
   b. 愛情や友情のきずなを育む。他人の個性，人格，および権利を無視し，利己的な目的のために他人を利用しようとする衝動を効果的に管理する。
   c. 発達と適応を継続するのに不可欠な社会的温かさと親密さのある状態を整える。
   d. 個人の自律性と集団の成員としての立場の両方を促進する。
5. 生命，機能，安寧に対する危険の予防
   a. 起こりやすいさまざまなタイプの危険に注意を払う。
   b. 危険な状況をもたらす出来事を防止するための行為を実行する。
   c. 危険が排除できない場合は，その状況からその人を引き離し，保護する。
   d. 生命もしくは安寧に対する危険を排除するため危険な状況をコントロールする。
6. 正常性の促進
   a. 現実的な自己概念を開発し，維持する。
   b. 特異的な人間としての発達を助長するための行為を実行する。
   c. 人間の構造と機能の統合を維持し，促進するための行為を実行する。
   d. 正常な構造および機能からの逸脱をつきとめ，これに対処する。

人間発達は，多様な領域での研究主題となっており，さまざまな側面にそって研究されている。成長・発達の器質的側面，認知・情緒的発達を含む心理的側面，また個性・特性形成や精神的健康に関する個人的側面などについて，多くの文献が存在する。また，こうした発達の諸側面間の連合も研究主題となっている。人間発達とは，発達が男性，女性，子どもである個々の存在する実体の中で生起すること，出来事，および機能を包含し，流動性をもったダイナミックな過程であると理解することが必要である*。

　発達的セルフケア要件を明確化，形成し，そして表現するには困難を伴う。人間の統合性と同様に，人間発達の相違および連合性を考慮しなければならない。発達的セルフケア要件は，人間の構造・機能および行動特性の形成にまず関連しており，また，より高度で複雑なレベルの組織化と機能に向けてのダイナミックな運動にも関係する。

　人間発達の側面を理解するために習得したさまざまな知識体系により，また，ライフサイクルの多様な時点での要件を助長・調整する要因を分離する知識体系により，発達的セルフケア要件の表現は入り組んだものとなる。ライフサイクルの段階およびそれに関連する条件・状況を理解しなければならない。一般に，発達に関係する出来事などが認められるライフサイクルの段階は以下の通りである。

1．胎児の段階および誕生の過程
2．(a) 満期産もしくは早産，および (b) 正常体重もしくは低体重で生まれた新生児の段階
3．乳幼児期
4．思春期および青年期を含む小児期の発達段階
5．成人期の発達段階
6．小児期もしくは成人期における妊娠

　個人はそれぞれ，社会内で1人の分離した独特な人間として発達する。人間の自然な発達を促進する条件および資源は，家族，コミュニティ，および社会全体の中に多様に存在する。生活を通じて，個々人は発達にとって望ましくない影響を及ぼす内的・外的条件を経験するようになる。そして，ある発達段階に到達すると，個性的かつ成熟へと移行しはじめるのである。ライフサイクルの他の段階（胎児期，乳幼児期，および小児期）では，発達的セルフケア要件は，依存的ケア・エージェント，両親，あるいは他者によって充足される。これらの考察をもとに，実践状況での有用性・考察に供するために，3組の発達的要件を提示するが，これらは，発達の促進，自己の発達，および人間発達を阻害する人間的条件や生活状況の影響の予防，克服をする条件を示している。

発達を促進する条件の提供

　ライフサイクルの早い段階では，依存的ケア・エージェントが充足すべき要件が存在する。年長児および成人が災害，重篤な疾患，あるいは不安や心配な状態に直面したとき，援助役割をもつ人々（救助隊員，家族メンバー，看護師）は，以下のよう

---

* Lonergan が発達の哲学的対処について考察している[3]。多様な人間発達の側面，および側面間の関係を理解するうえで役立つであろう (pp. 476-504)。

な条件を提供する必要があろう。
1. 水・食物のような十分な資源，ならびに，体の基礎がつくられ，ダイナミックな発達が生ずる段階での人間発達にとって不可欠な条件を提供・維持すること。
2. 快適感・安心感，他者との親密感，および世話をされているとの感覚を確かなものとする身体的，環境的，社会的条件を提供・維持すること。
3. 知覚喪失および感覚負荷を予防する条件を提供・維持すること。
4. 情緒的・認知的発達を助長する条件を提供・維持すること。
5. 知的，感覚的，実践的，相互作用的，および社会的な技能を含む，社会生活にとって不可欠な技能開発を開始し，進歩するように助長する条件および経験を提供すること。
6. 家族，コミュニティの世界において，人は自己を所有し，1人の人間であるとの自覚を助長する条件および経験を提供すること。
7. 不安，怒り，あるいは心配といった状態を予防するための物理的，生物学的，および社会的環境を調整すること。

自己発達への従事

ここでの要件とは，自己を発達過程に意図的に参与させる必要のある要件である。
1. 自己洞察，他者認識，他者に対する関係，およびそれらの態度を開発するための熟考と内省の習慣を理解し，形成する。
2. 自己についての洞察，および他者，事象，生活状況に対する関係についての洞察を導き出す感情・情緒を，内省の後，受容する。
3. 才能を活用し，社会において生産的業務に従事するための準備，維持，支持に関心をもつ。
4. 個人的参与を要する状況における目標と価値観の解明に努める。
5. 自己の役割および発達した，あるいは発達しつつある理想自己に従って，生活状況において責任をもって行為する。
6. 「徳を要する習慣にまで高めるよう」な「しっかりした情緒的資質」の開発において，積極的・肯定的な情緒がもつ価値を理解する。積極的な情緒および行為刺激は知りたいという願望を含み，また，人間愛，美への愛，創造する喜び，歓喜と笑い，宗教的情感，幸福感というバリエーションがある[4](pp. 311-330)。
7. 自己の生活目標や理想自己と行動が一致しないときには，否定的な情緒や行為刺激を経験することを理解する。否定的情緒には，罪悪感，自責，および無意識の葛藤が含まれる[4]（pp. 294-299）。
8. 以下の意図的な努力を通して，積極的な精神的健康を助長する。
    a. 真実（現実）の枠組み内で機能する。
    b. 日常生活に秩序をもたらし，維持する。
    c. 誠実さと自覚をもって機能する。
    d. コミュニティの中の1人の人間として機能する。
    e. 自分自身の人間性をより一層理解して機能する*。

> 子どもおよび成人のための依存的ケアシステムについて情報を収集する学習を援助するための訓練

> 1．家族の中で子どもに対し継続的にケアを提供する責任をもつ成人という立場にある友人を選び，その人がケア提供についての問いに進んで答えてくれるかどうかを確かめる。
>   a．子どもに対するケアをどのように行っているか話してもらう。ケアに関わっている人々がケアの構成要素をどのように理解しているかにあなたの関心があることをその人に話す。ひき続き，その人が実行していることを話してもらう。
>   b．(1)普遍的セルフケア要件，発達的セルフケア要件，および健康逸脱に対するセルフケア要件を充足するためのケア，(2)ケアにおける子どもの役割について述べられていることに焦点をおきながら，その人が話してくれることを記録する。
>   c．提供されたケアを記載する必要があるなら，質問をする。
>   d．結論として，その人がケア提供者の役割についてどのように感じているかを尋ねる。
> 2．家族の中の成人にケアを提供している人に対しても，同じ手順で質問をする。

発達の阻害

ライフサイクルのさまざまな段階で，人間の発達に好ましくない影響を及ぼす事象，状態，および問題について知識をもつ必要がある。発達的要件は2つの目標を表す。

1．発達上，有害な影響の発生を予防するための条件を提供し，行動を促進する。
2．発達上，現存する有害な影響を和らげ，克服するための条件，経験を提供する。次のような状態や問題が含まれる。
  a．教育剥奪
  b．社会的適応の問題
  c．健全な個性化の失敗
  d．親族，友人，同僚の喪失
  e．財産の喪失，職業的安定の喪失
  f．未知の環境への突然の転入
  g．地位に関連した問題
  h．不健康もしくは廃疾
  i．苦しい生活状態
  j．末期疾患および差し迫った死

上述の状態および問題は，包括的なリストを構成するものではない。ある種の看護状況では上にあげた問題の種類がケアの中心的な焦点となるが，一方，別の状況では問題の結果が，その特定の状況における行為への制限になると考えられる。たとえば，"健全な個性化の失敗"という発達問題は，ある種の小児看護の状況では中心的かつ組織的な焦点となるだろう。一方，"教育剥奪"に伴う成人の認知的発達の停止は，看護状況の持続期間中には変化する見込みがないので行為への制限と受けとめることができよう。看護師は，患者の認知的発達の段階のいかんにかかわらず，

＊（前頁）積極的な精神的健康の5つの特徴は，D.E. Orem と E.M. Vardiman が開発した。

彼らが個人的に学習し発達するのを援助しようとするが，そこで用いられる方法は，患者が達成した操作的な知の段階に照らして選択される。ある成人の外来患者についての記述からの次の抜粋は，このような看護アプローチを例示している。

> M氏は66歳の糖尿病患者である。学歴はない。非常に具体的に物事を考えるが，字は読めない。色の識別はできるが，それらの色に命名はできない。運動能力はかなり良好である。最近，彼は，家庭で尿検査を始めるよう指示され，看護師がその指導を開始した。指導内容は細かい単位に分割され，ゆっくりと提示された。2回の指導でM氏は尿の検査の方法を習得し，その後のクリニック訪問でデモンストレーションを繰り返し，正確に検査を実施できることを示した。その結果，クリニックのスタッフは，検査結果について正確な情報が得られると確信した。M氏は，尿検査を学習したことを非常に喜び，これを1つの重要な自己発達とみなしている。最近クリニックを訪問したM氏は，私に，「この4年間というもの糖尿病でしたが，この看護師さんに出会うまで，これほど私のためにやってくれた人は誰もいませんでした。彼女は私のためにたくさんのことをやってくれました。おかげで今では，私は以前よりもずっとたくさんのことを知っています」と語った（p. 789）[5]。

健康逸脱に対するセルフケア要件

健康逸脱に対するセルフケア要件は，病気や損傷をもつ人々，欠損と廃疾を含め特殊なかたちの病理学的問題をもつ人々，ならびに医学的な診断と治療を受けている人々のために存在する。著明な変化が身体構造（末端浮腫，腫瘍）や，身体機能（呼吸困難，関節の運動制限）や，日常生活の行動と習慣（対人関係における極度の過敏性，突然の気分変動，生活への関心の喪失）に起こると，人は自分に注意を向けるようになる。これらの変化に対し，その人は，何が間違っているのか，この現象はなぜ起こったか，私は何をすればよいのか，と自問するであろう。家族や友人もまた，これらの著明な健康からの逸脱を観察したときには，同じ問いを発するであろう。微妙かつ緩徐に生ずる変化は，急激かつ劇的に現れる変化ほど速かには認知されない。疾病過程の一部として注意を集中したり自分自身に注意を向けたりすることができない場合（たとえば脳の事故）には，疾病の徴候を家族や同僚が最初に気づくことがある。健康状態の変化によって，生命または安寧を維持するためのニードの充足を全面的，あるいはほぼ全面的に他者に依存せざるをえなくなったとき，その人はセルフケア・エージェント（self-care agent）の立場からケアの受け手（receiver of care）の立場へと移行する。子供の健康逸脱によって依存的ケア・エージェントとしての能力を超えるケアが要求されるときには，親も同様な立場へと移行する。健康逸脱の証拠がある場合には，正常性を回復するために何をなすべきかを決定するデマンドが生ずる。現代社会においては，これは，医学的な診断および治療に対するデマンドとして表現されるだろう。健康逸脱に対し医学的ケアを求めこれに参加することは，セルフケア行為である。

健康逸脱は，不健康感，あるいは正常に機能できないという感情をもたらすことがある。健康逸脱の性質に直接的・間接的に関係しているこれらの感情は，その人

が何を選択し実行するかに影響を及ぼすであろう。疾病過程もまた，個人の機能にかかわり，不健康感を伴わないことがある。疾病または損傷の影響が，局所的なものであるか全身的なものであるかは，不健康感に関係がある。たとえば，単純骨折の患者は，ある程度の不快はあるにせよ，健康であると感じ，一方"風邪"をひいている人が非常に重い不健康感を感じるということがありうる。どちらの場合にも，疾病と損傷はある一定期間持続するので，患者はそれを担って，あるいはそれを切り抜けて生きなければならない。この持続期間は，その疾病または損傷の性質によって異なる。疾病の中には，ただ死によってのみ終焉するものもあるし，医学的処置を伴う，あるいは伴わない生物的過程によってコントロールされるものもある。ある期間持続する状態としての健康逸脱の特徴によって，個人が病理学的状態の影響のもとで特定の期間生きるときに経験するケア・デマンドの種類は決定される。

　疾病または損傷は，特定の構造や生理的・心理的機制に影響を与えるだけでなく，人間の統合的機能にも影響を与える。統合的機能が重大な影響を受けるとき（重度の精神障害，昏睡状態，自閉症），個人のエージェンシーという力は，永久的または一時的に重度に障害されるのである。身体可動性を制限する状態は，たとえその制限が重篤なものであっても，情緒的・精神的障害に比べれば人間の統合的機能を破壊する程度が少ないであろう。身体可動性の極度の制限とか，全盲のような感覚剥脱は，情緒的・精神的問題を引き起こし，それが解決されない場合には，人間の統合的機能を妨げるに至ることがある。健康逸脱が醜形や廃疾をもたらすときは，人間的機能のそれ以上の逸脱を防ぐため，特別な医学的および看護的援助へのデマンドが生じる。

　セルフケア要件は，疾病，損傷，醜形，廃疾からだけでなく，医師によって処方もしくは実施される医学的ケア処置からも生ずる。医学的ケア処置は，構造を修正（諸器官の外科的切除）したり，行動修正（液体摂取のコントロール）を求めたりする。医学的ケアから生ずる痛み，不快，およびフラストレーションもまた，それらを軽減するためのセルフケア要件を生み出す。医学的ケア処置の中には，患者の生活状況に危険をもたらすものもある。たとえば，処方された麻薬への依存，麻酔や大手術に付随する危険などが深刻な問題となる可能性がある。これらの処置を実施する場合には，保護的ケア処置を講じる必要がある。医学的な診断と治療の専門的技術が特殊なセルフケア要件を生み出すことがある。看護師は，これらの結果と要件の知識をもち，それらに注意を払っていなければならない。

　健康逸脱に対するセルフケアに関する以上の分析により，異常な健康状態においては，セルフケア要件は疾病状態からも生ずるし，その診断または治療に用いられる処置からも生ずることが明らかになった。これらのタイプのセルフケア要件を理解するためには，その基礎として医学と医療技術に関する知識が必要である。現代医学の進歩を考えると，看護師は，健康逸脱に対するセルフケア要件をもつ人々を効果的に援助するには，病理学および種々の医療技術の基本を十分身につけていなければならない。健康逸脱の状態にある人々は，健康逸脱に対するセルフケア要件に対処する能力をもたなければならないが，同時に彼らは，関連する医学的知識を自分自身のケアに適用することができなければならない。

　健康逸脱に対するセルフケア要件には，次の6つのカテゴリーがある。

1．病理学的事象や状態に関連する特殊な物理学的・生物学的作用因または環境的条件にさらされた場合，あるいは，病気をもたらしたり，それに関係することがわかっている遺伝的・生理的・心理的状態の証拠が存在する場合に，適切な医学的援助を求め，確保すること。
2．発達への影響も含め，病理学的な条件と状態がもたらす影響と結果を認識し，それらに注意を払うこと。
3．特定のタイプの病気を予防し，病気そのものを治療し，人間の統合的機能を調整し，欠損もしくは異常を修正し，廃疾を代償するために医師が処方した診断的・治療的処置，およびリハビリテーションを効果的に実施すること。
4．発達への影響も含め，医師が処方もしくは実施した医学的ケアの，不快や害をもたらすような影響を認識し，注意を払い調整すること。
5．自分が特殊な健康状態にあり，専門的なかたちのヘルスケアを必要としていることを受け入れることで，自己概念（および自己像）を修正すること。
6．病理学的な条件と状態の影響，ならびに医学的な診断と治療処置の影響のもとで，持続的な人間としての発達を促進するようなライフスタイルを守って，生活することを学ぶこと。

　現存の健康逸脱に対するセルフケア要件を充足するためのケア方策は，個々人のセルフケアシステムあるいは依存的ケアシステムの行為構成要素となる。特別な時間内で充足すべき健康逸脱に対するセルフケア要件の数と種類によっては，セルフケアシステムあるいは依存的ケアシステムがますます複雑になる。

　先述したように(図10-1参照)，セルフケア要件の価値および要件充足のためのテクノロジーは，年齢，発達状態といった要因（基本的条件づけ要因）によって条件づけられる。健康逸脱に対するセルフケア要件の源泉が個人の健康状態とヘルスケアシステム要因にあることを認識するのは重要であるが，逆に，健康状態が現存の健康逸脱に対するセルフケア要件を充足することができるか，またどのように充足できるのかに影響を及ぼし，条件づけをすることもある。

　1958～1995年にわたって開発したセルフケア要件についての記述・説明は，以下のようにまとめられる。
1．セルフケア要件の調整機能は記述することができる。
2．セルフケア要件は，調整的目標を達成するための行為であると表現できる。
3．セルフケア要件は，治療的セルフケア・デマンドおよびセルフケアシステムの行為構成要素の源であると認識される。
4．3つのタイプのセルフケア要件——普遍的セルフケア要件，発達的セルフケア要件，健康逸脱に対するセルフケア要件——が同定化，記述，命名される。3タイプのセルフケア要件それぞれの中の特別な要件は，調整的目標を有する行為として同定され，記述される。
5．普遍的セルフケア要件および発達的セルフケア要件の調整的目標を充足するための副次的目標を形成し，表現できる。
6．「危険の予防」および「正常性の促進」という普遍的セルフケア要件は，他の普遍的セルフケア要件すべてに関連しているように，諸要件間および要件内の関係性を明確にする必要性が明らかである。

7. 各普遍的セルフケア要件に対して問いが形成されるが，その問いへの回答にあたっては，各要件を効果的に充足するのに必要な情報が引き出されるにちがいない。
8. 3タイプのセルフケア要件に対して開発された知識量は異なり，そのうち健康逸脱に対する要件に関しては十分組織だって開発されていない。

セルフケア要件，1996～2000年における開発

1996～2000年の間，3人の関心を同じくする看護師*により，セルフケアおよびセルフケア要件についてそれまでに記述・説明されてきた業績を検討する努力が払われた。我々は，セルフケア要件を記述・説明するところの内容を精錬すること，およびセルフケア要件をさらに開発することに中心をおき，検討を加えた。この決定は，セルフケアの科学が理論的・実践的な基礎看護科学として発展させることが可能であり，また，そうすべきであるとの判断に，一部ではあるが，基づいている。提案された5つの科学領域，すなわち，セルフケア，セルフケア・エージェンシー，セルフケア要件，治療的セルフケア・デマンド，およびセルフケア実践とセルフケアシステムが，程度の差はあるが，形成，開発された。

この判断の基盤となったのは，セルフケア科学は，研究対象すなわち現実の焦点として人間は誕生から死に至るまで，ある期間にわたって，ケア方策および一連のケアの意図的な遂行を通じて持続的なセルフケアシステムを生み出すと認識したことにある。研究グループのメンバーは，次のような問いへの回答を見いだすに至った。このようなケアシステムは人間集団の中で，なぜ一貫して持続するのか。ケアシステムは個人あるいは環境にどのような影響を及ぼすのか。セルフケアシステムあるいは依存的ケアシステムの構成要素とは何か。これら構成要素は何をもたらすべく企画されるのか，また何が派生するのか。セルフケア要件に焦点をおいた結果，セルフケアの意図的行為システムが存在する原因・理由は,特別な調整的機能をもった現存および出現予測のセルフケア要件の中にあると認識するようになった。

個人により，あるいは個人のために生産されるセルフケアシステムおよび治療的セルフケア・デマンドが，時間の経過と共に変化することがわかり，変化の可能性はセルフケア要件と関連することを理解するようになった。その可能性とは，(1)現存のセルフケア要件を充足する頻度上の変化，(2)調整的機能が不必要になったことによる，セルフケア要件の除去，(3)セルフケア要件の種類と数の増加，(4)現存するセルフケア要件の量的質的価値の変化，を包含する。セルフケアシステムにおけるこのような変化の可能性は，すでに表現されたセルフケア要件をさらに開発し精錬することの重要性を示唆し，さらに，セルフケア要件に対する人間的要因と環境の影響を導き出すことの必要性が強調された。

第8章でもふれたように，図12-1(299頁)の基本的条件づけ要因は，個人として

---

* この作業グループの構成員はMary J. Denyes, Gerd Bekel, およびDorothea E. Oremである。彼らは，セルフケア不足看護理論の継続開発に携わる任意の看護師からなるオレム研究グループのメンバーである。

の人間を，セルフケア，治療的セルフケア・デマンド，およびセルフケアシステムの枠組みの中で記述することを可能にする。現存のセルフケア要件を条件づけ，あるいは新しい要件をもたらす生活状況内の人間的要因の価値がわかることによって，看護師が理論的実践的な思考様式から，実践的実際的な思考様式へと移行するのが可能となる。具体的な生活状況における基本的条件づけ要因が有する価値は，普遍的セルフケア要件や発達的セルフケア要件を充足すべき価値，新しいセルフケア要件を引き出す価値，ならびにセルフケア要件充足のための妥当なテクノロジーや手段に影響を及ぼす価値，を変えることができる，あるいは実際に変化させる。

セルフケア要件の表現の精錬化

　研究グループは1つのセルフケア要件を取り上げ，その要件が求める調整的結果の明確化に焦点をあてた。精錬化のために選択した普遍的セルフケア要件とは，「適切な水分摂取を維持すること」であるが，この表現から，何に対して適切なのか，充足するために適切である生理学的条件とは何か，という疑問が生じた。再形成した要件は，次頁の囲みにあるように表現された。

　さらに，調整的結果を得るために必要な過程を形成・表現し，4つの内容からなる副次的過程を次のようにまとめた。

　1．水資源の入手，安全性，および摂取の準備性を確保すること。
　2．必要な水分摂取量を理解し，自覚し続けること。
　3．体内に水分を取り入れること。
　4．水分摂取が適切であるか認識できること。

　「適切な水分摂取を維持すること」における過程を形成・表現することが必要なのは，治療的セルフケア・デマンドが生じたときには，少なくとも4つの異なったタイプの意図的行為を形成しなければならないからである。具体的な生活状況内でこれら一連の行為が遂行されるとき，この行為がセルフケア要件を充足し，またすべての行為が等しく調整的結果を果たすのである。重要かつ不可欠な特徴とは，水資源を有することと水を摂取しようとの意思によっているのはもちろんであるが，必要であるとわかっているものを供給するために，「体内に水分を取り入れること」である。この例から，どのようにして内容を同定化・精錬化するかがはっきりとし，その結果，セルフケア要件の表現の精錬化，調整的結果の同定化，および**セルフケア要件充足の過程**の形成・表現が進められた。

普遍的セルフケア要件の表現の精錬化例

　重要な物質の摂取を要する3つの普遍的セルフケア要件が存在する。すなわち，適切もしくは十分な（必要な）空気，水分，および食物の摂取を維持するための要件である。食物に対する要件の新たな表現は第3章に，また，水分に対する要件は本章前節で提示した。223頁の囲みに，「適切な空気摂取を維持する」という要件の精錬した表現を記した。

　空気摂取に関するこの普遍的セルフケア要件においては，空気摂取方法は，呼吸

> ■ 前提：水分は生命にとって不可欠である
>
> 要件：以下にとって適切な水分摂取を維持すること：
> A．水分摂取と全排泄経路を通しての水分喪失とのバランスを維持することにより，血液，組織液，細胞内液の水分濃度を一定に保つ。
> B．一般的な文化となっている，あるいは医学的実践において妥当性・信頼性があるとわかっているテクノロジーを用いることにより，体内液——血液，組織液，細胞内液——の水分濃度の障害を予防，緩和，もしくはコントロールする。そのようなテクノロジーがない場合，医学および看護に携わる上級実践者は，障害を予防，緩和，コントロールするための方法を探究し，最も卓越した知識を用いて解決を図らねばならない。

という継続した自然の過程により，必要とする資源は，海抜0〜12,000フィートの間での酸素含有量をもつ大気である。意図的行為，いわゆる治療的セルフケア・デマンドで処方される一連の行為は，(1) 呼吸，つまり肺換気の障害を予防する，(2) 空気の構成成分および入手可能性が生理学的要求を満たす環境に自己（あるいは他者）をおく，(3) 肺換気を妨害する条件，状況，障害に注意を払い，それら妨害物を調整・コントロールするための行為をとる，ためのケア方策を含む。

この普遍的セルフケア要件充足に対する妨害物については，付録Cに記述している。妨害についての知識，またそれら妨害物を調整・コントロールするための手段のうちいくつかは一般的文化の一部となっているものもあるが，その他の妨害物は健康状態の特性，すなわち，構造的・機能的病理と関連し，医学的調整ないしはコントロールを必要とするであろう。

治療的セルフケア・デマンドの構成要素と健康逸脱に対するセルフケア要件

健康逸脱に対するセルフケア要件は，その名が示すように，健康状態という特性に源を有し，人間の機能・構造上の障害および調整・コントロールのための方法を表現する。ここで取り上げた要件は，呼吸と換気に影響を及ぼす気管支喘息という障害に基づく。この状態は，十分な空気摂取を維持するための普遍的セルフケア要件の充足を妨害する数多くの状態のうちの1つであり，健康逸脱に対するセルフケア要件のもつ複雑さと要件充足の過程における多くのサブシステムを示す。

223頁の囲みに，気管支喘息発症のコントロールおよびその影響の調整に焦点をあてて，健康逸脱に対するセルフケア要件の一般的表現を記した。5つの構成要素からなる要件充足の過程を遂行しなければ，一般的な健康逸脱に対するセルフケア要件は，調整的目標を達成することはできない。過程のサブシステムは以下の通りである。

1．患者は，自分が気管支喘息の断続的な発作を起こす人間であることを受容し，発作を起こさない間も発作中も，適切な肺換気の維持・回復に対して理解を

> ### 要件
>
> 呼吸という自然の過程の障害を予防する。そのためには，海抜0～12,000フィートの間での酸素含有量を有する空気吸入により，肺換気を維持するに十分な空気摂取を確保する。

> ### 健康逸脱に対するセルフケア要件：気管支喘息の発症のコントロールおよび影響の調整
>
> 呼吸困難を引きおこす気管支喘息を予防もしくはコントロールすることにより，肺換気を維持すること。そのためには，既知の有効性が認められるセルフケア処方に従事する。
> 1. 腫脹，粘液分泌の増加，あるいは浮腫による気道狭窄を予防するために，毛細気管支（肺胞に至る気道）の腫脹と炎症を抑える。
> 2. 呼吸困難をさらに悪化させるかもしれない不安を予防もしくはコントロールする。
> 3. アレルゲン，刺激物，その他の吸入物質への曝露，あるいは気道組織の腫脹に関連し，体内の免疫細胞を活性化する内的条件（誘因）を避け，排除し，最小に抑える。

ここに表現した病理の特徴は，"Medical Essay-Asthma," Supplement to Mayo Clinic News Letter, February 1996, Mayo Foundation for Medical Education and Research, Rochester, MN による。

　深め，責任を果たす。
2. 患者は，患者という立場を，ヘルスケア専門家(医師，看護師)と関連づけて，確保・維持する。ヘルスケア専門家は，気管支喘息に関する知識，および気管支喘息の病状と重症度を判断する技能を有し，観察・記録の仕方を指導し，治療的方策・養生法を処方し，そして，患者が自分自身と環境を管理できるよう学習するのを援助し，適切な肺換気を回復・維持するためのケア方策を遂行する。
3. 患者は，呼吸困難の発現，病状，発現の時間・持続時間，重症度，ならびに関連すると思われる内的状況（たとえば，呼吸器系感染）と発現時の外的状況（たとえば，極度の寒気への曝露）について観察する。この情報に基づいて，患者は発作の発症，進行具合，および重症度について判断し，適切なケアの開始を判断する。また調整的ケアを選択し開始した場合の結果についても判断し，意思決定を下す。
4. 患者は，切迫した発作の予防もしく発作のコントロールのために選択したケア方法の価値を理解したうえで，薬物と必要な用具を整えて，治療的ケア方策の遂行を判断し，実施する。呼吸困難が重篤で生命の危険があるときには，

直ちに救急医療ケアを受ける。家族や同僚は，情報を与えられていれば，支援が可能である。

5．患者は，発作の予防あるいはコントロールのいずれかの治療方策を開始したならば，直ちに呼吸機能とその程度，および喘息症状の持続時間を観察し，必要に応じて，ヘルスケア専門家に報告する。

これら5つのサブシステムは，状態が続いている間，健康逸脱に対するセルフケア要件を充足するために人々が遂行すべき広範囲な過程の諸側面を示す。最初のサブシステムを例としてとりあげ，そのサブシステムを充足するのに必要な一連の行為もしくはケア行為を提示する。

サブシステム1 患者は，自分が気管支喘息の断続的な発作を起こす人間であることを受容し，発作を起こさない間も発作中も，適切な肺換気の維持・回復に対して理解を深め，責任を果たす。この副次的要件を満たすには，以下のことを実施しなければならない。

a．気管支喘息を有する人間として，専門的なヘルスケアの確保も含めて，発作前もしくは発作中，肺換気の維持・回復にとって効果的に行動する責任を自分はもっていることを自覚する。

b．喘息発作が起こったのをどのようにしてわかったのかよく考え，特別な経験およびそれら経験を表す方法を特定化しておく。
　胸部絞扼感（こうやく）
　喘鳴，咳
　息切れ
　呼吸困難発症
　その他

c(1)．ヘルスケア専門家に状態および経験を提示するために，経験(症状)，重篤度，経過，および持続時間を表現できる。

c(2)．必要に応じて，症状の正確な描写や発作の重篤度などの学習を援助してくれる医師および看護師からの支援を求める。ケアへの責任を果たすうえで参考となる権威ある書籍を通して学習する。

d．処方された治療的セルフケア養生法を理解し，実施するために，家族およびヘルスケア専門家と協力して実行することを学ぶ。

e(1)．気管支喘息の状態と関連するケアが，たとえば，活動と休息のバランスの維持，生命，健康，安寧への危険予防，および正常性の維持のような，特別な注意と適応とを要する普遍的セルフケア要件を含めた通常のセルフケア実践や日常生活に，どのような影響を及ぼすかについての情報を熟考・探究する。

e(2)．新しいケア要素をセルフケアシステムおよび日常生活の中に効果的に統合する方法を学習する。

f．発作予防あるいは有害な影響のコントロールに対して，気管支喘息にかかわるセルフケアの責任を果たすためには，何を実行するのか，また実行すべきかをよく考える。

6つの一連の行為（a～f）は，責任あるセルフケア・エージェントになりたいと欲

する人々が学習，実施するためのプロトコールを構成する。

　上述の5つのサブシステムを受容する看護師は，看護ケアを受ける人々が目標達成のために遂行する一連の行動を明らかにするのを援助でき，気管支喘息患者あるいは家族に対してこうした形態の支援を行うことにより，彼らは，特別な健康逸脱に対するセルフケア要件に関連する治療的セルフケア・デマンドの構成要素を学習できるようになるのである。

セルフケアシステム，治療的セルフケア・デマンド，セルフケア要件

　先述したように，**セルフケアシステム**とは人間社会における具体的実体である。意図的行為システムと同様に，セルフケアシステムは，**一連の行為**がセルフケアの生産的側面の間に遂行されたときに出現するようになり，その期間にわたって持続したものが，行為が生み出す結果となるのである。セルフケアシステムは，(1) セルフケア・エージェント，依存的ケア・エージェント，および看護師が，ケアの提供を受ける人々の治療的セルフケア・デマンドの構成要素を理解していること，および (2) セルフケアシステムが稼動しているときに，遂行することが可能であり，また遂行の意思を有する**ケア方策**，を映し出す。

　ケア・エージェントは，現存もしくは予測されるセルフケア要件についての知識を有していなければならないし，また，普遍的セルフケア要件，発達的セルフケア要件，あるいは健康逸脱に対するセルフケア要件の調整的結果を得るにあたって，セルフケアシステムを治療的なものにするためにも，要件を充足する過程について知識を獲得しなければならない。一般大衆も同様であるが，ヘルスケア専門職者は，人々のセルフケアシステムの構成要素には，治療的な結果よりも有害な結果を引きおこすものがあることを認識しており，こうした例は数が多く，よく知られている。

　看護あるいは他のヘルス領域における予防的ヘルスケアが効果を発揮するには，人々が，自分は責任あるセルフケア・エージェントであると受容・開発するのを援助することに中心をおくべきである。セルフケア・エージェントとしての自己受容および自己認識は，個々人の自己概念の一部であり，このための教育は学童期に開始すべきである。看護師およびその他のヘルス専門家は，ケアを受けている人々の自己概念の中に，この構成要素が存在しているか否かの証拠を同定化できなければならない。

　予防的ヘルスケアがもつもう1つの焦点とは，ケアを受けている人々が，なぜこうしたケア方策を処方されたかの理由を理解できるように援助することにある。患者は，この方策は何のためか，なぜ実施すべきなのか，これは何か，どのような結果を期待するのか，という問いが示すように，ケア方策処方の理由を知りたがっているのである。セルフケアシステムにおけるケア方策と，遂行を通して得られる調整的結果との間の関係を，現存および予測されるセルフケア要件の性質に照らして，明確に設定すべきである。看護師は，現存および予測されるセルフケア要件の性質，年齢，性，発達状態の条件づけ要因からみた特定時期における要件の価値，要件を

充足するための過程，患者の治療的セルフケア・デマンドを構成する一連の行為あるいはケア方策を産生することのできる方法，手段，テクノロジー，などについて理解していなければならない。

　効果的な看護を通じて追求すべき2つの成果とは，患者の現在および将来の治療的セルフケア・デマンドを理解し充足すること，ならびに，患者のセルフケア・エージェンシーという力の実施・開発を調整することである。科学とテクノロジーの進歩が調整的結果とその達成過程の両方にどのような影響を及ぼすかの考察も含めて，セルフケア要件の知識を絶えず発展し続けようと努力しない看護師，あるいは，処方されたケア方策のタイプや数とセルフケア要件との間の関係がわからず，表現できない看護師では，このような成果を達成することはできないであろう。セルフケア要件および要件充足の過程を理解しない看護師は，課題指向の枠組み内で機能する傾向がある。

　セルフケア要件の再形成の作業に関わった結果，セルフケア要件の形成や表現の方法，および，すでに表現されているセルフケア要件の分析に活用しうる多くのガイドラインを提供するに至った。これらガイドラインは，治療的セルフケア・デマンドの構成要素となるケア方策あるいは一連の行動に対する理由と求められる結果とを明確にするうえで役立った。考慮すべき事柄を以下に提言する。

1. 理論的にして実践的な観点から表現された要件は，その要件特有の調整的機能，調整要因を構成する資材もしくは条件，調整要因の導入方法，および，該当する場合には，関連する予防的方策を包含する。
2. セルフケア要件は行為枠組みにおいて表現される。ある要件の叙述には，必要な操作の内訳，すなわち，要件充足のための過程を形成するサブ過程が提示される。形成された過程には，調整要因を確保するための操作，調整要因導入の過程にとって不可欠な操作，導入すべき要因に関する知識の獲得（質的・量的情報），および，達成すべき調整結果についての情報を確保する操作，が含まれる。<u>調整要因</u>とは，たとえば，必要な酸素分圧をもった空気，水分，食物をさす。
3. セルフケア要件を充足させるための過程において，それぞれ明らかになった操作には，その操作を実行に移すための特別な手段（テクノロジー）が必要となる。たとえば，水分と食物は摂取にあたって調達・準備しなければならないが，その方法はさまざまである。選択した方法あるいは手段が，特別な手段を用いて遂行しなければならない一連の行動を決定する。
4. たとえば，1日3回食事後にx薬服用とのケア方策が処方されたとき，看護師は，その方策に関連するセルフケア要件を形成・表現し，調整的機能を明示するという行為をとらなければならない。
5. セルフケア要件充足の過程には，要件を有する人が，要件の存在および充足の必要性を理解し，受容するための操作が含まれる。が，この操作を当然のこととして，表現しないことが多い。気管支喘息に特有な要件を示した本例では，この操作のもつ重要性と意味づけが表現されている。

　セルフケア要件の再形成・公式化のための5つのガイドラインに加えて，1996〜2000年には，もう1つのセルフケア要件に関する知識の開発が行われ，以下のよう

にまとめられた。

1. 治療的セルフケア・デマンドの行為構成要素（一連の行動）およびセルフケアシステムを構成する行為の源泉は，現存および予測されるセルフケア要件の中に，また要件を充足するための過程の中に存在すると認識された。
2. 調整的目的を強調するためには，セルフケア要件の表現様式を精錬化する必要があることを，事例をあげて提示した。
3. セルフケア要件充足過程の性質および各部分は，要件および調整的目的についての叙述の中に明示されているか否かのいずれかであることが認識された。要件を充足するための過程は，一連のサブ過程もしくは一連の操作であることが明らかとなった。その過程は，要件の広範囲な調整的目標というよりは，より特定の結果を得ることに指向している（注：セルフケア要件の開発をとりあげた前節では，サブ過程もしくは操作を副次的目標と称した。用語の一致に注意を払うべきである）。
4. 気管支喘息という状態に関連する健康逸脱に対するセルフケア要件は，この要件の調整的目的を満たすために操作化された5つのサブ過程を包含していた。5つのサブ過程は，それぞれに特有な目標を達成するための妥当性・信頼性を備えた手段もしくはテクノロジーを用いることが必要である。この選択した手段もしくはテクノロジーは，時にケア方策と称される一連の行為の遂行を通してのみ，使用に供されるのである。5つのサブシステムそれぞれに対する一連の行為は，気管支喘息の発作を予防・コントロールしようとする人々の治療的セルフケア・デマンドの行為要素（一連の行為）となりはじめる。
5. 治療的セルフケア・デマンド（図10-1参照）は，セルフケア要件の調整的目的を達成するための過程とサブ過程とを包含するように整えなければならない。サブ過程の操作化のために選択した適切なテクノロジーもしくは方法は，治療的セルフケア・デマンドの構成部分となる一連の行為・ケア方策をもたらす。
6. セルフケア要件に特有な知識開発を続けた結果，セルフケア要件の構造と内容を形成・表現する方法についての知識が増大し，要件充足の過程のもつ複雑さについての知識を得ることができ，また，例示したように，セルフケアに従事する人々が有する行為デマンドの種類に関する知識も獲得された。看護師や医師は，過程の複雑さを自覚すると共に，人々が治療的セルフケア・デマンドを理解して充足するのに必要な知識と技能の種類にも注目しなければならない。

基本的条件づけ要因，治療的セルフケア・デマンド，セルフケア要件

セルフケア実施能力に影響を及ぼす，もしくは必要なセルフケアの種類と量に影響を及ぼす内的・外的要因を基本的条件づけ要因（basic conditioning factors）という。これらの要因は，1958年に明確化され，それ以降研究されてきたが，このよう

に命名されたのは1970年代初頭のことで，看護開発協議会によってであった。下記の1～8の要因ないし要因のタイプは最初のリストにあげられたものであり，要因9，10はその後につけ加えられたものである。

1．年齢
2．性
3．発達状態
4．健康状態
5．社会文化的指向
6．ヘルスケアシステム要因。たとえば，医学的診断および治療法
7．家族システム要因
8．規則的な活動を含む生活パターン
9．環境要因
10．資源の利用可能性と適切性

このリストは新しい要因が明確化されたら，そのつど修正すべきものである。

上にあげた要因は，多くの仕方で治療的セルフケア・デマンドを条件づける。年齢，性，発達状態といった要因，それに物理的環境要因は，充足すべき普遍的もしくは発達的セルフケア要件を条件づける。たとえば，乳幼児の年齢と発達状態は，1回の食事で与える食物の量，組成，状態に影響を及ぼす。健康状態およびヘルスケアシステム要因は，(1)新しいセルフケア要件，たとえば痛みの経験をコントロールもしくは管理するという要件の出現，あるいは(2)普遍的もしくは発達的セルフケア要件が正常に充足されているとする価値づけを変えていく必要性，を通じて治療的セルフケア・デマンドを条件づける。年齢，性，および発達状態はまた，普遍的および発達的セルフケア要件を充足させるのに用いることのできる手段(方法，テクノロジー，技術)を条件づける。

健康状態およびヘルスケアシステム要因は，時に普遍的もしくは発達的セルフケア要件，たとえば子どもや成人の嚥下不能の充足を妨げるような状態をもたらすことがある。要件を充足するためには，このような妨害を克服しなければならず，このような場合は，この目的のために設計されたテクノロジーの使用がしばしば必要となる。食物の経口摂取ができない患者の栄養補給のための胃管や胃瘻チューブの使用はこのよく知られた例である（付録C参照）。

年齢，性，身体的発達，健康状態，ヘルスケアシステム要因，および環境要因が患者の治療的セルフケア・デマンドの構成部分に対してもつ条件づけ効果を調べるために，看護師は客観的なアプローチを心がけるべきである。看護師と患者が治療的セルフケア・デマンドを算定する場合に，看護師は，患者がこのような要因の条件づけ効果を明確化するために客観的アプローチをとれるよう援助するとよい。そのような調査の一部として，看護師は，患者が自分の経験していることに基づいていると考えているセルフケア要件，たとえば嘔吐や不安のコントロールもしくは管理に対する要件についての患者の主観的情報が重要であることを認識すべきである。

生活パターン，社会文化的指向，家族システム要因，社会的環境要因といった基本的条件づけ要因は，主として，どのようなセルフケア要件とそれらを充足するた

めの手段がその人の治療的セルフケア・デマンドの構成要素として受け入れられ認められるかを限定することによって，その人の治療的セルフケア・デマンドに影響を及ぼす。たとえば，患者が習慣的喫煙という生活パターンをもつ場合には<u>タールその他の有害物質から肺と身体を守る</u>というセルフケア要件が現実的な要件であり，その要件を充足する手段は有害物質から離脱させるのに必要なすべてのケア方策を用いて<u>喫煙を中止させる</u>ことである。しかしながら，習慣的な喫煙者は，彼らの治療的セルフケア・デマンドの中にそのような手段や必要なケア方策を導入することができないのかもしれない。

健康とヘルスケアに対する社会文化的指向，文化によってさし示されるケア方策，家族が受容する（あるいは受容しない）ケア方策などはすべて家族成員の治療的セルフケア・デマンドの中に導入される，あるいは導入されないものを条件づける。たとえば，個人の社会文化的指向は，彼らが摂取するたんぱく質含有食品の種類を決定する。看護師が具体的実践状況でそのような要因について洞察を深めようとするならば，主観的アプローチが必要となる。看護師にとって，ある社会集団の一般的な文化の特徴を理解するだけでは十分ではない。個人や家族成員が自らの自己概念と価値体系の中に内在化した文化的要素を知る必要があろう。

資源の利用可能性と適切性は，まず第一にセルフケア要件を充足するための手段およびそれに関連するケア方策の選択に影響を及ぼす。たとえば，たんぱく質含有食品の利用可能性とそのコストは，人が特定の条件のもとで生活するのに必要な食物摂取を維持するという普遍的セルフケア要件を充足するうえで何ができるかを決定する。資源の利用可能性は，要件を個人に合わせて個別化する方法，および要件を充足するうえで利用できる手段に影響を及ぼし，ひいては資源を用いるにあたって遂行する必要のある一連のケア方策にも影響を与える。

治療的セルフケア・デマンドの算定とデザイン

本書の文脈でいう算定（calculation）とは，仮説-帰納法*の要素をもつ調査過程と考えることができる。この過程に関わるとは，次のような問いに対する答を見いだすことである。すなわち，個人は，生命，健康，および安寧のために，人間の機能と発達の調整に役立つどのような一連の行為を特定の時間枠の中で遂行すべきか，あるいはどのような一連の行為が他者によって遂行されるべきか。その過程は第12章で明らかにした看護デザイン単元Dの産生につながる。

具体的状況では，個人の治療的セルフケア・デマンドの算定は，構成要素1つずつについて進めていく。治療的セルフケア・デマンドの一単位である1つの構成要素は，次のような操作によって明らかになる。
1. 単一のセルフケア要件を人間の機能と発達のいくつかの側面と関連づけて明確化し，公式化し，表現すること。これには，その要件を充足することの価値，頻度ならびに充足するための過程が含まれる。

---

* 訳注：hypothetico-deductive：仮説を観測データをもとに帰納検証する方法。

2．(a) 要件の充足を可能にする，あるいは (b) 要件の充足を妨げたり，障害物をもたらす，人間的・環境的条件の有無を明確化すること。

3．一般的な人間的・環境的条件と状況のもとで要件を充足するために，妥当性と信頼性があることが明らかにされている，あるいはそのように考えられている方法・テクノロジーを識別すること。

4．現存する条件と状況および新しく生じる条件と状況のもとで特定の要件を充足する手段として，特別な方法あるいはテクノロジーを選択する場合，遂行すべきひとまとまりの一連の行為をレイアウトすること。

単一のセルフケア要件についてみた場合のこの操作の結果は，デマンドの行為の特性あるいは要素を決定(操作)するところの治療的セルフケア・デマンドの1つの構成要素の構造的特性のレイアウト（操作1から3）である。

治療的セルフケア・デマンドのベースライン(基本線)もしくは基盤は，その人の年齢，性，発達段階，生活パターン，環境的条件と状況によって特定化される普遍的セルフケア要件と発達的セルフケア要件から構成される。これらのセルフケア要件は，人間の本質にその基盤をおくものであって，そのいくつかの特性は他の生物にも共通するのであるが，人間を条件づける要因に基盤をおくものではない。その健康状態が年齢と発達状態からみて特定の規範の範囲にある人の治療的セルフケア・デマンドは，普遍的な構成要素と発達的な構成要素を有する。普遍的な構成要素には，特定疾患の免疫に対する要件といった，予防可能な疾病に関わる構成要素が含まれる。

病気や損傷をもつ人々，あるいは具体的な医学的診断のついた健康逸脱のある人々にとって，年齢，性，発達状態，生活パターン，および環境条件によって特定された普遍的・発達的セルフケア要件は，健康状態要因や，処方された医学的処置といったヘルスケアシステム要因によって必要となる適応のための判断基準として役立つ。

個人の治療的セルフケア・デマンドの具体的な構成要素の構造的特性をレイアウトする場合，看護師は，まず最初に生命過程の維持(たとえば生理的ニードを満たせるだけの十分な空気の摂取の維持)に不可欠な要件を明確化し公式化し，ついで危害，損傷，健康の悪化を防ぐ要件，健康の維持もしくはより高いレベルの機能への移行を促進する要件，現在の条件と状況のもとで人間的安寧状態に貢献する要件を明確化し，公式化する。

普遍的セルフケア要件，発達的セルフケア要件，および健康逸脱に対するセルフケア要件についての現存の検証された知識を組織化する研究作業が，看護目的には必要である。看護教育プログラムに携わる教師によって，また看護研究者によっていくつかの研究が行われてきた。たとえば，ミシガン大学の≪看護ケアの評価測定具の開発≫という研究プロジェクトが1つの包括的な貢献を果たしたが，これは内科的もしくは外科的治療を受けている成人入院患者に焦点をあてたものである。看護師は，すべてのタイプの普遍的セルフケア要件およびいくつかのタイプの健康逸脱に対するセルフケア要件の評価測定具を開発した。

すべての看護師と学生が，健康逸脱に対するセルフケア要件を明確化し，公式化し，表現することを学ばなければならない。その過程は，看護ケアを受けている患

者に対する医師の処方ではじまることもあろう。1日2回左脚切開部の消毒・包帯交換を行うという医師の指示は，暗黙のうちに，皮膚統合性の維持という人間機能と関連づけて創傷の治癒を促進するというセルフケア要件を充足するための方法をさし示す。一方，看護師は，患者が経験している症状あるいは健康障害を示す徴候を診て，セルフケア要件を明確化し，公式化し，表現して，それらを充足する方法を選択しなければならないこともある。また場合によっては，看護師あるいは看護師と患者が一緒になって手段を選択したり，ある要件を充足するための手段の必要性を医師に照会しなければならないこともある。

　普遍的セルフケア要件と同様，健康逸脱に対するセルフケア要件も，人間の解剖学的・機能的特性にその起源を有する。治療的セルフケア・デマンドに対する基本的条件づけ要因であると考えられる健康状態は，その人の解剖学的特性と機能が特定の発達段階にある特定の年齢の個人の規範の範囲内にあるかどうかのアセスメントについての表現された公式化であるとみなすことができる。

　健康逸脱に対するセルフケア要件を充足する妥当な方法あるいはテクノロジーは，常識的アプローチ，医学，および看護にその基盤をおく。普遍的セルフケア要件および発達的セルフケア要件を充足する方法あるいはテクノロジーは，その基盤を主として人間発達と人間行動の領域を含む人間科学においている。

　個人の普遍的セルフケア要件および発達的セルフケア要件を年齢，性，発達状態に照らして充足する場合のベースライン，つまり科学的に確立された価値を，あらゆる看護学生は習得しなければならない。この知識が，個人の治療的セルフケア・デマンドの算定に関する実践の前提となるのである。

　人々が急性疾患，損傷，あるいは特殊な健康障害をきたした場合，看護師は，治療的セルフケア・デマンドを算定するのに際し，積極的な基本的条件づけ要因としての健康状態に焦点をあて，次の2つの問い，すなわち，普遍的もしくは発達的セルフケア要件の充足を妨げたり，その障害物となっている何らかの健康状態の特性が存在するか，およびどのような健康逸脱に対するセルフケア要件がその人の健康障害状態の具体的な特性や，医師が処方した診断・処置の方策と関連しているか，に対する答を求める。

　治療的セルフケア・デマンドの各構成要素の活動要因には次の3つのタイプの行為が含まれよう。(1) ケア方策を実行している人あるいはケア方策を受けている人に向けられた行為，(2) 必要な資源に向けられた行為，および (3) セルフケア要件を充足する行為。人々は，要件によって表現された機能と発達の調整を自分が必要としていること，およびその要件を充足する手段を必要としていることを認めなければならない。次に，必要な物品と器具を確保・準備し，また必要に応じて自分自身の準備もしなければならない。そして次に，セルフケア要件を充足する行為を実行しなければならない。治療的セルフケア・デマンドの各構成要素の開発された活動要因とは，個別化された要件を充足する手順である。

　治療的セルフケア・デマンドの算定には，人間の構造と機能，人間の成長と発達，家族生活，職業生活，および予防的ヘルスケアについての前提的知識が必要である。また，特定の個人および集団に関する現在および過去の情報が必要である。さらには，(1) セルフケア要件の価値に影響を及ぼしたり，要件の充足に使用できる方法を

限定したりする要因の有無と影響を明らかにする，ならびに (2) 特定のケア要件を充足するための妥当かつ信頼のおける過程，もしくはテクノロジーについての最新の情報が必要である。セルフケア要件を充足する方法を，社会集団の文化の文脈の中で，また社会集団成員の全体的ケアシステムの中で検証し理解すべきである。社会集団の中で用いられているセルフケア方策や依存的ケア方策は，効果的で治療に役立っている可能性があるが，局外者であるヘルスケア専門家は，それらの方策を有害であるとみなし，変えさせる手段を講じ，その結果，個々の社会集団成員に害を及ぼすことがある。

　日々の経験を重ねるうちに成人は，自分自身のセルフケア・デマンドをしだいに理解するようになるが，同じようにして親も，子供のケア・デマンドを理解するようになる。社会的依存状態にある人に対するケア提供者は，その人の現在および将来予測されるセルフケア・デマンドを算定できなければならない。理想的に言えば，青年や成人は，発達過程，ライフサイクルにおける出来事，および人間の機能や発達や全般的な安寧に影響を及ぼす一連の環境条件に関連づけて，自分自身のセルフケア・デマンドを算定できるような知識と技能を身につけることが望ましい。環境，個人，あるいは集団における望ましくない条件を認識すると，ふつうセルフケア要件の全体を見わたし，行為の方法と過程を明らかにすることが必要となり，ひいてはそれが治療効果をもたらすことにつながる。看護専門職は，明確に限定された看護実践領域の中で個人や集団の治療的セルフケア・デマンドを算定する高度の専門的な技能を身につけなければならない。

　治療的セルフケア・デマンドの算定は，構成要素に焦点をあてて行われる。治療的セルフケア・デマンドのデザインは，構成要素間の理想的関係に不可欠な事柄に焦点をあてる。行為の構成要素は，その人の1日24時間の時間-場所の枠組みの中で関連づけられなければならない。考慮すべき要因には，特定の個別化された要件の間の時間-空間的関係，たとえば糖尿病患者における食物摂取とインスリン投与の間の関係を維持する必要性がある。その他の要因として，時間と労力を節約するための構成要素の組織化，および個人や家族の生活の他の活動との適切な連結もある。

　新しい要件が出現したり，既存の要件が著しく変化したりした場合には，常にデザインの調整が必要となる。デザインには，治療的セルフケア・デマンドの既知の構成要素，およびそれらの間の機能的関連性あるいは独立性についての知識が必要である。セルフケアは，個人にとって負担となることがあるし，時には個人を圧倒することもある。治療的セルフケア・デマンドの優れたデザインでは，そのデマンドを充足することがストレスの軽減をもたらす。

治療的セルフケア・デマンドにおけるバリエーション

　バリエーションのタイプは，構成，複雑性，および安定性に関係する。治療的セルフケア・デマンドは，そのもとになるセルフケア要件によってさまざまである。少なくとも2つのバリエーションがあり，それらは予防的ヘルスケアに関連づけて明確化することができる。

1．第1次予防セルフケア・デマンド
 a．普遍的セルフケア要件
 b．発達を促進する発達的セルフケア要件
2．第2次および第3次予防セルフケア・デマンド
 a．健康逸脱に対するセルフケア要件
 b．普遍的セルフケア要件
 c．発達的セルフケア要件（すべてのタイプ）

　予防的ヘルスケア（時に予防医学とよばれる）の観点からすると，治療的セルフケア・デマンドは，疾病もしくはその増悪を予防し，健康を維持し，より望ましい健康状態を促進し，また個人の人間的発達に積極的に寄与する（いずれも等しく重要である）継続的ヘルスケア方策の種類を明らかにする。ある個人（あるいは他者）の治療的セルフケア・デマンドを充足するということは，予防的ヘルスケアに携わることであり，それにはヘルスケア専門家が提供するケアを求め，積極的に参画することが含まれる。

　個人の治療的セルフケア・デマンドを算定し充足するということが，ある種の看護状況では看護師によって十分に行われないことがある。患者が看護を提供され，それに対し支払いをしているとされる施設においてさえ，普遍的セルフケア要件および発達的要件の充足がないがしろにされていることがよくある。セルフケア不足理論および看護システム理論は，看護学生や看護師が患者の治療的セルフケア・デマンドをめぐる知識と技能の重要性を理解するのに役立つにちがいない。

　治療的セルフケア・デマンドにおいていくつかのタイプのセルフケア要件が混合している場合は，個人の継続的ケア要件が複雑であることを示し，そのデマンドを充足しようとする人にどのような種類の知識とどれだけの範囲の技能が要求されるかの指標となる。セルフケア不足あるいは依存的ケアにおける個人的不足は，ケアの受け手の健康もしくは発達状態からはもとより，治療的セルフケア・デマンドの構成および複雑性からも生じうる。看護師は，成人患者の現在ある，または将来予測される治療的セルフケア・デマンドを充足するにあたっては，その患者のセルフケア不足を明確化する診断技能をもつ必要がある。この診断技能とは，社会的依存状態にある家族成員のために看護を求める，責任ある成人の，乳幼児ケアあるいは依存状態にある成人のケアに関する能力を判定する技能である。看護から利益を得ることのできる個人（看護人口集団）の治療的セルフケア・デマンドの範囲，およびこれらの人々のセルフケア（あるいは依存的ケア）不足の範囲は，どのような種類の看護がどれだけの量が必要かをさし示す。ケア・デマンドとケア不足はまた，看護師に実践の資格を与えるのはどのような種類の能力かの指標でもある。

　治療的セルフケア・デマンドは，その構成要素の安定性という点でもまちまちである。デマンドの中には何日も，何週間も，あるいは何か月も安定しているものもあるし，構成要素が絶えず流動していて安定性を欠くものもある。個人の治療的セルフケア・デマンドが不安定で複雑な場合には，その人の生命，健康，安寧を守るために，豊富な経験と高度な技能をもち，管理的・指導的役割を担う看護師が，絶えず付き添い，活動することが必要である。

まとめ

　本章は，セルフケア理論およびセルフケア不足理論の知識領域に寄与する<u>治療的セルフケア・デマンド</u>という概念についての開発を記しており，また，本章の内容は，看護実践の操作実施において看護師にとって欠くことのできない情報に貢献している。治療的セルフケア・デマンドという概念を，この概念のもつ複雑さと起源の両方に焦点をあてつつ，歴史的な開発の視点から詳述している。

　本章の最も重要な貢献とは，セルフケア要件についての洞察を継続し，要件の形成・表現を実施したことにある。本章では，セルフケアシステムあるいは依存的ケアシステムの変化がセルフケア要件の変更に結びついていることを明確化した。すでに明示されているセルフケア要件をさらに開発するための作業に着手することの重要性を強調している。またセルフケア要件の存在あるいは価値と，妥当性・信頼性のあるテクノロジーの選択と使用とに対する，人間的・環境的要因（基本的条件づけ要因）の条件づけ影響を包含するような作業が必要であることも強調している。

　本章で再形成した要件の例は，とるべき行為と達成すべき調整的結果の両方を包含することの必要性を力説している。本章で重要な考え方であると開発してきたことは，ある要件の行為構成要素とは，一連の行為，すなわち最初の行為からはじまって最後の行為へと移行する過程という考えを意味していると認識することにある。このような異なったタイプの行為あるいはサブ過程を，形成・表現された要件ごとに同定化することが可能である。サブ過程を充足するためのテクノロジーを明確にし，ケア方策あるいは使用操作を特定化していかなければならない。ケア方策は，その人の治療的セルフケア・デマンドの構成部分となっていくのである。

　基本的条件づけ要因が治療的セルフケア・デマンドに及ぼす影響，また，要件の予防的ヘルスの焦点にしたがった，治療的セルフケア・デマンドのバリエーションのタイプの明確化についての記述で，本章はしめくくられている。

文献

1. Nursing Development Conference Group, Orem DE, editor: *Concept formalization in nursing: process and product,* ed 2, Boston, 1979, Little, Brown, pp 149-155.
（小野寺杜紀訳：看護概念の再検討，第2版，メディカル・サイエンス・インターナショナル，1984）
2. Orem DE: *Guides for developing curricula for the education of practical nurses,* Washington, DC, 1959, United States Government Printing Office.
3. Crowe FE, Doran RM, editors: *Collected works of Bernard Lonergan. Insight: a study of human understanding,* Toronto, 1992, University of Toronto Press, pp 476-504.
4. Arnold MB: *Emotion and personality, vol II: neurological and physiological aspects,* New York, 1960, Columbia University Press.
5. Backscheider JE: The use of self as essence of clinical supervision in ambulatory patient care, *Nurs Clin North Am* 6:789, 1971.
6. Guyton AC: *Textbook of medical physiology,* ed 8, Philadelphia, 1991, WB Saunders, pp 402-413.
（早川弘一監訳：ガイトン臨床生理学，原書第9版，医学書院，1999）

第11章 セルフケア・エージェンシーと依存的ケア・エージェンシー

● **重要項目**

依存的ケア
依存的ケア・エージェンシー
依存的ケア・エージェント
セルフケア・エージェンシー
セルフケア・エージェンシーの基本的な能力と資質
セルフケア・エージェンシーの力構成要素
セルフケア・エージェント
セルフケア操作
セルフケア不足
力（パワー）
能力

　本章は引き続きセルフケア理論を論ずる。セルフケア・エージェンシーの概念と治療的セルフケア・デマンドの概念との関係に焦点をおいている。セルフケア・エージェンシーと個人の発達に影響を及ぼす基本的条件づけ要因についても考察する。これらの開発はセルフケア不足理論を考察し，支持するための基礎を提供する。

　依存的ケア・エージェンシーを概念化する必要性から始めよう。看護師は，健康に由来もしくは関連したセルフケア不足をもった人々に関わり，ケアを提供する。看護師の患者には両親，保護者，その他の家族メンバー，ときには友人に社会的に依存している者がいる。これらの人々は依存者の治療的セルフケア・デマンドを絶えず理解し充足しようとしているし，あるいは責任をもとうとしている。看護師の依存的ケア・エージェントの役割にある人々との関わり方は，依存者に対する依存的ケア・エージェントの責任の法的状態，依存者の治療的セルフケア・デマンドの特徴，および依存的ケア・エージェントの健康と安寧を保護するためのニードに従って変化する。

　セルフケア・エージェンシーと依存的セルフケア・エージェンシーの両方とも，特定の種類の行為を遂行するための人間能力であることを明示する。セルフケア・エージェンシーの実質的概念構造は内部構成要素をもつ理論的モデルとして開発されている。人々が日々セルフケアに従事するさまを，ある人の具体的な経験を順を追って話す一例を通して検証する。この順を追った経験は，インフルエンザ罹患に対処する際に，この個人がとったセルフケア・エージェンシーについて推論するための基礎を提供してくれる。セルフケア・エージェンシーの発達は学習の程度，生

活経験，個人のそのとき特有の能力に適応した適切な指導，および学習の準備性の観点から言及される。とるべき行為としての治療的セルフケア・デマンドと必要な行為をなすための力としてのセルフケア・エージェンシーとの間の関係性が開発されている。本章は依存的セルフケア・エージェンシーの検証をもって終わる。

概観

　セルフケア・エージェンシーおよび依存的セルフケア・エージェンシーとは，人々が自分自身のためにあるいは社会的に彼らに依存する人のために，継続してケアを提供するのに必要な人間の力，能力をさす。<u>能力</u>と<u>力</u>という用語は，本書では同じように用いられている。Harréが記述したように，**能力**（capability）とは「物事あるいは当の物質の基本的性質において変化をもたらすことなしに，獲得されうる（あるいは失われる）力」である（p. 278)[1]。彼は，**力**（power）を「はたらきかけ，一連の事象の開始，活動と関連した意向」であると明記している（p. 272)[1]。ある力を所有していることはそれが存在することとは異なる。「力を人々に帰するには，"可能（can)"が"意志（will)"に代らねばならない……そのつもりがあろうとなかろうと」（p. 272)[1]。

　セルフケアと依存的ケアに対する能力はいわゆる人間的努力のタイプにとって特有なものである。<u>セルフケア・エージェンシー</u>および<u>依存的ケア・エージェンシー</u>という用語は個々人の特別な力をさす。これらの力は望ましい目標・目的の達成に向かって自ら，また意図的に行動する，成熟しつつある，また成熟した人々の性質と関連している。

　セルフケア・エージェンシー（self-care agency）とは，生命過程を調整し，人間の構造と機能の統合性および人間的発達を維持，増進し，安寧を促進する<u>セルフケア</u>に対する個人の継続的な要求を充足するための複合的・後天的な能力である。個人のセルフケア・エージェンシーは，小児期から老年期にかけての発達につれて変化する。それは，健康状態によっても，教育可能性に影響を及ぼす要因によっても，また学習や文化的影響の受容や日常生活での資源利用を可能にする生活経験によっても変化する。その時々の個人のセルフケア・エージェンシーは，その<u>発達</u>（development）と<u>操作可能性</u>（operability）に影響を及ぼす要因によって条件づけられる。エージェンシーの<u>適切性</u>（adequacy）は，治療的セルフケア・デマンド，すなわちセルフケアに携わる個人に課されるデマンドの構成部分によって測定される（図11-1）。

　セルフケアは，意図的行為を特徴とする人間の努力であり，学習された行動である（第3章と図7-3参照）。セルフケアは，個人が自らの内的機能と発達を調整するために内的・外的要因に影響を及ぼすことにより，自分自身をケアする行為に携わるとき生み出される。長期にわたるセルフケア行為は，その人の環境の場で，日常生活パターンという文脈の中で遂行される。セルフケア要件を充足することが，時として自分の好む行為に携わることを妨げる。また，セルフケアが他の日常生活活動の中にまぎれ込んで，注意の焦点にならないこともある。<u>セルフケア・エージェンシー</u>とよばれる人間の能力，すなわちセルフケアに携わる能力は，自発的な学習過

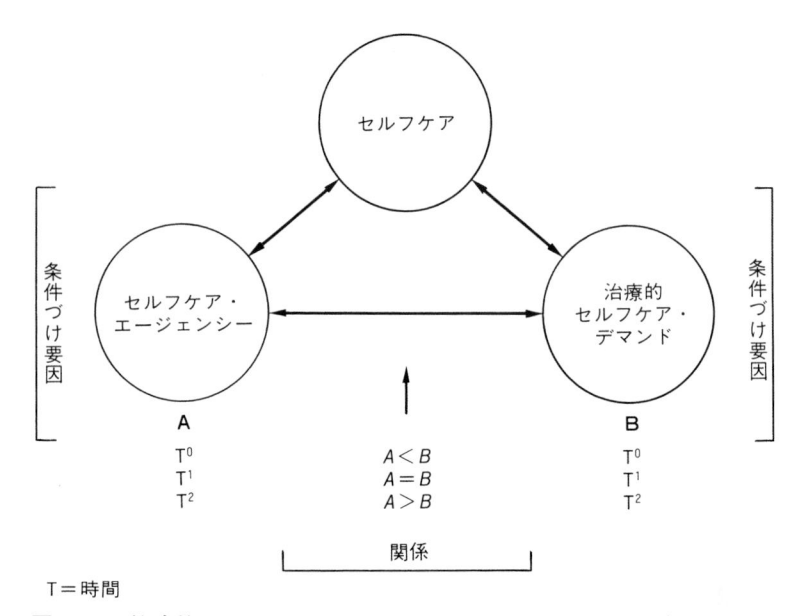

図 11-1 治療的セルフケア・デマンドに関わるセルフケアの適切性の評価は，時の経過とともに変化する

程を通じて毎日の生活の中で発達する。その発達は，知的好奇心，他者の指導・監督，セルフケア方策を実行する経験などによって育まれる。この能力は，セルフケアという特殊な実践努力を目ざす1つの単位として概念化されてきた。セルフケアには形式と内容がある。セルフケアの形式は，意図的行為とその諸局面の形式をいう。セルフケアの内容は，セルフケアが目ざす目的，セルフケア要件，およびその要件を充足するのに有効な一連の行為から引き出される。

　セルフケアに携わる能力もまた，形式と内容をもつものとして概念化されている。セルフケア・エージェンシーは，特定な事柄に注意を払い（これには他の事柄を除外する能力も含まれる），それらの特徴と意味を理解する能力，観察した事柄を変化させたり調整したりする必要性を把握する能力，調整に必要な一連の行為について知識を得る能力，なすべきことを意思決定する能力，ならびに変化もしくは調整を達成する行為を行う能力を含むものとして概念化される。セルフケア・エージェンシーの内容は，個々の時点でのセルフケア要件がいかなるものであれ，それらの要件を充足するという固有の目的に由来する。

　セルフケア・エージェンシーは，個人の能力と関連させて検証することができる。その能力には，さまざまな実践的努力に携わるために彼らがもち，使用している技能レパートリー，およびある種の知識が含まれる。個人の能力は，発達，操作可能性，および適切性という点から記述することができる (p. 205)[2]。セルフケア・エージェンシーの発達と操作可能性は，文化，生活経験，健康状態のほか，遺伝的・体質的要因によっても影響される。発達と操作可能性は，個人がどういう種類のセルフケア操作を継続的かつ効果的に遂行できるかという点から明確化できる。セルフケア・エージェンシーの適切性は，人々が携わることのできる操作の数および種類と，現在ある，もしくは将来予測される治療的セルフケア・デマンドを算定し充

足するのに必要な操作との関係という点から測定できる。セルフケア不足の有無について判断しなければならない場合には，セルフケア・エージェンシーの適切性の判定が不可欠である。

　看護の実践には，人々が看護によって援助されうる理由を包括的に判定することが含まれる。この判定の1つの重要な側面は，現在または将来個人がセルフケア（あるいは依存的ケア）に携わることができる能力を診断し，これらの能力をその人の治療的セルフケア・デマンドと関連づけて評価することである。もしセルフケア・エージェンシーを正確に診断できないとしたら，看護師は，（1）現在ある，もしくは将来予測されるセルフケア不足とそれらの不足の理由について判断を下したり，（2）妥当性と信頼性のある援助方法を選択したり，（3）看護システムを規定し，デザインするための合理的根拠をもてないことになる。

　セルフケアはおおむね習慣的に行われるが，自分のセルフケア役割について考えたことのない人々には，その習慣のもつ価値を理解させ，彼らのセルフケア能力の適切性を評価させるために，自分をセルフケア・エージェントとしてとらえるよう援助する必要があろう。個人のセルフケア習慣を吟味し，実践したセルフケアから得られた利益を評価し，変化の必要性を認識し，さらには新しいセルフケア要件について知識をもつことは，個人のセルフケア・エージェンシーの適切さを維持していくうえで重要である。内的・外的条件の変化によって新しいセルフケア要件が生じたときは，新しい知識，いくつかのタイプの技能（たとえば知覚技能）の調整，特定のセルフケア行為を実行することに対する意欲の検証などが必要となる。特殊なタイプと価値のセルフケア要件をもつ人は，セルフケア実践の創造，活用，および効果に関する調査研究の対象として重要である。

　セルフケア・エージェンシー（もしくは依存的ケア・エージェンシー）は，個人のものとされる資質によって規定される。看護を実施するにあたって看護師は，患者をセルフケア・エージェントおよび依存的ケア・エージェントとしてとらえる能力，ならびに継続的かつ効果的なケアに携わる患者の能力を診断する能力をもたなければならない。このためには看護師は，個人，家族，集団を，特定の発達段階，健康状態，および安寧状態にある者として受けとめることができなければならない。実際的な事柄（セルフケアを含む）について人々が実行できることは，年齢，発達段階，健康状態によってさまざまである。看護師は，人間の生理学的特徴（たとえば血管）の限界を理解することはもとより，セルフケアと自己管理の能力をも理解するよう努力しなければならない。

セルフケア・エージェンシーの概念化

　セルフケア・エージェンシーという概念は，1958年から1970年の間に公式化された。セルフケア・エージェンシーと命名された人間の力に関する最初の洞察は，セルフケアに携わる個人の能力と制限という形で表現された。その後徐々にセルフケア・エージェンシーという名称が用いられるようになった。この概念の構造の公式化は，セルフケア・エージェンシーについての現在の知見を表す命題が組織化さ

れたことで容易になった。これらの命題は，具体的な看護実践状況での経験に由来する洞察，あるいは看護事例の分析結果に基づいて，セルフケア・エージェンシーについて行った批判的判断を表現したものであった。この作業の認知的モデルは，経験，理解，批判的内省，および批判的判断である。セルフケア・エージェンシーについての初期の洞察は，次の8つの命題で表現されている (p. 183)[2]。

1. セルフケア・エージェンシーは，複合的・後天的な人間特性である。
2. セルフケア・エージェンシーは，セルフケアに不可欠な操作を行う個人の力である。
3. 個人がセルフケア・エージェンシーと命名された力を行使することによって，自己あるいは環境の現実条件を調整する行為システムが生み出される。つまり，その行使によって行為システムのためのデザインと計画が生み出されるのである。
4. セルフケア・エージェンシーは，個人の行為のレパートリーとして概念化することができる。
5. セルフケア・エージェンシーは，セルフケアに携わる個人の能力と制限という点から特徴づけることができる。
6. 個人の環境内の条件および要因は，セルフケア・エージェンシーの発達と行使に影響を及ぼす。
7. 人は，セルフケア・エージェンシーを行使する際には，時間的経過にしたがうことが必要である。
8. セルフケア・エージェンシーは，セルフケアのための評価的能力であり，生産的能力である。

この概念の構造は，3つの部分をもつものとして公式化された。
1. 評価的・移行的・生産的セルフケア操作を遂行するセルフケア操作能力
2. セルフケア操作の遂行を可能にする一組の力（パワー）構成要素
3. 力（パワー）構成要素を操作的能力との関係においてつなげる5組の基本的能力と資質

概念化の作業は，歴史的にみて，セルフケア操作の概念化から基礎的能力と資質へと移行し，最終的に力（パワー）構成要素（power components）に至った。セルフケア・エージェンシーの概念の構造的特徴を歴史的開発の流れに沿って説明する。

広い概念要素──セルフケア操作の能力

セルフケア・エージェンシーの概念の広い構造は，意図的行為の諸側面，すなわち評価的操作，内省の移行的操作，批判的判断，意思決定に特有の操作と関連づけて理解され，モデル化される。したがって，セルフケア・エージェンシーとは，時間と場所の枠組みの中でセルフケア要件を知り，充足するために，**セルフケア操作**(self-care operation) に携わる個人が身につけた能力であると考えることができる。図11-2は，セルフケア・エージェンシーという力とその広い概念的構造を図示したものである。

セルフケアの評価的・移行的・生産的操作の下位操作の明確化は，この3つの操

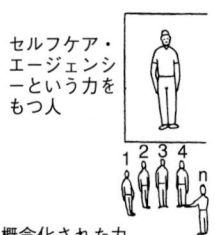

```
  ┌─────────────────┐
  │ セルフケア・    │    時間と空間の中において、セルフケアに携わる
  │ エージェンシ    │    能力を身につけた人
  │ ーという力を    │
  │ もつ人          │
  └─────────────────┘
                        広い概念的構造
   1 2 3 4 n            遂行する人間の能力
   概念化された力       評価的操作      移行的操作      生産的操作
                        セルフケア要件と  セルフケアについて  セルフケア要件を
                        それらを充足する  判断し、意思決定す  充足するための行
                        ための手段を知る  ること              為を遂行すること
                        こと
  ┌─────────────────┐
  │ セルフケアに    │    時間と空間の中において、評価的、
  │ 携わる人        │    移行的、あるいは生産的操作を遂
  │                 │    行する人
  └─────────────────┘
```

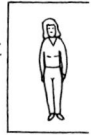

図 11-2　セルフケア・エージェンシーの操作構造

作能力についての洞察をもたらした。下位操作を記述するにあたっては、<u>セルフケア要件および治療的セルフケア・デマンド</u>という用語は用いられない。それらは、記述的論述の中で暗黙のうちに示されている。評価的・移行的・生産的操作とそれらの結果は、連鎖的関係において明確化されている（表11-1）。

　上述の操作に携わる力と能力がセルフケア・エージェンシーであると理解される。時間と場所の枠組みの中で、人々が実際に諸操作に携わることがセルフケアなのである。

セルフケア・エージェンシーの人間的基盤

　セルフケア・エージェンシーの概念の公式化のもう1つの段階では、セルフケアを含む意図的行為に携わるための共通的な人間的基盤は存在するかという問いが扱われた。

　協議会メンバーによるセルフケア・エージェンシーについての理解は、Rouise Hartnettが1968年に行った筋肉運動を含む随意的な人間行為の概念化によって深まった（pp. 135-141）[2]。意図的行為の生理学的・心理学的特徴を明らかにするために、2つの相互補完的なモデルが構築された。行為の心理学的モデルには、3つの連結した枠組みが含まれていた。すなわち、物理的環境におかれた人間に焦点をあてた中心的・事実的枠組み、社会的環境におかれ、一定の役割と役割期待をもつ人間に焦点をあてた社会文化的枠組み、および個人の価値観、自覚自我、理想自我、長期目標指向に焦点をあてた個人的枠組み、である。行為の生理学的モデルは、内的・外的な適応行為を遂行する感覚機能や運動神経機能を、より高次な精神過程と結びつける。これらのモデルは、セルフケア・エージェンシーという理論的概念の人間的基盤の開発と、その継続的な公式化ならびに検証のために指針を提供した。Hartnettのモデルは、行為するのは人間であるという事実を否定しない。それらのモデルは、意図的行為の複雑性を表現しており、またセルフケア操作やその他の形態の意図的行為を遂行する能力と意欲に関連づけて個人の基本的能力、資質、指向を表

表 11-1　セルフケア操作と結果

操　作	結　果
〔評価的タイプ〕	
1．セルフケアにとって重要な内的・外的条件および要因の調査	自己および環境についての経験的知識
2．特徴的な条件と要因の意味の調査とそれらの調整	現存の条件および要因が生命，健康，安寧に対してもつ意味についての経験的知識（一部，獲得された技術的知識に基づく）
3．現在の条件と要因はどのようにすれば調整できるか（すなわち，変えるか，それとも維持するか）という問いについての調査	調整できることについての技術的知識，および調整を効果的に行うのに利用できる手段
〔移行的タイプ〕	
4．したがうべきセルフケアのコースを決定するための内省	1つあるいは一連のセルフケアのコースを選択する，あるいはどのコースも選択しないことの確定的判断
5．セルフケアに関して，行うべきことの決定	特定の調整的セルフケア操作に携わる，あるいは携わらないことの決定
〔生産的タイプ〕	
6．調整的セルフケア操作を実施するための，自己，物品，あるいは環境の場の準備	調整目的のためのセルフケア操作を実施するための準備状態
7a．一定の時間内における，特定の調整的目的のための生産的セルフケア操作の実施	調整的処置を実施中である，あるいは完了したという知識
7b．実施と結果の効果に影響を与えることがわかっている条件の有無を判定し，実施中に持続監視すること	実施と結果に影響を与える条件および要因が， a．存在する，あるいは存在しない b．もし存在するならば，コントロールされている，あるいはされていない という知識
8．効果および結果の証拠の持続監視 　a．期待通り 　b．期待に反する	調整が， a．達成されつつある b．達成されていない ことを示す事柄についての情報 期待はずれの結果についての知識 a．なし b．あり
9．実施の適切性を示す証拠および調整結果を決定し，確認するための内省	特定のセルフケア調整的操作に関する確定的判断 a．セルフケアを継続すべきである b．セルフケアを継続すべきでない 　(1) ある時点で再開する 　(2) 当の操作に関しては再開しない
10a．調整的操作について決定 　a．行為継続 　b．行為終結 　c．行為中断，しかしある時点で再開 10b．評価的操作について決定 　a．評価的操作から得られた結果（現在のデータベース）を使用し続ける 　b．新しい一連の評価的操作を開始する	

Nursing Development Conference Group, Orem DE, editor：*Concept formalization in nursing：process and product,* ed 2, Boston, 1979, Little, Brown, pp. 192-193 による。

現する方法をさし示している。

　セルフケア・エージェンシーの人間的基盤を解明する手順が，1970年と1971年，Joan E. Backscheider によって，セルフケアに携わるうえで不可欠な一般的能力の調査リストという形で明確に示された。その調査リストには，"身体的・精神的・動機づけ的・情緒的・方向づけ的能力"が含まれ，それらは糖尿病をもつ成人外来患者のための看護クリニックで Backscheider が行った調査から生まれたものであった。看護診断についての彼女の三方向的アプローチは1971年に論文にまとめられ，1974年に出版された（pp. 1138-1146）[3]。このアプローチには以下のことが含まれる。

- セルフケアを通じて達成する調整的目標と，それに用いるケア方策を決定するための探究
- 調整的目標を達成するために遂行する必要のある評価的セルフケア操作と生産的セルフケア操作を決定するための上記の項目の分析
- 評価的セルフケア操作と生産的セルフケア操作の構成要素となる行為を遂行する患者能力を決定するための探究

　このアプローチの最初の要素は，患者の治療的セルフケア・デマンドの構成要素について情報をもたらし，判断および意思決定を可能にする。2番目の要素には，なすべき事柄についての分析と，if-then 式の推論——もし患者が治療的セルフケア・デマンドの構成要素との関連で x, y, z というケア方策を遂行すべきだとするならば，彼らは X', Y', Z' という操作的行為能力を身につけていなければならない——が含まれる。3番目のアプローチは，必要な能力の有無を判定するための患者の行為能力のアセスメントである。

　1979年に修正された Backscheider の調査リストでは5組の**セルフケア・エージェンシーの基本となる能力と資質**があげられているが，それを表 11-2 に示す。選定された基本的能力としてまとめられたこれらの能力と資質は，セルフケアはもとより，他の形態の行為に携わる場合にも基本となるものである。たとえば，感覚・知覚に否定的な影響を及ぼすような条件をもつ人は，行為の性質のいかんにかかわらず，評価的操作の遂行が制限される。思考し実行する能力は，生活状況の中で思考と推論，および正しい判断と意思決定に影響する能力から構成され，これにはコミュニケーションおよび探究的・生産的操作に影響を及ぼす学習技能が含まれる。目標追求に影響を及ぼす資質は，自己を見つめ，セルフケア・エージェントとして受容する意欲，および特定のセルフケア方策を自分が必要としていることを認め，それを遂行する意欲に影響する条件を表す。重要な方向づけ能力と資質は，習慣や興味の持続，セルフケアに携わる意欲，健康についての関心あるいはセルフケアに携わる個人の能力の決定因である。

　看護ケアを受けている人々が新しい付加的なセルフケア方策を遂行したり，現在実行している方策を調整もしくは変更したり，あるいは一定期間ケアを受けたあとセルフケアを再開する必要が生じたような場合には，常に看護師は，調査リストに示されている患者の基本的能力と資質についてアセスメントを行うことが，看護実践上不可欠である。解剖学，生理学，心理学，認知的な発達と機能，精神病理学，社会心理学といった科学や学問領域は，調査リストにあげられた能力と資質を理解するうえで基礎となる分野の例である。

表 11-2 セルフケア・エージェンシーの基本となる人間の能力と資質

条件づけ要因・状態*	能力および資質				
	選定された基本的能力		思考し実行する能力	目標追求に影響を及ぼす資質	重要な方向づけ能力と資質
	I	II			
遺伝的・体質的要因	感覚 　固有受容 　感覚受容	注意	理性	自己理解 自覚 自己概念 自己像	方向づけ 　時間 　健康 　他者 　事象，物体
覚醒状態	学習	知覚	操作的思考	自己価値観	優先順位システムあるいは価値のヒエラルキー 　道徳 　経済 　美 　物質 　社会
社会的組織	運動あるいは仕事	記憶	学習能力 　読む 　数える 　書く 　言語 　知覚 　手先 　推論	自己受容 自己関心 身体的機能の受容 自己のニード充足への意欲	興味および関心 習慣 身体とその部分を使う能力
文化 経験	身体とその部分の位置・運動の調整	動機づけ的・情緒的過程の中枢的調整	思考し実行するうえでの自己一貫性	将来の方向づけ	自己および個人的事柄を管理する能力

Nursing Development Conference Group, Orem DE, editor: *Concept formalization in nursing: process and product.* ed 2. Boston, 1979, Little, Brown, p. 212 による。
*能力および資質すべてに関連する。

　　　この調査リストは，使用する中でさらに開発していくべきものである。それは，セルフケアその他の形態の行為を行ううえで基礎となる人間の能力と資質を完全に列挙したものではなく，まだ十分に列挙したものですらない。

セルフケア操作を可能にする力（パワー）構成要素

　　　セルフケア・エージェンシーという概念の実質的構造の探究を続けるうちに，セルフケアの操作に携わることを可能にする人間の能力を明確化する必要が出てきた。推論の過程は，『セルフケア操作と結果』のリスト（**表11-1参照**）に示されたようなセルフケア操作の特徴から，それらの遂行に必要な人間の能力の表象化へと移行した。評価的セルフケア操作とは，自己のケアを行うことによって何がもたらされており，何をもたらすことが可能であり，また何をもたらすべきかを知り，理解することを目的として，経験的知識と技術的知識の両方を求める探究の操作である。移行的操作とは，セルフケア上の事柄に関して内省し，判断，決定する操作であり，

個人がセルフケア状況について知っていること，セルフケア要件とそれらを充足する方策についての知識と経験，ならびに価値観，自己概念，および意欲に基づくものである。生産的操作とは，セルフケア方策を準備し遂行することによって実際的な結果を達成する操作を行い，その遂行およびそれらの効果と結果を持続監視し，さらには後続の行為を判断し，決定することである。

　セルフケア操作の遂行を可能にする人間の力（パワー）とは，調査リストにあげられている人間の機能および資質と，評価的・移行的・生産的セルフケア操作とを仲介する性質をもつものと結論されている。具体的な状況内で，セルフケア操作に携わる能力をもつために必要な 10 の力（パワー）構成要素が公式化され表現されている（下の囲み参照）。能力は，単独に順々に表現されており，評価的・移行的・生産的セルフケア操作と関係づけられてはいない。図 11-3 は，<u>セルフケア・エージェンシー</u>という概念の実質的構造を示したものである。

　力（パワー）構成要素は，1979 年に公にされて以来，看護の実践と研究の両領域で用いられてきている。これらは，構造自体についても，またセルフケア操作および基本的な能力と資質とのつながりについても，さらに洗練させ発達させていくことが必要である。

セルフケア・エージェンシーの力（パワー）構成要素

1. セルフケア・エージェントとしての自己，およびセルフケアにとって重要な内的・外的条件と要因に注意を払い，そして必要な用心を向ける能力
2. セルフケア操作の開始と継続に必要なだけの身体的エネルギーの制御的使用
3. セルフケア操作を開始し遂行するのに必要な運動を実施するにあたって，身体および身体部分の位置をコントロールする能力
4. セルフケアの枠組みの中で推論する能力
5. 動機づけ（すなわち，生命，健康，および安寧に対してセルフケアがもつ特徴と意味に合致したセルフケアへの目標指向性）。
6. 自己のケアについて意思決定し，それらの決定を実施する能力
7. セルフケアについての技術的知識を権威ある資源から獲得し，それを記憶し，実施する能力
8. セルフケア操作の遂行に適した，認知技能，知覚技能，用手的技能，コミュニケーション技能，および対人関係技能のレパートリー
9. セルフケアの調整的目標の最終的達成に向けて，個別的なセルフケア行為あるいは行為システムを，先行の行為および後続の行為と関係づける能力
10. セルフケア操作を，個人，家族，およびコミュニティの生活の相応する側面に統合し，一貫して実施する能力

Nursing Development Conference Group, Orem DE, editor：*Concept formalization in nursing：process and product,* ed 2, Boston, 1979, Little, Brown, pp. 195-196 による。

けしかけてもらいたかったのだ。彼女はいくつかの名前を調べてくれ，彼女の部屋から電話するよう勧めてくれた。

最初の医者に電話をかけた。彼は，その病気は抗生物質が効かないので，対症的に治療するようにと言った（それはまさに私がしてきたことだ）。私は，高熱に対してアスピリンをのみ，咳の薬，熱い飲み物と流動食をとっていたのだ。

昨日まで私はひどい眠気がしたが，今日はそれほどでもない。しかし集中力がなくなっているので，軽い読み物をあれこれ変えたり，少し編み物をしたり，いろいろと気をまぎらわさなければならなかった。

日曜日：だいぶ気力が湧いてきた感じ。元気を出して別のこともしなければと思ったので，植木を植え替え，小包を1つ作った。少し難しい本になると読めないのでイライラする。何とか読み進めようと努めるが，ただフラストレーションが増すだけだ。新聞を隅から隅まで読む。タイムズ紙のクロスワード・パズルがちょうどよい知的刺激だ。というのは，気の向くままにやったりやめたりできるうえに，何も記憶する必要がないから。

軽い吐気におそわれたが，これはたぶん咳のせいだろう。流動食の"中味"に気をつけなくては。ジュースやコーラは飲めるが，ミルクとかコーヒーはだめだ。

今晩はのどの痛みがひどい。胸が重苦しい。最初，何を吐くにも困難を覚えた。どうにもならなくなって，薬局に行こうとしていたJoyceに頼んで，〔蒸気吸入のため〕少し安息香酸を買ってきてもらった。Joyceのような人が近くにいてくれるのはありがたい。おかげで何とかやっていける気になった。

発作性の咳がひどく，最後に粘液が出るようになった。これはかなり恐怖にかられる感じだ。最初は痰を吐かないで咳を止めようとしたが，二，三度そうしたあと，吐く以外にないと悟った。苦痛をあまり味わわずにうまくそうするのは難しい。とてもイライラする。

月曜日：起きるとすぐに自分の症状についてチェックした。今日は気分が良い。体温は木曜以来はじめて36.7℃になった。それでもまだ発作性の咳があった。胸がかなりすっきりしたように思う。のどはまだ痛み，耳に何かつまっているような感じがした。全体的にはいくぶん良くなったようだ。（今日の約束をキャンセルするために）2人の人と電話で話した。2人とも私の声を聞いてびっくりしていた。このことで私はショックを受けた。自分は全体的にみて良くなっていると思っていたから。私は，自分が客観的に「まだ悪い」のかどうか決定することはできないと悟ったが，良くなったという自分の判断を信頼するほかないだろう。

私は（同じ理由で）別の2人と話した。2人とも最近インフルエンザにかかったことのある人だ。2人とも私の症状を自分の場合に照らし合わせて，心配だと言った。1人は自分も耳に何かつまった感じがしたと言い，それが中耳炎になったと言った。温めた鉱油を数滴使っての耳掃除を彼女は勧めた。もう1人は，1日7.6lの流動食をとるのが急務だと言ったが，そんなことはとてもできるものではない。2人と話したあと一時的に打ちのめされたような感じになった。2人が話したことはとても大切なことだとはわかっても，それが確かなことなのかどうかはっきりしないからだ。流動食の量を少し増やし，また耳の症状をもっと注意しようと決めた。

これらの会話に対する私の反応は，私の不安を高めたと思う。私は自分自身で適応と観察の手段を見つけなければならなかった。もしそうできなかったら，私はかなり不快な状態にとり残されたことだろう。

私の今日の集中力はあまり良くなっていない。何か始めても，やり通すことができない。身体をもっと動かさなくてはいけないのだが，エネルギーが限られている。

今日の特徴は，とぎれとぎれのうたたねと，より頻回の嘔吐を伴う咳の発作である。依然として粘液状のものを吐き続けているが，気分は良くなった。咳の発作がないときには

胸もすっきりしてきた。
　1つおもしろいことは，このような無活動にもかかわらず，手術による管損傷による

日生理が始まった。いつも初日は，元気を少し失うのだ。
　食事は難しい。もっと正確に言えば，何を食べるか計画することが難しい。興味がもてないのだ。私の食事がどのくらいよくバランスがとれているか，とんとわからない。食物に興味をもてるようになれば食べるつもりだ。プルーンジュースを飲みすぎた。胃腸の具合が少し悪いし，下痢をしている。手もとにプルーン以外のジュースがないのだ。
　私は1ブロック半離れている食料品店に歩いて行くことに決めた。自分がどれほど元気になったかためしてみるために，そうする必要があったのだ。そこまで歩いて行き，商品を持って歩いて戻り，その後1時間昼寝した。今日家にいることにしてよかった。
　ある仕事──思考する仕事──をはじめた。明日教えなければならないクラスの準備をした。今は，私が外来で4か月間診てきた1人の患者との相互作用についてレポートをまとめている。このレポートがいよいよ完成しそうなのでうれしい。長い間さぼっていたので，とりかかるまでに長時間かかった。このレポートは興味深く，良い刺激である。しかし，ここらでふんぎりをつけて椅子に座らなくてはならない。椅子に座っていても，よりかかったり，休息したりすることができるのだから。

　この体験記にあるように，セルフケアが彼女の日常生活の中心課題であった。さまざまな活動に自分のもっているエネルギーを適応させること自体が，セルフケア行為であった。医学的ケアを求めることは，インフルエンザの症状を管理するため，医師が処方した行為過程に従おうとする試みである。この人は自分自身のケアを実施することができたが，それでも不安なしとはしなかった。彼女の友人に援助を求め，それを受けた。求めもしないのに押しつけられた忠告は，ある程度は参考になっても，むしろ不安を増大するものとして受けとられた。「病気の程度」に関する客観的評価と主観的評価の差異は，どんな疾病も1つの連続体として理解することが重要であること，変化を観察し，またその変化を経時的に評価する必要があることを明らかにしてくれる。症状が「居座っている」という罹患後6日目の火曜日の記述は，現存する条件に対する人間の適応力と，ある状況が新奇さを失い，刺激の強度が減ずると，それを受け入れて生活するという人間の傾向を示す証拠であるかもしれない。

セルフケア・エージェンシーの発達

セルフケアは学習された行動である。子どもは成長するにつれ，セルフケアを含むさまざまな形の意図的行動に携わるための基本的能力と資質を発達させる。彼らは，人間としての生活領域をだんだん拡大しながら，なすべきこととなすべきでないことを学ぶ。また彼らは，さまざまに組み合わさって自分自身や自分の環境に生じる条件や状況に応じて行為ができるよう行動のレパートリーを身につけていく。どの文化集団においても，子どもたちは事故や損傷から自らを守る方法を学ぶ。彼らは，食物・水の摂取，排泄，休息と睡眠，孤独と社会的相互作用などに関する文化的情報を教えられて，それに従うことを学び，また自分の属する社会集団の正常性を身につけることを学ぶ。このような学習が，先に述べた**セルフケア・エージェンシーの力（パワー）構成要素**（power components of self-care agency）という行為のための力を子どもたちに発達させるのである。これらの力構成要素は，遂行される操作との関係で発達するものであり，そのような操作を通じて，具体的な意思決定が行われ，目的が公式化され，生産的行動が生まれるのである。

セルフケアの学習

セルフケアを行うことを学習し，セルフケアを持続的に行うのは，人間の機能である。セルフケアに対する中心的要件は，内的・外的に指向された一連のセルフケア行為を遂行するための知識を学習し，活用することである。**セルフケア・エージェント**，すなわちセルフケアの提供者は，既知のセルフケア要件の性質およびそれらの充足する方法における文化的要素の影響を免れない。これら諸要素のいくつかは既知の要件であったり，家族や一般的な文化に統合されているケア方策であったりする。そのほか，個人あるいは集団に対し医学的に処方される要素もあろう。医学は，ここでは特定の文化および社会集団の内部でいきわたっている医学システムという意味で用いる。

セルフケア提供者もしくはセルフケア・エージェントは，内的指向もしくは外的指向の行為を遂行する。あるセルフケア行為が内的指向であるか外的指向であるかは，観察によるか，セルフケア・エージェントからの主観的データの収集によって，あるいはその両者によって決定できる。ここであげる内的および外的指向のセルフケア行為は，援助方法の妥当性の一般的指標となる*。外的指向セルフケア行為には，(1) 知識追求行為，(2) 援助および資源追求行為，(3) 表出的対人関係行為†，および (4) 外的要因をコントロールするための行為という4つのタイプがある。内的指向セルフケア行為には，(1) 内的要因をコントロールするための資源活用行為，

---

* 5つの援助方法が第3章で述べられている。すなわち，他者のため，あるいは他者に代わって行うこと，支持すること，指導し方向づけること，発達を促進する環境を提供すること，および教育すること，である。社会的サポートは1つの援助方法であると考えられる。

† 図11-4 には図示されていない。

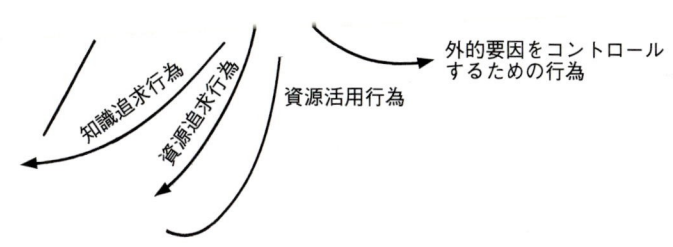

図 11-4 セルフケアは内的・外的指向をもつ

および (2) 自己（思考，感情，意向）をコントロールし，それによって内的要因または外的指向を調整するための行為という2つのタイプがある（図11-4）。

　セルフケアを内的および外的指向をもつ意図的行為として理解することは，看護師が，(1) 個人のセルフケアシステムを記述するための妥当にして信頼のおける情報を得る，(2) セルフケアシステムと依存的ケアシステムを説明する情報を分析する，および (3) 個人が治療的セルフケア・デマンドを理解し充足するためにセルフケア操作を遂行する際，どのように援助されうるか，また援助されるべきかを判断するために必要な技能を獲得し，開発し，遂行するうえで役立つ。治療的セルフケア・デマンドの一連の行為がわかれば，それらを内的および外的指向に従って特定し，分類することが可能である。

　看護師は，内的もしくは外的指向に従って分類されたセルフケア行為を，5つの援助方法との関係において理解しなければならない。たとえば他者のために，あるいは他者に代わって行うという援助方法は，思考，感情，および意向のコントロールに向けられたセルフケア行為とは相関がない。一方，この方法は，内的または外的要因をコントロールするために資源を求め利用するセルフケア行為とは相関がある。

　自らのセルフケアのニードを決定し，これを充足させるやり方は生得のものではない。広い意味で言えば，セルフケア活動は，個人が属する集団の文化的生活様式を特徴づける信条，習慣および慣行に応じて学習されるものである。ある文化では，病人は自分が病気になったのは祖先の霊の不興を買ったためだと考え，シャーマン

（呪術師）に頼んでこの霊をなだめようとする。科学の進んだ文化では，病人は，自分の病気には感染，暴飲暴食，ストレスに満ちた生活方法，腫瘍など何らかの自然原理に基づく理由があるはずだと考え，医師に治療を依頼する。身体を清潔に保つことは，ある文化においては無意味な行為であるが，別の文化においては望ましい予防措置である。科学の進んだ文化の中においてさえ，健康に関する知識は集団によって差があり，健康についてより多くの知識をもつ集団では，調理にあたって栄養上・衛生上の配慮が払われ，また免疫や定期健康診断が行われる。一方，より知識の乏しい集団では，これらの予防措置は知られていなかったり，関心を払われなかったり，拒絶されたりする。

個人は，最初，家族集団内の文化的基準を学習する。したがってセルフケア習慣は非常に多様である。子供は親または保護者から学ぶが，その親や保護者もまた彼らの親または保護者から学んだのである。成長するにつれて子供は，他の人々，すなわち教師，クラスメート，隣人，友人，遊び仲間などから，さらに多くのセルフケアの方法を学ぶ。健康に関する知識が広く流布し，かつ活用されている場合，コミュニティ規模で実施される予防ケア措置，たとえば飲料水浄化，下水処理，牛乳その他の腐敗性食品の加工規制などは，コミュニティサービスとしてだけでなく，より広いコミュニティヘルス基盤での教育と指導としても役立つ。個々のコミュニティの人々が，これらのサービスを開始し維持するのに必要な指導性，日常的努力，および財政その他の資源を提供しなければならない。コミュニティサービスが破綻したり，提供されない場合は，健康習慣を実行するという重荷は個々人の肩にふりかかることになる。たとえば，洪水の後では飲用水を煮沸または塩素消毒することが必要であろうし，水が飲用として安全でない地域では常にこれらのことを行わねばならないであろう。大都市における大気汚染のような環境的危険は比較的野放しになっており，そのような地域に住む人々は，コミュニティ活動を刺激するか，屋内にとどまるか，居住地を変える以外，たいした自衛策も講じえない。

前述のように，セルフケアは知識の学習と活用を必要とするばかりでなく，動機づけと技能を維持することをも必要とする。学習過程には，個人がセルフケア実践のレパートリーとそれに関連した技能を徐々に開発していくことが含まれる。理想的に言えば，子どもは，たとえば入浴，歯みがき，道路横断時の安全確認，熱い物にさわらないことといったセルフケア要件を充足するケア方策を徐々に学習することによって，責任あるセルフケア・エージェントとしての自己像を身につけるよう援助される。日常的に遂行されるセルフケア方策は日常生活という織物に織り込まれてしまい，その方策を用いて達成される目的（充足されるセルフケア要件）が失念されることがある。自分と自分をとりまく環境，既知の検証されたセルフケア要件および文化的セルフケアの実践へ率直に立ち向かっていくことが，学習のための，また持続的かつ効果的なセルフケアのための前提条件である。

一般的に言って，年齢，発達状態，健康という個別的要因によって個人が遂行できるセルフケア活動は影響される。加えて，外的・内的刺激に対する成人の確立された反応パターンも，セルフケアに関する意思決定その他の行為に影響を与える。成人の価値観および目標もまた，健康時もしくは疾病時のセルフケア行為の選択および遂行に影響する。そのような価値観および目標に矛盾しないセルフケア方策が，

その人にとって有益であると思われる。しかしそれらが実行されるかどうかは，その人がそれらを遂行可能と判断するかどうかにかかっている。

意図的行為の特徴

　セルフケアおよび依存的ケアは，意図的行為とよばれる人間活動の形態である。このことは，ケアが目標または結果を追求する活動であることを意味する。これはまた，追求する結果の意味が，行為に先立って明確化されていることも意味する。このケアはさまざまな理解のレベルで行うことができる。たとえば成人は，自分自身およびその依存者に対して，人間としての機能を維持し，保護し，促進するためにケアを行う。成人が科学的知識を背景にしてケアにアプローチすれば，たとえばコントロールされた栄養摂取によって新しい代謝平衡がもたらされるといったように，統合機能面での結果が得られるであろう。また人が経験したいと望んでいること，たとえば，気分が良くなりたい，歯の衛生のため口腔内を"さわやか"にしたい，また歯肉疾患で歯科医にかかっているときは出血を止めたいといったことについて明確な結果が得られることもあろう。意図的行為とは，本質的に，状況を評価するための探究・内省・判断によって，また何をなすべきかについての思慮深い意図的選択によって，予測された結果を達成する行為である。意図的行為の適切な概念には，何をなすべきかについての意思決定につながる状況，および特定の結果を実現するのに必要な出来事と状況を記述するための種々のアイディアが含まれる。特定の仕方で行為することによって達成しようとしている成果についての，情報に基づく判断を踏まえている場合に，その行為は意図的である。

　意図的行為は，内的・外的条件に反応するための生理的・心理的に"プログラムされた機制（メカニズム）"とは区別される。これらの機制には，反射活動（くしゃみ），本能的衝動（食物を求める衝動），情動反応（突然の恐怖の喚起や落下物回避の動き），快・不快の感情（長時間座った後の不快感と姿勢を変えたいという欲求）などがある。しかしながら，これらの活動パターンは，しばしば，個人が現在の条件に注意を集中し，

＊ Melba Anger の『セルフケア行為の一般的理想的セット』参照。これは所定のテクノロジーを用い，セルフケア要件を充足するのに不可欠な一連のケア方策を実行するためのモデルである。看護開発協議会，pp. 280-282 参照[2]。

それらの条件の意味について考察し，さまざまな行為によって起こりうる結果を考慮し，適切な行為について判断し，次いで具体的な行為を決定する動機づけとして働く。このことは，医師または歯科医の検査や治療に対して，不快，ときには痛みすらあるにもかかわらず，特定の態度を意図的にとり続ける患者といったありふれた例を分析すればよくわかる。身動きをした場合としない場合にどういう結果が起こるかを知っているかどうかによって，患者の姿勢をコントロールしようとする意思決定がなされる。生理的または心理的機制および習慣は，患者がどれほど長く自分の姿勢をコントロールできるかに影響する。意図的行為は常に自分で開始し方向づけるものであり，現在の条件と状況によって制御される。人間が先達りするとは，特定の環境の中で日常生活の課題を遂行するためにどのように意図的行為を行うかを学ぶことである。

セルフケア，依存的ケア，および看護システムを包含する具体的な行為システムを構成する要素とは，不連続的行為，つまり単一の行為である。1つの不連続行為（たとえば手を上げる）は，1つの連続的行為（たとえばコップの水を飲むこと）の中からそれだけを切り離せば，その連続的行為の中での元の目的を伝達しえないし，したがって意味も伝達しえない。前述のように，Talcott Parsons は，意味をもつ（すなわち行為システムにおける意味を伝達する）目標指向行為の最小集合をさして単位行為（unit act）という用語を用いている（pp. 44-45）[4]。看護師は，行為の連続性を，それらを構成する不連続行為および単位行為から理解することが重要である。たとえば，十分量という基準を満足させる量の水を経口摂取することによって，「十分な水分摂取を維持する」というセルフケア要件を満たすためには，どのような種類の不連続行為をどれだけの数行わなければならないだろうか。不連続行動の例としては，コップを握る，コップを支える，ある量の液体が入ったコップを持ち上げるなどがある。

セルフケア要件を充足するのに必要な連続行為についての知識を活用した看護師の例が2つ，Backscheider (pp. 1138-1146)[3]と Pridham (pp. 237-246)[5]の文献にあげられている。前述のように Backscheider は，成人の外来患者が糖尿病に関する個別的セルフケア要件を充足するセルフケア能力をどれだけもっているかについてアセスメントを行うことに関心をもった。Backscheider は，患者の行為能力を評価する基準を作成するため，その集団に共通するケア要件を充足するための連続行為を分析した。Pridham は，同じ看護上の問いを，若干異った観点から分析した。彼女の関心は，看護ケアを受けている糖尿病の入院児のセルフケア能力を判断する基盤となるデータを検索し，収集することであった。答えるべき問いは，「子どもは自分自身のセルフケアでどのような役割を果たすことができるか」ということであった。「子どもの心理的発達（およびそれに影響を及ぼす要因）を，そのセルフケア役割と関連づけて説明することと，それを判断する評価基準の作成が，この研究の1つの焦点であった。これらの研究はともに，(1) 内的・外的条件に適切に適応しながら，個人がある連続性をもってセルフケア行為を首尾一貫して効果的に遂行するというデマンドと，(2) 特定の生活状況のもとでのライフサイクルのある時期におけるセルフケア能力との間には関係があることを明確に指摘している。

評価的・移行的操作

…の頻度と程度，(3) 健康と安寧に対するこれらの条件の意味，たとえば明確化された条件は，診断された関節障害の改善もしくは増悪をさし示す，(4) ある行為を選択することによってもたらされる有益または有害な結果，たとえば医師の診察を受ける，怠っていた治療上の指示をふたたび守る，身体の罹患部位を使用する，などにまたがる。経験的知識と前提的知識が質的・量的にどの程度必要かは，セルフケア要件の数と種類，それらを充足する方法，資源の場所と入手可能性を含む外的条件，その他の要因によって違ってくる。

日常生活のルーティンでは，セルフケア要件は正常で一貫したパターンに従う。セルフケア要件の充足に関する成人の意思決定は，経験Aが意図的行為Bを要求するという意味で"プログラム化"されている。しかしながら健康でない人の場合は，治療的セルフケア・デマンドのパターンが変化する。病気の人は，まったく異なる時間配分の中で，新しくてより多くのセルフケア要件を経験し，セルフケア方策について妥当な判断に達するためにはより多くの知識と努力を必要とする。事実，妥当な判断を下すためには，医学的または看護的な援助が必要である。

別のセルフケア要件が意思決定に影響を与えることがある。たとえば医師から一定期間"絶食"を指示されたとたんに，摂食のニードが起こることがある。セルフケアについて判断と意思決定を行うときは，時間的スケジュール，および1つのセルフケア要件の充足を他のセルフケア要件の充足に優先させる理由を考慮しなければならない。環境条件もまた，セルフケアに関する判断と意思決定に関係する。提供者が環境条件についてどういう性質の調査を何回くらい行うかは，提供者がその環境にどの程度精通しているかによる。精通しているためにある人は，それ程自覚していない人でも，寒さについて実行できることを決定するための十分な情報をもっているかもしれない。不慣れな場所では，寒さが変化する外気温あるいは循環にとって好都合であると決定を下すことがある。

セルフケアについて合理的で理にかなった判断と意思決定を行うためには，セルフケアの意味と価値をある程度理解していなければならない。成熟度，知識，生活体験，思考習慣，健康状態などはいずれも，この理解に影響を与える。セルフケア要件を充足するうえで有用なセルフケア方策についての知識は，生活体験によって

違ってくる。セルフケアについて学習する機会は，家族やコミュニティによってまちまちである。生涯を通じて継続するこの学習過程は，セルフケアを理解するために必要であり，またセルフケアについて意思決定を行い，自分自身や依存者のためにそれを産生する動機づけをもつために必要である。

セルフケアの目的と意味についての知識は，特定のセルフケア行為の実行や評価し，価値づけるための基盤となる。個人の内的要因，たとえば，極度の興奮，未経験，発達や成熟レベルが評価や判断や意思決定を妨げることがある。資源の欠如，極端な社会的圧力のような外的要因もまた，判断と意思決定に影響を与える。看護師は，セルフケアについての意思決定やケア活動が重要他者に対してもつ意味に基づいて行われることがありうることを理解すべきである。たとえば人は，家族を喜ばせることができるから，という理由で，ある特定のセルフケア行為を行うことを決めることがある。動機には関係なく，あるセルフケア行為を行うという意思決定が，セルフケア要件が充足されるかどうか，またどのように充足されるかを決めるのである。

どのような条件が健康と安寧に関係しており，またなぜそれらがライフサイクルのさまざまな段階で関係するのかを知ることが，セルフケア行為の第1の局面での，調査，判断，意思決定活動を効果的に実行するために不可欠である。判断は，どのような条件が存在するか，また何を行うことができるかについての思考が先行するという点で，<u>合理的</u> (rational) でありうる。しかしながら，判断は，健康と安寧に関連する現存の治療的セルフケア・デマンドおよび現存の状況と一致しないという点で<u>理にかなっている</u> (reasonable) と言えないことがある。科学的知識と常識的知識の両者がセルフケアの第1の局面では不可欠である。第1の局面で行われる調査とそれに続く判断および意思決定は，その人の文化とセルフケア・エージェントとしての自己概念を表現する。中にはセルフケアにとって重要な条件を調査するのをためらったり，拒んだりする人々がいる。また，何が存在し，何が可能であるかの調査は積極的に行うが，何を実行でき，何を実行するべきかについて判断するのが困難な人々もいる。さらには，実行すべきことについて最終的意思決定を行うのが困難な人々もいる。セルフケア行為の第1の局面が意思決定をもって終わらないと，第2の局面は起こりえない。

生産的操作

セルフケアの第2の局面は，セルフケアに対する1つないしひとまとまりのデマンドに関して遂行すべき行動の決定で始まる。何を行い，何を行わないかの選択で，意図的行為の第1の局面は終わる。その選択によって，どのような種類の行為を行うかが特定されるので，第2の局面の目標が定まる。ここでセルフケア・エージェントが抱く問いには，次のようなものが含まれる。「私は自分が選択したことをどのようにすれば押し進めることができるか」，「私は何をしなければならないか」，「私にはどのような資源が必要か」，「私はそれらをもっているか」，「私はすべての行為を，実施すべき時に，必要なだけの期間，正確かつ効果的に実施できるか」，「他の仕事が邪魔になるだろうか」，「私が正確にやっているかどうかはどのようにしてわ

かるのだろうか」,「どのような規則に従ったらよいのだろうか」,「私が望ましい結果を得ているかどうかはどのようにしてわかるのだろうか」,「私が援助を必要と

　　　　　　　　　　　　　　　　　　　　　　　　　　　　　　　　　　　　　　証拠にあげられる。意図的努力は，望む結果が達成されたことがセルフケア・エージェントにわかった時点で終結する。結果が達成されていない，あるいは別の結果のほうが望ましいという証拠が存在する場合には，努力は停止されるか変更される。セルフケアにおける努力の支出は快いものであるとはかぎらず，他の活動の機会を排除することもありうる。

　特定の時点および特定の状況でのセルフケア・デマンドを充足させる努力の支出にとって基本的条件は，望む結果を達成するためにセルフケアを開始し，それに耐える能力である。この能力は，(1) 特殊かつ不可欠な知識と技能をもつこと，たとえば歯科ケアの受け方，予約のとりつけ方，問題の説明の仕方を知っていること，(2) 努力を開始し結果が達成されるまでそれを継続するだけの動機づけをもつこと，たとえば歯の喪失を避けたいという願望は長期にわたって歯の衛生を守ろうとする動機づけとなる，(3) ケアに対する特定のデマンドの充足に専念して，できるだけそれを忘れることがないようにし，ケア処置に正しい優先順位を与えること，たとえば指示された歯のケアを慎重に実施し，それを日課とすること，(4) 必要な運動を実施できること，(5) セルフケアの努力を開始し，維持するのに十分なだけのエネルギーと安寧感をもつこと，たとえば重い疾病や障害をもつ人は歯や歯肉のケアをできないことがある，から生まれる。望む結果を達成するためにセルフケアの努力を開始し，それをどれだけ維持できるかは，必要なセルフケアの種類，意図的行為を実施する能力に影響を与える外的条件と内的要因によって左右される。

　ルーティンの習慣どおりなら，普遍的な要求を充足するセルフケア行為を開始し，それに耐えられるが，ときに古い慣習を変えたり新しい慣習を加えたりすることができないことがある。これができるためには，健康と病気に関する考え方を変えたり，新しい技能を身につけたり，新しい処理の仕方に積極的に携わることが必要である。人によっては，変化が必要であることはわかっていても，これがきわめて困難である。健康逸脱に対するセルフケアに携わることは，健康逸脱から生ずるケア・デマンドと医師が処方する治療法の両方によって特定されるので，より困難であろう。前述のように，健康逸脱に対するセルフケアには，医学と医療技術に基づく専門的な知識と技能が要求される。医療技術の変化は，セルフケアの管理に対し複雑

なデマンドを生み出してきた。たとえば，ある種の薬物療法では，個人は薬剤を分けたり，日によって服用量を変えたり，一連の服用を数日間続けたりしなければならない。健康逸脱に対するセルフケアに携わる準備を整える際には，特別な援助が必要であろう。セルフケアに耐えるためには，支持（サポート）と指導（guidance）という形での援助が必要である。

　セルフケアの意味と価値についてある程度理解をもつことが，それに携わるための基本である。理解と意味に影響を与えるいくつかの要因については，セルフケアの第1の局面の項で説明した。セルフケア・デマンドとそれを充足する方策についての知識が不可欠である。この知識が，行為の開始時ばかりならず実施期間中も用いられなければならない。特定の課題を遂行し，次になすべき事柄について必要な実際的判断を下すにあたってこの知識が用いられなければならないのである。課題を遂行する技能の欠如，正しい判断を下せないこと，あるいは判断そのものを下せないことは，セルフケアの達成のためにマイナスの影響を及ぼすであろう。資源を活用できるかどうかといった外的環境要因は，セルフケア行為の開始もしくは継続に影響を及ぼす。

　セルフケア・デマンドを充足する行為を開始し，それに耐えているということは，意図的行為という形でのエージェンシーの力を証明するものである。行為を制限する要因はすべて，エージェンシーの力を減退させるので，そのための援助が必要となることがある。このような制限が健康状態に関係して起こった場合に，その人が看護を必要とする理由となる。

セルフケア・エージェンシー ── 実践的な考察

　看護師，その他の医療従事者，そして一般の人々は，セルフケアがエネルギー，時間，資源を必要とする作業であることを理解しなければならない。人間の能力を発揮させる要件なくしては，また何を行うべきかについての知識なくしては，セルフケアは行いえないからである。算定された治療的セルフケア・デマンドが，どういう種類の作業をどれだけの量実施すべきかを明らかにする。特定の時間と場所でセルフケアにどれだけ従事できるかが，セルフケアという作業を実施するその人の能力を明らかにする。

　前述のように，セルフケア・エージェンシーは，セルフケアの名でよばれる1つの行為もしくは作業を特異的に行う人間の複合的能力として概念化されているが，これについては，発達，操作可能性，および適切性という点から探究することができる。

発達したセルフケア・エージェンシーと発達中のセルフケア・エージェンシー

　具体的に考えた場合，セルフケア・エージェンシーの名でよばれる力が存在するか否かは，目標の選定に関わる自己決定能力の発達，および身体的・認知的・心理

第11章 セルフケア・エージェンシーと依存的ケア・エージェンシー

社会的発達を含む個人の発達段階に関連している。セルフケア・エージェンシーは，セルフケアの調査と意思決定の局面(第1の局面)に携わる発達した……

……計画には，個人がセルフケアにおいて一貫して何を行い，何を行わないかについての調査が必要である。セルフケアの2つの局面の操作を遂行する能力が存在しない場合，セルフケア・エージェンシーは未発達であると考えられる。このことは，生得的行為能力と行為衝動，たとえば摂食行動に示される行為衝動と行為能力が働いている幼児の場合でさえあてはまる。Arnoldは，幼児の摂食行動は，「欲する，評価する，好む，好まない」といったことを意味していると同時に，「もうこれ以上欲しくない」および「止めてほしいという衝動」の認識でもあると述べている (pp. 54-55)[6]。

発達しており，個人が操作できるセルフケア能力も，時には行使されないことがある。これは，意図的な選択のこともあるし，忘却によることもあり，また，時間，場所，必要な資源の入手可能性といった要因によりセルフケア操作を遂行できないことによることもある。このような状況は，ある種のセルフケア能力は発達しているが，特定の病因，疾病状態，損傷，廃疾などに関連する構造的・機能的条件のため，それをまったく，もしくはある程度までしか操作できないという状況からは区別されなければならない。

具体的な日常生活状況と看護実践状況における個人のセルフケア・エージェンシーの発達の程度は，どの年齢層の人についても，次の5つの発達カテゴリーの中で明確化することができる (p. 205)[2]。

1. 未発達
2. 発達中
3. 発達しているが，安定していない
    a．発達を続ける必要がある
    b．発達を続けている
    c．再発達が必要である
    d．再発達を続けている
4. 発達し，安定している
    a．再発達の必要がある
    b．再発達を続けている

　　　　c．再発達し，安定している
　　5．発達しているが，減退しつつある
　ライフサイクルを通じての個人のセルフケア・エージェンシーの発達ないし再発達は，知りたいという人間の欲求，学習する力，およびより高次で複雑な発達段階への移行と関連づけて理解すべきである。

セルフケア・エージェンシーの操作可能性と適切性

　個人のセルフケア・エージェンシーの操作可能性と適切性についての問いは，ある程度その発達の存在を前提としている。どの程度であれ，特定の時点の，特定の個人的条件や環境のもとでの発達がなければ，セルフケア・エージェンシーはまったく，ないしは限られた程度にしか行使されえないことが認識されている。個人の健康状態あるいは疾病や損傷の独自の結果がセルフケア操作の遂行およびセルフケアの基礎能力と資質の障害可能性に否定的な影響を及ぼすことがある。時には，個人的・環境的な要因によって非常に否定的な条件が加わり，いる期間セルフケア・エージェンシーが働かない，あるいは部分的にしか働かないこともある。

　セルフケア・エージェンシーの適切性は，看護実践状況においてはきわめて重要である。看護を求める人のセルフケア・エージェンシーの適切性の欠如，およびその欠如の健康上の理由，あるいは健康に関連した理由は，看護実践状況の合法性を決定する。患者のセルフケア・エージェンシーの適切性について看護師が確定的判断を下すためには，患者の算定された治療的セルフケア・デマンドないしはそれらの構成要素についての知識と，それらを充足し，必要な調整を行う能力についての知識が前提となる。看護師はまた，看護ケアを受けている患者のセルフケア・エージェンシーの適切性とその程度あるいは不適切性の程度について最終判断を下すにあたって，患者のセルフケア・エージェンシーの発達の程度，および発達した力の操作可能性を知っていなければならない。

セルフケアの制限

　セルフケアに携わる人は，自分自身と自分の機能状態，および自分が必要とするケアについて知りつつある。彼らは知ることを望んでいる。彼らは評価し，調査し，そして判断と意思決定を行う。彼らは結果を達成するための行為に携わり，環境の中で自分を管理することができる。セルフケア能力とは，人が，現在の個人的・環境的条件のもとで，セルフケアの調査・意思決定の局面および生産の局面で何を行うかを学び，何を行うことができるかの表現である。セルフケアの制限とは，個人が現在および将来の条件や環境のもとで必要とする種類と量のセルフケアを提供することを妨げる事柄の表現である。

　セルフケアの制限は，セルフケアの操作に影響を及ぼす制限という点から表現される。3種類の制限が特定されている。すなわち，知ることの制限，判断と意思決定の制限，およびセルフケアの調査の局面もしくは生産の局面のいずれかにおける，結果達成行為の制限，である。

機能，必要なセルフケア，およびセルフケアを達成する操作についての知ることの制限は，その人の過去の経験および現在経験しつつあることと関連し

- 経験的知識の獲得あるいは知識の想起を妨げる感覚機能，知覚，記憶，注意力の障害
- 経験的意識，認知機能，および合理性に不利な影響を及ぼす人間の統合的機能の障害

　それらの障害は，たとえば次のような状態に伴って起こる。(1) 有害な状態を引き起こす器質的条件，(2) 精神的および情緒的疾患，(3) 脳障害，(4) 処方薬もしくは市販薬のような物質の影響

セット3
- 状況について，現実と一致しない知覚，意味づけ，評価を生じる素因ならびに見当識
- 新しい本質的な知識を獲得する行為の回避
- 現存の条件もしくは新しく生じる条件に合わせて，いつ行為を開始し，いつ行為をやめるべきかを知ることに関連する精神的操作，および一連の行為を結果達成に向け意味あるものに組織化していくことに関連する精神的操作に影響を及ぼす認知機能の様式

　知ることの制限のこれら3つのセットは種類が異なっており，したがってこのような制限をもつ人はセルフケアに関し異なる種類の援助を必要とする。セット1は，必要な知識の欠如もしくは不足を表している。セット2は，環境条件を知ること，および自己と環境を知ることの制限を表している。セット3は，状況についての考察を深めたり，知識獲得のための追求をしたり，結果探求の努力をするうえで不可欠な知識を求めたりすることに対する精神的および認知的な制限を表している。

　治療的セルフケア・デマンドの構成要素についての，またはセルフケア・エージェンシーの行使ないし発達の調整についての判断と意思決定の制限は，個人の自分についての見方，とるべき行動について意思決定する前に調査し内省する習慣，適切で有益な行為をしたいという願望，および必要な知識と技能を身につけていることと関連している。セルフケアに関する個人の判断と意思決定の制限には8つの要因もしくは条件が明らかにされている。

セット1
- 状況を熟知していないこと，および調査のための適切な問いについての知識の欠如
- 知識の不足，あるいは個人や関連資料から適切な技術的知識を求め，獲得するために必要な技能の欠如
- セルフケアの準拠枠の中で熟考し，推論するための十分にして妥当な前提的・経験的知識の欠如

セット2
- セルフケアの観点から状況を調査するのに必要な自発的注意の方向づけと維持の阻害。たとえば意識の制限，緊張した情緒状態，急激に変わる，もしくは強い好悪感情，興味や関心の拒否
- 可能な代替行為とその結果を想像する能力の欠如あるいは制限

セット3
- 実行可能な事柄および実行すべき事柄を決定するための基礎として，セルフケアの状況を調査することに対する気の進まない態度，あるいは拒否
- いったん望ましくかつ適切な一連の行為を明確化し，理解したら，内省をやめ，意思決定をすべきであるが，そのことに対する気の進まない態度
- 可能な一連のセルフケア行為についての，あるいはセルフケア・エージェンシーの行使ないし発達についての意思決定の拒否

　セット1, 2で表現された制限は，個人が判断し，意思決定するために必要な基礎情報を所有したり，入手したりすることを妨げる。セット3の制限は，意思決定の回避を示している。このような制限は，個人の典型的な行動パターン，もしくは個人の状況への意味づけと状況に関わることへの回避を反映しているのかもしれない。

　自己管理の制限を含む，セルフケアの調査的・生産的局面における結果達成行為の制限は，個人の機能状態および環境条件や状況と関連している。次のような制限要因および条件の例が4つのセットで表されている。

セット1
- セルフケアについて意思決定を下すのに必要な知識もしくは発達した技能の欠如
- セルフケアのための資源の欠如

セット2
- セルフケアの調査的・生産的局面で行為を維持するだけのエネルギーの欠如
- セルフケアのどちらか1つの局面あるいは両方の局面で必要な行為を遂行するために身体的運動をコントロールする能力の不能もしくは制限
- セルフケア・エージェントとして自分自身に注意を払い，現存し変化している内的・外的条件に機敏に対応する能力の不能もしくは制限

セット3
● セルフケア要件の充足に対する関心の欠如

妨げる破局的状況

　4つのセットのうち，最初の3つのセットは，セルフケアに必要な条件が欠如していることを表している。4番目のセットは，個人の生活条件に関連するものである。
　セルフケアの制限のタイプを公式化し表現するアプローチを用いたのは，具体的な実践状況で見いだされる条件にそれが合っているからである。看護ケアを受けている人々に，特定のタイプの制限が単独で，あるいはさまざまに組み合わさって存在する証拠がみられれば，看護師が必要な看護の量と種類を決定する際の1つの拠り所として役立つ。それはまた，看護師が妥当な援助方法について判断したり，看護援助を受ける患者のレディネスを強化し維持するための対人関係過程について判断したりするときの拠り所ともなる。

セルフケア不足

　セルフケア不足（self-care deficit）という用語は，個人のセルフケア・エージェンシーと治療的セルフケア・デマンドの間の関係をさしており，現存する制限のためにセルフケアの能力が治療的セルフケア・デマンドのいくつかの構成要素ないしはすべての構成要素を充足できない場合をいう。セルフケア不足は，治療的セルフケア・デマンドを構成する要素の種類，およびセルフケアの制限の数と多様性に関連する。
　セルフケア不足は，完全なセルフケア不足もしくは部分的なセルフケア不足として特定される。完全なセルフケア不足とは，治療的セルフケア・デマンドを充足する能力がまったくないことを意味する。
　部分的なセルフケア不足とは，治療的セルフケア・デマンドのうちの1つないしいくつかのセルフケア要件を充足する能力がないことを意味し，その不能の範囲に応じて広範なものにも限定されたものにもなる。具体的な看護実践状況における個人のセルフケア不足の範囲と原因に関する看護師の知識は，個人のセルフケア能力

とその限界を決定する看護診断活動,およびセルフケア要件の明確化と特定化の成果である。しかし,経験の豊富な看護師は,ふつう患者との初回の接触で観察を行って,看護実践上の最初の問いの1つ,すなわち「健康に由来する,もしくは健康に関連するセルフケア不足の著明な証拠は存在するだろうか」という問いに答えようとする。この問いは別の言葉でも表現することができる。「既知の条件に照らして,現存の,もしくは新たに生じるセルフケア不足(あるいは依存的ケア不足)が存在するという徴候が現に伴っているだろうか」

次のような条件が1つ,ないしはいくつか組み合わさって存在するなら,セルフケア不足の著明な証拠となるであろう。

- セルフケアを継続することができない,あるいはセルフケア要件を充足するために行うことが著しく不適切
- 自然睡眠による場合を除き,自分と環境についての知覚の制限もしくは喪失
- 行為をコントロールする際,過去の経験の想起が不能
- 内的・外的条件についての知識の不足と,精通に関連するセルフケアに関する判断と,意思決定の制限
- 新しい健康逸脱に対するセルフケア要件を引きおこしたり,1つないしはすべての普遍的セルフケア要件に調整が必要となるような機能障害を示唆する出来事
- その遂行には訓練と経験を通じて獲得される特殊な知識と技能が必要とされる個人のセルフケアシステムに,新しく処方された複雑なセルフケア方策を組み込むことの必要性

セルフケア・エージェンシー,セルフケアの制限,およびセルフケア不足を理解しようとするのには,セルフケアの2つの次元を認識することが重要である。その1つは,自己意識,合理的思考,意識的な目的,手順の計画,および初回計画あるいは修正計画に従って手順を積極的に行い解決する姿勢などを含む,セルフケアの意図的行為の操作に関連する。これは,きわめて人間的かつ心理的な意味におけるセルフケアの個人的・目的的次元である。第2のセルフケアの次元は,妥当にして確かなケア方策について知識をもつことである。この妥当性とは,特殊なインプットあるいはケア方策の遂行を調整する要因と現在の個人的・環境的条件が接合して存在する結果として,個人とその環境の中で生じる出来事に関連する。特殊なインプット,たとえばある量と質の摂取された食物が個人的もしくは環境的条件と直接相関して,求めていた望ましい状態をもたらすとき,遂行されたそのセルフケア方策は妥当性をもっているのである。

個人のセルフケア・エージェンシーの発達には,セルフケアのこれら2つの次元が学習されなければならない。これには,内的・外的条件について判断を下すのに必要なデータの種類と量を知ること,データ収集の方法を知ること,および特定の種類と量のデータに基づいて意思決定することが含まれる。これにはまた,ある状況下において,なすべきこととなすべきではないこととを知ることも含まれる。このようにセルフケア・エージェンシーの発達は,文化的に規定されたセルフケア慣習の学習をこえるものである。セルフケア不足は,ケア方策を遂行する個人の能力の制限だけでなく,個人が実施するセルフケアの妥当性もしくは有効性の欠如とも

第11章 セルフケア・エージェンシーと依存的ケア・エージェンシー　263

関連する。

——————————実性がますます高まりつつある（図11-5）。

　依存的ケア・エージェンシーという概念はまだ公式化の途上にある。セルフケア・エージェンシーと同様，その幅広い概念構造は，他者の治療的セルフケア・デマンド（あるいはその構成要素）を知り，充足するために，評価的・移行的・生産的

セルフケアの制限を理解するのに役立つ訓練

1. 「セルフケア制限」という小見出しの部分で述べた3種類のセルフケアの制限を読み，考察する。
2. これらの制限の有無について判断を下すためには，看護師は，判断の基礎となる特定の種類と量のデータ，現実の条件に関する事実，および出来事を収集しなければならない。
3. 「そのような制限が患者に存在するか否かを私はどのようにしたら知ることができるだろうか」という問いについて考える。
4. 次に，以下の制限の有無を判断するのにはどういう種類のデータとデータ源が必要かを考える。
    a．知ることの制限
    b．判断と意思決定の制限
    c．結果達成行為の制限
5. 上述のセルフケア制限a, b, cのうち1つを選択し，1つのセットであげられた1つないしそれ以上の制限，たとえばセット1の制限3, 4（知ることの制限）に関するデータを収集する用具を開発する。その用具を開発する際，各制限についての次の問いに答える。
    a．何に注意するか
    b．どのような情報が必要か
    c．どのようにしたらその情報を収集できるか
    d．データの形態は何か
    e．どのくらいの量のデータが必要か
6. これらの問いの答を見いだす過程の1つとして，そのような制限を経験したことについて非公式にその人と話し合い，また，患者のそのような制限を明確化した看護師と話し合う。
7. 用具を改良する。各制限について，次の問い，すなわち，「もし私がこの用具で指示されている種類のデータを収集すれば，制限の有無を判断するための確かな基礎をもったことになるだろうか」への答を得るために，用具を検討する。

操作を遂行する能力によって形成される。操作は他者の治療的セルフケア・デマンドの構成要素を知り，充足することに関わるので，その操作に特有の力（パワー）構成要素が存在する。これら両方の構成要素は，他者のニードの充足と，他者の身体部分への働きかけに焦点をあてた調整に関わる基本的能力と資質によって違ってくる。

依存的ケア・エージェンシーの記述

依存的ケア・エージェンシーとは，健康に由来する，もしくは健康に関連するセルフケア・エージェンシーの制限をもち，そのためケアに対し社会的に依存的な関係におかれた青年や成人のセルフケア要件のいくつか，あるいはすべてを知り，充足する，成熟した人あるいは成熟しつつある人の複雑な後天的能力である。乳幼児および児童に関しては，依存的ケア・エージェンシーとは，彼らの健康逸脱に対するセルフケア要件を知り，セルフケア行為，ならびに普遍的・発達的セルフケア要件において必要な調整を，乳幼児ケア，児童ケア，育児活動の継続的システムの中に統合する，複雑な後天的能力である。

依存的ケア・エージェントは，彼らが援助の手を差しのべる人々の主治医と密接に連携して働くことがある。また，進行中の看護システムに寄与し，看護の監督者や助言者と一緒に働くこともある。

個人による依存的ケア・エージェンシーの開発は通常，セルフケアを継続するうえで援助を必要とする家族や友人のニードに対する反応である。依存的ケア・エージェンシーは，援助もしくはケアを受ける人々の明らかになっている既存のニード，また時には新しく生じるニードを充足するために開発される。おそらく開発の第1の焦点は，セルフケアの生産的操作の習得，たとえば十分量の水分・食物摂取維持のための要件の充足と同様に，包帯交換を含め創傷部の清潔の維持といった操作の習得であろう。処方薬の管理の場合のように，生産的操作を，特定の個人的および環境的条件に適合させなければならないときには，セルフケアの評価的・移行的操作を遂行する能力の開発が必要となる。緊急状況を認識し，迅速かつ効果的に行為ができる能力の開発が常に必要である。

依存的ケア・エージェント

看護師は，家族や友人に対する依存的ケア・エージェントとして精神的にも身体的にも機能することができ，またそのための積極的な意思をもつ人々を特定し，選定するために，個人や家族と関わらなければならない立場にますますおかれるようになった。このことは，病院の看護師にも在宅ケアプログラムに携わる看護師にも要求されている。看護師は依存的ケア・エージェントの健康と安寧を守ることの重要性を認識しているし，家庭において依存的ケアシステムを維持することによるエネルギーの消耗と，それに伴うストレスとを理解している。依存的ケア・エージェントの治療的セルフケア・デマンドを算定し，それらを充足するための手段を確立しなければならない。図11-5は，依存的ケア・エージェントにおける二重のケ

```
          ／その他＼
          ＼の役割／
```

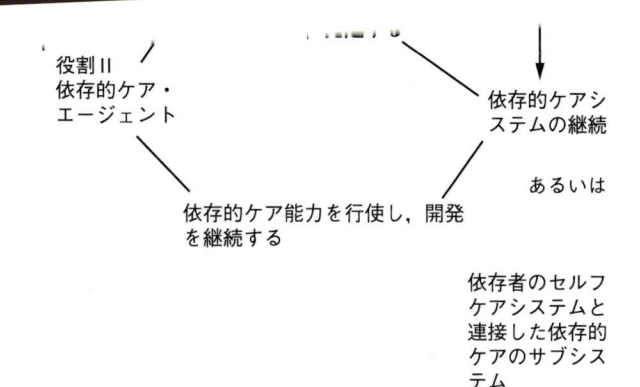

```
  ↙役割 II ↘                            ↓
   依存的ケア・                      依存的ケアシ
    エージェント                      ステムの継続

              依存的ケア能力を行使し，開発        あるいは
              を継続する
                                     依存者のセルフ
                                     ケアシステムと
                                     連接した依存的
                                     ケアのサブシス
                                     テム
```

図 11-5　依存的ケア・エージェントの二重役割

ア・デマンドを示している。

　人々がおかれた状況で要求される依存的ケア・エージェンシーを開発するのにどれくらいの量の指導が必要かは，彼らの生活経験，知識，およびケア状況に適応できる発達した技能によって違ってくる。どれだけのことが達成できるかは，依存的ケア・エージェントと援助を受ける人の関係，援助を受ける人の意欲，および両者が抱く義務感によって左右される。依存的ケア・エージェントが機能する状況についての研究は，この機能に対する個人の潜在的能力，あるいは発達した依存的ケア能力を評価する方法と手段についての研究同様，まだ始まったばかりである。

　慢性疾患の罹患，高齢者，および長期間にわたるケアの増大により，依存的ケアへの必要性とその重要性とがますます高まっている。誰が依存的ケアを提供するのか，またどこでそれが提供されるのかは，重大な問いである。どの家族メンバーがケア提供者になるかは家族にとって争点ともなる。ケアが在宅であるいは長期ケア施設で提供されるかどうかは，家族が考え，回答しなければならないもう1つの問いである。こうした問題はただ単に家族だけの問題ではなく，社会全体の問題である。看護専門職者は，コミュニティにおける依存的ケアへのニードを探究し，解決策を見いだすにあたって，どのような種類の貢献をなしうるか調査すべきである。

まとめ

　セルフケア・エージェンシーを人間的な能力——力——として同定化することは，人間の本質と関連するものである。この力は，発達している，減退している，行使できる，あるいは行使できないというように表現される。セルフケア・エージェンシーの構造モデルは，その力の発達と行使の両方に影響を及ぼす要因についての洞察を提供する。セルフケア不足という考え，不足の範囲，および不足を生み出す要因は，看護実践で使用することが可能な知識，および使用すべき知識を構築する。社会において依存的ケアへのニードがますます増大していることは，看護師が，依存的ケアエージェンシーと依存的ケア・エージェントとの関係について理解することがいかに重要であるかを示唆するものである。

文献

1. Harré R: *The principles of scientific thinking,* Chicago, 1970, University of Chicago Press, pp 269-282.
   （塩川久男訳：科学の方法，共立出版，1974）
2. Nursing Development Conference Group, Orem DE, editor: *Concept formalization in nursing: process and product,* ed 2, Boston, 1979, Little, Brown, pp 135-141, 183, 192-193, 195-196, 205.
   （小野寺杜紀訳：看護概念の再検討，第2版，メディカル・サイエンス・インターナショナル，1984）
3. Backscheider JE: Self-care requirements, self-care capabilities and nursing systems in the diabetic nurse management clinic, *Am J Public Health* 64:1138-1146, 1974.
4. Parsons T: *The structure of social action,* New York, 1937, McGraw-Hill, pp 44-45.
   （稲上　毅・厚東洋輔他訳：社会的行為の構造，全5巻，木鐸社，1974-1989）
5. Pridham KF: Instruction of a school-age child with chronic illness for increased self-care, using diabetes mellitus as an example, *Int Nurs Stud* 8:237-246, 1971.
6. Arnold MB: *Emotion and personality.* vol II, *Neurological and physiological aspects,* New York, 1960, Columbia University Press, pp 54-55.

第12章 看護エージェンシー：
看護師変数

看護診断	基本的条件づけ要因
看護のデザイン	コントロール操作
	調整的看護システム

　　看護エージェンシーとは，看護開発協議会のメンバーの長年の研究ののち，1971年に公式化された理論的概念である。看護ケースについての討論と分析にあたってメンバーの手引きとなったのは，ある条件と環境のもとでは，看護師は，効果的に看護を行うためにそれ相応の能力を必要とするという単純な考えだった。この考えを推し進めていくためには，協議会メンバーは，具体的な看護実践状況で研究する看護実践家としてのスタンスではなく，概念的理論家のスタンスをとることが必要だった。看護エージェンシーという概念の公式化の過程の歴史は啓発的であった (pp. 155-167)[1]。

　　セルフケア不足看護理論の一概念要素である**看護エージェンシー**とは，看護システム理論の必須要素として同定化される(第7章参照)。この理論の中心的な考えは，看護の広い目的，すなわち正規の患者（あるいはクライエント）の既知もしくはこれから出現する健康に由来する，ないしは健康に関連するセルフケアに対する制限を補完したり，克服することであると表現している。看護システム理論は看護エージェンシーという力を看護師にありとする。このエージェンシーを行使すると，患者の生命，健康，および安寧に寄与する看護の目的達成に向けての行為が生み出されるのである。

　　看護エージェンシーとは，成熟しつつある，あるいは成熟した人間が，専門教育，看護実践の認知的・実践的操作を習得するための自己訓練，上級看護実践者の指導下での看護実践状況における臨床経験，ならびに，あるタイプに属する看護ケースへの看護提供に関する臨床経験を通して開発した力であると理解される。看護師である者が個人あるいは集団への看護提供において行使する発達した，あるいは発達しつつある一連の能力が，看護エージェンシーと称される力である。本章はこれら

の能力に焦点をおいている。

はじめに，看護エージェンシーの実質的構造についての総括を，以下の内容から記述する。
1. 看護実践状況における看護師の連動する操作についての概観
2. ある代表的なタイプの看護ケースへの調整的ケア生産に関する，看護と依存的ケアのデザイン例
3. 看護実践の専門的・技術的操作――看護診断，看護処方，看護調整もしくは処置，評価とコントロール，およびケア管理――循環モデルも含む
4. 看護の実践における基本的条件という要因の活用

本章は，看護師がそれぞれの看護実践状況の全体を維持することについての考察でしめくくる。

看護エージェンシー：実質的構造

看護エージェンシーという理論的概念は，看護への合法的なニードを有する人々と意図的に相互作用を営み，彼らのために，もしも可能であれば，一緒になって看護を産生するための看護の力について，その洞察を明瞭に記述したものである。看護エージェンシーはセルフケア・エージェンシーに類似しているが，看護エージェンシーは他者の利益のために開発・実践されるのに対し，セルフケア・エージェンシーは自分自身のために開発され，行使されるという点で異なる。看護エージェンシーと命名される能力は他者のために行使されるものであるから，看護エージェンシーは専門的・技術的特徴の他に，社会的・対人的特徴の能力をも包含する。表12-1 は，看護師と患者という人的要素，社会的・対人的・技術的特徴，および関連性から，看護実践の次元を示したものである。

看護エージェンシーという能力の獲得

患者の治療的セルフケア・デマンドを知り，充足するための看護実践操作，また患者のセルフケア・エージェンシーの行使・開発を調整するための看護実践操作を遂行するには，看護師はそのための能力あるいは力の構成要素を獲得することが必要となる（第11章参照）。力の構成要素には，3領域の看護操作（社会的，対人的，専門的・技術的）すべてについての妥当で信頼のおける知識，3領域に特有の知的・実践的技能，一貫した動機，看護提供の意思，結果達成に向けての連続したさまざまな行為を統合する能力，整合性のある看護操作，現在あるいは将来出現する状況に看護操作を適応させる能力，および，看護実践状況内の不可欠な専門的操作要素として，自己を管理する能力が包含される。

上述の看護エージェンシーの獲得すべき力の構成要素をまとめ，一連の望ましい看護師の特性――社会的，対人的，専門的・技術的――へと発展した。これらの特性は，看護師の能力，すなわち看護エージェンシーという力の証左とみなされる。

表 12-1　看護実践の 3 つの次元

特徴	要素

望ましい看護師の特性

社会的側面
- 看護状況の一般的な社会的および法的側面について十分な知識をもち，それを受け入れている。ある種のタイプの看護状況に固有な社会的および法的側面について専門的知識をもっている。
- 社会集団および社会集団成員の間にみられる文化的差異について知識を有し，他者との接触およびコミュニケーションにおける人々の文化的指向の重要性を理解している。
- さまざまな社会階層と文化集団に属する個人および多人数単位との接触を実施し維持するための，コミュニケーション技能を含む広い社会的技能を身につけている。
- それぞれ人間は対人関係状況において自らを御する独特の方法をもっていることを認識し，発達を続けている人間として自分および他者を受容し尊重する。
- 他者に対し礼儀正しく，かつ思慮深い。
- 特定のタイプの看護状況の中で，個人もしくは多人数単位に対し看護の提供の責任を負う。
- 社会によって提供されるヘルスサービスの 1 つとして看護の領域と境界域を理解している。
- 契約関係および専門職関係の本質を理解し，これらの関係によって定められた限界の中で看護実践を遂行できる。

対人的側面*
- 人間機能の心理社会的な側面について十分精通している。
- 対人関係的機能を助長もしくは妨害する要因について知識をもっている。
- 援助関係の開発に必要な条件について知識をもっている。

- 他者との充実した関係を妨害したり，精神的な痛みや苦しみを引きおこす人間問題を明らかにし，解決することに関心をもつ。
- 疾病，障害，衰弱がみられる人を含む乳幼児，児童，および成人に合った幅広い対人関係的技能をもっており，それによって次のようなことができる。
  1. 患者としての重要他者との関係に積極的に参加する。
  2. 患者と重要他者との対人関係の参加観察者となり，その関係において重要な人格特性(たとえば支配的または受動的)の明確化，および精神的な苦しみまたは痛み（不安），および身体的な不快または痛み（いずれも重度の場合には，出来事についての患者の観察を助け，対人関係状況についての知識の欠如，また時に誤解をもたらす）の明確化を目ざす。
  3. 看護師-患者関係の中での患者の安楽と満足感を高めるような条件を作りだすことにより，患者の情緒的な痛みと身体的な不快および痛みを減少する。
  4. 患者の治療的セルフケア・デマンドの充足やセルフケア・エージェンシーの調整に影響を及ぼす望ましいまたはあまり好ましくない要因を考慮して対人関係状況の認識を深める。
- 通常の人間相互作用に合ったやり方（たとえば会話中のアイ・コンタクト，情報収集時でもふだんの会話調の維持）で，患者およびその重要他者と話し合うことができる。
- 患者に対して，全代償的，一部代償的，および支持・教育的看護システムを産生する際に不可欠な関係を作りだし，維持していけるだけの幅広いコミュニケーション技能(個人の年齢，発達状態，文化的慣習，および遺伝的欠損や病理学的過程から生じるコミュニケーション障害に合わせた技能）をもっている（第13章参照)。
- 看護ケアを受けている人々を受容し，セルフケアおよび依存的ケアにおける彼らの役割に応じて協力する。
- 対人関係状況のより広い社会的・法的側面（たとえば誰がこの患者に対し法的責任をもつか）を明確化し，患者あるいはその重要他者に慎重に説明できる。

技術的側面
- 看護診断と看護処方，さまざまに入り組んだ普遍的セルフケア要件，発達的セルフケア要件，および健康逸脱に対するセルフケア要件をもつ個人の治療的セルフケア・デマンドの充足，ならびに個人のセルフケア・エージェンシーの行使，保護および開発の調整に関する妥当で信頼のおける技術を身につけている。
- 特定のタイプおよびサブタイプの看護状況における看護実践の技術的操作を遂行するうえで，またこれらの状況において看護システムを産生するうえで，妥当で信頼のおける技術を用いる経験を積んでいる，あるいは積みつつある。

---

* (前頁)ここで明確化された特性は，あらゆるタイプの看護状況で必要な対人関係操作に関わる。ある種のセルフケア要件を充足したり，セルフケア・エージェンシーを調整する方法もしくは技術的アプローチは，本来純粋に対人関係的である。そのような対人関係的方法は，看護実践の技術的操作に属すると考えられる。精神看護の専門家は，患者が重度の対人関係問題をもつような状況で使用するのが有効とされる調整技術を見境なく用いることのないよう警告している。

●個人および多人数単位に対する効果的な看護システムの産生と管理を目ざして，援助方法の使用を技術操作に統合できる．

……を用いて特定の看護状況で得られる結果を明確化し，看護状況のタイプごとに経時的結果をまとめ，結果のタイプに関わる要因を分離し，それぞれのタイプごとの看護状況の結果を比較する．

わざ（アート）と思慮分別

　看護師は，発達した，また発達しつつある人格特性を有する者として看護実践状況の中で機能し，他者と人間対人間の関係の中で働くが，そのとき看護師は看護エージェンシーという能力を行使するだけでなく，その能力の開発を続けているのである．他者のために看護を産生する看護師の能力に，わざの良い習慣（あるいは善行）と思慮分別が密接に関係する．わざと思慮分別はともに，先述したように，目標指向をもった意図的行為に従事する人間の力に関係し，これらは獲得された人間の資質であり，特別なやり方で行為に組み込まれる．

　思慮分別の本来の関心事は，道徳，すなわち日常生活の具体的な状況における個々の人間行為のもつ善にある．思慮分別とは，実行されるべき事柄についての正しい理由である．個人が何を選択し実行するかについて判断を下すことの考察から始まって，実行しようと思うことを意思決定し，その決定を実行に移して完了するまで，思慮分別は関わっている．思慮分別には特殊性や多様性がみられ，また，確実なことおよび具体的な状況の中で善であることが内容として含まれる．思慮分別とは個々人の心と性格の徳目である．

　わざとは，実行すること，つまり努力の生産物の中に示される人間の知的な質であると理解される．わざは，現在存在しないものを作りあげようとの洞察に，すなわち実践に関係する．わざは何かを創造し，現実のものにしようとの考えを押し進めることに関心がある．

　看護のわざとは，個人もしくは多人数単位のための効果的な看護援助のシステムをつくり出すという目標を達成するため，看護状況内部の変数および条件づけ要因を創造的に探究し，分析し，統合化することを可能にする個々の看護師の知的な質である．看護の思慮分別とは，(1) 新しい，あるいは困難な看護状況において助言を

求め，得る，(2) 特殊な状態が看護状況の中で広がったり，突然発生したりした場合に，何をなし，何を避けるべきかについて正しい判断を下す，(3) 特定の方法で行為を行うことを意思決定する，ならびに (4) 行為を実施する，ことを可能にする看護師の質である．看護のわざと看護の思慮分別はともに，効果的な看護援助のシステムを作り出すのに役立ち，欠くことができないものであるが，その方法にはさまざまなものがある．

看護師は，そのわざを通じて，他者に対する看護援助，すなわち人々が看護を通して支援されうる理由と方法を踏まえた援助を心に描き，デザインし，実行する．看護のわざは，看護援助もしくは看護ケアのシステムの創造に関わるものである．看護の思慮分別は，状況についての自らの知識に照らして，特定の時点でのあれこれの行為の実施に関わるものである．看護のわざも看護の思慮分別も，経験および開発への精励な努力とともに発達する．それらが個々の看護師の中でどの程度，またどのような仕方で発達するかは，その看護師の才能，人格特性，発達したもしくは望ましい思考様式，道徳的発達段階，複雑な行為状況を概念化し事実の情報を分析し統合する能力，ならびに看護経験も含むこれまでの生活経験などによる．看護の思慮分別を身につけるためにはまた，看護師は，看護科学と基礎学問領域において前進を続けなければならない．科学の急速な進歩を考慮すれば，思慮分別が看護の実践的経験のみによって達成できると考えるのは非現実的である．

わざの良い習慣と思慮分別は，看護師が相互に関連し合う看護実践の操作を遂行するのに役立つものである．

看護実践の操作：概観

看護学生は，看護の知識体系のみならず，看護実践の必須の諸操作遂行の技能を導入し，理解し，そして発展させていくべきであるとの立場を本書はとっている．この文脈での操作とは過程を意味しており，この過程を通して，看護師はどのような種類の看護を産生すべきかを知り，また具体的な生活状況の中で実際に看護を提供することを知るのである．操作についての包括的なリストを提示する．このリストのうちの1つの操作が，それだけで遂行が完了することを必ずしも示しているわけではない．実践状況では，特定の操作の遂行がしばしば分断されることは，看護やその他のヒューマンサービスの特徴でもある．具体的な条件や環境が，相互にまたがる遂行手順をもったもう1つ別のタイプの操作を作り出すこともある．

7つの操作を記す．
1．患者の役割を有する人の人口統計学的データ，患者のヘルスケア状況の性質と境界域およびそれら境界域内での看護の管轄に関する情報を確保する．
2．治療的セルフケア・デマンドおよびセルフケア・エージェンシーの発達程度と行使についての患者の知覚に関する情報，ならびに状態と生活パターンについての情報を得るために，看護歴をとる（付録Aを参照）．
3．看護の産生のために，合理的かつ機能的な単位を確立する．
4．患者の治療的セルフケア・デマンドあるいはセルフケア・エージェンシーに

肯定的ないしは否定的な影響を及ぼすかもしれない基本的条件づけ要因について，現在の価値および予知される変化を確定する

〜〜〜デザイン単位 D を参照されたい。

操作 4（基本的条件づけ要因）と操作 5（専門的・技術的操作）は，適切に遂行され統合されれば，看護過程と一般的に称される内容を構成する。これらの操作が効果的に遂行されると，そこから，看護要件と結果が明らかとなり，看護が産生され，看護の成果が得られるのである。これら遂行の結果の例として，看護ケース例のデザイン単位 D，E，F を参照されたい。

操作 6 は看護師のデザイン機能を示す。適切な看護デザインとは，効果的な看護を提供するのに必要な背景情報，諸資源，および役割機能を明らかにする。その目的は，看護に対する理由と看護により期待される成果，ならびに人的要素，その人の役割，責任を明らかにすることである。看護デザインとは，産生に対する「青写真」である。看護実践操作の社会的，対人的，および専門的・技術的特性の全体を維持するという操作 7 は，本来コントロール操作のことである。この操作は専門的・技術的特性とその操作だけでなく，看護状況全体に向けられているものであり，個人や集団への看護の提供においては，看護師にとって不可欠な管理的操作である。

看護学生はこれら看護実践の操作を習得し，操作間の関係を理解しなければならない。これらの操作は看護実践のもつ複雑さを示しており，また，看護師が責任を負うことが期待され，なおかつ実際に責任をもたなければならない責任の種類をも指し示している。実践に対する看護師の資格も含めて，看護実践の複雑さと看護師が負うべき責任を理解することなく，看護実践について意思決定を下し，方針を設定する人々がしばしば見受けられる。

看護学生らが明確な看護実践の操作遂行の成果と理由についての洞察を発展できるように，1 つの基盤として，ある看護ケースの看護デザインを提示する。看護デザインとは，看護という形態の援助へのニードを充足するために，どのようなケア産生を押し進めるのか，またそのためには何が必要であるかを明らかにするものである。建築物や橋を造るときの建築デザインや工学デザインと同じように，看護デザインは産生すべきもの，あるいは構築しようとするものを詳細に記述する。

看護デザインの例

看護デザイン(nursing design)という考えとデザインの構成単位は，本書の第4版で導入され，AからFまでの6つのデザイン単位を特定化した。看護デザインの例で展開されているが，単位についての簡潔なまとめを記した下記の囲みを参照されたい。

本章を通じて，**看護実践状況**(nursing practice situation)という用語を用いているが，この用語は，看護を受けているときの状態，人的要素，および特性すべての全体をさしている。以下の看護デザイン例でも使用されているが，看護ケースという用語は，健康に関連したセルフケア不足から組織化された特別な看護要件を有する人を指している。例としてとりあげた**看護ケース**(nursing case)は，第9章の健康上の焦点による看護状況のグループ分けからすると，グループ7に該当する。2回の脳血管発作の影響により，生命の質が著しく，また重度に脅かされている状況の一例である。

デザイン単位による看護ケースのまとめ

脳血管発作のため看護ケアを受けている患者についての情報が，1つの典型的な事例としてまとめられた。関連する入手情報に看護上の意味を割りふるため，6つのデザイン単位が用いられた。ここで紹介する"ケース"のデザイン特性が完全なものだとか，適切なものだというのではない。情報に対する看護上の意味の付与のしかた，および看護のデザインと産生に対する情報の関連性を例示したにすぎない。ケースは，デザイン単位A〜Fで提示される。紹介したケースの資料は，健康状態

個人への看護の産生に対するデザインを構成する単位

A．看護のための契約，ヘルスケアの目標を達成するうえでの看護管轄領域
B．ケア提供者の合法的で機能的な統一体の確立
C．現在あるいは以前のセルフケアシステムもしくは依存的ケアシステムの構成要素の記述
D．a．治療的セルフケア・デマンドの構成要素およびそれら構成要素を条件づける要因の確定
D．b．治療的セルフケア・デマンドを充足するための看護の産生に必要な諸資源の同定化
E．看護を受けている人のセルフケア能力および役割の確定
F．治療的セルフケア・デマンドを認識し充足するための役割責任およびセルフケア・エージェンシーの開発と行使を調整するための役割責任を明確化することによって，ケアを受けている人のための看護産生に対するデザインの確立

が比較的安定している期間のものである。健康状態には望ましくない変化がいつでも起こりうることを理解したうえで，デザイン単位ごとのケースの記述を読まれたい。

これまでのケア提供者
これまでのケア提供者は，新しい順に，X病院の看護師，家庭での夫，リハビリテーションセンターの看護師，X病院の看護師，初回発作以前は自分。

看護に対する要望と予測される要求
Doe氏と家族が（夫人の主治医と相談して）夫人を家庭で世話をすると決めたあと，病院がホームケア協会へ照会。提言：家庭での依存的ケアシステムは，家族指導に責任をもつ協会の看護師による定期的な看護システムと連結することになろう。看護は，家庭でのケアではもはや不十分という状態になるまでは，協会の看護師が提供する。看護師は，依存的ケアシステムに関わる家族が必要とする教育，指導，方向づけを与える。これには夫人の状態の持続監視，ケアの結果の持続監視，および連合システムの適切性の評価が含まれよう。特別なサービスや器具の必要性については，看護師は協会その他の機関に連絡する。

ヘルスケアシステムにおける位置
Doe夫人は，糖尿病，2回の脳血管発作（2回目の発作では脳幹が冒された）により，内科専門医のケアを受けている。

家族への影響についての看護師の知識
病院のソーシャルワーカーは，夫人をナーシングホームに入れてケアを受けさせるよう家族に助言した。しかし家族は，疾病に伴うストレスはあるにせよ，家庭で世話するのが唯一受容しうる道だと言った。

看護師の数と資格，および看護助手
交替要員看護師としてプライマリナースの参加が必要である。そのプライマリナースは，10年間の看護実践の経験をもち，専門的なレベルの実践に関わる教育資格を有している。交替要員としてホームヘルスエイド（家庭介護助手）も必要である。そのエイドは，協会で8年間の業務経験を積んでいる。プライマリナースが，夫人の看護に対する要求に従って毎日の看護を行い，スケジュールを調整し，一方エイドが毎日の世話をする。

契約当事者
Doe氏（夫人の主治医の協力を得る）とホームヘルスケア協会が契約当事者である。
必要な資源
病院用ベッド，リフト，吸引用具，およびその他の標準的器具
支払い方法
第三者支払いを利用できる。

B. ケア提供者の正規の機能的統一体

Doe夫人は積極的参加者の役割を担うことはできず，また意識も限定されているが，いくつかの事柄には反応する。正規のケア提供者は，協会の看護師，ホームヘルスエイド，および夫人の特別な要求に応える理学療法士，言語療法士といった協会のスタッフである。

C. 現在あるいは以前のセルフケアシステムもしくは依存的ケアシステム

この期間では関係なし。

D. 治療的セルフケア・デマンド

Doe夫人の治療的セルフケア・デマンドは，主としてその健康状態および生活条件，すなわち床上安静によって条件づけられている。彼女の健康状態の特徴は，脳血管発作による神経・筋機能障害，すなわち会話，嚥下，体位変換などの不能である。心肺機能は安定しているが，チェーン-ストークス型呼吸の既往がある。咳嗽反射が低下し，分泌物を処理できない。また排尿・排便もコントロールできない。胃管が固定されている。糖尿病のため朝のインスリン注射と食事療法が必要であるが，これについては家族が理解し管理している。意識レベルは清明から混濁まで日動変化がみられる。

Doe夫人の治療的セルフケア・デマンドの構成要素は，普遍的セルフケア要件と健康逸脱に対するセルフケア要件である。発達的セルフケア要件は，危険予防と正常性促進の普遍的セルフケアと切り離しては考えられない。

各普遍的セルフケア要件と健康逸脱に対するセルフケア要件を条件づける要因を，テクノロジーと行為の要約リストとともに紹介する。テクノロジーと関連するケア方策は，行為展開の詳細にはふれないかたちで紹介する。

十分な空気摂取の維持

正常な呼吸パターンは，時に次のような条件要因によって障害され，これらの要因のいずれもが適量の空気摂取に影響を及ぼす。チェーン-ストークス型呼吸パターン，咳嗽反射の低下による分泌物処理不能，床上安静，および体位変換不能。

テクノロジーと行為には次のものが含まれる。

● 呼吸を促す床上体位，椅子での直立位への移行，ベッド上での体位変換を行う。

- 開放エアウェイを観察する。
- 吸引により分泌物を除去する。

……摂取減少，公的・座位変換・嚥下の不能によって，および糖尿病の状態によって障害され，条件づけられる。

テクノロジーと行為には次のものが含まれる。
- 医師の処方に基づき，ホームヘルスケア協会の栄養士が調理したカロリーとたんぱく質含有食を夫人に与える。
- 調理した食物を1日4回胃管より与える。注入後は水分を与える。
- 毎朝処方量のインスリンを注射する。
- 高血糖と低血糖の徴候を観察する。
- 空腹の徴候を観察する。
- 栄養不良の徴候を観察する。

排泄過程と排泄物に関するケアの提供

この普遍的セルフケア要件の充足は，排泄コントロールの欠如，体位変換不能，経管栄養の注入物と濃度，および適量の水分摂取によって影響される。

排尿に関するテクノロジーと行為には以下のものが含まれる。
- フォーリーカテーテルによる排尿。これにはカテーテルの定期的交換とルーティンの点検を行って，安全，有効性，感染予防を確保することが必要である。
- 水分摂取量の基準が満たされているかどうか確認する。
- 尿の色・混濁・臭気を観察する。また，尿量を測定し，性状を記録する。
- 尿を衛生的な方法で処理する。
- 蓄尿バッグのケアをする。

排便に関するテクノロジーと行為には次のものが含まれる。
- 排便を促す方策を作成し維持する。これには経管栄養の組成と濃度が排便に及ぼす影響を抑えるための薬物療法が必要となることがある。
- 体位変換などの運動を1日を通して積極的に行う。
- 排便後は排泄部位，衣服，および寝具を清潔に保つ。
- 衛生的な方法で便と汚れたリネンを処理する。
- 便の性状・色・液量を観察し，記録する。
- 排便回数を記録する。

- 下痢あるいは便秘になったとき適切に対処する。

皮膚の排泄作用に関するテクノロジーと行為には以下のものが含まれる。

- 身体全表面の清拭，衣服とリネンの清潔など，不感蒸泄に関する規則的ケアを行う。
- 患者の体温と環境温を知る。
- 室温，衣服の重さと量および換気を調整し，正常な体温が維持できる物理的環境を保つ。
- 発汗とそれに関連する徴候・症状を観察する。患者を暖かく乾燥した状態に保つ。徴候・症状の基礎にある原因を診断し，適切な調整行為を行う。

活動と休息，および孤独と社会的相互作用の間のバランスの維持

夫人にとってこれらバランスの維持は，体位変換や会話の不能ならびに注意力や意識の清明度の自動変化によって左右される。夫人は聞いたり見たり反応したりすることができ，また視線でものごとに応答することができる。

活動と休息の間のバランスの維持に関するテクノロジーと行為には次のものが含まれる。

- 夫人の日中の覚醒-睡眠パターンを支持する。
- 日中に刺激と休息を交互に与える。
- 夜間の睡眠を確保する。
- 夫人が好んで反応する刺激，たとえばテレビや，彼女が一緒にいて話をするのを好む人々を選ぶ。
- 身体的運動を行わせる。四肢の他動運動と少なくとも1日1回はベッドから椅子への移動。
- ケア活動によってもたらされる疲労の徴候を確かめ，適切に対処する。

孤独と社会的相互作用の間のバランスの維持に関するテクノロジーと行為には次のものが含まれる。

- 夫人が体調の良いとき何を好むかを心得たうえで，孤独を望む徴候（1人にされることを望む）を確かめ，対処する。
- ケアで接触するときは，そのつど夫人に関心を寄せる。疲労を防ぐため，ケアを行っている最中のお喋りは慎む。
- 夫人に興味と関心を示すと同時に，権利をもつ1人の人間としての独立性を尊重する。
- "ケア"活動を行うときは，同時に"心遣い"の態度も示す。
- 夫人が視線で応答できるよう絵によるコミュニケーション板を使用し，彼女が訪問者を選択できるようにする。
- テレビを見られるようにする。

危険の予防

この普遍的セルフケア要件の充足は，これまで述べた要件の充足と関連しているとみることができる。それは，夫人の自己管理能力の欠如，意識の制限，嚥下不能，排尿・排便失禁，フォーリーカテーテルの使用，胃管の使用，およびインスリン依存性糖尿病などによって影響を受ける。

この要件充足のためのテクノロジーと行為には次のものが含まれる。

- 臨床的緊急事態の徴候を確かめ，適切に反応する。
- １日の主要体位である床上安静やベッドから椅子への移動に伴う危険少ナクトレ

危険の予防で明らかになったすべての条件づけ要因は，夫人の正常性にも関係する。自己管理能力の欠如と意識の制限が最も重要である。

次のテクノロジーと行為が重要である。

- 夫人の意識がいつはっきりしているかを理解する。患者を１人の人間として扱い，対応する。
- 夫人の家族役割と一致させつつ，彼女にとってなじみの深い家族生活の特性を維持する。
- 友人，教会員，その他彼女が好む人々との社会的接触を維持する。
- 絵によるコミュニケーション板を作製し，使用する。
- 不快感や痛みの証拠を確かめ，必要に応じて原因の除去，軽減ケア処置，処方薬使用などによって軽減をはかる。
- 夫人の信仰とその習慣を確かめ，それらを維持できるよう適切に援助する。
- 夫人の自己感覚の維持を促す。
- 身体統合性，たとえば身づくろい，身体の良肢位，体温，水分バランスなどを可能なかぎり維持できるようケアを行う。

夫人の治療的セルフケア・デマンドのうち，これまであげた普遍的セルフケア要件の構成要素はすべて，２回の脳卒中の結果と影響から生じた要因，インスリン依存性糖尿病の状態，および胃管の固定やインスリン投与といったヘルスケアシステム要因に基づく。その他の充足すべき健康逸脱に対するセルフケア要件について，次に明らかにする。

健康逸脱に対するセルフケア要件

夫人の治療的セルフケア・デマンドの構成要素を最小限構成するその他の健康逸脱に対するセルフケア要件には，以下のものが含まれる。

- 脳卒中の徴候と症状，重篤な神経学的変化，血圧上昇，高血糖・低血糖の徴候・症状，尿路感染，胃管挿入部の感染，呼吸困難，発熱，原因不明の痛み，転倒などが生じた場合，電話もしくは往診により主治医の援助が得られるようにしておく。

- 医師の処方した糖尿病管理を効果的に実施する。これには，朝のインスリン処方量の注射，血糖値の検査，午後にもインスリン投与が必要な場合はインスリン処方量の計算，胃管からの処方された食物の投与，および高血糖・低血糖の徴候・症状の観察が含まれる。
- 夫人の機能と病態の特定の側面に関し状態と変化を観察する。それには心機能，呼吸機能，腎機能，循環機能，神経機能，皮膚と粘膜の統合性と状態，および排泄機能の特徴と変化に関心を払うことが含まれる。

E．セルフケア能力と役割，依存的ケア能力と役割

Doe 夫人はセルフケアを行う操作能力をもっておらず，また以前の能力を回復したり新しい能力を開発したりする潜在能力ももっていない。夫人は視線によって応用する能力が若干もっている。

成人の家族成員は，1日の特定の時間に行わなければならないケア処置，ならびに1日のどの時間帯でも行う必要が生じる可能性のあるケア処置を遂行することによって，夫人の治療的セルフケア・デマンドの構成要素を充足することを学習してきており，現に学習しつつある。彼らは，一貫して安全かつ効果的にケアを提供している。しかし，家族成員の依存的ケア能力は，夫人の治療的セルフケア・デマンドのすべての構成要素を充足するのには十分でなく，またいつ，どのように調整や変更を行うのが良いかを知るのにも十分ではない。

家族成員の中には心理的・生理的な依存的ケアに限界を感じている者もいる。しかし他の成員の中に，こうした事態がいつ起こるかを認識しており，ある成員が特定の時期に遂行できなくなったことを代わって行うだけの柔軟性を備えた者もいる。

家族成員の全員が依存的ケア状況に関して，疲労を覚え，また耐えている。

F．看護システムデザインの特徴と依存的ケアシステム

Doe 夫人のための看護システムは，毎日作動できる状態にはあるが，常に継続しているわけではない断続的システムである。看護システムは，常に継続している依存的ケアシステムと連結している。看護師が夫人の家にいない場合でも，依存的ケア・エージェントは，プライマリナースあるいはホームヘルスケア協会と連絡がとれるようになっている。

看護システムと依存的ケアシステムは，夫人が病院から家へ戻った時点で開始された。両システムとも，ある程度の操作安定性を達成しているが，看護問題が見つかり，解明され，解決されるのに伴って発達しつづける。看護システムは，プライマリナースがホームヘルスエイドの助けを得て産生し管理する。依存的ケアシステムは，協力して働く3人の家族成員が主として産生し，管理している。

プライマリナースの全般的役割責任

プライマリナースは，次の2つの全般的責任を有する。すなわち，(1) プライマリナースの貢献とホームヘルスエイドや患者の貢献を結びつけながら，その行為構成

要素および依存的ケアシステムの行為構成要素に合わせて看護システムを統制し，産生し，管理する責任，および，(2) 依存的ケアシステムの要素としての間人間的

- チェーン-ストーク人型呼吸がみられる場合は，その情報を収集し，その看護的・医学的意義について判断する。
- 呼吸困難や気道障害の有無とそれらがみられる場合の管理について，ホームヘルスエイドと依存的ケア・エージェントから情報を得る。
- 主治医に報告すべき事柄について観察し判断する。医師の診察が必要と思われたときは，そのことを家族に助言する。
- 看護師が医師に直接連絡をとるべき状況について判断する。
- 緊急事態の徴候と緊急時ケアについて家族に指導する。これには主治医あるいは救急医療サービスへの連絡が含まれる。
- フォーリーカテーテルの使用とその定期的交換を管理する。尿路感染の徴候を観察する。
- 口腔および皮膚の状態や留置した胃管の周囲組織に注意しながら，患者の組織の統合性を観察する。
- 栄養と水分の摂取を観察し，その適切性を判断する。
- 排尿・排便の量と質のアセスメントを行い，判断する。
- 夫人の環境やケア実施時にみられる危険を観察し，ホームヘルスエイドや依存的ケア・エージェントと協力してそれらを除去するか，安全措置を講じる。
- ホームヘルスエイドや依存的ケア・エージェントと協力して，新しいセルフケア要件を特定し，それらを充足するための手段を設計する。
- 夫人のコミュニケーションを助けるために，言語療法士と協力して絵入りチャートを作製し使用する。
- 理学療法士と協力して，身体の良肢位，他動運動，防護措置，ベッドから椅子への移動，および必要な用具の使用についての原則を決める。
- ホームヘルスケア協会所属の栄養士と相談して食事を再評価する。
- 観察し，ケア方策を実施したときは，ただちに記録する。ケア中に遭遇した問題で，追跡が望ましいと思われるものについても記録する。
- 家族成員に対し，彼らの依存的ケア活動に伴う，あるいはそれらによって生じる治療的セルフケア・デマンドの構成要素を彼らが理解し，充足できるよう指

導し，支持する。
- 依存的ケア・エージェントに対し，夫人のケアの質と有効性のアセスメント，および彼らがケアで遭遇する問題について助言する。
- 家族が経験しつつあることをできるかぎり知る努力をし，慎しみ深い態度で彼らを支持する。
- 夫人のケアを設計し提供するにあたって，お互いの独自の領域と相互依存の領域を理解したうえで，家族が，看護師およびホームヘルスエイドと一体になれるよう援助する。
- 夫人のケアに際し看護用品や器具を正しく使用し，また家具類などを傷つけないよう注意する。
- 夫人のための断続的看護システムを統制し，産生し，管理する能力と行為，および夫人の家族と協力して機能する能力と行為について定期的にアセスメントを行う。知識，新しい技能，あるいは技能の改善に対するニードを明確化する。
- ホームヘルスケア協会の担当看護師の助言と監督を求める。

ホームヘルスエイド（家庭介護助手）の役割責任

ホームヘルスエイドの責任には次のものがある。
- ケアを行いながら患者とコミュニケーションをもつ。
- 入浴介助，口腔内ケア，整髪を行う。夫人のプライバシーに注意する。
- 関節可動域の運動を行う。
- 安楽な体位をとらせ，楽に呼吸ができるようにする。四肢を保護する。
- 皮膚を観察し，皮膚統合性に問題がある場合は看護師に報告する。
- 通常の環境条件のもとで患者の正常体温を維持できるような衣服や毛布を用いる。
- 指示に従ってフォーリーカテーテルのケアを行う。
- 蓄尿バッグを空にして清潔にし，排尿量を記録する。
- 指示に従って排便のケアを行い，排泄物の水分量を含め排便の特徴を記録する。
- ケアを行う際にはできるだけ患者の心理的ストレスや身体的疲労を防ぐように注意する。
- ケアを提供する家族成員に協力する。
- 資源を正しく使用し，また室内の家具などを傷つけないよう注意する。
- 行ったケアをただちに記録し，その情報をプライマリナースおよび看護監督者へ報告する。
- 必要に応じて監督を求める。
- ケアに対する自分の能力と貢献度のアセスメントを行い，さらに必要な援助の技能と知識を明確化する。

依存的ケア・エージェントの全般的役割責任

依存的ケア・エージェントの全般的役割責任には，夫人を1日24時間安全かつ効果的にケアすること，彼女に付き添うこと，および決まった時間あるいは必要が生じたときにケア処置を遂行すること，が含まれる。依存的ケア・エージェントは，ケアを継続的に提供していくうえで，またケアチームの一員として機能する中で生じてくる責任の変更に柔軟に対処できなければならない。ホームヘルスケア協会の

看護師を，見知らぬ人もしくは侵入者としてではなく，夫人のケアに協力してくれる専門家として家庭内に受け入れ，協力していくことは，全般的責任の1つとして

- 活動と休息のバランスがとれるよう，環境条件とベッドや椅子での夫人の体位を管理する。
- 孤独と社会的相互作用のバランスがとれるように，社会的条件を管理する。
- 危険が生じないよう注意し，もし生じたならば，夫人の安全を確保する。
- 夫人が家族と一緒に家庭にとどまれるよう環境条件を維持する。
- 看護師やホームヘルスエイドに協力して，夫人のセルフケア要件を充足する。
- ケア行為が不明確であったり，指導が必要なときには，プライマリナースに指示と指導を求める。
- 看護援助が必要なときは，プライマリナースもしくはホームヘルスケア協会に連絡する。
- 主治医からその要望があれば連絡をとる。家族自身が報告する必要があるとプライマリナースが判断した情報を医師に伝える。
- 緊急状況の発生を察知し，そのような証拠を観察する。主治医あるいは緊急医療サービスに報告し，援助を求める。
- 次のような家族の役割責任を遂行する。(1) ケア提供時には互いに支え合い，できるだけストレスと疲労を予防する，(2) 各家族成員の治療的セルフケア・デマンドを算定し，充足する，(3) 家族のストレスと疲労の徴候を観察し，その軽減に努める，(4) 家庭での患者へのケア提供が，個々の家族成員および構造的・機能的統一体としての家族に及ぼす影響を観察する，(5) 家族機能の不全を防ぎ，家族の安定性を取り戻す行為を実施する。
- ケアの記録を続ける。

基本的条件づけ要因のまとめ

　あるタイプの看護ケースに対するデザイン単位情報に関する上記の例は，その看護ケースの社会的・対人関係的・技術的特性を明らかに示している。それはまた，ケアの要求に対する患者の自己管理能力，セルフケア・エージェンシー，および治療的セルフケア・デマンドの積極的条件づけ要因も示している。看護ケースの契約

的・対人関係的特性は，患者の完全なセルフケア不足および2回の脳卒中発作の結果と影響（健康状態要因）に伴う自己管理能力の喪失によって条件づけられていた。看護の契約は，患者との間ではなく，患者に対し法的責任をもつ夫との間でなされた。看護師と患者の相互作用は，患者の反応のみで成り立つ一方的なものであった。看護師と家族成員の相互作用は，看護ケアと依存的ケアを連動させたシステムを開始し，展開し，維持する中で続けられた。

患者のセルフケア・エージェンシーと治療的セルフケア・デマンドの特性を積極的に条件づける要因は年齢と発達状態を含めた健康状態であったが，ともに安定していて，治療的セルフケア・デマンドにはほとんど影響を及ぼすものではなかった。このケースの年齢は，すでに成熟に達しているため，乳幼児や子供におけるように発達状態との積極的な関係はなかった。このタイプのケースで心理的もしくは個人的な事柄が何かあるかどうか，あるならどれに含まれるかは不明である。2回の脳卒中発作の結果と影響として表現される健康状態要因は，他者が物理的に動かすか助けるかしなければ場所を移動できない生活様式を患者にもたらした。さらに患者は，生きている間，看護と依存的ケアを含むヘルスケアが永続的に必要な状態となった。

家族システム要因，社会文化的要因，社会経済的要因，および利用可能な資源は，家族に関係していた。それらは，家族とその成員の積極的態度と開発能力，および家庭内で継続的な依存的ケアシステムを提供し，それを断続的看護システムと連結させる時間・労力・資源の利用可能性の条件づけ因子である。このケースは，ヘルスケアの焦点，セルフケア不足の原因と範囲，治療的セルフケア・デマンドの構成要素，および治療的セルフケア・デマンドの複雑さと安定性によって要約しタイプ分類することができるし，また代償的・教育的特性の行為システム，およびその継続的・断続的な産生として表現できる看護師の仕事の産物である看護システムのタイプによっても要約し分類することができよう。

ヘルスサービスにおける専門的実践の操作

各種ヘルスサービス専門職における専門的実践は，それぞれのヘルスサービス分野に特有の対象，それぞれのヘルスサービス分野の実践・応用科学の発達の程度，ならびに実践者の高度専門教育を含む準専門職と専門職の種類によって違ってくる。特に専門的・技術的な操作としては，(1) 診断，(2) 処方，(3) 処置もしくは調整，および (4) ケース管理，が特定されている。これらの操作は，専門的なヘルスサービスを1人もしくは集団で受ける人々を対象とし，その人々のために遂行される。上にあげた操作はいずれも一般的な意味をもつが，個々のヘルスサービス分野の中では独自なものになる。

診断操作には，特定の人とその人の状態および生活環境を記述する事実を慎重に調査し，分析することによってヘルスサービスが必要とされる現在の状態もしくは変化している状態の性質を理解し，説明する過程が含まれる。ヘルスサービスの専門家が診断する事柄ならびに彼らが行う診断は，それぞれのヘルスサービス分野に

特有なものである。診断操作は処方操作に先だって行われ，処方操作は処置もしくは調整操作に先だって行われる。診断操作によって，何が問題か，その問題の現出…

…問題を除去することによってそれをコントロールする，あるいは人間の生命・健康・安寧をおかさない範囲内にそれを抑える実際の活動である。

ケース管理操作は，診断操作，処方操作，処置もしくは調整操作をコントロールし，方向づけ，チェックすることに関わる。コントロールには評価も含まれる。ケース管理は，資源の利用に効果的に働き，またヘルスサービスを求め，受ける人々の心理的・身体的ストレスをできるかぎり除くような力動的なヘルスサービスシステムを形成するための技術的操作の統合にかかわる。

専門的実践の技術的な操作は，それぞれのヘルスサービスごとに特定化される。あるサービスの専門的な提供者が，そのサービスの必要性を有する社会成員の状態を認識し受容したときに，技術的操作の特定化が生じる。別の言い方をするならば，サービスの提供者はそのサービスの特有の対象，焦点，および境界を知らなければならないのである。各サービスの焦点（そのサービスが必要である人々の人間的条件）は，専門職者が概念化・理論化を図るにつれて，発展し変化していく。

ここで記述している専門的・技術的操作は，多くの歴史的事由により，看護では広く受容されてこなかった。しかし，専門教育を受けた看護師は，看護が存在し，社会の中で存在し続けるための理由を理解し，そのことを受容すべきであるし，看護とは何か，そして何であるべきかについて理論化できなければならないし，さらには，看護科学を発展させる責任を負い，その責任を果たしていかねばならない。ヘルスサービスの専門的・技術的操作は，実践モデルと実践のルールを開発するための基盤である（看護の理解の段階を述べている図8-3参照）。

看護の専門的・技術的操作

看護過程とは，看護実践の専門的・技術的操作の遂行を指し，看護師が用いる用語である。これらの操作は，看護師によりさまざまな形で概念化され，命名されている。過程とは，目標達成の1つの継続的・規則的行為，すなわち，ある決まった方法で実施される特別な種類の行為を意図的に遂行するという意味で用いられる。

本書では，看護過程とは，看護師が診断的操作，処方的操作，および調整的もしくは処置的操作，ならびに評価を含むコントロール操作を遂行することから成り立っていると理解する。看護師は，患者との対人関係および看護提供への契約的同意が可能な文脈内で，これらの諸操作を遂行する。操作は連続的に行われる。たとえば，看護診断は看護処方に先行するが，看護診断操作は，処方が行われ，調整的ケアが提供される以前に完了することを必ずしも意味しない。このことは，Susan G. Taylor と Jeanne Saathoff の助言のもと実施した事例研究によく示されている（pp. 59-68)[3]。14歳の男性が糖尿病コントロール不能，下顎腫瘍，高熱，ブー咬傷による足部潰瘍で入院してきた。医学と看護のスタッフが「セルフケアの調整と保持」を行うという意思決定がただちになされた。「ルーティンの衛生を含む」患者の治療的セルフケア・デマンドの既知の構成要素を充足するためのすべてのケア方策が，看護スタッフにより開始，実施された。看護師と医師のケアの焦点は，(1) 感染の処置と (2) 糖尿病コントロールの回復であった。患者の状態が改善するにつれ，医学の焦点は，侵襲的医学診断処置を含む「患者の健康状態の評価」へ移行した。患者が「手順と結果」に不安を抱いていたので，「この期間の看護の焦点は支持すること」であったが，患者がセルフケアに専心できるようになった時点で看護の焦点は患者のセルフケアシステムを「評価し，改善すること」へと移行した（p. 61)[3]。この焦点により，看護師は，患者のセルフケア・エージェンシー——セルフケアのための能力とその制限——に関わる看護診断操作へと立ち戻った。看護診断は，患者のセルフケア制限，ならびに患者が過去に治療的セルフケア・デマンドの構成要素を知り，充足することができなかったことを説明している項で表現されている（p. 64)[3]。

　看護師が患者の治療的セルフケア・デマンドの構成要素を充足するための継続的ケアの提供者になるという最初の意思決定は，患者は健康逸脱に対するセルフケア要件を緊急に充足しなければならないために，また急性感染症と高血糖症でその能力とエネルギーを制限されているために，セルフケアを遂行することができないという別の看護診断に基づいてなされた。疾病の緊急度を含む健康状態は，看護の最初の段階における主要な力動的変数であり，それは患者のセルフケア・エージェンシーと治療的セルフケア・デマンドの構成要素双方に影響を及ぼしていた。

　この例は，看護の提供を，完全かつ確定的な看護診断から看護の調整および評価へと直線的に進む過程であるというように看護師が考えないことが重要であることを示している。看護が直線的に進むことも，時にはありうるが，ふつうそれは期待できない。

　実践状況における看護師の技術的指向性と操作を別項の囲みにまとめてある。指向性とは，セルフケアに従事する力および治療的セルフケア・デマンドを知り，効果的に充足することである。操作は，この2つの指向性にそって表現される。

　看護の専門的・技術的操作については，次節で記述する。

看護診断と看護処方

　看護診断には，患者のセルフケア・エージェンシーと治療的セルフケア・デマン

看護実践の技術的指向性と操作

　　(1) セルフケア・エージェンシーの即時の行使
　　(2) 処方された方法でのセルフケア・エージェンシーの行使の抑制
　　(3) 現在の，あるいは予測されるセルフケア要件を充足するための，処方された方法でのセルフケア・エージェンシーの1つないしそれ以上の構成要素の調整もしくは開発
2. 1a, 1b, 1cに従って，他者のセルフケア要件の継続的かつ効果的な充足
　a．現在の，あるいは予測されるセルフケア要件を診断する。
　b．年齢，性別，発達状態，健康状態，社会文化的指向性，および入手可能な資源などの要因の積極的な条件づけ効果を決定することによって，セルフケア要件の価値を特定する。
　c．現在の，あるいは予測されるセルフケア要件を充足する方法を決定する。
　d．年齢，発達状態，および健康状態からみて，安全で有効なセルフケア要件充足の方法を選択する。
　e．特定されたセルフケア要件を充足するための選択された方法を用いるうえで必要な一連の行為システムを設定する。
　f．選択された方法を用いて現在の，あるいは予測されるセルフケア要件を充足するうえで必要な一連の行為の全体（治療的セルフケア・デマンド）を，前項に照らして算定し，次いで全体の行為システムを設計する。
　g．1aに照らして，他者がセルフケアにおいて安全かつ効果的に担うことのできる役割を記述する。
　h．看護師（あるいは非看護師）が他者の治療的セルフケア・デマンドを充足するうえで担うことのできる，あるいは担うべき役割を記述する。これには，妥当にして信頼のおける援助方法を選択し，提示することが含まれる。
　i．選択あるいは調整された方法，決定された行為システム，および処方された役割（2g, 2h）に従って，他者のセルフケア要件を充足するための役割操作を遂行し，管理する。

ド，およびそれらの間の現在の，あるいは予測される関係についての調査と事実の蓄積が必要である。調査は現在の状態について適切な判断を下すのに必要な事柄以外のものにまで及んではならないことを，実践の場にある看護師は理解しているであろうし，理解すべきである。経験豊かな看護師は，各実践状況の多くの側面をすばやく把握し，患者を看護するうえでどういう種類と量の情報が必要かを察知する。看護の場合，診断の焦点は，個別的なセルフケア要件に基づく治療的セルフケア・デマンドの構成要素をもち，またさまざまな発達段階で全体的にも部分的にも操作可能なセルフケア・エージェンシーという特性をもつと考えられる人にかかる。しかし，たとえセルフケア・エージェンシーが部分的には操作可能であるとしても，それがその人によって行使されうるか，また治療的セルフケア・デマンドを充足するのに適しているかを判断するためには，看護師は事実の情報を必要とする。

看護実践の過程の操作を看護師が開発していく中で，看護アセスメントという用語が，ここでは看護診断にあたる用語として用いられる。看護過程の最初のサブセットを明確にするために一般的に用いられているが，拡大して使用しているアセスメント（事物に対して金銭的価値をおくことは除く）とは，ある事柄について判断したり，意思決定のよりどころとしての査定をしたりする前に，その事柄の正確な価値，程度，あるいは特徴を決定し，評価することを意味している。以下に述べる看護診断の記述・説明にあるように，アセスメントとは看護診断という過程の中の１つのタイプの行為であり，過程すべてをさしているのではない。さらに付け加えるならば，アセスメントはその他のすべての看護実践，すなわち，処方操作，調整もしくは処置操作，および評価を含むコントロール操作の一特性である。

看護診断 (nursing diagnosis) とは，人間と，その特性，運動，あるいは特性の変化について妥当かつ十分な看護判断のためにアセスメントし，事実を注意深く収集し，検証し，分析する過程であり，それは，(1) 基本的条件づけ要因と現在のセルフケア要件およびそれらを充足するための手段との間の関係，(2) 治療的セルフケア・デマンドの既知の構成要素との関連でみた患者のセルフケア実践のレパートリー，(3) 評価（調査），判断と意思決定，およびセルフケアの産生段階を妨げる意図的行為の制限，(4) 治療的セルフケア・デマンドの各構成要素を充足するためのセルフケア操作を遂行するうえでの知識，技能，積極的意思，およびその他の力（パワー）構成要素の適切性，および (5) セルフケア・エージェンシーの将来の行使あるいは開発のための潜在能力，を説明するものである。

診断的論述は，上記の５つのタイプの説明について，さまざまな方法で表現することができる。しかしながら，技術的に１つの説明は，実体間の１つの関係の表現であることに留意すべきである。本章で紹介した，情報がデザイン単位ごとに分類されている看護ケースのデザインでは，上述の５つの説明を記述する診断的論述は，次のように表現することができよう。

１ａ．すべての普遍的セルフケア要件とそれらを充足するための手段は，２回の脳血管発作（健康状態要因）の結果と影響によって条件づけられる。

１ｂ．インスリン依存性糖尿病の状態に伴う一連の健康逸脱に対するセルフケア要件が存在し，このタイプの付加的要件が出現する可能性が絶えずある。

１ｃ．生命機能の変化の証拠の出現に関して，持続監視（観察もしくはチェック）

表 12-2　患者の治療的セルフケア・デマンドの決定に関わる操作

対人関係的・契約的操作	技術的・専門的操作	操作のタイプ
患者，家族，重要他者と効果的な関係を樹立し，維持する。現時点および将来の患者の治療的セルフケア・デマンドはどのようなものかという問いに答えるため，患者あるいは家族と（暗黙的あるいは顕在的な）合意に達する。		
患者あるいは家族と協力する。	現在の，および予測されるセルフケア要件，それらの個別的価値と予測される価値の変化を決定する。	セルフケア要件の診断的操作
患者あるいは家族と点検する。	現在の要件　現在の　予測される　予測される 　　　　　　　価値　　要件　　　価値 普遍的 発達的　　　　　　　　普遍的 健康逸脱　　　　　　　発達的 　　　　　　　　　　　健康逸脱	
患者あるいは家族と協力する。	現在の，もしくは予測されるセルフケア要件を充足する方法，すなわち患者の年齢，発達状態，およびその他の条件づけ要因を考慮した妥当かつ信頼できる方法を決定する。	方法の処方操作
患者あるいは家族と点検する。	個別的セルフケア要件を充足するのに使用する方法を，安全性と有効性を考慮したうえで選択する。	方法の処方操作
患者あるいは家族と点検する。	セルフケア要件を充足するために選択した方法を使用するうえで必要な手順あるいは方策を案出する。	方策の処方操作
患者あるいは家族と点検する。	理想的な治療的セルフケア・デマンドを算定し，セルフケア要件の優先順位を明確化する。 セルフケア　価値　方法　充足のため 要件　　　　　　　　　　　の方策 普遍的 発達的 健康逸脱	一定期間の理想的な治療的セルフケア・デマンドの処方操作
治療的セルフケア・デマンドの構成要素について患者あるいは家族と合意に達し，治療的セルフケア・デマンドの最終的処方を彼らに与える。	達成可能（および必要）な事柄に一致するよう，治療的セルフケア・デマンドを必要に応じて調整する。	治療的セルフケア・デマンドの最終的処方操作
調整における看護師，患者，あるいは家族の役割を特定する。	セルフケア要件の価値に変化を必要とする要因を明確化する。価値の変化をどのように算定するか，また必要に応じて方法もしくは手順をどのように調整するかを指示する。	治療的セルフケア・デマンドに変化をもたらすための役割の特定

表 12-3　セルフケア・エージェンシーとその調整に関わる操作

対人関係的・契約的操作	専門的・技術的操作	（項目）
検する。	わる患者の一般的能力と制限について推定し、それを看護判断として公式化し表現する。	セルフケアの段階ごとの現在の特定の能力と制限
患者あるいは家族と協力する。	患者が行うことと行わないことを継続的に観察することで，推定を検証する。	確認されたセルフケアの能力と制限
患者あるいは家族と協力し，合意に達する。	個別的なケアの方法と方策を用いてセルフケア要件を充足するうえで患者の知識，技能，および積極的意思が適切であるか否かを決定する。	治療的セルフケア・デマンドの構成要素にかかわるセルフケア能力の適切性
セルフケア不足の有無についての判断を患者あるいは家族に知らせる。	処方された治療的セルフケア・デマンドを，現時点あるいは将来充足するうえで，患者ができること，できないこと，およびすべきでないことについて，判断し，表現する。	現在の，および予測されるセルフケア不足の有無についての<u>診断操作</u>
患者，家族，看護師，あるいは依存的ケア・エージェントと，処方された役割について合意に達する。	セルフケア不足とその性質に照らして，患者が，処方された治療的セルフケア・デマンドを直接的に充足するうえで，すべきこと，すべきでないこと，および積極的に行うことを決定する。	治療的セルフケア・デマンドを充足するうえでの患者役割と看護師役割（あるいは依存的ケア・エージェント役割）の<u>処方操作</u>
処方された患者役割とそれに関連する看護師役割について患者と合意に達する。	現在の，あるいは潜在的なセルフケア不足がみられる場合，セルフケア・エージェンシーの将来の行使あるいは継続的開発のための潜在的能力を決定する。	セルフケア・エージェンシーの行使もしくは開発を調整する患者役割とそれに関連する看護師役割の<u>処方操作</u>

ドの評価は，患者が何を行い，何を行わないかに影響する。統合機能および正常性を促進するための普遍的セルフケア要件の充足は，患者が看護師と協力し，セルフケアへ参加することに向けての第1のステップである。

調整操作もしくは処置操作

　これらの操作は，個人の看護の結果を達成するために行われる。看護の結果は，患者の治療的セルフケア・デマンドの継続的充足，患者のセルフケア・エージェン

シーという力の行使または開発の調整，および患者の発達したセルフケア能力，あるいは将来のセルフケア能力開発への潜在力の保護と表現されている。調整もしくは処置操作は，断続的ないし継続的であり，看護師が患者または依存的ケア・エージェントと協力して遂行する。

看護診断と処方操作が進むにつれ，看護師は，患者の治療的セルフケア・デマンドの構成要素とセルフケア不足の有無・範囲・理由について，しだいに知識をもつようになる。それらは，調整もしくは処置操作を遂行するための役割配分の基礎となる。

調整操作のためのデザイン

看護師は，セルフケアの遂行と管理において患者が担いうる役割ができる消極的役割(役割なし，何らかの補助ありなど)について看護師側がもつ知識をもっている。調整的ケアに対する看護デザインは，(1) 患者の健康と発達状態の正しい調整をもたらすような治療的セルフケア・デマンドの構成要素間の関係を提示する，(2) 看護師-患者接触のタイミングと量，およびその理由を特定する，ならびに(3) 治療的セルフケア・デマンドの充足，その中での適応，およびセルフケア・エージェンシーの行使と開発の調整に看護師と患者がどのように寄与しうるかを明確化する，ものでなければならない。

　看護師は，患者のために調整的ケアをデザインする際，いくつかの事柄を心に留めておくべきである。たとえば，ある種のセルフケア行為，とくに選択，意思決定，および意図を含むようなセルフケア行為は，他の人々によっては遂行されえない。適切な支持と環境条件を提供すれば，患者は徐々にこれらの行為のための能力を獲得できる。睡眠，休息，および身体活動に対する患者の要求に関して言えば，看護師は，患者側の要求のコントロールも含めて，それらの要求を満たすような環境条件を患者が確立し，維持するよう援助することができる。看護師はまた，患者が身体的・精神的にできる以上のことをしたいと望むことがありうることを心に留めておかなくてはならない。したがって患者がセルフケアにおいてなすべきことに制限を設けることも，看護システムのデザインには必要である。患者の中には，客観的基準からみて能力があるにもかかわらず，セルフケアを行うことを欲しなかったり，意欲的に行わない者もいる。ここでもまた，看護師は，セルフケアの責任を担う方向へ患者を導くような環境条件を整えることの必要性を予測すべきであろう。

　自分の能力以上のことをしたいと望む患者は，自分自身を試し，自分ができると判断したことが実際にはできないことを経験から学ぶようにするとよい。同様に，意欲を欠く患者でも，患者の自立を援助することを望み，また援助の方法を知っている看護師がケアにあたると，速やかにセルフケアに関する意思決定と計画の活動に携わり，特定のセルフケアの課題を遂行できるようになることがよくある。これら2つの例ではいずれも，看護師と患者は誰が何をなすべきかについて合意しているわけではない。彼らはあらかじめ合意された方法で協力し合っている（積極的協力）のではなく，葛藤関係（消極的協力）にあるのである（pp. 62-64)[4]。この種の協力は，患者の能力について看護師が正しく判断している場合や，患者のエネルギー

を保存したり，患者がセルフケアの責任を担えるよう援助することを看護師が真に願っている場合にのみ，有効である．しかしながら看護師は，行為の基盤は出出

2つのタイプの知識を用いる．1つは，事実に基づくもので，患者から，あるいは患者に関連して得られる．それは看護の観点から患者を記述するものであり，セルフケアの能力と制限についての詳細な記述が含まれる．もう1つのタイプの知識は一般的なものであり，治療的セルフケア・デマンドのタイプ，および治療的セルフケアの制限を代償もしくは克服するための可能な援助の方法についての積み重ねられた情報に関連する．それは，援助の方法の効果的使用に影響するこれらの条件および要因の健康に関連する原因を考慮したものである．

援助の方法について決定されると，システムのパターンもしくはデザインが出現する(図13-2, p. 321)．看護師と患者の役割が，(1) 調整されたパターンと特定の時間の中で遂行されるセルフケアの課題，(2) 治療的セルフケア・デマンドにおける適応，(3) セルフケア・エージェンシーの行使の調整，(4) 開発されたセルフケア・エージェンシーの保護，および (5) セルフケア・エージェンシーの新しい開発 (たとえば知識の獲得，専門的技能の開発)に関連づけて記述されると，特定の患者のための調整的看護システムのデザインはより詳細なものとなる．

妥当な援助方法およびどうすれば患者がセルフケア能力を効果的に発揮できるかについての意思決定では，看護師が意図的行為としてのセルフケアに関する一群の知識を想起することが必要である．セルフケアを含む意図的行為に不可欠な条件についての先に紹介した情報(第3章)に基づく理解は，セルフケア行動の中には内的指向性のものと外的指向性のものとがあることを洞察することによって，さらに深められるであろう．これらの行動のいくつかの流れを示した図11-4を参照されたい (p. 249)．

セルフケアに必要な内的指向性の行動には，次のものがある．
- セルフケアについての知識，態度，および技能の開発に関する学習
- セルフケア行為を開始し，遂行し，コントロールするにあたっての知識の応用
- 情緒的反応のコントロール，自分の現実の健康状態または障害の直視，休息をとったり身体の一部を動かさないための活動の抑制といった行動をコントロールするためのセルフケア行為
- 自分の状態または反応を持続監視する行為

セルフケアに必要な外的指向性の行動には，次のものがある。
- 健康，疾病，および効果的セルフケアの実践について，書物や知識をもつ人から学ぶ知識追究活動
- セルフケアに必要な器具，材料，設備，およびサービスの確保に関する資源追求活動
- セルフケアを遂行する際の物品や器具の使用に関する資源活用活動
- 外部環境の要因をコントロールする活動。たとえば換気，社会的接触の回数，あるいは環境内の生物学的要素をコントロールする活動
- 対人関係状況の中でもルフケア目標を達成するために援助者求める活動。たとえばセルフケアの課題遂行にあたって援助を求める，同席の神父を求める，患者を1人にしないよう求める，など
- 患者が言語的または非言語的に思い やセルフケアについての感情を表現する時，脈絡や支援助になかったいった場合の素出的対人関係活動
- ある環境の中での自分の位置あるいは環境条件について理解する活動

セルフケアに必要な内的指向性の行動は，自分と環境についての認識，発達した知識と技能，ならびに動機づけと関心によって左右される。患者の内的指向的セルフケア行動は，いかなる時点においても，セルフケアの目標と実践についての習得した知識にある程度左右される。この知識は，家庭，学校，友人や知人との社会的接触などで獲得されることもあるし，医師その他のヘルスケア従事者とのこれまでの接触を通して獲得されることもある。認識，セルフケアの本質と意味についての正しい知識，セルフケア技能，特定のセルフケアの目標を達成する行動を開始し，方向づけ，コントロールする能力などが欠けていると，患者の内的指向的セルフケア行動に影響が生じる。

外的指向的セルフケア行動は，外部環境に向けられたニード充足行動である。患者あるいは環境における要因が，その患者に対しあれこれの仕方で行動することを促すことがある。特定の目標追求活動に携わる能力が先に列挙した外的指向的セルフケア行動の前提条件となる。看護状況においては，どのような種類の外的指向的行動を患者が行おうとするか，あるいは行うよう援助が必要かは，その患者のヘルスケアの習慣，知覚されたケアのニード，ケアに対する客観的要求，および感情を表現したり，情報を伝達もしくは確保したりするニードなどによる。環境条件，さまざまな形の意図的行為の能力，および現在のセルフケア制限などは，これらの行動に関係する。

要約して言えば，効果的な看護システムは，看護師と患者双方の行動を連結し，その状況に合った看護目標の達成する方法をもたらすのである。看護師と患者の行動を現在の条件および将来見込まれる条件に適合させるためには，援助方法の選定と役割の定義が必要である。患者の具体的なセルフケアの制限の性質，およびセルフケア不足の程度は，絶えず注意が必要なヘルスケアの重要な焦点である。

看護師は，患者の現在のケアのための援助システムを選択するとき，自分の援助の形態が患者の状態の変化に伴ってどのように変化するかについて十分な知識をもっていないかもしれない。看護師は，はじめに選定したシステムを変化させることに対する要求を予測することができるようになるために，患者についての情報を

組織的に収集しなければならない。個々の患者のための看護システムのデザインは，ヘルスケア機関の看護師にとって一般的な活動ではない。

〜実行および計画立案操作を診断操作および処方操作から切り離さないことがある。そのような場合，計画は短期的なものであり，看護師と患者が遂行すべき具体的課題に関する看護師の判断と意思決定が統合されている。

　計画立案によって，システムの産生に必要な時間，場所，環境条件，および器具と物品についての詳細がその看護システムに付け加わる。計画立案はまた，デザインされた看護システムもしくはその一部を産生し，効果を評価し，入用な調整を行うために必要な看護師あるいはその他の人々の数と資格についての詳細も明らかにする。ある選択されたセルフケアの課題をただちに遂行する計画が立てられるという場合，それは，現在の状態では「患者はこれを行うことができるし，行うべきである。私はここに留まって患者を支え，Bettyは必要な物品を準備する」というように，看護師の判断を意味することもある。セルフケアの方策を遂行する計画立案においては，看護師は，(1) 患者の治療的セルフケア・デマンドの要素間の関係，たとえば必要な休息と睡眠を患者がとれるようなセルフケア方策の調整，および(2) 患者が必要とする時点での援助の提供，たとえば患者の排泄の援助，を考慮しなければならない。

調整的ケアの産生

　調整的看護システム（regulatory nursing system）は，看護師が，患者の処方された治療的セルフケア・デマンドを充足し，セルフケア能力の行使と開発を調整するために，患者と相互作用をもち，一貫した行為を実施するとき産生される。患者のために設定される1つの看護システム，もしくは一連の看護システムのための妥当なデザインは，調整的ケアの産生と管理における指針として用いることができる。そのデザインおよび関連する調達活動の実施計画によって，看護師がいつ患者に付き添うべきか，いつ必要な物品や器具が入手可能かが決まる。この技術的看護過程の3番目の段階では，看護師は，患者が治療的セルフケア・デマンドを充足するのを援助し，セルフケアに携わる能力の行使もしくは開発を調整する。

　調整あるいは処置を指向する看護システムは，セルフケア不足や依存的ケア不足

が存在するかぎり，患者のために産生され，管理されなければならない。調整的看護システムは，時に，他者に対し何らかのセルフケア方策を遂行する資格をもった看護師以外の者が提供する援助システムによって置き換えられることがある。そのような場合には，看護師による助言と監督が，ケア不足をもつ人とケアを提供する人双方に与えられるべきである。すべてそのような状況にあっては，患者や家族がケアシステムをデザインできない場合いつでも専門看護師がその開発に参加できなければならない。

調整的看護システムは，看護師－患者関係が続く間，看護師および患者の行為を通して産生される。その間，看護師は次のような行為を実施する。

1. 患者に代わってセルフケアの課題を操作し，調整する，あるいは患者が本来のセルフケアの課題を遂行できるよう援助する。
2. 統合的なケアシステムが産生され，ヘルスケアの他の要素と調和するように，セルフケアの課題の遂行を調整する。
3. 患者，家族，およびその他の人々が，セルフケアの達成を支えると同時に，患者の興味・才能，目標からみて満足のいくような患者のための日常生活システムを作り出せるよう援助する。
4. 患者のセルフケア・エージェンシーの行使あるいは行使の抑制を指導し，方向づけ，支持する。
5. 状態が許すなら，ケアの問題と課題について質問したり，討議することによって，患者のセルフケアへの関心を刺激する。質問が生じそうなときには患者に対応する。
6. 学習活動において患者を支持し，指導する。また，学習のきっかけや指導セッションを提供する。
7. 患者が疾病，障害，および医学的ケア処置の影響を経験するとき，また新しいセルフケア方策に携わったり，継続的なセルフケア要件を充足する方法を変えたりする必要が生じたとき，患者を支持し，指導する。
8. 患者を持続監視し，また患者が自分を持続監視するのを援助することによって，セルフケア方策が遂行されたかどうか決定し，またセルフケアの効果，セルフケア・エージェンシーの行使または開発を調整する努力の結果，およびこれらの目的を目ざした看護行為の適切性と有効性を決定する。
9. セルフケアの適切性と有効性，セルフケア・エージェンシーの行使と開発の調整，および看護援助について判断する。
10. 8と9の患者の安寧のための看護師による2つの操作の遂行から得られた結果の意味について判断し，看護師と患者の役割の変化を通じて看護ケアシステムの調整を行う，もしくは調整を勧める。

1から7までの操作は，直接的看護ケア，すなわち看護の処置もしくは調整の段階を構成する行動システムを形作る。これらの操作は，患者がそれから利益を得られる場合に，看護師が遂行する。看護師は患者の現在のニードと状況に合わせてこれらの操作を選択し，遂行する。8，9，10の操作は，直接的看護ケアを現在のまま継続すべきか，それとも変更すべきかを決定するためのものである。看護師による1から7までの操作の遂行，および患者のニードと状況が，<u>看護師の毎日の直接的ケア</u>

行為として患者記録に記録される。看護師による8から10までの操作の遂行の結果および勧告は，経過記録に記録される。

状態，ならびに現在の環境条件に合わせて選択した援助方法を視覚化することが必要である。特定の時点でのセルフケアの課題の遂行の必要性は，予測が可能である。患者の治療的セルフケア・デマンドを充足し，セルフケア・エージェンシーを調整するという課題が，時間と場所に関しどの程度プログラム化できるかは，患者の健康状態の安定度およびヘルスケア上の処方によって異なる。1人の患者のための看護システムの産生に必要な看護師の数は，患者のセルフケア要件が断続的な性質のものか持続的な性質のものかによって左右されるし，身体的無力感および他者への依存の程度，発達状態，健康状態の安定度，ヘルスケアが提供される環境への慣れの程度，あるいは不慣れか，そしてもちろん個々の看護師が特定の時間の中でできることと実行すべきことなどによっても左右される。看護師と患者の接触の頻度および期間は，効果的な調整的看護ケアシステムの産生に必要な10の操作の一部ないし全部を断続的もしくは持続的に遂行するのに十分なものでなければならない。

患者が24時間にわたって看護を必要とする看護実践状況は，専門的資格をもつ看護師が助手なしで1人の患者に継続的看護を提供できる状況，あるいはできない状況から，1人の看護師が，助手と一緒あるいは助手なしに同時に多数の患者に効果的にケアを提供できる状況まで，多岐にわたっている。外来ケアでは，看護師が多くの患者を受け持つことがあるが，その場合の患者数は必要な看護師-患者接触の頻度と訪問時間の長さによって決まる。家庭訪問を通じて看護が提供される場合の看護師の受け持ち患者数は，訪問の頻度，提供するケアの種類と量，および所要時間に左右される。複数の看護師が看護援助にかかわる場合には，看護操作の調整，看護が目ざす目標を明確化，および多数の看護師に対する患者の社会化が必要となる。こうしたタイプの状況では，患者は，自分の役割と看護師の役割に気づかないことがある。

コントロール操作

コントロール操作（control operation）には観察と評価によって，次の事柄を決定することが含まれる。(1) 患者のために産生されつつある看護システムのデザイン

に従って，調整操作もしくは処置操作が断続的あるいは継続的に遂行されているか，(2) 遂行された操作は，調整を必要とする患者の状態または患者の環境に合っているか，それともその処方はもはや妥当性をもたないか，および (3) 患者の機能の調整は，治療的セルフケア・デマンドを充足するためのケア方策の遂行により達成されつつあるか，また患者のセルフケア・エージェンシーの行使は適切に調整されているか，また発達的変化が生じており，それは適切か，また患者はセルフケアに携わる力の対応に調整しないかいるか。

コントロール操作はいくつかの問いに答える。最初のコントロール操作は，患者は調整的看護処置を受けているかを問い，第2のコントロール操作は，調整または処置操作はこれまでの状態および（または）現在の状態からみて妥当かを問う。第3のコントロール操作は，看護の結果は達成されつつあるか，それはどの程度かを問う。これらすべての問いには，調査が必要であり，この調査にはすでに存在するもの，あるいは進行中のものについての観察が含まれる。またこれらすべての問いで評価基準が必要である。

第1の問いのための基準は，看護師，患者，およびその他の人々の役割責任，および (1) セルフケア方策の遂行，あるいは (2) セルフケア・エージェンシーの行使または開発の調整に対する役割責任の論述で示される援助の方法の使用である。第2の操作に対しては2つの基準が存在する。1つは調整を処方された人間あるいは環境の状態の持続的存在であり，もう1つは以前存在しなかった新しい状態の存在もしくはこれまでの状態の欠如である。第3の操作の基準としては，処方された治療的セルフケア・デマンド，および患者の機能的安定性もしくは望ましい機能的変化をもたらす潜在的能力がある。またこれには，セルフケアにおいて処方された患者の役割，および発達的あるいは退行変化への患者の潜在能力が含まれる。

コントロール操作は，看護実践の調整もしくは処置操作と並行して遂行することのできる専門的・技術的操作である。コントロール操作はまた，患者が看護を受けている期間中，および退院や転院の前に，専門的・技術的操作から時折切り離して遂行することもできる。看護ケアの評価基準に関する Horn と Swain の研究報告[5]の第2巻に目を通せば，看護学生や看護師は，看護ケアの評価のきわめてよくできた測定尺度の例をみることができる。これら看護ケアの評価基準を作成した看護師たちが，1977年の論文でその開発過程を述べている (pp. 41-45)[6]。

基本的条件づけ要因と看護操作

セルフケア不足看護理論は，治療的セルフケア・デマンドとセルフケア・エージェンシーという2つの患者変数を概念化している。看護師は看護エージェンシーという力を，これらの変数の特性の同定・調整に向けて行使する。理論の開発により，個々人のセルフケア要件とその要件を充足する妥当な方法だけでなく，セルフケア・エージェンシーの開発と行使に影響を及ぼす10の**基本的条件づけ要因**（第8章）が明らかとなった。10の要因を**図 12-1** に示す。

看護実践の操作遂行においてこれらの要因が使用可能であることは，本章でとり

個々の男性，女性，子どもの生活パターン

遍的セルフケア要件の充足を妨げる基本的条件づけ要因は，付録Cに記載されている。明らかな障害の多くは身体的もしくは心理的な健康状態要因であり，その他のタイプの要因もリストに含まれている。

看護実践でのこれらの要因の使い方をさらに明確にするために，ある病院で臨床看護専門家が用いた例を紹介する。その後，基本的条件づけ要因の実践的価値について述べる。

基本的条件づけ要因の看護師による使用例

基本的条件づけ要因は，多くの方法で使用することができ，また分類することができる。その成員が多くの共通する特性をもつ一地域住民にサービスを行っているある病院の臨床看護専門家が報告した看護ケースの記述的資料を分析した結果，要因の組織化の一例が明らかになった[7]。

記述された看護ケースの分析により，基本的条件づけ要因についての情報は，看護ケースの記述過程では4つのセットで用いられ，組織化されたことが明らかになった。要因の第1のセットでは看護を受ける人が記述され，それらの要因には次のものが含まれていた。
- 患者の年齢と性別，およびその病院に入院した時点での年齢
- 患者の住所とその環境的特徴（環境要因）
- 家族システム要因。これには家族の中での患者の地位，および居住上密接な関係をもつ他の家族成員や患者との関係についての情報が含まれる。
- 教育，職業，就業経験，生活経験を含む社会文化的要因
- 現在あるいは将来にわたって利用できる資源を含む社会文化的要因

これらの要因は，看護師の患者という地位にある人を記述しており，看護師がその患者を看護する際に用いる1つの経験的知識の基盤となるものである。

2番目のセットは，1つの要因，すなわち患者の生活パターンのみからなる。求める情報は通常繰り返される日常生活活動であり，それには毎日行われるセルフケア方策，適宜行われるレクリエーション活動とセルフケア方策，独りで過ごす時間お

よび他の人々と一緒に過ごす時間の量，健康状態とヘルスケアシステムの要因による生活パターンの調整，ならびに他者・家事・ペット・園芸などに対する責任もしくは職業や農耕などに対する責任が含まれる。

3番目の要因のセットは，健康状態の要因とヘルスケアシステムの要因からなる。健康状態には，解剖学的・生理学的・心理学的特性があるとされ，次の事柄に注意が向けられた。

- 入院前，入院中，および退院時の健康状態——(1) 医師による医学的診断と，しかりの特性の状態の記録，(2) 看護師が診断し，命名し，記録した状態
- (1) 患者，もしくは (2) 患者の家族が明確化し，記述した健康状態の特徴
- 専門分野別(看護，医学，その他)，およびケアの形態別(快復的，監督的，助言的)に記述された入院前および入院中のヘルスケアシステムの特性

4番目のセットは，特定の環境下での発達的セルフケア要件の存在と充足との関連でみた発達状態の要因（成人指向）が含まれる。このセットの焦点は次の事柄にあった。

- 特定の物理的・社会的環境の中での，また健康状態の特性に由来する条件下での，現在および将来の生活状態との関連でみた，看護師が観察し，患者が叙述した現在および将来の自己管理能力
- 患者と看護師が明確化した自己管理に必要な要因，あるいは自己管理に望ましくない影響を及ぼす要因
- (1) 患者の将来への展望と目標，および (2) 客観的評価，に基づく個人的発達潜在能力

基本的条件づけ要因の実践的価値

看護開発協議会メンバーが理解し実践した基本的条件づけ要因は，「具体的な実践状況における具体的な相補的要素の複雑性に対処するメンバーの能力を高めた」(p. 170)[1]。たとえば，看護ケアを受けている人は看護実践状況における具体的要素であるが，その人を具体的要素として知るためには，看護師は，その人の健康状態の条件づけ効果，すなわちその人が健康状態によってどのように影響を受けているかを知らなければならない。「基本的条件づけ要因の機能についての洞察が深まるにつれ，看護実践状況における患者データをどのように整理し関連づけるかについての，また看護の内容を……要因の記述的・説明的内容とどの点まで連関させるかについての，看護開発協議会メンバーの理解は増大した」(pp. 170-171)[1]。

上述の基本的条件づけ要因の選択と使用は，看護を求め，受ける人は，同時に家族——すなわち世界の中の特定の場所で特定の期間生活する個々人の存在からなるより大きな社会文化的集団の単位——の成員でもある個人であるという前提に基づいている。

基本的条件づけ要因は，3つのカテゴリーに分けられる。すなわち，(1) 看護師の患者(個人もしくは集団)である個々人を記述する要因，(2) これら個々人を元の家族あるいは結婚後の家族と関連づける要因，および (3) これらの個々人をその世界の中に位置づけ，生活の条件や状況と関連づける要因，である。

個人を記述する要因には，年齢，性，および発達状態が含まれる。家族という集

リカで収集する。その情報は，病歴・医学的診断・医学的治療を含む患者記録から得られるし，また患者や家族に直接質問したり，患者や家族の言動を観察したり，より公式に看護歴を聴取したりすることによっても得られる。看護師は，そのような情報を，看護診断や意思決定を行う際や，看護活動の指針を立てる際に用いるために収集するのである。

看護の社会的・対人関係的・相互作用的側面に関する基本的条件づけ要因についての情報の用い方が，ある程度詳細に記述されるようになってきた。セルフケア・エージェンシーおよび治療的セルフケア・デマンドという患者特性に影響を与えるそのような情報の用い方が開発されてきたのである。このことをさらに理解するためには，基本的条件づけ要因とセルフケア・エージェンシーおよび治療的セルフケア・デマンドの実質的構造との関係を明らかにしなければならない。

10の基本的条件づけ要因一つひとつについての情報は，患者の治療的セルフケア・デマンドを算定する際に必要であろう。この情報は，(1) 普遍的セルフケア要件を列挙するため，および (2) 普遍的セルフケア要件を充足する際に克服しなければならない障害，ならびに要件充足のための具体的なテクノロジーまたは方法の選択と使用を条件づける要因を明確化するため，に必要である（付録C参照）。健康状態，ヘルスケアシステム要因，生活パターン，および環境要因についての情報は，患者の治療的セルフケア・デマンドの健康逸脱構成要素の明確化と記述に関連する。年齢，性，発達状態，および社会文化的要因についての情報も，場合によっては関連する。それは，看護の対人関係的側面とセルフケア・エージェンシーの洞察につねに関係する。発達的セルフケア要件の明確化と記述には，年齢，性，家族システム要因，生活パターン，健康状態，ヘルスケアシステム要因，および関連する環境要因についての情報が必要である。これには社会文化的要因が特に関連があろう。

患者のセルフケア能力とその制限を明確化するための基本的条件づけ要因についての情報は，セルフケア・エージェンシーの実質的構成要素に関連したものでなければならず，その第一の焦点は健康状態とヘルスケアシステム要因に関する情報の用い方にある。基本的条件づけ要因をセルフケア・エージェンシーという患者特性の実質的構成要素と関連づけるこの過程は，セルフケア操作（評価的・移行的・生産

的）またはセルフケア・エージェンシーの力（パワー）構成要素から始めることもできるし，セルフケアを行ううえでの土台となる能力と資質のさまざまなセット（第11章参照）から始めることもできる。たとえば，患者は昏睡状態にあるという健康状態についての情報がある場合，その患者は自発的に注意を払ったり維持したりできないので，セルフケア操作に携わることはできないし，自分の生活状況を知覚することもできないし，自己を管理したり，意図的に行為することもできない。また，セルフケア・エージェントとしての自分についての観点が確率せず自己概念の中に組み込んでいないならば，自分の治療的なセルフケア・デマンドの構成要素を充足するための方策を絶えず遂行する動機づけをもたず，継続的意思を維持できないかもしれない。

年齢，健康状態，およびヘルスケアシステム要因という条件づけ範囲について，看護状況および看護ケースという点から，もう少し詳しく第13章で考えてみよう。

看護実践状況全体の把握と維持

看護師は，看護ケースの管理の一部であるところの自分自身の看護行為を管理するために，責任を負っている看護実践状況全体を把握していなければならない。経験豊富な看護師は，現在続行中の看護活動の一部分として，看護状況全体を把握することができる。しかし，概観というものに不慣れな看護学生や看護師は，状況要素を認識すること，および看護実践状況全体の文脈の中で注意を払うべき特性を認識することを学ばなければならない。状況要素とは，安定もしくは変化しつつある社会的，対人関係的，および専門・技術的な指向と関係の中で，さまざまな異なった役割をもった人々を指す。

社会的特性と関連性

看護実践状況が社会の法的・規制的な特性と関連し合っている特性および関連性には，以下の事柄が含まれる。(1) 看護ケアを求める人あるいは看護ケアを受けている人の合法性は，健康に由来する，あるいは健康に関連したセルフケア不足もしくは依存的ケア不足の存在の見地から明らかとなる。(2) 看護師の合法性は，患者の健康に関連するセルフケア不足の性質と範囲に基づく看護への要求に関連して，責任ある人間としての能力，および十分な看護エージェンシーという見地から表現される。および (3) 看護師と患者の契約的関係。患者もしくは重要他者は，コミュニティによるヘルスケア提供の枠組み内で，看護という形態の援助を求め，看護師（あるいは雇用機関）は看護を提供することに同意する。多くの場合，この同意という部分があいまいであり（第4章参照），看護師は，ヘルスケア状況における看護師の役割を，患者や患者に代わって責任を有する人々に，通常は明示しなければならないし，患者の看護師に期待する事柄を見きわめなければならない。

看護実践状況の社会的特性は変化する。患者の看護への要求の数や種類は増えたり減ったりするであろう。また，特定の看護実践状況に対する専門的な看護師が必

要となるかもしれないし，ある期間にわたる看護提供に必要な看護師の数も増減が

　看護実践状況の対人関係的特性は，人という要素とその人々の間やその人自身の関係を包摂する。先述したように，人的要素には，看護師，看護師の患者，および，患者に自身と自身に関わる出来事について意思決定を下す能力が欠如しているときには，患者の近親者が含まれる。看護状況において合法性をもつ人々は，皆，役割責任をもった1人の人間であると受容されなければならないし，また，パーソナリティ，コミュニケーション様式，および対面状況での他者とのかかわり方などに準じて，協働しなければならないが，個々人により，自分の役割や他者の役割の理解の程度はさまざまであろう。

　役割決定の関係性については，看護の開始時と看護の実施中に明確にする必要がある。契約の枠組みでは，看護師と患者の関係は，(1)専門職，(2)援助，および(3)看護であると特定化される。契約における患者の役割とは，看護という形態をもつ専門的サービスを受けることに同意したパートナーであり，また，看護という形態の援助を必要とする人である（図13-1, p. 318）。

　看護実践状況の対人関係的特性の全体をみるには，人的要素が存在するかどうか，および，人々が役割責任を満たすうえで，相互に作用し合い，伝達し合い，そして協力しているかどうかを見極めることである。さらに，患者の役割変化の必要性と患者のセルフケア不足の性質・原因の変化にも注意を払うことが必要である。その状況いかんによっては，患者の看護の成果を達成するために，看護師の看護エージェンシーをより適切に操作するようにといった看護師側の変化を必要とするかもしれない。看護実践状況全体を維持していくには，看護師あるいは患者（患者に対して責任のある人）にとって相容れないこと，また有害かつ障害となる行動があることを認識する必要がある。

技術的特性と関連性

　看護実践状況の専門的・技術的特性は，患者のセルフケア不足の性質・原因・範囲，ならびにヘルスケアを受けることになった主要な理由を，看護の視点から同定化することにより確定される。その性質には，(1)算定した患者の治療的セルフケ

ア・デマンドを理解し，ある期間にわたって充足すること，および(2)患者のセルフケア・エージェンシー（依存的ケア・エージェンシー）の実施・開発を調整すること，に関する看護師の役割と患者の役割の明確化が含まれる。役割の明確化は，看護師が患者に自分たちの役割を紹介したり，患者が必要な役割を学習・遂行できるよう指導することで行われよう。患者がケア上何の役割も持ちえないときには，看護師が全責任を負うのである。看護実践状況の技術的特性は，発展しつつある対人関係あるいはすでに開発された対人関係の中で生み出され，契約的な看護師-患者関係の特性も一貫していなければならない。

看護実践状況全体の維持には，特定の時間においてセルフケア要件が確定しているかどうか，治療的セルフケア・デマンドが算定されセルフケア制限が診断されたかに関する情報を必要とする。さらに，患者の治療的セルフケア・デマンドの構成部分を充足するための継続した行為があるか，達成された結果は好ましいものか，セルフケア制限が克服されつつあるか，それが安定しているか，あるいは悪化しているか，を検討する必要があるし，また，患者の治療的セルフケア・デマンドの構成要素の性質，程度，変化の頻度を測定することも必要となる。

まとめ

本章の内容は，看護実践の特性と諸側面に向けられ，図8-3の看護開発段階に相当するセルフケア不足看護理論の開発を表している。

看護エージェンシーを論じることは，看護システム理論に導入されている概念の実質的な開発，すなわち，段階Ⅰの開発にあたる。看護エージェンシーがある範囲にわたって変化するという命題は，その範囲が看護状況の幅広いヘルスケアの焦点（グループ1〜7）およびグループ内のケースのタイプによって部分的に決定されるとの特定化により限定される。このことは，看護師変数である看護エージェンシーの開発段階Ⅱの始まりである。

記述されている看護実践諸操作とは，看護エージェンシーという開発された力を示すが，これらは開発段階ⅣとⅤにあたる看護実践のモデルとルールの形成を促進する。看護ケースのデザイン例は看護提供における操作遂行の結果を提示している。「生命の質に重大かつ不可逆的な影響を及ぼす」（グループ7）状況にあって，より一般的なヘルスケアの焦点を有するタイプの看護ケースをとりあげている。これは，開発段階Ⅲの，看護ケースに関する情報収集のための部分的モデルを提供する。

本章は，看護のもつ複雑さを理解するための基盤を提供している。看護教育には，看護の複雑さを避けて通ろうとする傾向があるが，一般的な看護の枠組みなしに，看護を課題の遂行として――ここには，看護過程という課題も含まれる――教授することは，看護学生にとっても社会にとっても好ましいことではない。

文献

1. Nursing Development Conference Group, Orem DE, editor: *Concept formalization in nursing:*

process and product, ed 2, Boston, 1979, Little, Brown, pp 155-167, 170-171.
（小野寺杜紀訳：看護概念の再検討，第2版，メディカル・サイエンス・インターナショナル

看護の実践

第13章 看護の実践：
サービス単位としての個人

● 重要項目
一部代償的看護システム　　　　　全代償的看護システム
看護チーム　　　　　　　　　　　対象患者受け持ち数
(看護)産生の段階　　　　　　　　デザインの単元
個人的成熟　　　　　　　　　　　ポジティブメンタルヘルス
支持・教育的看護システム　　　　ルール（看護実践の）

　看護を実践するとは，特定の時間と場所の中におかれた1人ないしそれ以上の人（個人もしくは集団）の看護に規則的に携わり，それに責任をもつことを意味する。看護師は看護の実践に継続的に携わるが，看護を提供される人々は変わる。看護を実践するとは，他者（通常は見知らぬ人）の生活状況へ入り込み，社会的・看護的に合法的資格をもつ看護師として機能することを意味する。

　時間，日数，週数，月数で測定される期間に看護を提供される人々が，看護師1人あたりの**対象患者受け持ち数**（case load）を構成する。患者が継続的もしくは定期的に必要とする種類と質の看護を提供するのに要する時間の量によって，看護師の対象患者受け持ち数を構成する個人もしくは集団の人数は違ってくる。看護に対する個人の要求の広がりと強度が，看護提供に要する時間量に影響し，ひいては看護師が効果的に看護することができる患者数に影響する。

　グループ5とグループ6（第9章）に分類されたヘルスケア状況にある看護を受ける人々は，時に複数の看護師が24時間にわたって付き添う必要がある。これとは逆に，看護師が運営するクリニックで，主として外来患者のケアにあたる看護師は，病気に関連する治療的セルフケア・デマンドの構成要素をもつ患者や，継続的に充足しなければならない医学的処置の影響を受けている患者（グループ5のサブグループ，第9章）を多数受け持つかもしれない。患者のクリニック訪問は，そのニードもしくは要求に従って定期的に計画され，看護師の1日の時間の大半がそれに費やされることはない。

　本章では，健康に関連したセルフケア不足をもつ個々人に看護を提供するときの看護実践の特徴についてさらに進める。第14章は家族を含む多人数への看護提供における実践のバリエーションに焦点をおいている。専門的・技術的な看護操作は個

> **健康の焦点からみた看護状況**
>
> 1．ライフサイクル指向
> 2．回復指向
> 3．原因不明の疾病あるいは障害
> 4．遺伝的もしくは発達的欠損，未熟児および低体重児の生物学的状態
> 5．原因の明らかな疾病，障害，もしくは損傷の積極的治療による調整
> 6．統合的機能の回復，安定化，もしくは調整
> 7．生命の質が重度に妨げられ，統合的機能が障害されている過程の影響の調整

人への看護の産生と同様に，単位のタイプに合わせて多人数への看護の産生にも関連している。

看護の実践の特徴には以下のことが含まれる：
1．看護の段階と看護実践のルール
2．**看護システム**の型
3．看護実践におけるデザイン機能
4．看護の産生
5．個人への看護実践に影響を及ぼす主要な要因

これら看護実践の特徴は，注意深く検証されれば，個人への看護提供に要する時間についての洞察を，さらには安全で効果的な看護を実践するために必要な看護師の教育準備の範囲と複雑さについての洞察をも発展させていく基盤をもたらす。看護を提供しているヘルスサービスの多くは，対象集団のもつ看護の必要性という観点にたって援助することに関心をもたないし，その集団を研究する必要性をも自覚していないばかりか，さまざまな看護への集団の要件を充足することのできる看護師の資格についても関心を抱いてはいない。本章と第9章で述べたヘルスケア焦点ごとの看護状況の分類（囲みを参照）は，集団のもつ看護要件を研究するための基礎を，またある範囲の看護状況に特有な看護要件をもった人々をケアできるような看護師の準備教育に対する基礎を提供するであろう。

看護の段階と実践のルール

個々人への看護ケアは，ある一定期間にわたって産生される。看護師が患者あるいはクライエントのために，もしくは共に看護を産生することが，ヘルスサービス看護の具体的な分配となる。先述したように，看護とは生産という性質，すなわち，何かを作り上げるという性質を有するが，ヒューマンサービスを含め，即座にまるごとの産生は生み出されない。ここでの産生の段階とは，看護師が救急ケアのニードを認め，直ちにそのケア方策を遂行することとは異なる。具体的に物を製造するのと同様に，看護においても生産の段階が存在することを知るべきである。具体的

な看護実践状況において，**看護の産生段階**およびその段階内のバリエーションを明らかにすることができる。堅実な看護研究は，**看護ケース**の研究と関連させて，看護の産生段階を探究するに違いない。

看護の実践状況における看護の産生段階には，以下の段階が認められる。
1. 看護師と看護ケアを要する人々との最初の接触段階
2. 看護ケア産生の一定期間にわたって，看護師と患者との継続した接触段階
3. 現在，産生中の看護からの離脱に向けて準備する段階。現下の看護システムからの離脱は，看護の指導・監督がつく場合もない場合もあり，またセルフケアあるいは依存的ケアへ立ち戻るないしは他の型の看護提供へと移行することもある。

それぞれの段階は，期間と看護師が遂行する一連の操作内容により変化するが，看護師が患者を理解し支持する方法を用いて，また患者の広範囲な健康目標と安寧に関連する看護目標の達成に資する方法を用いて行動することが必要である。

看護の3つの産生段階は，看護実践の思考と諸操作および実践状況の中での看護師の行動と機能を手引きするルールの観点にたって，さらに開発される。**ルール**（rule）という用語は，看護の結果を達成するための思考もしくは行為の適切な方法を特定することによって，実践状況における看護師の行為を支配する原則を指して用いられる。ルールは，規制という意味ではなく，教育的な規則および慎重さを要する規則という意味で用いられる（pp. 93-136）[1]。提示したルールは一般的なルールであり，実践の段階あるいは明瞭な指向性を有する看護実践の状況に適応できるものである。一般的とはいっても，これらのルールの中には，どの状態や状況にも適用できるというわけではないものもあることを理解しておくべきである。本章の内容は，学生の学習にとって重要な内容であるがゆえに，繰り返し述べられる。

看護の産生段階により，看護師の行動，患者についての観察，患者自身の言葉，および患者の要望を明示するフォーマットが得られる。さらに，患者の治療的セルフケア・デマンドの理解・充足に関する患者の進捗状況（看護経過記録）および患者のセルフケア能力の行使と開発についての看護師の判断を記述するフォーマットも得られる。

最初の接触期間

患者との最初の接触において，看護師は責任をもった看護師であること，および看護の実践や特定のタイプの看護状況・看護ケースに精通している程度を明示する。ここでいう一般的目標の1つは，他者（患者）に名前を呼びかけるなどして，個人的に受容していることと相手の個性を認めていることを伝えることにある。看護を求める他者の権利を認識し，どのような種類の看護を求めているかを決定する必要がある。セルフケア要件が継続性を有しているが，すぐにも充足しなければならないと判断した看護師は，直ちに必要なセルフケア方策を遂行するための行動をとるであろう。この最初の接触期間では，追求すべき目標および看護師がとるべき行動は，患者の広範囲なヘルスケア状況のうちの「健康の焦点」（グループ1～7のヘルスケア状況，第9章およびp. 309の囲み）によってさまざまである。期間の長さは，患

者の自己管理能力，セルフケア・エージェンシーの発達・操作的力，および現在のあるいは予測されるセルフケア要件充足の緊急度により変化する。患者との最初の接触において，看護師の手引きとなる10のルールを提言するが，これらルールに適応するかどうかは，患者の状態のバリエーションによる。ルールは以下の通りである。

1. 看護の実践に関する資格および職業的・専門的地位に従って，看護状況に入る。
2. 社会的規範にしたがい，受容的態度をもち，また患者の明らかに知覚できる健康および安寧の状態に合ったやり方で，潜在的あるいは現実的な患者と最初の接触をもつ。
3. 最初の接触時に患者および家族に対し，確認のため，あるいは患者のヘルスケア状況について過去または現在の情報をもたらすことになる質問をするために，ヘルスケアを求めることになった理由について看護師がどういう知識をもっているかを伝える。
4. 患者との最初の接触時に，セルフケア不足の明白な証拠の有無（第11章参照）と，1つないしいくつかのセルフケア要件を充足する調整的看護ケアが，詳しい看護診断に取りかかる前にさし迫って必要かどうかを決定する。
5. 各患者を，持続的なセルフケアに対する要求をもつ者として，またそのケアを行う何らかの能力をもつ，あるいはもたない者として受容する。
6. 患者または患者に代わって行為を行う人々との最初の接触時に，患者の治療的セルフケア・デマンドを充足するための継続的なケアを誰が提供してきたかを判定し，ついで，看護診断と看護処方の過程で，誰がケア・エージェントとなるかについて合意に達する。これには，次のような可能性が考えられる。
    a. 患者は自らの治療的セルフケア・デマンドの通常の構成要素を充足し続ける。適応の必要が生じた場合は，看護師から適切な指導と指示を受ける。
    b. 患者は引き続き依存的ケアシステムのもとにおかれる。適応の必要が生じた場合は，依存的ケア・エージェントが看護師から適切な指導と指示を受ける。
    c. 患者と看護師が一体になって，患者の治療的セルフケア・デマンドの通常の構成要素を充足するための継続的ケアシステムを，必要に応じて調整しながら維持する。
    d. 看護師が，患者のセルフケアの継続的システムを維持するエージェントとなる。
7. 一定期間もしくは不定期間看護を提供するという合意における当事者，条件，および看護師としての自己の立場を知る。
8. 看護師としての患者に対する関係を確認する。関係の基盤，看護師としての役割責任，および患者と家族にケアを行う方法と手順を明らかにする。
9. 役割が理解されていることを確認する基盤，あるいは役割を取り決める基盤として，患者や家族の看護師への期待および看護状況における看護師の直接的役割についての彼らの考え方を引き出す。

10．その状況内における看護師としての自らの合法性，および看護を提供する積極的意思と適合性を評価する。

最初の接触期間における実践のバリエーション

最初の接触時に看護師が実践する事柄は，患者の身体的・精神的状態およびケアへの即時的要求によってさまざまである。3つのバリエーションとその根拠が認められる。すなわち，バリエーション1—患者の自己決定・自己管理の力が操作的であるとの明確な証拠がある。バリエーション2—セルフケア従事上の過度の制限，およびケア方策の即時遂行のニードが存在するとの明確な証拠がある。バリエーション3—身体的・精神的苦痛，急性疾患，衰弱，もしくは生命過程の障害の明確な証拠がある。最初の接触時に看護師が実行すべきことは，上述の患者の状態により変化する。

バリエーション1　自己管理・自己決定の能力を有し，指示に従うことが可能な人々とはじめて出会う（バリエーション1）看護師は，実践のルールにのっとってことを進める。看護デザインA，B，C（囲みと次節を参照）に従って，情報を収集し行動する。一般的に，看護師は以下の行動をとる。

1．看護実践状況の管轄領域を確定する。
2．患者のヘルスケア状況と明白な，あるいは予測される看護への要件を確定する。
3．新たな看護実践状況の開発に向けて，看護師自身と患者との社会化を開始する。
4．即座にケア方策を遂行し，充足すべきセルフケア要件についてどの程度自覚しているかを語り合い，明らかにする。患者がケア方策を遂行できるよう援助する，あるいは患者に代わって（できる範囲で）ケア方策を遂行する。
5．患者の現行のセルフケアシステムもしくは依存的ケアシステム内で，ケア方策を患者と共に，あるいは患者に代わって確定し，新たに処方された医学的ケア方策や看護のケア方策を付け加える。
6．看護診断およびセルフケアと看護の調整的処方を確立する過程で，継続してセルフケアを提供するうえでの看護師，患者，依存的ケア・エージェントの役割について合意に達する。役割配分の可能性については，ルール6a，b，c，dを参照。

次に，看護師と患者は第2段階へ移行する。

バリエーション2　過度のセルフケア制限と即時のケアの必要性を有する人々とはじめて遭遇する看護師は，患者の状態に従って行動する。直ちに看護診断を下し，安全，心の平安，安楽，および安寧を確保するために，セルフケア要件を充足する。最初の接触時点での実践のルールに従い，また現下の状態と状況に適応させながら，バリエーション1と同様の手順を踏むであろう。

バリエーション3　苦痛，急性疾患，あるいは生命過程障害のある患者と遭遇したときには，患者を保護し，苦痛を緩和するために，また生命過程を調整するために，看護師は医師や他のケア提供者と協力して行動する。普遍的セルフケア要件充足上の障害を取り除く手段を用いて，確実にセルフケア要件を充足する。ある程度安定

> **看護システムデザインの単位**
>
> A．看護のための契約と看護管轄領域の記述
> B．看護実践状況内の人々の正規の機能的統一体についての確定
> C．現在あるいは以前のセルフケアシステムもしくは依存的ケアシステムの明確化
> D．a．患者の治療的セルフケア・デマンド構成要素の確定
> D．b．患者の治療的セルフケア・デマンド構成要素の充足に必要な資源の確定
> E．セルフケア能力と患者役割の確定
> F．看護産生のためのデザインの確定。そこには，役割の定義および区別，追求すべき看護結果についての叙述，およびデザイン変更の必要を示唆する明確な要因を付記する。

化するまで，看護師は患者に代わって行動し，支持し，指導する。このような状況では，看護師は実践のルールには従うが，現下の条件と状況に適宜あわせて適応させていかねばならない。適切かつ効果的な看護を継続するために，デザイン単位 D，F を立案する。

接触の継続期間

看護実践状況における看護師と患者との接触継続段階は，しばしば 2 つの側面に分かれる。すなわち，患者の状況に基づく最初のヘルスケアの焦点（グループ 1〜7）とその後に生じる健康状態の変化に関わる側面である。たとえば，バリエーション 3 のような最初の接触状況では，患者のヘルスケアの焦点はグループ 6 の統合的機能の安定化にある。機能の安定化に伴い，状況はグループ 5 の調整の焦点へと変化し，また，グループ 2 の焦点である永久的機能障害を伴う，あるいは伴わない回復へと進むかもしれない。

この段階の期間は，患者の健康状態とヘルスケア状況全体の特性によってさまざまである。この間，看護師は看護診断と処方を継続し，看護調整・処置システムを計画，実施する。

ケアシステムは，患者の健康状態の変化，医学的診断・処置の変更，患者のセルフケア能力・制限の変化，および治療的セルフケア・デマンドを患者自身が理解し，充足する度合いに従って調整される。

接触の継続段階における顕著な特徴は，発達的環境の提供および支持をはじめその他の適切な援助方法を看護師が用いることにある。この段階での 6 つの一般的な看護実践のルールと看護の産生を導く 11 のルールを提示する。

1．患者の治療的セルフケア・デマンドを知って充足したり，セルフケア・エージェンシーの行使，もしくは開発を調整することに関連して，看護の結果を達成するのに不可欠な量と種類の対人的接触とコミュニケーションを，患者との間で開始し，維持する。
2．患者の自己保護能力，自己管理能力，および看護の結果達成に合わせて，患者との接触の回数とタイミングを維持する。

3．患者の家族成員，あるいは患者に対する法的責任を担う人々が，現在および将来の患者のヘルスケア状況における看護的側面を理解できるように彼らとの接触とコミュニケーションを開始し，維持する。
4．患者のほうから開始した看護師との接触を，看護に対する要求として受容し，社会的・看護的にみて適切な範囲で彼らに応答する。
5．特殊な状態が認められたり，患者や依存的ケア・エージェントが患者の治療的セルフケア・デマンドに関する事柄をどのように進めたらよいかわからなくなった場合には患者が看護師といつでも接触を開始できるよう援助する。
6．患者への看護の責任を一時的または永久的に他の看護師に任せなければならない場合は，その看護師も自分と同じ能力をもつことを保証する。

看護の産生において看護師の手引きとなる11の実践のルールを，以下に示す。

1．データを収集して組織し，患者のセルフケア能力とその制限，環境状況における自己管理能力，および患者の治療的セルフケア・デマンドを算定する基盤としての現在および将来のセルフケア要件の数と特徴について判断を行い，それを検証するために，初回ならびにその後の看護診断を行う。
2．患者の治療的セルフケア・デマンドあるいはその構成要素を算定し，処方する。
3．患者のセルフケア不足の有無，理由，および範囲について看護診断を行い，記録する。
4．セルフケア・エージェンシーの初回あるいはその後の開発，また必要に応じた再開発に対する患者の潜在能力を決定する。
5．セルフケア・エージェンシーの行使あるいは開発を調整する手段を処方する。
6．ときに看護は生命および人間の統合機能の維持あるいは機能の減退の予防に不可欠となること，患者の健康および安寧の維持・増進に役立つこと，ならびに患者の続行中のセルフケアシステムまたは依存的ケアシステムの一部に限定されなければならないことを理解したうえで，患者の生命，安寧，および健康に対する効果的看護の価値を認識し，表現し，記録する。
7．看護師役割と患者役割，および患者のセルフケア・エージェンシーや治療的セルフケア・デマンドにおける変化に援助の方法を合わせながら，患者のための看護システムをデザインし，操作し，管理する。
8．患者および家族との高いレベルでの協調の実現に向けて，また時間，エネルギー，および資源の節約に向けて，看護師としての自己および環境状況の特徴を管理する。
9．看護師としての自分，あるいは患者や家族が，看護の結果を達成するために実行すべきこと，もしくはそれらの結果を達成するうえでの進歩に自信がもてないときにはいつでも，看護診断，処方，および調整に関して他の人々に看護上の助言を求める。
10．遂行した看護操作および達成した結果については，専門的なレベルの記録をとる。
11．患者の状態が許すならば，患者の現在のセルフケア能力あるいは依存的ケア

能力の保護・開発および自己観念の保護のための指導システムを開始する。

退院への準備段階

看護状況における実践の第3段階は，患者や家族が現在の看護システムから別のケアシステムに移行する準備ができるよう援助することに中心がおかれる。この段階では，積極的な医学的ケアからの離脱あるいは病院といったケア施設からの退院のように，看護ケアから患者が離れるという事柄を考慮することが必要である。看護師やケア提供者たちの中には，離脱という事柄に適切に参与できなかったり，あるいは機関や地域レベルにあるヘルスケア提供者にとって重要な関心事項であると認識できないものがいる。

看護からの離脱について決定を下すとき，まず第1に考慮すべきことは，調整が必要な諸要因の観察を含め，患者の治療的セルフケア・デマンドの構成要素の数と複雑さ，およびこれら構成要素の修得度である。第2には，ケア・デマンドを知って充足するための患者の操作能力と（もしあるとすれば）制限を考慮する。第3に考慮すべきことは，自己および個人的事柄の自己決定と管理能力である。第4に考慮すべきことは，現存のセルフケア制限が克服されつつあるのか，あるいは克服は可能であるか，永久的な制限が残るかどうかについて問うことである。正確な判断と決定を下すためには，看護師は，上述の考慮事項に関する確実なデータをもち，現在の条件と環境のもとで実行すべきことを知るための洞察力と創造力をもたなければならない。さらには，患者と家族にとって利用しうる資源についての知識をもたねばならない。

看護からの離脱に対する準備段階に要する期間は，先の調整的看護ケアの段階と本来重なり合い，その一部となる。調整的看護とは，患者の治療的セルフケア・デマンドを継続して知り充足すること，患者のセルフケア・エージェンシーの保護，および患者自身が治療的セルフケア・デマンドを知り充足し順応できるように，能力の行使・開発を調整することである。前段階で始まった施設内経験と関連づけて，患者のケアが達成できたかを査定すべきであるし，また学習の継続，妥当な指導方法，および看護師との接触の継続に対するニードを見きわめるべきである。

退院準備が整ったかどうかの看護師の判断は，患者，主治医，および患者の家族や責任を担う者に伝達される。患者や責任を有する者が最終的に下す決定には，以下の事柄が含まれる。

1. 看護の助言・監督がある場合もない場合もあるが，セルフケアシステムあるいは依存的ケアシステムへ戻る。
2. 看護の助言・監督がある場合もない場合もあるが，補助的な依存的ケアシステムを伴うセルフケアシステムへ戻る。
3. セルフケア方策の遂行にとって必要な手足の作業を行う助手あるいは援助者による選択，指示，監督を含め，セルフケアに対する責任を肩代わりする。
4. セルフケアシステムあるいは依存的ケアシステムを定期的な看護システムと連接する。
5. 専門的レベルの看護ケアシステムの計画・提供がある場合もない場合もあるが，ケア施設へ移動する。

患者や家族が下した決定が，看護状況からの離脱段階において，実行すべきこと，あるいは実行可能なことに影響を及ぼすことを看護師は理解する。

この看護提供の第3段階において，看護師の指針となる実践のルールをいくつか示す。

1．患者や責任を担う者と一緒に，以下の内容を列挙するための話し合いを開始する。患者の治療的セルフケア・デマンドの内容，ケア方策遂行の正しい順序，必要な資源，および，健康状態やその他の要因の変化に適応させる必要のある資源，構成要素，およびケア方策，調整手段など。
2．適切なセルフケアシステムの遂行・維持のための能力の判断，および必要な援助の量・種類の判断を，患者あるいは依存的ケア・エージェントから引き出す。
3．患者あるいは依存的ケア・エージェントに，従うべき治療的セルフケア・デマンドについて文書に記した処方とセルフケア・エージェンシーの行使・開発のための手引きを提供する。
4．必要な看護や家事援助を提供する機関への患者・家族の紹介を開始し，実行ないしは参与する。
5．患者が他の看護提供機関へ移送されるときには，必要に応じて，看護ケアサマリーと看護処方を書いて送る。

看護段階に共通した特徴

それぞれの看護段階は，患者，他の看護師，およびケア提供者と対人関係をもつ看護師を包含する。看護の段階が進むにつれ，患者との対人関係は良くなったりも悪くなったりもする。看護師と患者が反目し合うということは通常それ程生じはしないが，看護師の頻回な変更は，効果的なケアを生み出さない。

24時間を通して看護が提供されるときには，1人以上の看護師が看護に携わることになろう。患者は複数の看護師と相互に関わりはじめなければならなくなり，その結果，継続した看護は中断され，患者はストレスを感じるかもしれない。デザイン，計画立案，調整のための適切な努力が払われなければ，多人数の看護師からなる状況や度重なる看護師の変更は，看護師にとってもストレスを生み出す。多くのヘルスケア専門職者が患者にサービスを提供する場合，看護師と患者の双方の相互作用と調整が必要となる。

対人関係状況における看護師や他の看護師・ケア提供者らとの関係性を保つための指針となるルールを提示する。

対人関係的機能のためのルールには，以下のものが含まれる。

1．人間としての統合性を保護・維持・増進し，安寧を促進し，また成熟へ向けての持続的な前進を育むようなやり方で，患者に関わり，ケアをする。
2．ヘルスケア状況における患者役割に対する患者の社会化の程度を認識する。
3．患者を，特定の成長・発達段階にあり，家族，本人と家族への指向性，好悪感情，価値観，慣習，およびライフスタイルをもつ人間として，また自己をセルフケア・エージェントとみなし，健康に対して積極的な態度をもつこともあれば，もたないこともある人間としてとらえて接近し，ケアする。

4．患者の（a）自分および環境についての意識レベル，（b）身体的な力と活力の程度，（c）運動のコントロール，（d）情意的状態，（e）長期および短期の記憶，および（f）認知機能についての証拠をもとに彼らの自己管理能力を知ったうえで，患者にかかわり，ケアをする。

5．セルフケアあるいはセルフケア・エージェンシーの行使または開発にかかわる患者の役割機能の充足を妨げる知覚障害，関心と不安の重なり，および恐怖について洞察する。

6．患者および家族成員と協力して，セルフケアが可能なときにはいつでも，目ざす健康の結果と矛盾しないかぎり，自分のケアに患者が積極的に参加できるように援助する。

他の看護師やその他のヘルスケア提供者との関係を導くルールには，以下のものが含まれる。

1．指示された業務あるいは受け持ち患者の看護に参加する他の看護師を知り，連絡を取り合う。

2．必要に応じて看護上の助言が得られることを確認し，専門看護相談を受けるルールと手順を心得ておく。

3．看護の目的や患者の健康結果の達成に必要な場合には，看護ケアを受けている患者の担当医と開かれたコミュニケーションを維持し，活用する。

4．医学的ケアの領域に属するが，患者の治療的セルフケア・デマンドとセルフケアシステムの中に，また看護ケアも受けている患者では看護システムの中にも組み入れることが必要と，医師が書いた医学的診断と治療の指示を検討し，受け入れる。

5．看護の目的および患者の健康結果の達成に必要な場合には，看護ケアを受けている患者のケアに参加している他のヘルスケア従事者とも開かれたコミュニケーションを維持し，活用する。

これらのルールは一般的なものであり，あらゆるタイプの看護状況において指針として役立つ。これらによって看護学生は，知識を組織化する構造をもつことができる。それらはまた，さまざまな実践の場，あるいは特定の看護人口を対象とする看護専門領域で働く看護師が，より詳細な実践計画を立てる際の基盤としても役立つ。

具体的な実践状況における看護システム

特定の患者と関係し合って看護師が遂行する行為はすべて，一般的な意味で，行為システムを構築する。社会的，対人関係的，および専門的・技術的指向をもった看護師の行為は，分析の目的上分離され，サブシステムとして考えられる（図13-1）。看護システム理論（第7章参照）とは，契約的特徴を有する現存の，あるいは開発しつつある対人関係枠組みの中で生起する専門的・技術的指向と看護師の諸操作を概念化する。

この節では，セルフケアと看護双方の調整的・生産的操作に中心をおく看護シス

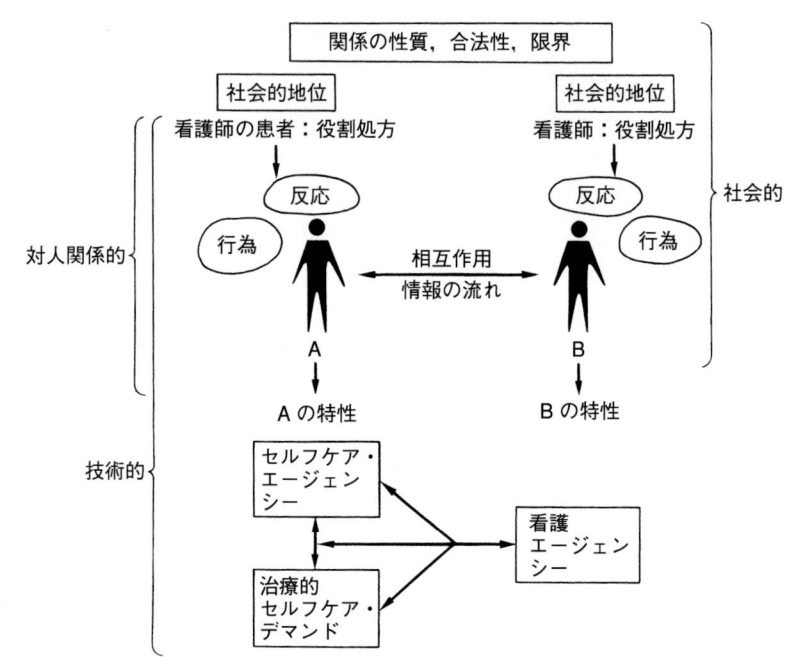

図 13-1 看護システムの社会的・対人関係的・技術的要素

テムという概念をさらに展開している。セルフケアとは，成熟した人間の調整的機能であると記述してきた（第3章）。セルフケア・エージェンシーとは，セルフケアの評価的・意思決定・生産的な操作に従事するための力であると明記した（第11章）。看護診断，看護処方，および看護の調整・処置という不可欠な操作に関する技術的観点にたって看護を記述してきた。看護システムの描写には，看護師が前もって，また継続して看護診断を遂行することが仮定されている。すなわち，患者のセルフケア不足の性質と原因，治療的セルフケア・デマンドの算定(第10章参照)，およびセルフケア能力と行為制限の妥当な同定化(第11章参照)からなる看護診断を仮定しているのである。

　ここに提示した看護システムの分類は，看護師と患者の役割分配とそれぞれの役割についての同意に対する看護の規定を表している。役割は，(1) 患者の身体的・精神的機能と発達を調整するために，治療的セルフケア・デマンドを知り，充足するための責任，および (2) セルフケア・エージェンシーという力の行使，もしくは発達を調整するための責任，を特定する。

　要約すると，看護システムの具体的な要素は，看護師という地位を占める人間，看護師の患者という地位を占める人間，および両者の間に生じる事象(出来事)である。これらの人々は，看護師の地位および看護師の患者の地位を占めることを合法化する（正規なものとする）属性と力を有すると考えられる。正規の患者は，(1) 充足すべき治療的セルフケア・デマンド，(2) ある程度の発達と操作可能性がみられるセルフケア・エージェンシー，および (3) (1) と (2) の間の不足関係，をもつ。すなわち，健康に由来する，もしくは健康に関連する要因のため，現在の，あるいは予測される治療的セルフケア・デマンドを充足するうえで，そのセルフケア・エー

ジェンシーが質的に，あるいは操作可能性の面で不十分である。看護師は，看護エージェンシーという力を有し，健康に由来する，もしくは健康に関連するセルフケア不足をもつ他者のためにその看護能力を行使する積極的意思をもつ。患者と看護師のこれらの属性と力は，看護システムの技術的(臨床的)構成要素の変数とみなされる。具体的な看護状況におけるこれらの変数の間の関係は，看護システムの性質と目的の指標となる。

　看護システムは，看護状況における看護師と患者の意図的行為から産生される具体的行為のシステムとして存在する。患者のセルフケア・エージェンシーを調整し，治療的セルフケア・デマンドを充足する将来の行為について，看護師(あるいは看護師と患者)が作成する看護システムの予測が，ケアシステムのデザインである。予測された看護システムは，処方として，すなわち現在の，もしくは予測される患者のセルフケア不足の性質および関連する要因に照らして有効かつ信頼できると判断された看護システムのタイプについての記述として存在しうる。看護師と患者がそれぞれ処方された役割に従って行動するとき，看護システムは存在するに至る。

　理想的には，看護師は，患者に対する即刻の援助をどのように行うべきか察知し，また一定期間にまたがってどのような援助ができ，またすべきかを洞察できなければならない。現実の看護システムのデザインは，看護師と患者が，患者の治療的セルフケア・デマンドを算定し充足するために，さらには患者のセルフケア能力の開発と行使を調整するために，相互作用をもち，行為を実践するにつれて生まれる。

　看護システムのために設計されたデザインは，看護師が，ある特定の期間，看護師と患者の行為のための構造的デザインを作成するのに必要な知識，洞察，想像力，および創造力をもっている場合に開発可能となる。専門的水準で機能する看護師は，看護システムのためのデザインを設計し実施する技能を身につけていなければならない。またすべての看護師が，看護システムのデザインを設計し調整する技能をある程度身につけていなければならない。先に指摘したように，看護システムのために設計されたデザインは，建築学でいう設計図に等しい。設計され，姿を現わす看護システムのデザインにより，次のことが明確になる。(1) ヘルスケア状況における看護の責任の範囲，(2) 看護師，患者，他者の一般的および個別的役割，(3) 看護師と患者の関係の根拠，および，(4) 遂行すべき行為の種類と遂行パターン，および患者のセルフケア・エージェンシーを調整し，治療的セルフケア・デマンドを充足する看護師と患者の行為 (第 12 章の Doe 夫人の看護のデザインを参照，p.275)。

援助システムとしての看護システム

　看護システムの基本的デザインは，援助システムのデザインを意味する(第 3 章参照)。個々の患者にとって妥当な援助方法は，(1) 患者のセルフケア不足が部分的であるか完全であるかの診断，(2) 健康上の理由により，患者が実施すべきでない運動に関する知識，および (3) 患者のエネルギー消費と治療範囲とに関する知識を得た後で，看護師が検討し選択する。援助方法により特定される役割を，**表 13-1** に示す。この表は，患者と看護師の役割が各援助方法によってさまざまであることを表している。看護師が援助方法の組み合わせを用いてケアするとき，看護師および患

表 13-1 援助の方法によって特定される看護状況における看護師と患者の役割

援助の方法	看護師役割	患者役割
他者のためにあるいは他者に代わって行為を行う	患者のために，患者に代わって行為する人	治療的セルフケア・デマンドの充足およびセルフケア制限の補完のためのケアの受け手 環境のコントロールと資源に関するサービスの受け手
他者を指導し方向づける	セルフケア・エージェンシーの調整あるいはセルフケア要件の充足に関する事実情報または技術情報の提供者	セルフケア・エージェントあるいはセルフケア・エージェンシーの調整者としての，情報の受け手，処理者，使用者
身体的支持の提供	患者によるセルフケア・エージェンシーの行使あるいは価値を調整するためのセルフケア行為の遂行に協力するパートナー	セルフケア要件を充足するための行為の遂行者あるいは看護師と協力してセルフケア・エージェンシーの行使もしくは価値を規制する者
心理的支持の提供	"理解を示す存在"*，聴き手，必要に応じて他の援助の方法を使用できる人	困難な問題に立ち向かい，解決する人，あるいは困難な状況を生きる人
発達を支持する環境の提供	不可欠な環境条件の供給者であり調整者，および患者の環境における重要他者	個人の発達を支持し促進するやり方および環境の中で，生活とセルフケアに立ち向かう人
教育	次の事柄について教育する者 セルフケア要件および治療的セルフケア・デマンドを記述し，説明する知識 セルフケア要件を充足する行為の方法と過程 治療的セルフケア・デマンドを算定する方法 セルフケア行為の制限を克服もしくは補完する方法 セルフケアを管理する方法	継続的かつ有効なセルフケアに必要な知識と技能の開発に携わる学習者

* van Kaam A：The art of existential counseling, wilkes-Barre, Pa, 1966, Dimension Books.

者の両者が1つの役割から別の役割へと移行するが，看護師と患者の社会的地位だけは一定している。

看護システムを援助システムとして理解し，分類するには，(1) 現在の処方に従って，患者の治療的セルフケア・デマンドの構成要素を充足する行為を，誰が遂行できるか，また遂行すべきか，および (2) 患者のセルフケア・エージェンシーという力の行使・開発を，誰が調整できるか，また調整すべきか，という2つの問いに答える必要がある。これら2つの重要な問いに答えられてはじめて，看護システムの構造の基盤が明らかになる。看護師は看護の過程の中ですべての援助方法を用いるのであるから，看護システムの基本構造を明確にしておくことが必要である。

看護システムのタイプ

看護システムには3つの基本的なバリエーションがあることが認識されている。すなわち，(1) 全代償的 (wholly compensatory) 看護システム，(2) 一部代償的 (partly compensatory) 看護システム，および (3) 支持・教育的 (supportive-educative)（発達的）看護システム，である*。看護システムのこのタイプ分類は，空間の中での運動と制御された手技を必要とするこれらのセルフケア操作を誰が遂行することができるか，また遂行すべきかという問いに関わるものである。その答が看護師であるとすれば，看護システムは全代償的なものとなる。なぜなら看護師が，制御された歩行と手の運動を必要とするセルフケア行為に対する患者の全面的無能力（あるいは禁止）を代償しなければならないからである。もし患者が制御された歩行と手の運動を必要とするセルフケア行為をある程度遂行できるが，そのすべては遂行できない場合には，看護システムは一部代償的と考えられよう。患者が制御された歩行と手の運動を必要とするセルフケア行為をすべて遂行でき，また遂行すべきである場合には，看護システムは支持・教育的（発達的）なタイプということになる。図13-2は，基本的看護システムの大要を提示している。

　これら3つのタイプの看護システムは，次の3つの条件下での看護師と患者の行為の正しい組織化がどのようなものであるかを示している。(1) 患者は必要なセルフケアを達成するうえで，制御された運動に対する身体的・心理的制限をもってい

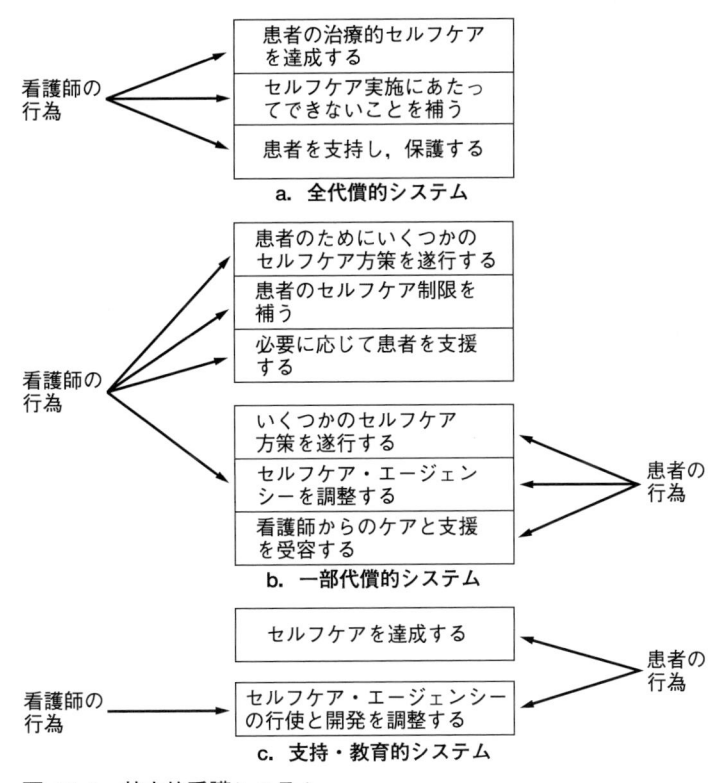

```
看護師の    → 患者の治療的セルフケア
行為         を達成する
            → セルフケア実施にあたっ
              てできないことを補う
            → 患者を支持し，保護する
            a. 全代償的システム

看護師の    → 患者のためにいくつかの
行為         セルフケア方策を遂行する
            → 患者のセルフケア制限を
              補う
            → 必要に応じて患者を支援
              する
            → いくつかのセルフケア
              方策を遂行する        ← 患者の
            → セルフケア・エージェン   行為
              シーを調整する
            → 看護師からのケアと支援
              を受容する
            b. 一部代償的システム

              セルフケアを達成する    ← 患者の
看護師の    →                         行為
行為         セルフケア・エージェンシー
             の行使と開発を調整する
            c. 支持・教育的システム
```

図 13-2　基本的看護システム

＊これらの看護システムのタイプと，重症もしくは集中ケア，中間ケア，セルフケアなどの名でよばれる病院の患者サービス単位との間に，直接的な相互関係があると考えるべきではない。セルフケア単位によっては，看護が提供されないか，せいぜい看護師による一般的な監督が行われるだけのこともある。中間ケア単位においては，全代償的看護システムも一部代償的看護システムも患者によっては必要となろう。同様のことが集中ケア単位にもいえる。これらの患者サービスの単位は，急性疾患であるかどうか，患者の症状が急激に変化するかどうか，および患者が歩行できるかどうかという原則に従って組織される。

る，(2) 患者は健康状態ゆえに，エネルギー消費を制限するセルフケア要件をもっている，および (3) 一度だけあるいは一定期間継続して遂行しなければならないが，技術的に複雑で，実行の各段階で詳しい情報に基づく判断力と意思決定が要求される，制御された運動を必要とするセルフケア行為を遂行するための知識または技能が患者には欠如している，あるいは心理的に準備ができていない。これらのタイプはまた，範囲が異なる看護システムのパラダイムでもある。Max Black による範囲（range）という用語と定義についての記述は，看護システムの3つのタイプおよび可能なサブタイプを明確化するプロセスを理解するうえで有用な指針である(p. 29)[2]。

　これらのシステムは個々の看護状況から生まれるものであり，また個々の状況に関連している。家族といった多人数単位が看護師による援助を受ける場合，そこで生じる看護システムは通常，一部代償的看護システムと支持・教育的看護システムのそれぞれの特徴が組み合わされたものである。状況によっては，家族あるいは居住集団が全代償的看護システムを必要とすることもありうるが，看護知識開発のこの段階では，これら3つの看護システムの使用を個人がケアもしくはサービスの単位であるような状況に限ることが望ましい。

全代償的看護システム

　全代償的看護システムの必要性を明確化する評価基準となる患者の要因には，自主的かつ制御された歩行と手の運動を必要とするセルフケア行為を遂行できないこと，あるいはそのような行為を禁止する医師の処方（健康逸脱に対するセルフケア要件）である。全代償的看護システムには3つのサブタイプがあることが確認されている。それぞれのサブタイプは，セルフケアを含む意図的行為に必要な制御された運動を妨げる複合的な制限に基づく。このような制限をもった人々は，自らの存在と安寧を維持するために，社会的に他者に依存している。サブタイプには次のものがある。

- いかなる形の意図的行為にも携わることのできない人々，たとえば昏睡状態にある人々のための看護システム
- 意識があり，セルフケアその他の事柄について観察，判断，および意思決定はできるが，歩行や手の運動を必要とする行為を遂行できない，あるいは遂行すべきではない人々のための看護システム
- 自分自身に注意を払い，セルフケアその他の事柄について理にかなった判断や意思決定を行うことはできないが，歩行は可能で，継続的な指導と監督があれば若干のセルフケアは遂行することができる人々のための看護システム

　全代償的看護システムの第1番目のサブタイプに合致する人々は，(1) 空間における姿勢や運動を制御することができない，(2) 刺激に反応しない，あるいは聴覚と触覚で内的・外的刺激に反応する，あるいは (3) 運動能力が損なわれているために，環境を監視したり，他者に情報を伝達したりできない。これらの人々は，もし他者が動かさなければ，空間の一点に固定されてしまうことになろう。彼らは保護され，ケアされなければならない。この場合，患者のために患者に代わって行為を

行うという援助方法が妥当である。看護師その他の人々は，このような患者に対し，ふだんの調子で話しかけ，やさしく取り扱い，継続的あるいは頻繁な接触を保ち，正常な機能を保護し支持するような環境条件を維持しなければならない。

　第2番目のサブタイプに属する行動制限をもつ人々は，次の点で第1番目のサブタイプの人々とは異なる。(1) 自分自身と直接的な環境を認知し，他者とコミュニケーションをもつことができる（コミュニケーション能力は正常なことも，非常に制限されていることもある），(2) 病理学的過程，損傷の影響または結果，固定療法，あるいは極度の衰弱のために，歩行や手の運動を遂行できない，あるいは(3)医師により運動制限が処方されている。このような人々は，精神的機能は正常で，正確な観察ができることがある。彼らは，セルフケアについての判断や意思決定に参加し，運動を必要としないセルフケア行為なら遂行できることがある。このような患者は，自己制御を行い，外見の正常性や持続的な個人的発達を促す生活様式を開発しなければならないし，また，たとえそれが不本意であっても，他者からケアを受けることをいとわない気持ちを維持しなければならない。看護師はこのサブタイプにおいて多くの援助の方法を使用するが，発達促進のための環境を維持すること，および患者のために患者に代わって行うことに重点がおかれる。これらの制限をもつ患者は，看護師その他の人々によって無視されたり，心配ごとや関心がしりぞけられたり，ないがしろにされたりすると，痛手をこうむるだろう。したがって心理的支持，指導と方向づけ，および教育もまた，妥当な援助の方法となる。無活動，抑制的環境，無力感などの有害な影響が考えられるので，危険の予防と正常性の増進には特に注意を払わなければならない。

　第3番目のカテゴリーに属する人々は，第1，第2のサブタイプに属する人々とは次の点で異なる。(1) 意識はあるが，セルフケアあるいは他者のケアという目的のために，自分自身もしくは他者に注意を集中することができない，(2) 指導なしには，自分自身のケアおよび日常生活について合理的な判断や意思決定ができない，あるいは (3) 歩行することはでき，継続的な指導と監督があれば，いくつかのセルフケア方策を遂行できる。そのような制限によって特徴づけられる人々は，自分自身に対し，また時には他者に対して危険な状態をもたらす。患者に対しケアと保護を与えるべきであるが，他者を彼らから保護することも時には必要となる。この一連の制限に対する援助の方法には，発達促進のための環境を提供し維持すること，指導と方向づけを与えること，支持を提供すること，患者のために患者に代わって行為を行うこと，などが含まれる。

　全代償的看護システムには，看護師が理解していなければならない社会的・対人関係的・技術的次元がある。これらの次元は，自分を管理したり環境条件をコントロールする患者の極端に制限された能力の有無に関連している。看護の観点からすると，看護師は，患者のセルフケアの主たる提供者・管理者であるだけでなく，患者のセルフケア要件に関する判断者・意思決定者であり，看護ケアのデザインの設計者である。看護師は，ここで述べたようなタイプの制限をもった人々に対して，すべてのタイプのセルフケア要件──普遍的セルフケア要件，発達的セルフケア要件，および健康逸脱に対するセルフケア要件──を充足する責任を有している。看護師は，家族の成員と密接な接触をもち，コミュニケーションを図らなければならない。そ

して患者について誰が責任をもっているかを知り，患者に対する看護の責任を，家族の成員の権利と責任から区別することができなければならない。これらの看護状況の社会的・対人関係的・技術的次元では，看護師が，患者のセルフケアを充足し，患者のセルフケア・エージェンシーの力と個人的統合性を保護するために産生される行為システムの主たる貢献者，そして場合によっては唯一の貢献者となることが要求される。

ここで述べたような行為制限をもつ人々への継続的ケアの提供は非常な労力を要するので，看護師以外の人々が，全代償的看護システムを必要とする患者に責任を負う立場におかれることがしばしばある。看護師は，看護専門職の成員として，セルフケア・エージェンシーの広範な制限をもつ人々に対し安全かつ有効なケアを提供する社会的責任がある。この責任は，看護師が専門家としてその責任を担えるだけの自由をもち，これらの患者のために有効なケアシステムをデザインし，操作し，管理できるだけの創造力と知識をもって，はじめて達成できるものである。看護師はまた，全代償的看護システムの操作に関わる他の人々の行為計画を作成し，指導と監督ができるだけの知識をもたなければならない。

一部代償的システム

この第2のシステムは，看護師と患者双方がケア方策を遂行したり，手の運動や歩行を含む他の行為を遂行する状況のためのものである。ケア方策を遂行する責任を看護師と患者にどのように分配するかという問題は，(1) 歩行や手の運動に対する患者の実際上の制限または医師の処方による制限，(2) 必要とされる科学的・技術的知識および技能，(3) 特定の活動を遂行したり，遂行の仕方を学習したりすることに対する患者の心の準備，によって異なる。ケア方策の遂行に主たる役割を担うのは，患者のことも看護師のこともある。**一部代償的看護システム**はいくつかの形態をとることがある。その1つは，患者が普遍的セルフケア要件を遂行し，看護師が医師の処方する処置と普遍的セルフケア要件の一部を遂行する状況のためのものである。もう1つの形態は，患者が何らかの新しいケア方策を学習している状況のためのものである。一部代償的状況においては，5つの援助の方法すべてが同時に使用されることがある。

支持・教育的システム

この第3のシステムは，患者が，外的指向的もしくは内的指向的な治療的セルフケアで必要な方策を遂行する能力をもち，あるいは遂行の仕方を学習することができ，また学習しなければならないが，援助なしにはそれができない状況のためのものである。これらの状況で妥当な援助技術としては，支持，方向づけ，発達促進的環境の提供，および教育の組み合わせがあげられる。これは**支持・教育的システム**であり，援助に対する患者の要求が意思決定，行動のコントロール，および知識と技能の習得に限られている場合の唯一のシステムである。このシステムにはいくつかのバリエーションがある。1つは，患者はケア方策を遂行できるが，それには方向づけと支持が必要である場合である。もう1つは，教育が必要とされる場合である。第3のバリエーションは，発達促進的環境を提供することが望ましい援助の方法である場合である。第4のバリエーションは，患者はセルフケアを行う能力をもつが，

断続的に指導を必要とする場合である。この最後のバリエーションにおいては，看護師の役割は主として助言的なものである。

看護実践上の意味

具体的な看護実践状況において，3タイプの看護システムのいずれかをとるには，対人関係的状況および看護師-患者の相互作用を促進することが必要となる。役割責任の明確化とは，看護師自身の行為に対する責任を明白にすることであるが，そこには，患者の保護，指導と支持の提供，発達促進を支えるための条件の確立と維持，および教育システムの確立に対する責任が含まれる。看護師の役割責任の明確化には，法的な意味合いだけでなく，専門職業倫理上の意味も有している。

3つのタイプのうちの1つないしそれ以上が1人の患者にある一定期間にわたって用いられることがある。たとえば麻酔や器官切除を含む外科的処置のために看護を受ける患者は，支持・教育的システムから一部代償的システム，さらに全代償的システムへと移行し，次いで再び一部代償的システム，支持・教育的システムへと戻り，その後退院する。他の患者，特に外来ケアサービスを受ける患者は，時に一部代償的システムへの移行を繰り返しながら，支持・教育的システムに加わるだろう。看護師は，患者のセルフケア・エージェンシーの望ましい調整とセルフケア要件の充足を達成するのに最も効果のある看護システムのタイプ，あるいは看護システムのタイプの連続的な組み合わせを選択しなければならない。

広範な行為の制限をもつ患者でも，看護を通じて，自らのセルフケアをデザインし管理する能力およびケアの提供を援助する者を指導し指示する能力を身につけることが可能である。また，看護師の助言と医師の監督があれば，自らのセルフケア要件を特定し，また疾病の影響制御に向けて，自らのセルフケアをデザインし，実施し，管理できる患者もいる(pp. 422-427)[3,4]。看護師と患者の役割を処方する前に，患者のセルフケア能力とその制限に関する情報を検証する際には，3つのタイプの看護システムを記述し，また必要なシステムの種類を決定する評価基準を用いるべきである。それらはまた，実際の看護状況での看護師と患者の役割が患者のセルフケア能力とその制限に適合しているかどうかを判定するためにも用いることができる。第7章で説明した看護システムの理論の概念構造をさらに発展させることによって，看護師は，看護実践状況における意思決定と評価の指標となるような知識を得ることができる。

看護システムの基本的デザインの有効性は，看護師と患者の役割の詳細および看護師が駆使する援助技術との関係で明らかにされた。したがって，本書で取り上げた3つの看護システムは，ヘルスケア機関あるいはコミュニティにおいて使用できる看護状況のタイプ分類を作成する際の指標として役立ちうるものである。患者は，3つの看護システムの1つないしそれらの組み合わせを必要としていることを示す特別な援助に対する要求を提示する。これに対し専門職看護師は，セルフケアの援助およびセルフケアの障害を克服するための援助の両方を含み看護に対する要求において共通点と相違点を示す患者に関する情報を収集する責任がある。特定のタイプの患者の間でみられる共通点が，具体的な援助技術に対する役割と要求を特定する要因について明確化されるなら，どういう看護援助のシステムが必要かがヘルス

ケア機関やコミュニティにとって明らかになろう。この情報は，特定の人口集団で要求される看護サービスを提供するのに必要な看護師および看護助手の数と種類を決める際にも重要である。さらにこれは看護教育にとっても重要である。

看護システムと依存的ケアシステム

　ヘルスケアシステムが変化するにつれて，大きな健康逸脱に対するセルフケア要件をもち，特定の普遍的セルフケア要件への大幅な適応を必要とし，またそれらを充足するために専門的技術の使用を必要としている人々を家庭でケアすることができるのではないかという期待が生まれてきた。状況は，未熟児から重篤な疾患・末期疾患・慢性疾患などをもつ小児や成人，衰弱した高齢者に至るまで多岐にわたる。病院，看護師，医師，あるいはコミュニティによっては，こうした過重なケア責任をもつ個々の家族がいつでも看護を利用できるよう試みたり，実際に看護を提供したりするまでに至っていない。一方，ヘルスケアを必要とする人々とその家族に対し，家庭での看護だけでなく，その他の支持的サービスも提供しようとする優れた運動の例も存在する。

　家庭の中で他者に継続的なセルフケアを実施するという責任ある立場におかれた家族成員は，知識，技能，対人関係能力を身につけなければならないし，また依存的ケアの提供に対する積極的意思を保持しなければならない。こうした人々は，セルフケア・エージェントとしての自分自身の健康と安寧に対しても責任を担い続ける。病院の看護師の中にも，患者のケアだけでなく，退院後の患者の依存的ケアの責任を担う家族成員や友人のケアにも責任をもつ者として自らをとらえる者がいる。看護師は，依存的ケアの責任を担う人々のケア能力だけでなく，彼らの肩にかかっているその責任の重荷の影響も含めその人々の健康状態についても評価を行う必要があることをしだいにはっきり認識するようになってきた。この問題については，TaylorとRobinson-Purdyが，「身体的疾患もしくは損傷で入院し，退院直前の患者のためのセルフケアシステム，依存的ケアシステム，および専門看護ケアシステムを記述するため」の研究で言及している(pp. 4-16)[5]。記述的研究へのアプローチであるこの重要な論文は，たとえば，看護師の重大な限界，予想されるケア提供者の評価についての看護師の失敗，患者とケア提供者が家族でのケアについて話し合い，計画することの重要性，および依存的ケアを提供する自分の能力について依存的ケア・エージェントに非現実的な評価をさせる要因などを明らかにしている。この研究は，この看護と家族の問題をひき続き研究していくためのアプローチの導入部となるものである。

　コミュニティのニードを充足する看護サービスを開発する努力では，依存的ケアシステムのデザインとその操作のための計画に貢献する看護師の役割を考えることが重要である。全代償的な依存的ケアシステム(第12章の例参照)やセルフケアと依存的ケアを組み合わせたシステムと連結して継続的看護が必要とされる場合には常に，看護システムと依存的ケアシステムの共同組織化が重要となる。

看護実践におけるデザインの機能

　　看護師は具体的な実践状況における看護ケアのために計画を開発することが望ましいとされてきたにもかかわらず，専門教育を受けて看護実践に携わる看護師の一機能としての包括的デザインには，長い間十分な関心を払ってこなかった。デザイン (design)（設計, 企画）とは，専門領域では，目標達成に向け生産的な方法を用いるための詳細な計画の作成に先行する段階であり，その本質的基盤であると考えられている。デザイン (p. 622)[6] とは，計画と同様，あるものを創り出したり，あることを実施したりするために工夫された方法を意味する。しかしながら，デザインは，注意深い順序づけと算定を通じて個々の要素および要素の細部の性質を明らかにし，かつ実施すべき仕事の明確なパターンをさし示す。デザインは，1つの複雑な全体の各部分または各要素間の秩序の確定をはかったり，摩擦または調和の欠如の排除をはかるものである。デザインはまた，生み出されるべき全体の秩序・調和・統合だけでなく，各部分の統合にも注意を向ける。

　　セルフケア不足看護理論の要素および要素間の関係は，看護を生み出す際に対処すべき部分となる具体的な条件と要因を明らかにし，あるいは指し示す。看護師や看護学生は，具体的な看護状況の中でそれらの部分に関わり，それらとそれらの間の関係を理解してはじめて，看護をデザインし，産生することができるようになる。看護は，それ自体で存在するものではなく，看護師によって構築され，産生されるものである。それは，1人ないしそれ以上の人々によって，1人ないしそれ以上の他者に対して，ある特定の期間，ある特定の場所で行われる。Simon[7] は，構築され，産生されるものについての構造化された妥当な知識を，「人為的なものについての科学」とよんでいる。

　　看護師は，年齢，発達段階，健康状態，おかれた時間と場所などがさまざまに異なる人々に対して，看護という形態を通じて援助あるいはケアを提供する。看護を通じて援助されるこれらの人々は，いかなる看護のデザインにおいてもその中心となる。看護師の患者である男性，女性，および子どもは，それぞれ独自の生活様式と生活歴をもつ統合された全体的存在 (unitary beings) である。彼らの行動は，無秩序であったり常軌を逸していたりすることもあるし，恣意的で予測不能なこともあり，あるいは責務と責任を伴っていることもある。すべては条件および条件づけを必要とするが，影響されうる（条件づけられうる）ものを準備するのは，ほかならぬ個々の男性，女性，あるいは子どもである (p. 50)[8]。

　　男性，女性，および子どもの現実，看護に関連する彼らの特性と力，看護実践状況で生じる運動または変化に焦点をあてるセルフケア不足看護理論は，看護師が扱わなければならない看護実践の具体的状況の要素および特徴を指し示す。これらの要素と特徴を看護師は，詳細に知らなければならない。つまり，個々人あるいは個々人から構成される単位のための看護ケアシステムを産生するという本質的な仕事に関連づけて知らなければならないのである。看護システムのデザインは，看護師が(1) 実施すべき仕事と (2) 仕事を実施する際に対処すべき現実について知識を

もっているかどうかに左右される。効果的な看護は，時間と場所を限定された実践状況の中で何を実施する必要があり，何が実施可能かを考慮した創造的なデザインがつくられるかどうかによるのである。

　看護のような直接的な個人的ヘルスサービスは，単独あるいは集団の個人の健康と安寧に向けられる。看護ケアシステムや医学的ケアシステムは，看護師ないし医師の患者である人々が自分の能力に従って貢献する一連の行為・事象から構成される。直接的な個人的ヘルスケアの結果は，人間または環境の特徴に生じる変化という観点から理解される。ヘルスケアの結果は，環境の中におかれた人間を離れては存在しない。また特定の個人や集団に対して看護をデザインするという仕事は，看護ケアが産生されている時期以外の時期には生じえない。建築学や工学のような領域では，デザインは建設が開始される前にすでに計画書や仕様書と同じように完成している。しかしながら，これら2つの領域でも，専門家は，実施すべき仕事と，その仕事をデザインし実行する際に対処すべき具体的な現実を理解していなければならない。

デザインのモデル

　看護実践におけるデザインの機能を詳述するためには，次の事実を認識することが求められる。すなわち，この機能の遂行を通じて看護師は，**デザイン単位**（units of design）を形成するのであり，それらのデザイン単位は，相互に秩序づけられ，創造的で整然と調和のとれたやり方で最終的に整えられたものであれば，看護結果の達成に向けての看護システム産生のパターンを構成するということである。デザイン活動は，一見，産生と同時に始まるようにみえることがあるが，産生に先立って，また産生のための計画立案に先立って始まる。看護におけるデザインの機能を理解するためには，単位が1つずつデザインされなければならないこと，および1つの単位をデザインする作業の性質は別の単位をデザインする作業の性質とは異なるということを認識する必要がある。看護師は，各単位をデザインする際に対処すべき現実を心得ていなければならない。また，別々の単位が同じ具体的なものごとを扱い，同じデータを用いることもありうることを知らなければならない。

　いったん形成されたデザイン単位は，互いに関連し合い，1つになって統合的な構造を構成する看護実践状況の特定の要素や特徴についてのイメージとして，看護師の内部でのみ存在することもある。デザイン単位は文書で記録することができるし，口頭で伝えることもできる。デザイン単位は，看護を行うという作業のうち，患者の治療的セルフケア・デマンドの構成要素を知り，充足することと患者のセルフケア・エージェンシーを調整することを開始する前に処理もしくは完了しておかなければならない看護操作遂行の<u>結果</u>（results）を表すものである。ここで記述したデザインモデルは第12章の看護ケースのデザインを展開する際に用いられた。

　以下では6つのデザイン単位を提示し，これらは，次のような多くの仮説に基づく。

　1．看護は社会的・対人関係的・技術的側面を有する。
　2．セルフケア不足看護理論は，その概念的要素の実質的構造を通じて，看護師

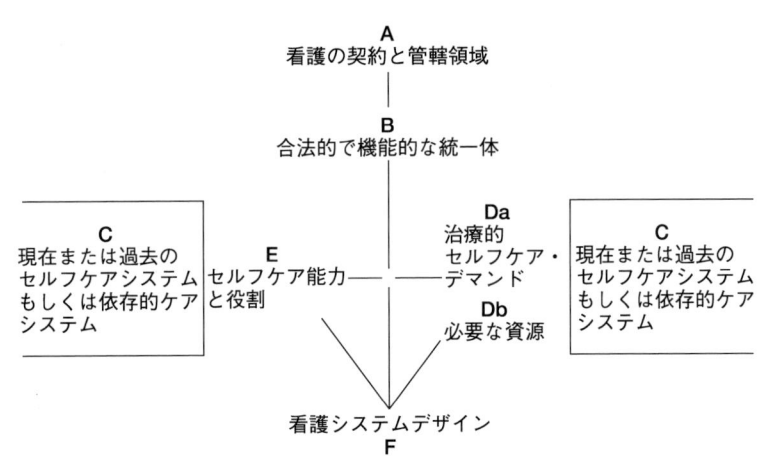

図 13-3 デザイン単位，看護実践状況

```
              A
        看護の契約と管轄領域
              │
              B
        合法的で機能的な統一体
              │
   ┌──────────┼──────────┐
   C          │         Da
現在または過去の E  治療的
セルフケアシステム セルフケア能力── セルフケア・
もしくは依存的ケア と役割      デマンド
システム              Db
              │   必要な資源
              │
   C          │
現在または過去の │
セルフケアシステム │
もしくは依存的ケア │
システム         │
              ▼
        看護システムデザイン
              F
```

が看護実践状況で取り扱う現実をさし示す。

3．看護デザインは，看護実践状況の具体的な要素を分析し統合して，それらを秩序だった関係におき，構造的単位を形成することによって達成される。それら構造的単位の要素を創造的に合体させることで，看護目標達成に向けての看護システムの産生を可能にするパターンを構成することができる。

モデルを構成する単位は，各単位の要素を提示する前に総括される（図13-3）。

A．看護を受けるための契約あるいは合意，看護を求める人々のヘルスケアにおける看護管轄領域（jurisdiction of nursing），および看護が寄与するヘルスケア目標の概要についての詳しい記述

B．看護実践状況の人的要素である個々人の社会的に合法的で機能的な単位の主な特徴と関係の確定

C．看護師の患者である人々によって，あるいは彼らのために産生されるセルフケアシステムあるいは依存的ケアシステムの通常の構成要素ないし現在の構成要素の明確化。この明確化は，変化をもたらすことが必要とされる場合に，そのためのケアおよびアプローチの適切性を判断するための基礎として，この情報が看護に関連があるときにはいつでも行われる。

Ｄａ．機能と発達の持続的な調整に必要な看護ケアを受けている人々の治療的セルフケア・デマンドの構成要素の確定と，それらの構成要素を（1）セルフケア要件の数と種類の変化およびそれぞれを充足することの価値の変化，ならびに（2）セルフケア要件を充足させるために妥当かつ信頼性をもって使用できる手段を条件づける要因と絶えず適合させること。

Ｄｂ．患者の治療的セルフケア・デマンドの構成要素を充足するのに必要な資源の確定

E．看護師の患者が（1）自己を傷つけることなく，発達した操作的セルフケア能力を責任をもって行使できる度合い，および（2）セルフケア能力を開発し，改善し，促進させ続けることのできる度合いの確定。その度合は，治療的セルフケア・デマンドの構成要素とそれらの構成要素を充足する頻度との関連で確定できる。

F．調整的な看護システム産生のためのデザインの確定。これには，看護師役割，患者役割，特定の援助方法の使用に関わる他の人々の役割，求められる看護結果，看護システムデザインの変更あるいは看護システムからセルフケアシステムや依存的ケアシステムへの移行の必要性を示唆する要因の定義および識別が含まれる。役割は，患者の治療的セルフケア・デマンドを理解して充足するために，またセルフケア能力または依存的ケア能力の行使または開発を保護し調整するために遂行される行為という観点に立って表現される。

6つのデザイン単位の開発作業を通じて，看護師が確定するのは，その中で看護を進めていくパターン，境界，および具体的手順であるが，それによって看護師は，患者が活動制限のため自分の治療的セルフケア・デマンドを理解して充足したり，自己管理能力の枠組みの範囲でセルフケアを行う能力の行使もしくは開発を保護し調整したりすることができない場合に，それらを克服したり補完したりしようとするのである。

デザイン単位はさまざまな目的に役立つ。デザイン単位Aは，看護師が実行する事柄を限定する。たとえば，ヘルスケア状況における看護の管轄領域は，患者が治療的セルフケア・デマンドのいくつかの特定された構成要素を理解し，充足できるよう援助することから，昏睡状態にある患者に継続的ケアを実施することまでというように限定されよう。デザイン単位Bは，看護の提供に含まれる操作的単位のうちの人的要素を記述する。デザイン単位Cは，変化をもたらすことの適切性を測定したり，その必要性や可能性を判断したりするための基礎として，現在ないし過去のセルフケアシステムもしくは依存的ケアシステムの質的・量的な特性に関する情報をもたらす。デザイン単位Dは，患者のセルフケア要件を充足させるという作業および必要な資源の特徴と細部を明らかにする。デザイン単位Eは，患者が自分自身の治療的セルフケア・デマンドを理解し，充足するうえで，またセルフケア能力の行使または開発を調整するうえで，行うことができること，そしておそらく行わなければならないことを限定する。デザイン単位Fは，役割責任と役割関係を確定することによって，看護システム産生のパターンをもたらす。

先に指摘したように，デザイン単位の開発は援助とケアの提供と平行して進む。デザイン単位とその要素を通じて，看護師は，なぜ自分たちにとって要素の概念化が必要なだけでなく，看護という業務に形態とパターンをもたらすすべての細部・特徴・関係についてのイメージも必要であるかが理解できるようになる。デザイン単位の機能についてのこれまでの説明を受け入れる看護師は，すでに公式化されている看護過程の概念にこの機能を適用する努力をしなければならない。看護デザイン単位の開発の方法を学習し，また看護実践の処理操作（調査，診断，処方，産生）を学んでいる看護学生は，あまり混乱することなく，デザイン単位が看護過程とどのように関連しているかを理解できるだろう。

それらの要素の価値が安定していればいるほど，治療的セルフケア・デマンドを理解し充足したり，セルフケア能力（あるいは依存的ケア能力）の行使もしくは開発を調整したりするうえでみられる患者のセルフケア上の制限を克服もしくは補完するために，看護師が充足し遵守しなければならない基準および規則がデザイン単位によってもたらされることになる。看護の処理操作については，第12章で考察した。

デザイン単位

　実際の看護実践状況における看護デザインは，看護を提供する者と看護を受ける者との間の契約もしくは合意にその基礎をおく。最初にあげたデザイン単位は，看護を求める人々のヘルスケア，家族状況またはより広範な社会状況という文脈の中に看護の管轄領域を位置づけることに関わる。ここでは，このデザイン単位および他のデザイン単位の部分について，その概略を紹介する。それらの部分は，必要な情報のタイプ，下すべき判断の種類，およびその結果得られた情報と判断を看護師がどのように用いるかについての記述という形で説明する。

デザイン単位A：看護のための契約と看護管轄領域

　デザイン単位Aの開発によって，看護師が看護する人，その人の家族や居住者集団の構造およびヘルスケアシステムの中での位置，契約当事者の氏名，行為についての協力と調整およびコミュニケーションの機能のための一般的枠組み，看護を求める人々のより広範なヘルスケアシステムへの看護の適合性などが確定される。これは，看護状況の合法性を保証するものである。看護師が自らの看護実践のためにこの種の基本的枠組みをもつべきだとすれば，次のような要素の調査と判断が必要であろう。

A.1　看護を受ける人(々)の氏名，年齢，性，家族の中での位置，住所，独身か既婚か──独身の場合は近親者の氏名と住居，既婚の場合は配偶者の氏名と住居

A.2　その時点で看護を必要とする理由

A.3　これまでのケア提供者──自己，依存的ケア・エージェント，看護師

A.4　看護への要求が生じた時点

A.5a　看護への要求の予測される性質──範囲，断続的か継続的か

A.5b　看護への要求の予測される期間

A.6　看護を受ける場所

A.7　看護についての合意あるいは契約の当事者
　　a　看護を求める成人，近親者，あるいは配偶者の氏名，あるいは看護を求める依存状態にある人（成人または子ども）に対し法的責任を有する成人の氏名
　　b　医療機関あるいは個人や集団の看護に携わる看護師

A.8　ヘルスケアシステムにおける位置
　　医師による積極的な医学的ケアを受けている者の氏名
　　医師による医学的監視を受けている者の氏名
　　その他のヘルスケア専門家のケアを受けている者の氏名とその領域

A.9　ヘルスケアシステムの中におかれている理由

A.10　追求すべきヘルスケアの目標と，目標達成に寄与するものとしての看護の適合性

A.11　その人(々)がヘルスケアシステムの中におかれている理由が家族や友人に

及ぼす影響，および家族と友人への指導とカウンセリングに関心と注意を向け，あるいは提供することへの要求
A.12 看護管轄領域における看護師の権限と責任の確定
A.13 必要な看護師の数と資格，および必要な資源の種類
A.14 看護の資金調達の方法

デザイン単位Aの開発には，ふつう人々がヘルスケア機関や施設に入院したり，在宅ヘルスケア機関やクリニックの患者名簿に登録されたときに得られる情報が必要である。しかし，看護師は，患者，親族，あるいは主治医からも情報を得なければならない。看護実践のそれぞれの具体的状況で確定されるデザイン単位Aの要素を，看護師は看護を行う期間中ずっと心に留めておかなければならない。

デザイン単位B：合法的で機能的な統一体

人間と人間の間の関係を看護実践状況における彼らの機能という点から明確化する作業がまず最初行われ，これはその後も必要に応じて頻回に行われる。このデザイン単位は，互いに関係のある人々を確定し，コミュニケーションと行為の調整と協力に対する一般的な要求を確定し，積極的で力動的な義務感をもって行為する人々を育み，そして，看護を受ける人(々)の独自の発達上・機能上の特徴を確定する。これは，看護実践状況の合法性を保証するものである。次に，お互いに確定され，秩序づけられた要素をあげる。

B.1a 看護師の患者である人々の，通常の環境あるいは変化した環境における自己管理の能力
B.1b 年齢と発達段階，健康状態による要因，ヘルスケアシステムによる要因，環境特性などに関連した自己管理の制限
B.2a 看護師の患者である人々が自分でセルフケアを実施している程度，依存的ケアシステムでケアを提供してきた程度あるいはセルフケアへの援助が提供されている程度とその提供者
B.2b セルフケア操作のタイプ——評価，意思決定，産生——からみた現在のセルフケア実施に対する制限
B.3 どのタイプのセルフケアで制限が起こりうるか，現在の制限は増悪するか，それとも克服しうるかについての予測
B.4 家族の成員または友人が患者に関わっている程度，および彼らが看護師とのつながりやコミュニケーションを必要としている程度
B.5 自立と相互依存の領域およびコミュニケーションの様式を明確化したうえで一定期間看護状況の操作的参加者となる看護師の現在の能力および必要とされる能力，および責任分野
B.6 看護コンサルテーションおよび監督の必要性
B.7 一般的な役割を明確化したうえで結んだ看護の合意もしくは契約の一般的特性に基づく看護状況の対人関係的特徴
B.8 直接的なコミュニケーション，たとえば患者から看護師へ，看護師から患者へ，看護師から看護師へ，患者と看護師から医師へ，患者から家族へ，看護師から家族へ，家族から看護師へといったコミュニケーションを必要

とするような出来事に関するコミュニケーションと記録の様式
B.9 看護の領域以外の個人的事柄や関心に関して援助を必要とする患者のためのコミュニケーションルート
B.10 すべての参加者に積極的・効果的・力動的な義務感を育む方法

　デザイン単位Bは，看護状況における常時的参加者を特定し，機能の自立と相互依存の領域を認定し，コミュニケーションの様式とルートを明示し，さらには参加者の責任分野の明確化を図るものである。

デザイン単位C：セルフケアシステムもしくは依存的ケアシステムの構成要素

　ヘルスケア状況の中での看護管轄領域が明らかになったならば，まず最初に，そしてその後も，患者のセルフケアシステムもしくは依存的ケアシステムの構成要素を知ることが必要となろう。この情報は，看護師がいくつかの，あるいはすべての構成要素の適切性を知らなければならない場合，あるいは新しい構成要素を導入しなければならない場合に必要となる。

C.1 普遍的セルフケア要件を充足するために，患者あるいは依存的ケア・エージェントが習慣的に行う（ケア実践に携わる）事柄，およびそのケア実践を行う頻度を確定する。
C.2 理解しておくべき発達的セルフケア要件とそれらを充足するために用いるケア方策を確定する。
C.3 普遍的および発達的セルフケア要件の充足にあたり，規則的に用いるケアの方法を妨害する障害物を知る。
C.4 健康逸脱に対するセルフケア要件を充足するためのケアシステムの構成要素の有無を確定する。これには，患者の経験および特定の医学的構成要素の識別しうる効果と結果が含まれる。
C.5 セルフケアシステムもしくは依存的ケアシステム構成要素が，患者や依存的ケアエージェントの日常生活パターンとどのように連結しているかを確定する。

　デザイン単位Cは，患者のセルフケア要件をある程度の安定性をもって充足するために現在行っていること，またこれまで行ってきたこと，あるいは最近取り入れたことについての患者もしくは依存的ケア・エージェントによる詳しい説明をもとに形成される。看護師はまた，患者と依存的ケア・エージェントが行う事柄を観察する。

デザイン単位D：治療的セルフケア・デマンド

　デザイン単位Dは，人間の機能と発達の調整に寄与する要因をコントロールする（人間の生活，健康，発達，および安寧に矛盾しない規範の範囲内に維持する）ために，不可欠ないし望ましい行為の量と種類を確定するものである。たとえば，「十分な食物摂取を維持する」という普遍的セルフケア要件を充足するとは，(1) 個人の年齢および発達段階とその状態，(2) その人が生活している条件および環境（たとえば活動的な生活か座りがちな生活か，暑い地方か寒い地方か，など），(3) 特定の障害によって性格づけられた健康状態，に応じて必要となる量と質の食物の確定した規範に一致するような食物（コントロールできる要因）を摂取できるようにすることである。

デザイン単位Dは，セルフケア要件が充足されることの質的および量的な価値と，その頻度およびタイミングについての仕様に関する調査，データ分析，データの統合，および判断をもとに開発される。要件の価値が個人ごとに特定され，要件充足のために手段が選択され，そして個々の具体的なセルフケア要件を充足する作業の概略が遂行すべきケア方策と必要な資源を組み合わせた形で示される。

セルフケア，セルフケア要件，治療的セルフケア・デマンドに関しては第10章で詳しく説明する。ここでは，デザイン単位の要素だけを列挙する。

D.1a 個々の普遍的セルフケア要件が，個人の年齢と性，発達段階と状態，および生活環境条件に応じて充足されることの価値を，確かな資料をもとに確定する。

患者にとって普遍的セルフケア要件がこれまで充足されてきた，あるいは現在充足されていることの価値を知る。

望ましい規範，もしくは普遍的セルフケア要件がこれまで充足されていた，あるいは現在充足されていることの価値をもとに，変える必要のある現存もしくは予測される条件と環境を知る。

個々の普遍的セルフケア要件が充足されることの質的および量的な価値を算定する。

D.1b 個々の要件を充足するための妥当かつ信頼できる方法，たとえば口蓋裂のある3か月児のための食物摂取の方法を，確かな資料と経験的知識をもとに確定する。

個々の要件を充足するための通常の妥当かつ信頼できる方法を用いることを妨げる現存の条件と環境（たとえば，適切な食物摂取を維持するのに嚥下困難がある）を知る。

個々の要件を充足するうえで障害物もしくは妨害となる患者の内的な条件および外的な条件と環境，妨害の性質，妨害を克服するために試みられた方法を知る。そして妨害の影響（たとえば，適切な空気摂取の維持に与える気腫の影響）をコントロール可能かどうか，可能な場合はどのような方法で，またどの程度までコントロール可能かを評価する。

患者ごとに特定された価値に基づいて，個々の普遍的セルフケア要件を充足するために用いる過程と方法を，個々の要件ごとに確定する。また，効果的に遂行すれば，個々の要件を充足するという目標を達成できる一連のケア方策を確定する。

個々の普遍的セルフケア要件を充足するのに必要な資源を，一連のケア方策と関連づけて，個々の要件ごとに明らかにする。

D.2 看護師の患者がこれまで充足してきた，あるいは現在充足している発達的セルフケア要件を確定する。

患者のこれまでの発達，および身体的・心理的・認知的・社会的発達を促進する環境条件を知る。また，現存の，もしくは新しく生じてくる条件と環境（たとえば，廃疾がみられるため自己概念のリハビリテーションが必要）ゆえにもたらされる発達を知る。

発達を妨害する，もしくはその障害となる現存の条件と環境，ならびに

妥当かつ信頼できる方法を用いた場合にそれらをコントロールできる程度を知る。

患者の年齢，性，発達段階，および健康状態に関連した発達的セルフケア要件を明らかにする。それらを充足できる環境条件とその他の手段，および必要な資源を確定する。

D.3 患者がこれまで充足してきた，あるいは現在充足している健康逸脱に対するセルフケア要件を，その健康状態および医学的ケアシステムと関連づけて確定する。

患者の健康状態および医学的ケアで用いられている診断・治療様式の具体的な特徴を明らかにする。その際，患者がそれらをどのように経験しているか，またそれらが患者にどのような影響を与えているかも明らかにする。現存の，および新しく生じる健康逸脱に対するセルフケア要件を，それらを充足することの量的および質的な価値，ならびに普遍的セルフケア要件の価値における変化を含めて，表現する。

特定の健康逸脱に対するセルフケア要件がみられる場合に遂行される一連のケア方策，必要な過程，それらの要件を充足するために選ばれる手段，および必要な資源を明らかにする。

D.4 普遍的セルフケア要件，発達的セルフケア要件，健康逸脱に対するセルフケア要件を充足するための一連のケア方策の間にみられる順序を確定する。

一連のケア方策を，それらが遂行される時間と場所，遂行に要するエネルギー，経済的な資源の利用，その他遂行に必要な期間といった要因などと関連づけて構成する。

一連のケア方策が，患者の機能と発達の継続的な調整に対してもつ本質的な意味と寄与を明らかにする。

患者の治療的セルフケア・デマンドを算定するデザイン単位Dは，セルフケア不足看護理論の中で明確化された患者特性の1つを確定するものである。それは，患者によって，あるいは患者のために産生されるセルフケアを明細に示す。

デザイン単位E：患者のセルフケア役割

デザイン単位Eの成果は，患者が独自の特定されたセルフケア要件を充足したり，セルフケア・エージェンシーの力を保護したり，自らの治療的セルフケア・デマンドを知り充足する能力を開発し続けたりするために看護を受けている間，自分自身の健康と安寧のために何を行うことができ，何を行うべきであり，何を行うべきでないかを確定することである。

E.1 （a）患者が援助なしにこれまで充足してきたし，現在も充足しており，これからも充足し続けることができる治療的セルフケア・デマンド，および（b）指導と支持を受けてこれまで充足してきたし，現在も充足しており，これからも充足し続けることができる治療的セルフケア・デマンドの構成要素を知る。

上記の2つのうちの1つあるいはその両方を妨げるような新しい内的ま

たは外的な条件と要因，およびそれらが発生しうる時期を知る。

E.2 患者が現時点および今後一定期間にわたって充足できない，あるいは（健康と安寧のために）充足すべきでない治療的セルフケア・デマンドの構成要素を知る。

E.3 明確化され評価された構成要素について患者がその習慣的なセルフケアシステムの中で果たすべき変化を知る。これは，新しい，あるいは変化したセルフケアの構成要素を日常生活パターンに適合させることを含め，それらの変化を，現在の算定された治療的セルフケア・デマンドに適合させるためである。

E.4 患者あるいは依存的ケアエージェントが遂行することを学習しなければならない新しい，あるいは調整されセルフケア操作（評価的・批判的判断と意思決定，および産生），およびセルフケアシステムあるいは依存的ケアシステムにおいて要求される変化を引きおこすために開発すべき促進力を知る。

E.5 患者あるいは依存的ケアエージェントの学習する能力および要求される調整を行う能力を知る。

E.6 依存的ケアエージェントの心理的・生理的な限界を知る。

デザイン単位Eは，患者のために，また患者によって追求されるべき目標の確立を促し，デザイン単位Fのための基盤を確定する。

デザイン単位F：調整的な看護システムデザイン

この単位では，看護師は，看護師の行為，患者の行為，および他の参加者の行為を一体化するためのデザインの創造にかかわる。これは，（a）患者の治療的セルフケア・デマンドを知り，期間中継続して充足する，（b）開発された，また開発されつつある患者の自己を管理しセルフケアを行う力を保護する（c）患者のセルフケア能力の行使または開発を調整する，という結果と目標を達成するためのものである。次のようなデザインの要素が明確化されている。

F.1 患者の治療的セルフケア・デマンドを即時的・継続的に充足するうえでの看護師の役割の確定，および患者の自己管理能力，発達段階，利用可能なエネルギーのレベル，安全と保護へのニード，セルフケアを行ううえでの顕在的な限界，不安や懸念などを考慮した援助方法の使用の確定。

　1日24時間，あるいは勤務交替のつど，看護結果を即時的に達成する看護師の役割責任について，情報を伝達し，調整をはかる。

F.2 患者の治療的セルフケア・デマンドを充足するうえでの患者役割とその他の参加者役割についての看護師による初回およびその後の確定と調整。これは，患者の発達した，また発達している操作的なセルフケア実施能力（その行使が健康状態あるいはヘルスケアシステム上の要因によって制約されない能力）に合わせて行われる。

F.3 看護師，患者，およびその他の参加者の機能分野の指定。患者の治療的セルフケア・デマンドを充足するという生産的な作業を効果的・経済的に遂行するためには，行為の調整，協力，決まったコミュニケーションの方法の使用が必要である。

F.4 患者の自己管理とセルフケアの能力を保護し，そのセルフケア能力の行使または開発を調整するうえでの，看護師と患者と他の参加者のそれぞれの役割機能についての彼らによる初回およびその後の継続的な確定．

F.5 看護状況への正規の参加者としての患者および他の参加者の相互依存と自立を認識したうえで看護を提供するという行為に対する，看護師自身の専門家としての責任についての看護師による継続的な確定．

F.6 すべての関係者――看護師，患者，他の参加者の効果的な機能をはぐくみ，彼らに秩序と力動的な義務感とをもたらす条件を確定する．

デザイン単位Fは，看護目標の達成に向けて誰が，何を行うかを特定するものである．

看護システムデザインにみられるバリエーション

看護システムデザインにみられる変動 (variance) については，まずはじめに，看護が求められ，提供されているヘルスケア状況での看護の管轄領域との関連で説明する．次いで，看護実践状況における看護師，患者，および他の参加者の役割責任の差異に関連づけて説明する．

管轄領域における変動

看護実践状況において看護師が果たす統括的・指導的役割は，特定のヘルスケア状況における看護管轄領域によって決まる．この役割は，看護を提供することと看護を受けることについての契約ないしは合意によって確定される．これが，看護を求める理由を公式化し，看護師が担う権限および責任を定義するのである．もしヘルスケア機関が，どのような看護が必要であるかを知り，看護の産生を可能にするシステムをデザインし，それを産生する看護師を確保しないで，契約を履行しなかったり，不十分にしか履行しなかったとすれば，その機関は契約不履行を疑われることになろう．もし看護師がその状況で看護の権限を行使せず，看護の責任を果たさなかったとすれば，その看護師は業務不履行を疑われる．

看護管轄領域は，次のような事柄が明示された看護として表現されなければならない．

- 患者の安全と保護に対する看護師の責任．その責任が全面的なものとなるか限定されたものとなるかは，患者の安定した，もしくは変化する自己管理能力と日常生活状況におけるセルフケアの制限による
- 患者のセルフケアの制限を克服するか補完することによってその治療的セルフケア・デマンドを継続的に知り，充足することに対する全面的ないしは限定された責任
- 患者の発達したセルフケア能力と自己管理能力を保護するために患者を援助する責任の領域
- 患者が，(1) セルフケアを行うための発達した操作能力の行使，および (2) 新しいセルフケア能力の開発または現存のセルフケア能力の調整ができるように援助する責任の領域

- 依存的ケアシステムのデザインおよび依存的ケア・エージェントの役割充足の開発に対する責任の領域

デザイン単位 A，B は，看護管轄領域の細部，およびヘルスケア状況における看護管轄領域内部での看護目標をはっきりさせ，達成するうえでの看護師の統括的役割を明確化し，細かくデザインすることに関わる。

看護管轄領域を確定することは，看護の状況的境界を明らかにすることであり，患者の看護中にはいつでも利用できるようになっている医学的ケアシステムその他のヘルスケアシステムとの連接点と連接領域，それにセルフケアシステムと依存的ケアシステムとの連接点と連接領域を明確化する。看護管轄領域はまた，伝達すべき事柄とそのためのコミュニケーションのラインも確定する。

役割変動

前節で明らかにしたように，実践状況における看護師の統括的あるいは指導的役割の範囲は，ヘルスケア状況における看護管轄領域によって決まる。看護師の統括的役割は，展開されている看護状況のすべての側面に及び，これには前節で述べたようなデザイン機能も含まれ，また看護状況に参加する人々の間に連携・統合・相互作用をもたらし，それを維持する継続的な努力も含まれる。この統括的役割は，さらに，患者のための看護の産生と看護目標達成の確保にまで広がり，これには患者の健康状態が流動的であったり，治療的セルフケア・デマンドが複雑で絶えず変化していたり，患者の生命もしくは統合性が危険にさらされているような場合はいつでも，継続して看護を提供できるようにすることが含まれる。

看護システムの継続的な産生における看護師自身の役割はデザイン機能の中で決定されるが，この決定は，看護システムデザインに参与する患者および他の参加者の役割と関連づけて行われる。看護システムデザイン（デザイン単位 F）は，患者のセルフケアにみられる制限，およびそれら制限の理由もしくは原因との関連でみて妥当な援助方法についての判断と意思決定が含まれる。第3章で述べた各援助方法は，援助者と援助を受ける者に別個の役割を振り当てる（表 13-1 参照）。患者のセルフケア制限と彼らの発達した操作的セルフケア能力は，看護師がその状況でどのような援助方法を用いるのが妥当であるかについて意思決定を行う際の1つの基盤となり，そして患者が必要とするケアの産生と関連づけて特定の役割を患者に振り当てることになる。

看護システムデザインにおいて妥当と考えられる青年期あるいは成人期患者の5つの一般的な役割が明確化されている。それらの役割は，遂行すべき操作を表すものである。

- 患者に感覚意識が欠如している場合には，観察者もしくは操作者としての積極的役割は課せられない。
- 自己と環境の特徴についての看護関連情報の参加観察者および提供者としての積極的役割
- 現存の，あるいは新しく生じる治療的セルフケア・デマンドの構成要素を充足するうえでの参加操作者としての積極的役割
- 治療的セルフケア・デマンドの構成要素を算定するうえでの参加調査者として

の積極的役割
- ●セルフケア要件を理解し，それらを充足するための特定の手段の用い方を習得するうえでの学習者としての積極的役割

これらの役割は，最初のものを除き，結び合わせることが可能である。たとえば，2番目と4番目の役割は運動制限がある人が充足できるものであるし，2, 3, 4, 5番目の役割は，患者の能力および看護提供期間中の特定の時点での役割遂行の必要性に応じて結び合わせることができるものである。

患者が乳幼児とか児童の場合には，まず第1に彼らを独自性を有する個人としてケアする必要があることを考えなければならない。乳幼児や児童は，彼らを取り巻く事柄を経験し，理解しようとしている存在であり，彼らにふさわしいアプローチにのみ耐えられる存在であると受けとめるべきである。乳幼児や児童は積極的な参加者として考えるべきであり，彼らのためにデザインされた看護システムに，発達状態に応じて参加するよう援助すべきである。

看護システムデザインでは，統括的・指導的役割を担う看護師が必要であるということに加えて，企画に関わる看護師の数を，次のような要因に応じて変えていくことが必要である。(1) 患者の治療的セルフケア・デマンドの複雑さと安定性の程度，(2) 患者の健康状態の安定性と，それが治療的セルフケア・デマンド，自己管理，セルフケア能力とその制限に及ぼす影響，(3) 看護を受ける人々の健康と安寧に対する看護の本質的な貢献。安定した看護状況では，実務的もしくは一般的なタイプの技術教育を受けた看護師が有用である。患者のセルフケア要件を充足するのに複雑なテクノロジーを必要とするような看護状況では，濃密なタイプの技術教育と経験をもつ看護師が有用である。統括的・指導的役割にある看護師とこれらの看護師の間の関係は十分に開発され，維持しなければならない。また，患者のための看護の産生に彼らがある期間にわたってどのように貢献するかも十分明確にしておくべきである。施設によっては，職業的訓練を受けた付き添い人あるいは助手がケアを提供する。付き添い人や助手が雇用される施設では，看護師が統括的あるいは指導的な役割を果たすこともあるし，果たさないこともある。看護師がいない施設では，看護ではない付き添いサービスが提供される。

看護実践状況においては，その他の参加者の役割も看護システムデザインで明確にすべきである。それらの参加者には患者の家族メンバーや友人が含まれるが，彼らはその役割が長期にわたって一貫している場合には，患者の治療的セルフケア・デマンドの構成要素の中の特定のものを充足するのに貢献する。患者の家族メンバーや友人は，"シッター（看護人）"の役割を果たすこともある。患者がおかれた環境の中で自己管理をできないような場合には，彼らは，患者を保護するために付き添い，必要に応じて看護援助を求め，また患者を1人にしないようにして患者に安心感を与える。

看護システムデザインの妥当性

産生する事柄のためのデザインが，産生されている事柄および産生されなければならない事柄と一致している場合には，常に，その看護システムデザインは妥当性

をもっているといってよい．看護デザインの妥当性をみるためには，産生する事柄とその理由，その産生を通じて達成する目標，および特定の期間中そのデザインされた看護システムを実践することのできる人々の数と資格を明確化することが必要である．さらに，デザインされたシステムが，有効性および時間と資源の経済性についての評価基準を満たしているかどうかを明確化することも必要である．看護システムデザインの専門家とは，(1) 特定の健康上・発達上の問題をもつ人々のセルフケア能力とその制限，および治療的セルフケア・デマンドを詳しく知っている人々であり，(2) 看護の目標と結果を達成する看護を産生するための効果的なシステムの開発に参加してきた人々である．

　看護システムデザインは，特定の患者のための看護システムデザインを作り出すため，統括的・指導的役割を担う看護師が最初に用いたときの価値を，デザイン単位 A，B，D，E の要素が保持している期間中のみ妥当性をもつ．看護師がある時間枠の中でデザイン単位 A，B，D，E の要素にみられる変化を予測できる場合には，常にデザイン単位 F の最初の産生物は，その後に続く一連の看護システムデザインに役立つであろう．

看護システムの連接

　看護システムと他のケアシステムとの連接領域が予測できるときは，それらをデザインの中に組み込まなければならない．時にこれは，ケアを実施する前に達成できることがあり，また時にはケア実施中にデザインしなければならないこともある．看護を提供する時点で，セルフケアシステムあるいは依存的ケアシステムが機能している場合には，看護師はどちらをケアの主要システムとみなし，どちらをケアのサブシステムとみなすべきかを判断し，決定しなければならない．たとえば，家庭で生活していて，自分の機能的能力では充足がむずかしい治療的セルフケア・デマンドの構成要素に関してのみ看護師の援助を受けている人の場合，現在その人がもっているセルフケアシステムを主要システムとみなすのが現実的である．看護師が，成人あるいは子どもが現在もっている依存的ケアシステムに看護をサブシステムとして役立てるような場合にも同じことが言えよう．他方，患者あるいは他の参加者が，継続的な患者ケアの産生において明確に限定された役割を担う場合には，看護が主要なシステムとなる．

　行為の主要なシステムとサブシステムとの連接をデザインし開発するためには，異なった役割をもつ人々が同じ目標に向けてケア手段を遂行するタイミングが求められる．それにはまた，ひとまとまりの目標を達成するためのケア活動の遂行が，他のひとまとまりの目標の達成を目ざすケア活動に及ぼす影響についての最新の情報が必要である．たとえば，家庭で生活している人が，糖尿病と心機能障害の持続的なコントロールに関する責任を含め，セルフケアのすべての側面について責任を担い，ただ脚部の潰瘍と同側下肢の静脈手術に伴うセルフケア要件の充足に限って看護の管轄領域として看護師の援助を受けているといった場合がある．この管轄領域の看護師は，糖尿病と心機能との関連でその人のセルフケアシステムの構成要素を知っていなければならないだけでなく，健康障害と処置との相互関係からみて，

コントロールが適切か否かを判断するための情報も得なければならない。さらにその看護師は，看護ケアと患者の血管手術を行った外科医のケアとの調整を図っていかなければならない。しかし看護師の責任はそれだけにとどまらず，十分充足されていない他のセルフケア要件について患者に助言し，相談にのるといったことにまで及ぶ。これには，内科医あるいは心臓専門医の診察を受けるよう助言するといったことも含まれよう。

看護システムデザインはきわめて複雑なものとなり，しばしばデザインの立て直しが必要となる。看護師は，看護の全体的なシステムをその部分，部分の機能，および部分の連接という点から眺めることができるような心像喚起の習慣を身につけなければならない。他のヘルスサービスとの連接のタイミングとデザイン作成は，患者が広範な医学診断あるいは専門的治療を受けていて，多種多様なヘルスケア従事者と接触したり，頻回に場所を移動したりしなければならないような場合に特に重要である。これらの条件のもとでは，疲労のコントロールや危険に対する特別な保護を，患者の治療的セルフケア・デマンドに導入すべきである。

個人に対する看護実践と看護システムデザインに影響を及ぼす主要な要因

患者の年齢と発達状態，健康状態，およびヘルスケアシステムが患者の治療的セルフケア・デマンドとセルフケア・エージェンシーを条件づける要因であると明記された（図11-1, p.237）。しかし，上述の諸要因は治療的セルフケア・デマンドである患者変数とセルフケアを条件づける以上の影響力を有している。そこで，3要因が，どのように患者および看護師や看護ケアに影響を及ぼすかについて，詳細に考察してみる。

看護の一要因としての年齢

患者の年齢は，ヘルスケアおよび看護援助の焦点を示す指標である。個人の成熟度と，器質的・精神的・知的機能は，ライフサイクルの各時期で変化する。普遍的および発達的セルフケア要件を充足するための基本的なセルフケアも，ライフサイクルの各時期で変化するが，充足しなければならない普遍的および発達的セルフケア要件のタイプは常に同じである。バリエーションが存在するのは，要件が充足されなければならない価値（たとえば，それぞれの期間における休息の種類と量），要件を充足する方法，および要件を充足する人についてである。

年齢は，看護師やその他の人々に求められる援助の量と種類の1つの指標である。この指標は，暦年齢と発達状態の連関から生ずる。環境内での自己管理能力，精神的習慣と意向，知覚した事柄の意味づけ，および理解し内省し判断する能力は，発達段階によって異なる。

基本的なヘルスケアの焦点と妥当な援助様式は，患者の年齢に関する情報から推定できる。看護師は，発達上の差異を含む個人差を認識し，考慮しなければならな

い。個人が良好またはきわめて良好な健康状態にある場合は，損傷や環境条件の変化により特別なセルフケアが必要となったとき以外は，年齢相応のヘルスケアと援助方法だけで十分であろう。新生児の場合は，ケアを，年齢，健康状態，および新しい環境条件への適応に合わせなければならない例である。先に指摘したように，年齢，性，発達状態，健康状態，および生活条件といった基本的条件づけ要因があいまって治療的セルフケア・デマンドと個人のセルフケア能力とその制限の双方に影響するのである。

　どの年齢層の人でも，またどのような発達状態や健康状態にある人でも，看護の恩恵を受けることができる。家族のような多人数単位が看護師のケアとサービスの対象である場合，その単位の構成員の年齢，発達状態，および健康状態は類似していることも，異なっていることもある。看護ケアを求めたり，受けたりしている人々についての看護師の記述には，年齢，発達状態，および健康状態が考慮されていなければならない。これら3つの要因が調べられておらず，個別的データが収集されていなければ，看護師は，看護の援助的・保健的側面を理解するだけの基盤をもちえないであろう。なぜなら3つの要因は，看護のこれら2つの側面に影響を及ぼすからである。以下ではまず看護状況に多様性を生み出す要因としての年齢について論じ，次いで年齢その他の要因が患者の治療的セルフケア・デマンドとセルフケア・エージェンシーにおけるバリエーションの産生に与える影響について説明する。

　患者の年齢は，あらゆる看護状況において重要な要因である。ふつうそれは，人間の行動の特徴に密接に関連しており，患者のセルフケア行動および看護師の看護行動との関係で意味をもつ。年齢はまた，どの社会においても多くの意味をもち，それらの意味はその社会の成員の生活にさまざまな影響をもつ。看護師はそれらの意味と影響を心得ていなければならない。なぜなら，そのような知識は，あらゆる看護状況において年齢を考えるうえで関係しているからである。

年齢の意味

　ふつう年齢は暦年齢，すなわち誕生以後の時間という形で考えられる。暦年齢は，秒，分，時間，日，週，月および年の単位で測定される。看護師は，その年齢が秒単位で測定できる乳幼児にケアを行うこともあるし，年の単位で年齢が測定される人々にケアを行うこともある。胎児期には，暦年齢は9か月の懐胎期間の時間的区分（第1期，第2期，第3期）にしたがって測定される。

　どの年齢層でも，器質的・精神的・知的側面での成長・発達に不全をきたすことがある。すべての人に身体的成熟はもとより精神的・知的成熟をも促すような環境が提供されなければならない。特定の種類の発達遅滞を示す証拠がみられた場合，それは個人の成熟を完全に抑制するものではなく，制限する可能性をもつものと考えるべきであろう。発達遅滞をもつ人々を人間社会から疎外すること，たとえばセルフケアおよび個人的・地域的生活の他の側面に関する教育を与えないままにすることは，彼らの発達，健康，および安寧に対する社会原性の危険であると言えよう。

　発達年齢とは，遺伝的要因および環境条件を踏まえ個人の中で自然に発達する種々の資質や力や能力の総合を言う。個人の発達年齢は，身体的・行動的発達を明

確化し，それらを暦年齢集団の規範と比較することによって決定される。暦年齢による個人の特徴的な成長と発達像は，ヘルスケア（正常な成長と発達を促進するためのケアを含む）に対する要求や，意図的行為に対する制限を理解するうえで，看護師にとって貴重な指針となる。看護師は，人間の成長と発達に関する知識の進歩，および年齢集団の正常な成長，発達，および健康を促進するテクノロジーの進歩に絶えず注意していなければならない。

体格の成長は簡単に観察でき，測定できる。個々人は成長の度合いが異なるので，同一の暦年齢の子どもでも体格に差が生じる。遺伝的要因によって大きかったり小さかったりする人，あるいは栄養不良などによって自然の成長が遅れた人は，自己受容や他者による受容に問題を生じることがある。子どもが特定の年齢で何ができるかを決定する発達度または成熟度からも問題が起こりうる。発達が遅い子どもの場合，自分は正常ではないとか，同じ年齢の子どもにできることが自分はできないといったその子どもの不安を和らげるための援助が必要となろう。成熟度が速い子どもの場合にも，自己受容や他の子どもとの関係について指導が必要となろう。

社会によっては，法律に基づいて個人がある種の意思決定を行ったり，契約をしたり，自分の行為に対して法的責任を問われたりする暦年齢を定めている。合衆国においては，その年齢が国の普通法または州の民法の一部をなす。たとえば，普通法では<u>成人年齢</u>は男女ともに21歳であるが，州によっては女性の成人年齢を18歳としているところもある。法的な成人年齢に達する以前にも，分別年齢，同意年齢，軍務年齢のような他の法的年齢がある。<u>分別年齢</u>は，14歳である種の行為に責任を負い，ある種の権限を行使するのに十分な知識があると認められたことを意味する。7歳以下の未成年者はすべて犯罪企図をもちえないとみなされ，7～14歳の未成年者はその事実を示す証拠がないかぎり犯罪企図をもちえないとみなされる。<u>同意年齢</u>は，州によって異なるが，結婚その他の行為に同意する法的能力をもつと認められる年齢である。

法律はまた成人の地位に達していない者を保護する。それらの法律は，父母および養父母は子どもの扶養に対して法的責任を負うことを規定している。扶養には食物，衣服，住居，教育，および医療の提供が含まれる。法的に親は，その子どもの健康と安寧を守る責任を負うが，これには個人的・社会的価値観および個人的成熟の発達が含まれる。

人間の暦年齢と性は，たとえば夫と妻，父と母，息子と娘，兄と妹といった家族内での地位と役割に関係する。地位と役割は，家族の他の成員に対する個人の義務と責任を規定する。

ここで述べている意味での年齢は，乳幼児および児童のケアと監督，セルフケアや性的態度についての子どもへの指導，自立を目ざす教育，技能および信念の教育，公的教育，老人のケア，結婚，家族などに関する文化的慣習において比較的重要な要因である。若者，老人，妊娠中の女性などに対するいたわりとケア，および青年から成人に移行する時期の個人に与えられる援助などは，これらの年齢に伴う出来事の重要性を社会がどのようにみているかを反映している。これらの領域における患者や家族および看護師の態度は，それぞれの看護状況に重大な影響力を及ぼす。

看護に対する年齢の影響

　患者の暦年齢と発達年齢は，看護状況の保健的および援助的側面にさまざまなかたちで影響を及ぼす。それらは，(1) 看護師と患者の社会的関係，(2) 援助，コミュニケーション，および種々の役割に対する社会化の技術，(3) 患者行動に対する看護師の適切な反応，(4) 看護師と患者の接触の頻度と期間，(5) 人格的存在としての患者を保護することに対する看護師の責任の範囲，(6) 患者の家族と看護師の関係，および (7) 患者の健康とセルフケアのニード，に影響を与える。これらの影響を理解するには，人間の成長と発達，社会のネットワーク，文化的慣習，ケア実施者の法的責任，およびコミュニケーションと社会的相互作用の理論と技術に関する知識が必要である。この知識は，患者に関する情報の収集，その情報の解釈，および成人と子どもに対する看護援助の立案・提供に際して活用されなければならない。

　看護師と看護学生は，社会で専門的な職業に就くための準備期間にあたるライフサイクルの青年期にあるかもしれない。また，専門的な職業に就く準備をしている，あるいはすでに従事している成人であるかもしれない。彼らの受け持つ患者は，あらゆる年齢からなる。理想的には，看護師の行動は，すべての患者に受容と尊重を伝えるものでなければならない。これはもちろん成熟した行動であり，そのためには看護師が患者を1人の人間として，家族の成員として，独自の遺伝形質と生活歴をもつ者として認めることが必要である。看護師はまた，対人関係状況で成熟した行動をとるためには，年齢および家族またはコミュニティにおける地位によって社会的関係を調整する患者の文化的慣習に，自らの行動を合わせる必要があることを自覚しなければならない。

　子どもの看護は，いくつかの点で成人の看護とは異なる。成人，新生児，幼児，小児，青年といった患者の年齢は，患者の健康や疾病状態に関係なく，看護にとって重要な意味をもつ。成人には自分で意思決定を行う権利と責任が社会によって認められているのに対し，子どもにはそうする能力がないことが認められている。児童がこれまでに発達させてきた力，あるいは発達させつつある力を，看護状況の中で明確化し，育成しなければならない。看護師は，年齢に応じた子どもに対する現実的な行動期待の限界についてよく認識していなければならない。看護師はまた，環境的ニードの違いに対処し，年齢集団による健康上の信号に対して敏感でなければならないし，成長と発達の不全を示す証拠や年齢集団による退行変化と機能障害について理解しなければならない。

　看護師は，効果的な対人関係や人間の成長と発達におけるその重要性を含め信頼の質を理解していなければならない。患者が看護師に対して抱く信頼，それに対する看護師の受容，および看護師の患者尊重の念は，看護師-患者関係の維持に役立つ相互作用的な力である。看護師は，子どもや青年の行動に対して，また時には成人の行動に対して，患者または看護師の安寧との関連で制限を設ける必要に迫られることがあろう。信頼，受容，および尊重の念があれば，このような制限を設けても，拘束または強制ではなく，援助として受け入れられるであろう。

小児看護における年齢に特有な要因

　乳幼児，小児，および青年を含む看護状況では，患者は責任ある成人のケアと指導下にある依存者の役割を続ける。若年の患者の看護は，(1) 暦年齢および発達年齢，(2) 遺伝，(3) 個性，(4) 物理的・社会的環境，および (5) 健康状態とそれに関連するヘルスケアのニードなどのために患者が必要とする混合的ケアである。患者が幼い場合の看護には，看護師による患者の直接的なケア，および親または保護者がその子どもが必要とする継続的ケアを行ったりヘルスケア従事者と協力したりするのを学ぶことに対する援助が含まれる。子どもと親に対する看護師のこの二重関係は，看護師の役割を複雑なものとし，援助の技術を子どものニードと親のニードに合わせる必要が生じる。

　若年の患者の直接的看護ケアにおいて，看護師は，患者の年齢および成長と発達段階に合った援助の方法を選択する。<u>ケアを実施し，患者に代わって行為を行い，患者の発達を促進する環境を</u>整えることは，乳幼児の看護では妥当な方法である。患者のセルフケア行為を<u>指導し支持する</u>ことは，健康状態および個人的成熟度が許すかぎりにおいて，年長の子どもの看護では妥当な方法である。年長の子どもや青年は，自分の健康に関するケアを学ぶことができるし，それに対し責任を担うことを望む。彼らは，時にそれに反抗することもあろうが，責任ある成人の指導と監督を望み，必要とする。若年の患者のヘルスケアのための努力に看護師が持続的な関心を寄せることは，患者が効果的なヘルスケア・エージェントになるのに大いに役立つ。看護師は，青少年が有益なセルフケア習慣を身につけられるよう援助に努めなければならない。成人の家族成員が健康に有害な習慣を日常生活に持ち込んでいることがわかった場合には，身体的・精神的健康を目ざして成人を指導することが看護師の重要な関心事でなければならない。

　親が充足できない持続的な治療的セルフケアのニードを子どもがもっている場合には，その子どもに対するケアの責任を看護師と親で分担すると良い。この分担は，必要な治療的セルフケアを実施するうえで親にどういう限界があるかを客観的に考慮して行わなければならない。乳幼児や病気の子どもが病院その他の医療施設に入っている場合，もしそれが可能であり望ましいなら，親が子どもに付き添い，ケアの責任の一部を担えるようにすべきである。

　親が付き添うことができない場合は，絶えずその子どもと接触できる人がいなければならない。施設では，この役割は，看護よりはむしろ子どものケアの訓練を受けた人に割り当てられる。乳幼児や子どものケアのニードの大半は，病気，損傷，欠損などの結果必要となる専門的な種類のケアではないので，この慣習は理にかなっている。看護師は，これら両面のケアを子どもに提供できなければならないが，親および子どものケアの訓練を積んだ人と協力して働くことが大切である。子どもが長期ケア施設に入ったり，長期在宅療養をしている場合には，教師の指導のもと公的教育が続けられなければならない。

　看護師と乳幼児，児童，青年期の患者との間の対人関係の性質は，きわめて重要である。それは信頼を伝えるものでなければならない。若年の患者が，看護師は自分に関心を寄せてくれ，自分が援助を求めることのできる責任ある成人であるということを感じることができるようにしなければならない。看護師は子どもの成長と

発達を育むばかりでなく，他の個別的な健康上の成果の達成にも貢献する。したがって看護師は，子どもの現在の発達状態について，また子どもがさまざまな年齢でどのように知識を獲得し用いるかについて心得ていることが不可欠である。

　看護師と子どもの母親や父親や保護者との関係もまた，看護師または親の年齢ならびに文化的要因によって影響を受ける。両親が子どものケアのニードについて意見を異にする場合には，看護師が子どもの安寧のため両親に働きかけることが必要となろう。この状況は複雑であり，看護師の中にはこれに十分対処できない者もいよう。

　患者が乳幼児，児童，または青年である看護状況は，その患者が専門的ケアを必要とするかぎり，または親ないし保護者が必要なケアや援助を行ううえでの障害を克服できるまで続く。看護師は，子どもと親双方に有利な方法を選択すべきである。たとえば，口蓋裂の患者に食物を与える技術が必要な場合には，看護師は早い段階で親にその学習をさせるのが良いであろう。親が，病気や障害をもつ子どもに必要な継続的・治療的ケアを行ったり，健康な子どもに治療的ケアを行っている場合には，看護師による定期的な指導と監督が必要になることがあろう。

　子どもの統合的機能が重度に冒されたり，ヘルスケアの技術が複雑に入り組んでいる場合や子どもの苦痛が大きい場合には，看護師は，子どものヘルスケアの技術的側面に親を参加させてはならない。親が家庭で子どもの継続的ヘルスケアを，技術的側面にわたって部分的または完全に提供しなければならない状況においては，看護師は，どのようにしたら親または子どもに有害な影響を及ぼすことなく親に援助ができるかを慎重に判断しなければならない。子どもが親を逆境に陥らせるような先天的欠損や病気をもつ場合，あるいは子どもが望まれずに生まれ，拒否されている場合には，親は子どものためだけでなく，自分自身のためにもヘルスケアを必要とするであろう。

　乳幼児，児童，または青年を患者とする看護状況においては，看護師と親，看護師と医師との間に開かれたコミュニケーションのラインが存在しなければならない。これが必要なのは，未成年者としての患者の法的地位，および理解と意思決定の限界ゆえである。子どもは精神的・身体的に未熟なので，自分自身のヘルスケアやさまざまなケアの調整を責任をもって行うエージェントにはなりえない。青年になれば，指導と監督が与えられれば，ヘルスケアの他の側面との調整を含めセルフケアにおける自らの役割を拡大することができる。看護師は，与えられた役割，権利，および責任を心得ていなければならない。時に親は，思春期の息子または娘と接触を保っていなかったり，そのケアや支援に責任を負わないことがある。社会の一成人としての義務を負いはじめたり，まさに負おうとしている青年の発達のニードを満たすためには，彼らに関心を寄せ，彼らを受け入れる大人による指導と支持が不可欠である。

　未成年者のケアにあたっては，医師は子どもの親および看護師と直接コミュニケーションを保たなければならない。医師は子どもの健康状態について親に知らせる倫理的・法的責任を負う。医師の中には，子どもの成長と発達を促進するため，親を指導する責任を受け入れる者もいる。親と医師との間にコミュニケーションが欠けていると，看護を含む全体のヘルスケア状況に望ましくない影響が及ぶ。

ある種の小児看護状況では，担当看護師がそのケアに協力する他の施設の看護師と話し合うことが不可欠となる．たとえば，在宅小児ケア看護師は，クリニック外来診療や入院に先立って，クリニックまたは病院で働く看護師と看護情報について話し合いを望むであろう．看護師はまた，学校における児童の日常のヘルスケアニードに注意を向けることが必要な場合，教師と接触したり，親に援助したりする必要を感じることがあろう．ヘルスサービスの提供に2つないしそれ以上のヘルスケア機関が関わる場合は，それらの間の活動の調整が子どもおよび成人の効果的ヘルスケアにとって重要である．個々の患者のヘルスケアを機関の間で調整するためには，コミュニケーションのラインを整え，利用できるようにしておかなければならない．

成人看護における年齢に特有な要因

患者の年齢という観点からみた場合，成人は自分が受けるヘルスケアの種類について意思決定を行う権利と，セルフケアおよび健康の問題では自ら行動する責任があるという点で，成人の看護状況は小児の看護状況とは異なる．成人でも，身体的，心理的，認知的発達不全，あるいは疾病，損傷，廃疾などのため，精神的または社会的に他者に依存することがある．しかしながら成人は，子どもが年齢ゆえに他者に依存しているような形で依存しているのではない．

小児看護状況では，子どもの年齢は，看護師がその子どもをどのようにケアし，どのようにコミュニケーションを保つかについて，また成長と発達のニードや，病気または環境要因が発達に与える影響について知るのに役立つ信号である．成人患者の年齢は，患者が自分自身および依存者（発達や健康状態上の要因で患者がその能力を欠く場合を除く）に対して責任を負っていることを看護師に伝える信号である．患者の年齢は，看護師に，患者がその知覚・思考習慣によってどれだけ影響されているか，また健康状態やヘルスケアに対する要求から生じるヘルスケアの援助をどの程度必要としているかによって差はあるが，ともかく成人としてコミュニケーションができるということを知らせている．成人の年齢はまた，病気や治療から生ずる社会的依存状態を受け入れてその中で生活したり，セルフケアの問題に自力で対処したり，セルフケアにおける指導と助言を含む看護サービスを求め利用したりするうえで，援助が必要であることをさし示すことがある．

成人看護状況では，看護師-家族関係は存在することも，しないこともある．成人患者が身体的・精神的に自己管理をしたり，ヘルスケアについて意思決定を行ったりする能力がない場合には，看護師は，責任を担う家族成員と繁頻に接触をもつことになろう．家族が，患者が必要とする継続的ケアを家庭で提供している場合には，看護師は，家族に指導・監督・助言を与えることになろう．

ときに能力を欠く成人患者は，法的に指定された保護者をもつ．重篤な疾病をもつ成人患者や，高齢の成人患者は，他の責任ある成人に，法律の定める規則に従って，自分に代わって物事を処理する権限を与えることができる．意思決定を行ったり，自分自身のケアまたは個人的事柄を助力なしに行ったりすることができない場合は，家族のうちのできるだけ近親者が，患者のために行動しなければならない．成人した子どもはしばしば高齢の親をケアし，夫または妻は重篤な疾病をもつ夫または妻のケアをする．法的に指定された成人の保護者は，子どもの親と酷似した立

場を占める。

　年齢に関連するその他の問題も，看護状況では非常に重要である。自分の経験およびヘルスケア状況で生じる出来事を認識している成人患者は，そのヘルスケア状況で情報・コミュニケーションセンターとして役立つ。彼らは，ヘルスケア従事者，サービスを提供するその他の人々，および家族や友人と相互作用を保つ。接触の頻度と期間，社会的接触の多様性，コミュニケーションの内容，および自らの経験に対する患者の解釈と反応は，ヘルスケアと看護に影響を与える要因である。ヘルスケア従事者は，患者に対し，観察を行い，情報を明らかにし，時には他のヘルスケア従事者にメッセージを伝え，自分自身のケアを行うよう要求する。成人患者の場合，自分自身のヘルスケアの責任あるエージェントになれるよう援助することが重要なのである。同時にまた，看護師，医師，および他のヘルスケア従事者が，自分たちの分担すべき任務を患者に押しつけないことも重要である。

　看護状況はまた，成人の社会的責任によっても影響される。成人患者の健康およびヘルスケアが，家族の生活や仕事，および成人の生活の他の側面を妨げることがある。成人は，ヘルスケアの支払い，扶養する子どものケア，家族のニードの充足などができないことがある。損傷や廃疾から生じる制限を克服したり代償したりしようとする成人患者の動機づけが，家族や仕事上の責任によって，また生活条件によってはなはだしく影響されることもある。

看護の一要因としての健康状態

　安寧，一般的健康状態，損傷，および身体的・精神的疾病は，看護状況における最も重要な要因である。なぜなら，それらによって適切なヘルスケアの焦点と目ざす目標（健康の結果）のタイプが決定されるからである。看護師は，患者の一般的健康状態についての情報はもとより，患者がこうむっている特定の健康障害に関連する条件や出来事についての情報も収集しなければならない。

　患者の健康状態に関する情報は，多くの情報源，すなわち患者自身，患者と一緒に生活している人々，主治医，病歴，および診察・臨床検査記録などから得ることができる。これらの情報がもつ意味を理解するためには，看護師は，正常な人間の統合的機能，病理学的状態，健康評価の基礎手順，および健康と疾病に関する医学的診断と治療の目的などについての知識をもっていなければならない。看護師は，患者を観察したり，患者に関する記録と報告を調べたりして，患者の健康状態を理解するのに役立つ証拠を初回にも，またその後も継続して判定する。

　具体的に看護師が必要とする情報には，(1) 患者の疾病の程度，原因，および急性か慢性か，(2) 明らかな損傷もしくは欠損，(3) 患者の現在の行動パターン（患者が行うことと行わないこと），(4) 疾病あるいは機能障害の影響（これには痛み，体温の変化，呼吸器・循環器・消化器・泌尿器・神経・筋骨格機能の変調，皮膚および付属器の変調，出血および貧血が含まれる），および (5) 患者の現在の健康状態が統合的機能と効果的な生活に及ぼす可能性のある，もしくは既知の影響，がある。

　患者の疾病あるいは障害が一般的な死亡原因の1つであるかどうかを知ることが，看護師にとって重要である。脳血管系疾患，急性冠動脈疾患，その他の心疾患，および悪性腫瘍は，主要な死亡原因である。疾病が患者の生命に及ぼす影響は，患

者と家族はもとより，看護師の見通しと行動をも左右する要因である。患者の疾病が家族に及ぼす影響は，あらゆる看護状況において非常に重要である。

患者の健康状態についての医師の見解は，医学的診断と予後，病歴記録，および診察・臨床検査結果に反映している。医師が処方する治療法の種類，および医師が用いる診断法その他の方策もまた，看護にとって重要である。

患者が積極的な医学的ケアを受けているような看護状況においては，看護師と医師の間で話し合いをもち，看護師が次の事柄について判定できるようにする必要がある。(1) 医師が患者の健康状態をどのようにみているか，(2) 特定の機能面の持続監視を含め長期的もしくは短期的に患者のセルフケアシステムの一部になると思われる医学的ケアの側面，(3) 複数の医師が医学的ケアにあたっている場合，どの医師が患者の医学的ケアを統合し調整する責任のある立場にいるか，および (4) 患者に対する積極的な医学的ケアが必要と予測される期間。患者の日常ケアについてお互いにコミュニケーションをとり合うという医師と看護師の意識的・意図的努力によってのみ，看護ケアと医学的ケアを協調させた患者のための効果的なヘルスケアシステムを生み出すことができるのである。

看護の最初の段階では，個々の患者の状態は，比較的健康，軽度の疾患，中等度の疾患，重度の疾患，損傷，欠損，廃疾などさまざまであろう。患者の生活経験，現在の環境状況，および興味や関心が，健康状態についての患者の見方，ヘルスケアのニード，ヘルスケア従事者への協力態勢や協力能力に影響を及ぼすだろう (pp. 180-193)[9]。健康状態についての患者の見方は，疾病過程そのものの特徴によっても影響される。病気になる過程があり，また病気や回復過程に適応する様式がある。疾病，症状の種類，および経過の速さは，病気になる過程を記述するうえで助けとなる。

脳血管発作をきたした患者を研究したある医師は，患者たちは比較的短時間のうちに「急速に変化する未知の入り組んだ生活状況」，つまり「最初のうちは簡単には十分意味が把握できないような状況」に投げ入れられたと述べている。疾病過程の最初の段階における経験と反応についての記述では，患者は (1) 個人的資質，たとえば「勇気，自制心，忍耐力，および受容力」，(2) 初期症状の過小評価と合理化，(3) 疾病結果の甘受，および (4)「増大する懸念と高まる依存性」を示している。広範な脳損傷をきたす他の疾患同様，脳血管発作においても，病気や麻痺などから生じる欠損についての病識がないことがある。脳血管発作患者の初期段階における疾病についての見方と，困難な問題を現実的にみないで過大もしくは過小評価する傾向は，病気のその後の段階と回復期における反応の指標となった (pp. 74-76)[10]。

疾病とそのパターンを学習する際には，看護師および看護学生は，適応パターンについて現在明らかになっている知見を学ぶことが重要である。たとえば，運動障害を起こす2つのタイプの疾病の研究においては，次のいくつかのパターンが指摘された。すなわち，(1) 考察力に富む受容，(2) 廃疾がもたらした葛藤に対する投影その他の心理的防衛機制による対処，(3) 依存の誇張と必要以上の援助に対する要求，および (4) 可動性の喪失に伴って緩徐に生じる抑うつ，ものごとに対処できないという感覚とそれに伴う悲哀感，および患者が最初には認識していなかった無力感，などである。しかし，これらの状態は，いったん認識されれば，打ち消され

ることはない（pp. 78-80）[10]。

　患者の健康状態についての見方は，看護状況における患者自身の役割と看護師の役割に影響を与える。患者は現在どのような責任を担うことができ，将来，効果的に果たすことができるか。患者の健康状態についての知覚と反応に照らして患者役割を明確化するために，どのような種類の援助が必要だろうか。疾病や損傷によって生じる要求を患者が直視し，受容できるようにするために，どのような援助が必要だろうか。看護師，とりわけ深刻な個人的・家族的問題を経験したことのない看護師や，災害に遭ったことのない看護師は，個人的喪失とか過度の身体的・精神的要求が個人に与える衝撃を察知できないかもしれない。

　病気や損傷は，ふつう人々に辛苦をもたらす。病気や損傷の結果は不確かで，人は未知なものに直面して不安，永久的廃疾の恐怖，一生続く苦痛，あるいは死さえ経験することがある。場合によっては，患者は医師が用いる治療処置に関して意思決定しなければならないこともある。看護師は，疾病や損傷や患者という役割が個人に対してもつ意味を心に描くことができなければならない。

　もし看護師が，健康，つまりより有意義な生活にのみ目を向けて，損傷，病気，およびヘルスケアが患者に課す要求や重荷をみつめないなら，十分な看護診断や看護処方は行いえない。看護の見通しが不正確だと，看護師は，セルフケアの問題について患者が責任ある行為を行えるよう援助するという看護目標に向かって進む健全な基盤をもてないことになろう。患者は，看護師のケアを進んで受け入れることもあれば，看護師にケアを要求することもあり，ケアに関心を失ったり拒んだりすることさえある。患者は，自分のセルフケア・デマンドだけでなく，特定のあるいは一連のセルフケア要件の根拠をも理解するのに，援助を必要とすることがある。看護師の調査によって，看護を通じて充足できるニードの決定に協力する方法を患者が学べるよう援助することが第1の課題であることが明らかになるかもしれない。

健康の結果

　看護師は，患者のセルフケア要件について調査し，判断するとき，患者がヘルスケアを受けるに至った理由と達成すべき健康の結果を考慮する。先に述べた健康の結果のタイプには，疾病・欠損・廃疾の予防を含む健康の維持・増進，疾病過程の治療または調整，生命過程の保持または回復，慢性疾患あるいは廃疾がある場合は効果的な生活に向けてのリハビリテーション，および疾病の末期にあってもある程度の安楽と個人的満足感をもって生活し機能できること，などが含まれる。

　健康上の障害をもった患者が看護ケアを受けている場合，看護師は，特定の疾患の自然史について確かな情報をもち，またそれらを求めなければならない。その情報源としては，医学文献，あるいはその疾患のケアについて豊かな経験をもつ医師およびナーススペシャリストなどがある。そのような知識をもとに看護師は，その疾病に伴う健康の結果を予測することができる。たとえば情報収集作業を通じて看護師は，患者が右側尿管に結石を診断されていることを知り，また患者の観察と医師の記録から，患者は強い痛みで苦しんでいることを知る。看護師は，解剖学，生理学，病理学で学んだ知識を動員して，現在患者の中で何が進行しているかを思い

描こうとする。看護師は，結石の大きさと形を尿管の直径および尿管組織の構造と生理に関連づけて考えることによって，結石で生じる生理学的問題と結石の通過機序を理解する。結石形成の原因と予防措置が，彼女の心に思い浮かぶ。看護師は，患者を観察し，判断を下す際にも，痛みについての知識，および生理学，心理学，病理学についての知識に依拠する。

　患者に対する医師の指示を読んだり，医師と話し合うことで，看護師は，医師がこの時点では手術によって結石を除去する計画をもっておらず，まず薬物療法で結石を通過させる試みをしようとしていることを知る。看護師は，患者が結石通過の過程で痛みに耐えなければならないこと，またそれはいろいろ望ましくない影響をもたらすことに気づき，患者が必要とする望ましくて直接的な健康に関連する結果は，次の4つ，すなわち (1) 結石の除去，(2) 合併症の予防もしくはコントロール，(3) 痛みの寛解，および (4) 身体的・精神的ストレスの軽減，であると結論する。看護師は結石通過によって生じる望ましくない影響を知っており，またどういう結果が目ざされているか，どういう種類のケアが結石通過時に有効かを認識している。健康，疾病，医学的診断，および治療方式についての看護師の知識は，看護と連結したものでなければならない。治療的セルフケア・デマンドとセルフケア・エージェンシーという患者変数が，この連結に役立つのである。

患者の観点

　患者は，自分独自の視点からヘルスケア状況をとらえる。彼らの見方を特徴づけるのは，教育と経験，人生と人々に対する感じ方と態度，およびヘルスケアについての知識と態度である。患者援助にあたって看護師が収集し用いなければならない基本情報は，自分のヘルスケアニードについての患者の洞察，現在の徴候や症状に患者が付している意味，および必要なセルフケアに携わり看護師や医師と協力していく能力もしくは不能についての患者の認識である。個々の看護師は，患者のヘルスケア状況についての見方をすばやく把握し，患者の関心と懸念を明らかにするのに役立つアプローチを開発しなければならない。

　出産体験について看護助産師の面接を受けたある婦人は，最初の妊娠について次のように表現していた。(1) 妊娠によりどういう行為が必要になるかについて知識がなかった，(2) 看護師や産科医に対する質問をまとめるのに時間がかかった，(3) 妊娠中のセルフケアと自己管理のデマンドにはある程度対処できたが，すべてではなかった，(4) 妊娠し働いている女性としての生き方，ヘルスケア専門職との関係のもち方，および乳幼児ケアの仕方について学習が必要だった，(5) 決まった時間学習ができることも，できないこともあった*。この婦人は，学歴も知性もあり，また職業人としても有能であった。彼女は，最初の妊娠のときのヘルスケア状況では，効果的に行為するのに限界があることを自覚していた。時間を重要な要因の1つととらえていた。

---

* Mary E. Fitzpatrick が行った面接記録による。

個人的成熟,ポジティブメンタルヘルスの評価基準

　看護師はあらゆる年齢層の人々に看護を提供するのであり,そのためには,個々人の成長・発達のもつ意味だけでなく,看護実践状況における発達の多様な側面にも注意を払い,理解することが求められる。人間的発達の側面とは,看護文献ではいまだ定式化されてはいないが,**個人的な成熟**(personal maturity)と**ポジティブメンタルヘルス**(positive mental health)に向けての個性的な人間的特質および力の発達をさす。「[個人的成熟]ポジティブメンタルヘルスは,人が知りたいと思うこと,疑問に思うこと,人が積極的にもとうとする,あるいはもとうとしない役割,および自己や他者のために学習・実行しようとすること,に等しく影響を及ぼす」(p. 166)[11]。ポジティブメンタルヘルス(精神的健康)は,1人の人間としての成熟を一歩一歩進め,長い人生をかけての努力により達成される。

　アメリカ精神医学協会は,精神疾患をさまざまな様式を用いて記述,命名,分類している。精神的疾患や精神障害については,広範囲な精神的健康分野の専門職者だけでなく,地域に居住するごく普通の人々によっても認識されているが,ポジティブメンタルヘルスの行動徴候を明確に理解しているとは言いがたい。

評価基準の探究

　著者と同僚のVardiman(Evelyn Mawacke Vardiman,精神保健衛生ナーススペシャリスト)によるポジティブメンタルヘルスの評価基準を抽出する作業は,スペインのパレンシア市で開催された看護精神衛生大会の「セルフケアと精神衛生:看護の観点から」での発表の求めに応じて行った。この時,Vardimanは慢性精神疾患患者の興味・関心および日常生活の問題について収集したデータを研究した。対象者は東部都市地域にある病院付属のデイケアセンターに通所している人々であり,Vardimanがこのセンターでナーススペシャリストとして在職期間中にデータを収集した。

　看護師の行動に特有な2つの他の要因がポジティブメンタルヘルスの評価基準の同定化にとって重要であることが強調された。1つは,事実の叙述,理性的な質問・意見,あるいは現在のケア処方の詳細や求められる結果を知ろうとするといった精神的に健全な行動を無視し,ケアを受けている成人の個人的成熟を認識できない看護師,あるいは受容しない看護師が存在することであった。さらに,情意,認知,あるいは個人的な障害を示す精神疾患患者の行動を,人間の精神的に健全な行動から区別するための注意力や関心が欠如していたり,区別する能力がない看護師が中には存在することがはっきりした。これらの行動には,症状が悪くなっていること,服薬の悪影響に関すること,および自身あるいは他者への予想される影響についてわかったことを表現するという行動も含まれる。

　看護実践状況において,看護師と患者双方の個人的成熟は,実践の対人関係的要素および技術的(臨床的)要素に影響を及ぼす。専門職者として成熟しつつある看護

師は，高水準の科学的実践へと移行し，あわせて個人的成熟も高水準へ移行するであろう．両者の運動は不可欠であり，看護師はそれぞれ自分のペースで移行する．看護師は臨床家としての自分の進歩を明確にし判断するための測定基準を用い，必須の人間性を示す行動から個人的成熟の進歩状況を判断する必要もある．看護師は患者が示す個人的成熟に注意を払い，受容しなければならないが，このことは患者である人間を尊敬するうえで欠くことのできない側面である．個人的成熟の測定基準は，看護師が，看護師自身の行動および患者の行動の成熟度を査定するのに重要であると判断された．

こうした理由から，看護実践状況の中で看護師が使用できるポジティブメンタルヘルスの基準行動を同定化する努力が払われた．研究中，「ポジティブメンタル（精神的）ヘルスとは，…生活状況内における個々人の人間的機能様式をさし，それは，（家族や）コミュニティの中で他者と生活し関わるときの，独特な人間的特質および個人的な発達を表す」(p. 165)[11]*とみなした．

見解

ポジティブメンタルヘルスの評価基準を研究するにあたって，以下の見解を表明し受容した．

1．健康とは，その人が位置する環境も含め，自己および他者に対する個人として存在する特徴を表す１つの状態であると概念化できる．
2．個々人の精神衛生状態は，注意を払うことができる事柄あるいはその意欲がある事柄，評価・選択力，および目標達成のための行為を遂行し順序だてる力に影響を及ぼす．
3．「ポジティブメンタルヘルスは，人間がもつ本質的な人間性の操作を表したものである．」また，ポジティブメンタルヘルスは人間の統合的機能であり，本質的に人間的な様式を用いて，他者に特定な行動として示される (p. 166)[11]．
4．ポジティブメンタルヘルスは，(a) 自己自覚状態，および単独でまた他者と協力して実行可能な事柄について自覚している状態，(b) 他者との共存および分離についての認識，(c) 状況のタイプにかかわらず，具体的な日常生活状況における判断・決定・生産行為にかかわる事柄，を包含する混合状態をさす (p. 166)[11]．
5．ポジティブメンタルヘルスを達成・維持するには，変化しつつある生活状況において個々人が意図的に努力することが求められる．
6．ポジティブメンタルヘルスあるいは本質的に人間的な様式で機能することは，身体的・精神的障害もしくは恐れ，悲嘆といった情緒的状態を引き起こす生活経験により，妨害されることがある (p. 166)[11]．

---

* 看護実践状況ですでに応用されているポジティブメンタルヘルスの評価基準を明らかにするための作業については，オレムとヴァーデマン（Orem DE & Vardiman EM）による論文に記述されている．Orem's nursing theory and positive mental health：practical consideration, *Nurs Sci Q*, 8：4, 1995．

> **ポジティブメンタルヘルスの行動基準カテゴリー**
>
> 1. 事実（現実との一致）の枠組み内での機能
> 2. 日常生活に秩序をもたらし，維持するための機能
> 3. 統合性と自己自覚をもった機能
> 4. コミュニティ内の一人間としての機能
> 5. 人間性の理解を増大させる機能

Orem DE and Vardiman EM：Orem's nursing theory and positive mental health：practical consideration, *Nurs Sci Q*, 8：4, 1995, p 167. より。

ポジティブメンタルヘルスの行動基準の同定化

「哲学者，心理学者，臨床心理学者，精神医学者，および広範囲にわたる人間行動専門領域の学者らが，本質的な人間特質と行動形態について明らかにしていることは何かをみるために」，文献検索を行った(p. 166)[11]。1人の心理学者と2人の哲学者が表現している3つの人間観に従って，行動項目を選定した (p. 167)[11]。

38行動を抽出し，5つのカテゴリーに分類した。各カテゴリーは，文献から抽出した行動項目の行動面に焦点をあてて表現されている（囲み参照）。カテゴリーは38行動間の共通性を示すが，カテゴリーおよびその順序は発達的ヒエラルキーを指しているわけではない。

カテゴリー内にあげられている行動は努力の結果を示しており，それは個々人が生活状況において行動を通して人間としての自らの発達を示すとの考えを表している。ポジティブメンタルヘルスの基準として同定化した38行動を，看護師自身の行動と看護実践状況内の患者の行動に関する研究に用いた。看護師の中には，患者の行動について大ざっぱな判断を下し，状況という文脈内で行動を検討することができない者がいる。看護師は自分の行動はすべて，専門職的にみて適切であるとみる傾向があるのかもしれない。

カテゴリーごとに38の行動基準を示す。行動は，「私は」を省いて，<u>どのように振る舞うか</u>について記述してある。

事実の枠組み内での機能

このセットは5つの行動あるいは行為を導く原則を含む。
1. 新しい条件・状況および私自身や環境内で生じるまれな出来事を探究する。
2. 事象についての知覚や見通し，および内的・外的条件が妥当なものか確認する。
3. 身体的構造・機能の諸側面あるいは精神的機能についての思い違いや誤説を認識し，そのような誤解が自身や他者に及ぼす影響を管理する。
4. 自身や他者による適切な実践的努力を通じて変えることのできることおよび

変えられそうもないことを明らかにするために，生活状況について私がもっている情報を調べ，熟考する。
5．個人的生活，家族生活，就業，娯楽といった状況における課題を達成するための，知識の適切性および技能の妥当性・信頼性を評価する。

これら5つの行動は，「自分たちに起こっていることおよび自分たちが位置する場所について理解したい，明瞭な統一性と相互関係を会得したい，知りたいと欲する」男性，女性，子どもの自己自覚，すなわち理性的意識に関係する（pp. 322-324）[12]。

日常生活に秩序をもたらし，維持するための機能

このグループの5つの行動は，人が結果を追求・達成するための日常生活に携わることに関係する。そこにはセルフケア，他者のケア，および他のあらゆる努力が含まれる。Lonergan が記述したように，秩序という善が認識され，追求されている（pp. 211-212）[12]。

1．役割責任を充足し，達成感や満足感が得られるように，頻回かつ新しい日常生活行動を順序立て，優先順位をつける。
2．新しい役割責任を担ったり，不慣れな状況におかれたときに，行動の順序立て・優先順位の設定に創造的に取り組む，あるいは計画を開発・活用するための助言を求める。
3．家族の成員の意思決定力が不十分であったり，それら決定力が内的・外的条件や要因により妨害されるときにはいつでも，家族成員が結果達成行動を順序立てたり優先順位をつけるための計画を開発できるように援助する。
4．日常生活の課題を達成するための習慣・日課を，役割責任，必要な知識と技能，および効果的・経済的な資源の活用と調和させて開発・維持・調整する。
5．日常生活の特徴と要求，および自身の生命・健康・安寧や他者に対する意味づけと合致した対処方法を用いる。

以上の行動は，「意識領域-経験的・知的・理性的」内で実行する諸活動に関係する（p. 324）[12]。

統合性と自己自覚をもった機能

このグループには8つの行動が明記される。
1．回帰および内省を通じて，自己のこれまでの経歴を確認する。
2．これまでの過去を，現在と区別して考える。
3．他者，物事，外部の事象を識別し，それらとの適切な関係性を維持する。客観的な目標や現実性をもたない事象には，自身を巻き込まないようにする。
4．冒されることのない1人の人間として，あるいは他者のアイデンティティに依存しない一個人として，自分自身を維持するように努める。
5．自己自覚と自己知識を促進するために，内省の目的をもった瞑想期間を維持する。
6．自身の精神過程に留意し，推論する。

7．日常生活状況内で関わりをもつ人々の行動および自身の行動を観察し，それらの行動に意味を付す。
8．自己や他者の現実性についての洞察を深める方法として，ユーモアと笑いを用いる。

以上の行動は，自己と心とをもつ1人の人間としての個々人に焦点があてられている（pp. 226-227）[13]。

コミュニティ内の一人間としての機能

このグループの10の行動は，社会的な関係における人間としての統合性にかかわるものである。

1．一メンバーであり，また責任を担っているコミュニティにおける自分の立場を知る。
2．一メンバーであるコミュニティの中で，一連の役割責任を有する一個人であることを自覚する。
3．コミュニティの生活に寄与するやり方で，また自己および他者のニードを充足する一手段として，コミュニティ内の自分の立場を活用する。
4．家庭，職場，遊びの状況を含む日常生活状況の中での他者との頻回な接触において，相互にとって満足のいくような関係を続行し，維持する。
5．人間や関心事に注意を払い，それらが好きになるように専心する。
6．学童期および成人期の人々と愛情に満ちた関係を保ち，役割責任を受け入れる。
7．個人的目標達成に向けての単なる道具として，他者を利用することを避ける。
8．他者が彼らの目標達成に向けての単なる道具として，私を利用することを避ける。
9．私自身の生命，健康，安寧にとって他者の貢献が存在することを認識し，表明する。
10．ニード，感情，および情緒状態についての詳述も含め，対人的行為を通じて，コミュニケーションを図る。

これら10の行動は，友愛関係と契約的特性を有する関係とを強調しており，強制的な関係を否定している（pp. 445-452）[14]。この関係には，間主観性およびすぐれた知性が内在している（pp. 211-216）[12]。

人間性の理解を増大させる機能

このセットの10の行動は，人間的な条件のさまざまな側面に焦点をおく。

1．成功を喜ぶ。
2．幸福という経験を，愛の実現として，人々や物事に手が届き，達成したものとして，また，希望と信頼に満ちた安定した生活をもたらす恩恵として理解しようと努める。
3．生活状況内の避けがたい，あるいは変えることのできない苦しみを耐え忍ぶ

が，常にこれら状況の現実性と生命，健康，安寧に関連する意味とに調和させるようにする。
4．苦痛の経験（あるいは他者の苦痛）を生，死，終末に立ち向かう機会が与えられた1つの挑戦であると理解し，不屈の精神を発揮する。
5．人間性の文脈内で，疾病およびその他の喪失を理解する。
6．人生について，また価値・意味について熟考する。
7．情緒的コントロールを要する状況，あるいは課題達成および自己と他者の安寧を得るための行動変化を要する状況を認識する。
8．特別な行為，事象，条件，および状況に付す価値について探究し熟考する。
9．私が参与する，あるいは回避する日常生活状況の意味を明らかにする。
10．判断に影響を及ぼしまた意思決定行為の動機づけとなる優先順位システム，あるいは価値体系（霊的，道義的，経済的，美的，物質的，社会的）について，人間的に適切か否かを検討し評価する。

　これら10の行動は，分化しつつある人間的発達が生活状況においてだんだんと高水準の統合へと向かうことを意味し，そこには，人格形成の運動と自己実現に向けての動きが内在されている。
　上述のポジティブメンタルヘルスの行動基準は，行動が生じる生活状況ではなく，行動の目的を記している。看護師が看護実践状況において，行動の有無を認識することにより，何を実行すべきかの看護師自身の判断・決定のための基盤が提供される。

看護およびヘルスケアシステムにおける協力と調整

　個人の健康の結果の達成は，主としてヘルスサービス従事者のケアの能力と動機づけ，および自分たちのケアを協力して行い，調整する意欲と能力にかかっている。協力（cooperation）とは，ある共通の目標を達成するために共同で行為を行うことである。多くの人々による協力または共同行為が要求される状況では，共通の目標の達成を目ざして一緒に働く人々が，その努力を整理し，統合することで，行為を調和あるものにし，その目標の達成に役立てることが不可欠となる。この努力の整理と統合が調整（coordination）である。
　何人かの人々が共通の目標を目ざして働いているが，そこに調整がないといった場合には，努力の重複や非効率が生じ，目標の達成さえおぼつかなくなるかもしれない。努力を有効に調整するためには，関係者が目標について共通の理解をもち，その達成のためにそれぞれが担う役割を知り，目標に正しく関連するよう合意に基づくやり方で行為を実施し，さらには他の役割を遂行する際にはいつでも行為から生じた発達と変化の情報を伝達できるようにすることが必要である。
　看護師の学習には，患者と家族，他の看護師，医師，およびその他のヘルスケア専門家と協力して働くことを学ぶことが含まれる。看護学生や若い看護師は，患者と家族に対する接触の仕方だけでなく，他のヘルスケア従事者との接触の仕方も学べるよう計画された経験を積まなくてはならない。保健学および医学の用語が，看

護師と他のヘルスケア従事者との間のコミュニケーションを容易なものにする。特定のヘルスサービス分野に固有の用語をさまざまな専門分野の間のコミュニケーションに用いるときには定義と説明が欠かせない。看護の用語は看護科学の開発につれて発展する。

看護師その他のヘルスケア従事者が自分および他の専門家の役割について抱く信念は，ヘルスケア状況において協力関係の中で働くことに対する関心と意欲に影響する。ヘルスケア従事者の中には，健康の結果を達成するうえでの看護特有の性質とその重要性についてほとんど理解をもたない者もいる。他方，看護師は，患者と絶えず接触する立場にあるため，他のヘルスケア従事者の役割と貢献についてかなり知識をもっていることが多い。看護師は，医師，ソーシャルワーカーその他の人々に対し，看護の特質とさまざまなタイプのヘルスケア状況において看護が果たす貢献の性質を説明できる技術を身につけなければならない。

同一の患者に援助を行うさまざまなヘルスサービス分野のメンバーは，ときに集合的にヘルスチームとよばれる。ヘルスチームとは，1人ないし集団の患者のヘルスケアのニードを充足させる役割を担う一団のヘルスケア従事者の組織体である。共通の目標，協力的関係，および調整的活動を欠いては，チームは存在しない。多くのヘルスケア状況では，通常の意味でのヘルスチームは存在しない。患者は，多くの場合，1対1の関係で患者および他のヘルスケア従事者と協力し合う何人ものヘルスケア従事者によってケアを与えられるのである。組織化されたヘルスチームでは，個々のメンバーが患者の健康の結果の達成に関連づけて，それぞれの役割をとらえ，グループとしてのアイデンティティを確立し，自らの役割と能力に合わせて他のメンバーに権限を与え，彼らを尊重することができる。

ヘルスチームの公式の設置が，ケアを実施するための，あるいはケアをデザインし管理するための唯一の方法もしくは望ましい方法となることもあろう。チームとしての機能は，参加する個々のメンバーに時間と専門的な努力を要求する。ヘルスチームが公式に組織されていない場合は，個々のヘルスケア従事者がその努力の協力と調整に着手しなければならない。

ヘルスチームはある種の複雑な診断的・治療的処置を遂行するうえで不可欠である。ふつうチームの中のある種のメンバーが，患者との機能的関係の中で必要となるきわめて複雑な機械または器具（たとえば心臓切開手術における人工心肺器）を操作する。チームメンバーが1対1の関係で働いている場合や，高度に効率的なコミュニケーションの方法を用いることができる場合には，努力の調整は容易である。ヘルスチームのメンバーの役割，関係，および専門的活動（たとえば手術室で患者の手術の準備をし，実施する外科チーム）の分析は，ヘルスチームの機能を理解するのに有益である。

ヘルスケアシステム

より大きなヘルスケア状況の一部をなす看護状況は，患者のケアもしくはサービスに関わるヘルスケア従事者の数および職種によって多様である。看護師と医師だけが関わる状況もあれば，多くのタイプのヘルスケア従事者が関わる状況もあるの

である。たとえば患者が原因不明の疾病に苦しんでいる場合や，複雑な医療処置が必要な場合には，多くの人数と職種のヘルスケア従事者が関わることになろう。ヘルスケアの形態は国によって異なり，場合によっては同じ国の中でも異なる。合衆国のヘルスケアの主たる形態は，西欧世界で発達した医学に由来する。

この形態のヘルスケアは，伝統的に疾病に焦点をおいてきた。疾病は，特徴的な徴候を伴う異常な生物学的過程と定義される。疾病の近代的概念では，統合的機能を含む人間の構造または機能における変調を含む過程と説明されている。また疾病の近代的概念には，特定の疾病は1つ以上の原因をもつという概念（複合因果説の概念）が含まれている。医学者は，特定の疾病，すなわち明確な病理学的過程を同定し，記述し，命名する。この記述には，特定の疾病に罹患した人々に観察される一連の変化が含まれる。

疾病についての増大する知識は，疾病の診断・治療・予防，および正常な発達と機能の維持・増進を目ざして働く医師その他のヘルスケア従事者にとって価値のある生理学的・心理学的知識の実質的増大によって補充されてきた。疾病の予防と健康の維持・増進に関する情報は，全般的な文化の一部となっている。かくて健康は，単に回復すべき状態としてだけでなく，維持することが望ましい状態として，科学的医療の焦点に入ってきたのである。その結果，健康とヘルスケアの社会的・経済的側面もますます顕著に表面に出てきた。

現在の発達段階では，医学には，予防医学（preventive medicine）とよばれる分野が含まれる。予防医学は，「コミュニティと個人の行為を通じて疾病過程を阻止することによって……，疾病を予防し，生命の延長をはかり，身体的・精神的健康と能率を促進する科学にしてアート」(p. 11)[15]と定義されている。予防医学は，(1) 複合因果関係過程としての疾病，(2) その過程と病因（生物・無生物）の関係，(3) 人間の特徴，および (4) 外的および内的な疾病を生み出す刺激への人間の反応，に目を向ける。

医師は医学の実践家と認められており，社会におけるその機能は疾病とその影響の診断と治療である。治療に先立って医学的診断，すなわち疾病の自然の原因と影響の同定が行われる。医学的治療は，疾病過程の治癒とコントロールおよび健康の回復と症状の軽減にとどまらず，疾病の予防および欠損と廃疾の克服にも及ぶ。医学を個人または集団で実践する医師は，個人および家族のためにこれらの方策を講ずる。他方，病院，事業所，工場といった組織に属し，それらの組織のメンバー，および時にはその家族にケアを提供する医師もいる。

医学的ケア（medical care）とは，医師が個人に行うケアを指す。この用語は，時にはもっと広い意味で用いられ，病院，医師，歯科医，看護師，薬剤師など種々のヘルスケア専門職が，個人に対して行うサービスをさすこともある。1つのヘルスケアサービスとしての看護は，医学的ケアという用語がこの広い意味で用いられる場合の医学的ケアの一部をなすものと言ってよい。合衆国では一般に実施されている科学的な医学的ケアシステムの他に非医学的ヘルスケアシステムも存在する。

医学の実践には，多くのパラメディカルサービスと技術的サービスが必要である。パラメディカルサービスは，医学的実践のある側面に貢献する。主なパラメディカルサービスは，理学療法，作業療法，言語療法，およびメディカルソーシャルワー

カーのサービスなどがある。各種のパラメディカルサービスでは，特別な技能を備えたスタッフを必要とする専門的な診断・治療技術が用いられる。

　食事療法が処方される場合には，栄養士が，医師および患者と協力して，疾病の予防・治癒・コントロールを目ざすケアで重要な役割を担う。臨床心理学者も，心理テスト，カウンセリング，その他の治療技術を用いて精神的・情緒的障害の診断と治療に寄与する。

　医師の診断的・治療的処置に際しては，上述のサービスに加えて，他の高度に専門的な技術的サービスも不可欠である。医師が，疾病または障害の経過を診断したり，治療の影響を判定したりする際には，病理学者だけでなく，化学者，物理学者，臨床検査技師の協力も必要とする。医師はまた，その実践で放射線を専門とする他の医師（放射線科医）およびエックス線その他の放射線の技師の協力を必要とすることがある。

　合衆国では現在，医学およびヘルスケアの（西欧医学に対しての）"代替"療法が用いられつつある。それらケア方策のうちのいくつかは，漢方医学その他の東洋医学的ケアの形態に基づいており，また，民間療法から派生しているものもある。

まとめ

　治療的セルフケア・デマンドとセルフケア・エージェンシーという患者変数の，広範囲な看護実践の側面への結合が図られている。また，看護エージェンシーという看護師変数の実質的構造を，以下の諸点と関連づけて開発を続けている。すなわち，看護の段階に関連づけて実践を理解し，実践を導き出す能力，看護実践のルール，特定の援助方法の活用と看護システムのタイプに対する患者のニード，看護デザイン単位の組織化，および患者の年齢，健康状態，ヘルスケアシステムの特徴などである。

　ここに提示した内容は，看護の理解・看護実践科学の開発のためのモデル（図13-3参照）の段階Ⅱ，Ⅲ，Ⅳにあたる。すなわち，<u>看護エージェンシー要素（段階Ⅱ）と看護ケース（段階Ⅲ）との連結</u>は，同様に，個人のための看護実践モデル・ルールと連結する。3タイプの看護システムのモデル，6つの看護デザイン単位，および看護実践の3段階を提示し，また，看護実践のルールを看護実践の3段階に関連づけて記述した。

　本章は，看護実践に影響を及ぼす要因を理解するための基盤を提供する。

文献

1. Black M: *Models and metaphors,* Ithaca, NY, 1962, Cornell University Press, pp 93-136.
2. Black M: *Problems of analysis: philosophical essays,* Ithaca, NY, 1954, Cornell University Press, p 29.
3. Meyer, RMS, Morris DT: Alcoholic cardiomyopathy: a nursing approach, *Nurs Res* 26:422-427, 1977.
4. Meyer M: Application of the Orem self-care deficit theory to nursing practice. Paper given at a conference on nursing theories: adaptation and self-care, St Louis University Medical Center,

October 25, 1978.
5. Taylor SG, Robinson-Purdy AU: Assessing self-management and dependent care capabilities of hospitalized adults and care givers in preparation for discharge, clinical and cultural dimensions around the world, pp. 4-16. Papers and abstracts presented at the first international self-care deficit nursing theory conference, School of Nursing, University of Missouri, Columbia, October 15-18, 1989, Kansas City, Curators of the University of Missouri.
6. *Webster's dictionary of synonyms,* ed 1, Springfield, Mass, 1951, GB Merriman Publishers, p 622.
7. Simon HA: *Sciences of the artificial,* Cambridge, 1969, MIT Press.
（稲葉元吉・吉原英樹訳：システムの科学，第3版，パーソナルメディア，1999）
8. Weiss P: *You, I, and the others,* Carbondale and Edwardsville, IL, 1980, Southern Illinois University Press, p 50.
9. Knutson AL: *The individual, society, and health behavior,* New York, 1969, Russell Sage Foundation, pp 180-193.
10. Ullman M: Health deviations and behavior. In Orem DE, Parker KS, editors: *Nursing content in preservice nursing curriculums,* Washington, DC, 1964, Catholic University of America Press, pp 74-76, 78-80.
11. Orem DE, Vardiman EM: Orem's nursing theory and positive mental health: practical considerations, *Nurs Sci Q* 8:4, 1995.
12. Lonergan BJF: *Insight,* London, 1958, Longman's Green, pp 211-216, 322-324.
13. Weiss, P: *You, I, and the others,* London and Amsterdam, 1980, Feffer & Simons, pp 226-227.
14. Sorokin P: Social and cultural dynamics, Boston, 1957, Porter Sargent, pp 445-452.
15. Leavell HR et al: *Preventive medicine for the doctor in his community,* New York, 1965, McGraw-Hill, p 11.

第14章 多人数状況，家族，コミュニティにおける看護の実践

Susan G. Taylor & Kathie McLaughlin Renpenning

● 重要項目

家族
家族のセルフケアに関する機能
家族タイプの状況
コミュニティ
コミュニティ看護実践
コミュニティ参加
コミュニティタイプの状況
コミュニティのセルフケアに関する機能
サービス単位
多人数ケアシステム
多人数状況
多人数単位

　本章では，看護師がサービス単位として，複数の個人を包含する看護実践状況に従事するときに理解しておかなければならない看護実践の諸特徴を明示する。**多人数状況**（multiperson situations）における看護システムには2つの基本的な型がある。(1) 複数の人々，すなわち，共有の空間，状況，もしくは関係によって，さらには看護領域内の共通した関心によって共同体・集合体を形成する人々のためにデザインされる看護実践，および，(2) 単位それ自体が看護の対象（看護文献では，クライエントとしての家族とかクライエントとしてのコミュニティと称されることが多い）となりうる**家族**（family）および**コミュニティ**のような**多人数単位**（multiperson units），であり，これらのバリエーションは図14-1に図示されている。

　本章では，社会において現存する，あるいは発達しつつある多人数の集合体単位が看護の対象となりうる条件，看護にとって有意味な多人数集団の分類化，および多人数看護実践状況が有する特性に応じた看護実践操作の必要な調整についてとりあげる。

サービス単位と多人数状況の種類

　サービス単位（unit of service）とは，看護師が関心を寄せる主要な焦点もしくは対象である人間的実体であり，また1つの全体とみなしうる複合的な実体である。「全体」の性質は，看護システムのタイプあるいは企画すべき看護システムの特徴を

確定するうえで重要な変数である。サービス単位という用語は，看護を，個としての人間あるいは依存的ケア単位の人間に提供するのか，それとも集合的・多人数的単位の人間に提供するのか，を区別するために用いられる。前者の場合の看護師の関心の焦点は個人におかれ，後者の場合は，多人数単位となる（図14-1参照）。

個人もしくは依存的ケア状況での看護においては，1人の特定の人間が存在し，その人の治療的セルフケア・デマンド，セルフケア・エージェンシー，および現存もしくは予測されるセルフケア不足が看護師の焦点となる。依存的ケア単位がサービス単位であるときには，看護システムの最終目的は，依存的ケア・エージェントではなくして依存している者に対しての看護成果を達成することにある。その目的には，依存的ケア・エージェントが新しい知識および技能を獲得できるように援助することも含まれる。社会的依存性が状況の一要素をなす依存的ケア状況の看護システムは，個人がサービス単位である看護システムの属性を有するが，それに加えて，看護システムのデザインには，少なくとももう1人の他者と以下の変数が含まれる。

個人単位の看護状況

多人数単位の看護状況

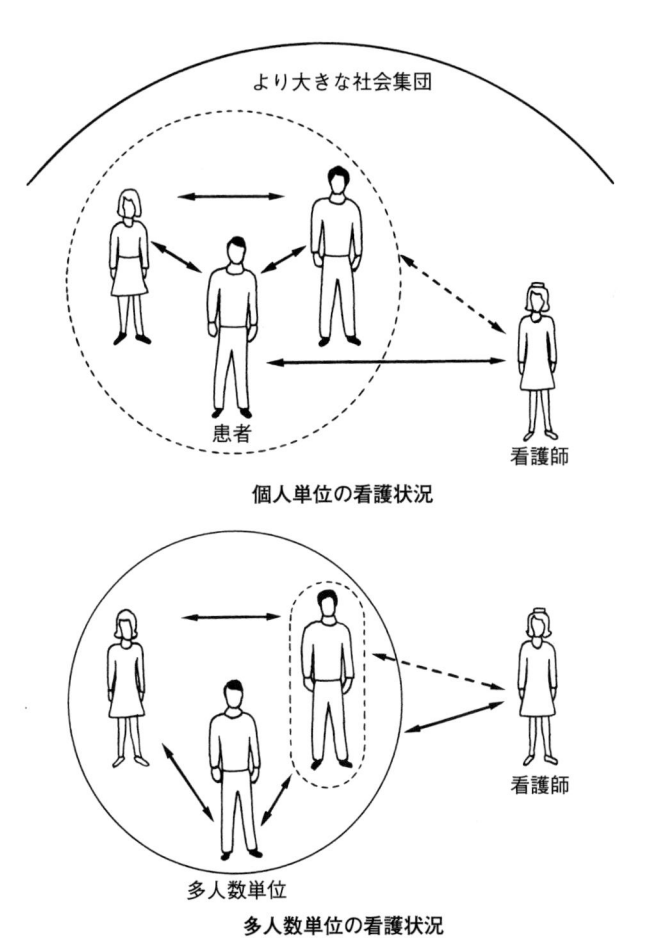

図 14-1　個人および多人数の看護状況における看護師の対象

- 依存的ケアシステムに関係する属性：依存的ケア，依存的ケア・エージェンシー，依存的ケア・デマンド，依存的ケア不足
- 依存的ケア・エージェントのセルフケアシステムの重要な構成要素

　多人数看護状況では，成員全員の上述の変数（セルフケア，治療的セルフケア・デマンドもしくはその構成要素，セルフケア・エージェンシー，セルフケア不足）が関心の焦点となる（表14-1参照）。

個人，多人数状況，多人数単位の看護における重要な相違

　人間は別個にして独特な個々人として記述されるが，家族およびコミュニティといった第一次的単位の中で，一連の相互依存的関係をもって生活している。人間の行為および関係性の性質に基づいて，看護師は，ある一定の場所と時期に，複数の人々と相互に関わり，患者にとっての重要他者あるいはその他の人々を考慮に入れる必要性を自覚する。多人数状況が個人への看護とは異なる形態であると考えることは，看護師の経験からしても，また人々の生活方法の検証からしても理にかなっている。

　看護システムのデザインは，看護を提供する側と看護を受ける側との間の合意もしくは同意に基づく（デザイン単位A，B，第13章）。デザイン単位Aは，看護される人，看護が必要な理由，および管轄領域を確定し，デザイン単位Bは，看護状況への操作的参加者および自主的な領域と依存的な領域とを明確にする。産生すべき看護システムの対象が多人数サービス単位であるときには，人々の多様性とそれら人々の間の相互作用とを反映する特徴にしたがって，看護は操作される。さらに，それだけではなく，一単位としての単位そのものがより良い方向へ向かうように操作される。

　看護単位が個人であるときには，看護師は，その個人をケアの必要がある人として，また家族や他の集団の成員としてみる。病院で働く看護師は，患者の疾病経験に家族が包含されることを十分自覚している。この家族の関わりの内容は，患者を徹底してケアするものから，ときどきの訪問や電話連絡だけというようにさまざまである。家族，友人，あるいは知人の関心は患者をより良い状態に高めることもあるが，時には個人の安寧にとって障害となることもある。患者のエネルギーをそぐような要求事項を家族が患者に課すならば，回復にとって悪影響を及ぼすであろう。在宅ケアの状況では，家族や友人は孤独と社会的相互作用のバランスを維持するうえで不可欠な要素である。

　家庭環境内にいる患者をケアする看護師は，家族あるいは社会的単位という文脈のもつ重要性，および環境が患者に及ぼす影響力を直接肌で経験している。こうした看護師の経験を通じて，集団が個人のケアが生じる単なる一状況である，あるいは基本的条件づけ要因にすぎないとみるのではなく，1つのサービス単位であると考察されるのである。

　多人数単位は複数の人間から構成され，1つの全体，すなわち「我々」とみなされる。多人数単位のサイズは，2人から限定しがたいほどの大多数まで多岐にわたる。

多人数単位では，おのおのの個人が一連の自分自身の操作と要件とを有していることに注意することが重要である。単位の全体としての機能を理解するためにも，そうした操作と要件の明確化は重要である。しかし，各個人の操作と要件を理解したとしても，全体の機能がすぐさまわかるわけではなく，単位の成員の関係性および単位外の関係者との関係性を含めた関係性全体を明確にし，それらを理解しなければならない。単位内の人々が生成する行為システム（セルフケア，依存的ケア，およびその他の日常生活システム）を明確にし，その関係性を特定化しなければならない。

サービス単位内の人はそれぞれに，治療的セルフケア・デマンド，および発達した，発達しつつある，ないしは減少しつつあるセルフケア・エージェンシーを有する。看護は単位のより良い機能と福祉を考慮するが，単位内の各人の健康と安寧は，その状況内の人々の相互作用や生活システムの影響を受けやすい。家族およびその他の相互に関わり合う多人数単位の中には多くのサブシステムからなるケアシステムが存在する。このケアシステムは，役割分担と相互作用，ならびに自立した行為と相互依存の行為との組み合わせを通じて，個々の成員の治療的セルフケア・デマンドを充足するために長期間にわたって開発されるのである。

多人数単位，家族，コミュニティに対する看護の理論的根拠

先述したように，家族およびその他の集団を看護師のサービス単位として受容することは，これまでの看護経験と人々の生活様式に関する知識からして理にかなっている。さらに，哲学的基盤も存在する。すなわち，人間は他者との関係の中で成長・発達する。「他者とのダイナミックな関係の中に自己は存在する……自己は他者との関わりにより構成される。つまり，そこには関係性があり，その関係性は必然的に個人的なものである」(p. 17)[1]。人間の相互依存について理解することにより，単位の安寧あるいは機能がそれ自体で目的となりうることがわかるようになる。我々は，社会という単位の中で働く個々人の健康と安寧に関心をおくだけでなく，高質の相互作用と全体としての単位に対する成果を含むようなレベルの安寧が存在することを認識している。サービス単位が多人数単位であるときには，看護師の対象の焦点はその単位と単位を構成する人々にある。多人数単位のさまざまな成員のセルフケアシステムの間には相互作用が存在し，看護の関心にはこれら成員の治療的セルフケア・デマンドが含まれる。個々人の健康と安寧がその単位の安寧に貢献することを認識したうえで，看護師は単位に属する個々人にケアを行う。同様に，その単位の安寧が単位を構成する個々人の健康と安寧に寄与することを認識したうえで，看護師は集団にもケアを行う。ある一定した条件下では，個々人を個人的なサービス単位として，また多人数単位の一部として，看護師は援助を提供する。たとえば，高齢の慢性疾患をもつ家族の成員がいたときには，一個人として，および家族という多人数単位の一部分としてケアを行うであろう。

社会学や心理学のような他の学問分野には，多人数単位に関する多くの文献がみられる。家族システム理論は家族の類型を扱う。さまざまな形態をもつ集団があり，多様な目的のために人々は1つに結合する。グループホームのように，家族として

の関係をもたない人々が長期間，共に生活することもある。多人数状況には，個々人の関係が単純なものから「我々」といった濃厚な関係からなる複雑なものも含まれるし，空港ターミナルにいる「我々」，あるいは病院内のある看護病棟にいる患者のように，全く個人的関係をもたない個人や集団も含まれる。

多人数単位のための看護システム理論を開発し，また看護システムの実践と企画のモデルを計画するには，関係性の性質およびその意味（あるいは欠如）を理解しなければならない。「直接的関係あるいは非個人的関係」が存在するか否かが，この点に関しての重要な側面となる。直接的関係とは，個々人がお互いに個人的な知識を有することであり，非個人的関係とは，そうした条件を含まず，個人的にお互いに知らない人間間の関係である。

多人数看護状況の同定化基準

多くの異なった多人数状況において，看護師は患者，家族，およびその他の集団と関わりをもつが，2つの基本的な型の状況，すなわち，単位の成員間に直接的関係をもつものと非個人的関係をもつものが存在する。多人数状況の特徴（**表14-1**）は，確定すべき看護システムを決定する。集団の成員間の関係性が，システム（デザイン単位A，B）の制限，看護状況の対人関係的側面，およびケアシステムの技術的側面を規定する。

分類システムの基盤は，関係性の発展に大きな影響を及ぼす要因，およびその結果として看護システムの開発に影響を及ぼす要因によって形成される。構築された単位のタイプは，看護師が予測する関係性のタイプに影響する。構築された単位が直接的な個人的関係を有する家族であるか，あるいは，個人的にはお互いに知らない人々が，ある目的を共有して結合した集団であるかによって，関係性に違いが生じる。永続的な要因によって，単位の成員は相互依存と共有問題の解決に献身することになり，また，永続的な単位はより高度の相互依存性をもつようになる。一緒に生活する人々は，近接した居住および共に過ごす時間の増加を反映するケアシステムを発展させる。サービス単位としての多人数状況の同定化基準をp.368の囲みに記す。

家族やコミュニティの看護実践状況において，看護師はしばしば個人に働きかけはじめるが，その一方で，家族とコミュニティの変数に関するデータを収集する。このデータ分析を通して，その個人のセルフケアシステムが家族とコミュニティという条件づけ要因によって大きく影響されていることが明らかになる。その結果，2つの看護システム，すなわち，個人がサービス単位である看護システムおよび家族あるいはコミュニティの多人数単位がサービス単位である看護システムを必要とする。

構造化されていない集団にみられるように，非個人的関係からなる多人数状況が存在する。そのような場合に，多人数単位とはみなすことはできないが，1人以上の人々と看護師は関わることがある。多人数に情報提供するテレビはメディアの有効な活用方法の1つであるが，これは多人数単位として影響を受ける人々を限定しな

表 14-1　個人および多人数の看護状況の特徴

看護状況のタイプ	特徴		
	治療的セルフケア・デマンドとセルフケア要件	行為制限と行為要件	看護の目標
個人	治療的セルフケア・デマンドは，普遍的，発達的，および健康逸脱に対する要件の混合からなる。	ケアに携わるうえでの，健康に由来する，もしくは健康に関連するあらゆるタイプの制限が存在する。	セルフケア能力あるいは依存的ケア能力を開発し，調整する。行為制限を代償し，治療的セルフケア・デマンドが効果的かつ持続的に充足できるようにする。
多人数単位：就労者集団の状況を含むコミュニティ集団	いくつかのセルフケア要件がその集団を構成するすべての人々に共通している。これらのセルフケア要件を充足する方法が開発され，その有効性もある程度わかっている。集団の成員が働き，生活する環境が，共通のセルフケア要件の性質，およびそれらを充足する方法に影響を及ぼす。	行為制限とは，集団の成員の興味，動機づけ，知識，技能の制限である。集団の成員に共通するセルフケア要件を充足する状況をもたらし，また資源を確保するには，組織化された協調的努力が要求される。	不可欠なセルフケア能力もしくは依存的ケア能力の開発と行使を促進する。既知の広範な条件下において不可欠なセルフケアあるいは依存的ケア方策の習慣的遂行を促進する。集団の安寧に不可欠な協調的努力の開発と維持。
家族，あるいは居住者集団の状況	成員とその生活環境との相互関連性が，個々の家族あるいは集団成員の価値に影響を及ぼす。1人ないしそれ以上の人々の治療的セルフケア・デマンドの充足が，他の成員の治療的セルフケア・デマンドを充足できるか，またどのように充足できるかに影響を及ぼす。	行為制限とは，集団の成員の興味，動機づけ，知識，技能の制限である。集団内の個人の治療的セルフケア・デマンドを充足し，単位としての集団の安寧を促進するには，組織化された協調的努力が要求される。	構造と操作の単位として家族もしくは集団をとらえ，家族や集団成員の能力の開発を促進する。不可欠なセルフケア能力もしくは依存的ケア能力の開発または行使を促進する。(1) 成員の治療的セルフケア・デマンドの相互関連性を区分する，(2) 個人および集団のニードを充足する計画を立案する，(3) 必要な人間の努力と資源を獲得し，保持するため，集団の成員の一部ないし全員の能力の開発を促進する。

い。我々が生活し就業するより大きな社会は必ずしも多人数単位とはみなされないが，その社会の影響を受ける健康に関連した事象に対して看護師が関心を抱くことは重要である。それはさまざまに異なる状況における看護師の役割と機能を明確にするうえで助けとなるであろうし，多人数サービス単位そのものでない多人数状況においても，看護師は責任，すなわち合法的な役割を有しているのである。多人数サービス単位に看護を提供する看護師は，対人的過程と集団過程を用いて，単位の安寧の向上を図ると同時に，単位内の個々人のセルフケアシステムに影響を及ぼす。これは，個人的-対人的看護ケアシステム内で実施される。公衆の健康に関心を抱き，より大きな社会に貢献する看護師は，公衆衛生看護理論，および，監視，監督，健康教育，免疫法，隔離，および地域開発などを含む介入を用いる。コミュニティの節で，それらの違いについて明確にしよう。

> **多人数状況をサービス単位として同定化するための基準**
>
> 1. 個人的な相互作用（間主観性）をもち，直接的関係におかれた2人あるいはそれ以上の人間が存在すること。個人的相互作用は，間主観性を有する単位の成員間，および看護師と単位の成員間に現存する，あるいはその可能性があるものである。
> 2. 多人数ケアシステムが存在すること。**多人数ケアシステム**とは，多人数単位の人間が，セルフケア要件を充足し，全集団メンバーのセルフケア・エージェンシーを開発・行使するために，さらに単位の安寧を維持・確立するために遂行する一連の行為である。個人の現存するケアシステムは相互に作用し合う。多人数システムのサブシステムは個々人のセルフケアシステムである。多人数単位における操作単位とは，現存する，出現しつつある，あるいは開発しつつあるセルフケア操作と依存的ケア操作，単位の成員の健康と安寧を目標としたセルフケア・エージェンシーの開発と行使に関連した操作，発達的環境の提供，および単位が全体として効果的・経済的に機能すること，である。
> 3. 単位の成員の健康および安寧に影響を及ぼし，1人あるいはそれ以上の成員の治療的セルフケア・デマンドの理解・充足に影響を及ぼす内的（単位内）条件が存在すること。範囲と強度，役割分担，あるいは役割行使に関して記述しうる相互作用の程度は内的条件の一部をなすものである。

多人数ケアシステム・看護システムのカテゴリー

タイプ1──多人数ケアシステム

　タイプ1に分類される**多人数単位のケアシステム**とは，個々人のセルフケアシステムと依存的ケアシステムから形成される組織だった単位をさす。2つ以上の現存するケアシステム，あるいはケアシステムに新規の要求事項を盛り込み，新しく調整されたシステムのデザインがあれば，看護師および単位の成員は，(1) 個々のシステムを検証すること，(2) システム内およびシステムと他の日常生活操作との間に，望ましい接点あるいは望ましくない点が現実にあるか，もしくはその可能性があるかどうかを明らかにすること，(3) 資源の必要性と入手性，および時間と場所の枠組みを明らかにすること，が可能となる。連接した個々のケアシステムは多人数ケアシステムを構成するところのサブシステムである。このタイプのケアシステムは，単位の成員の健康，人間的発達，および安寧に貢献する。また，コミュニティの責任を含め，1つの全体としての単位に対しても責任を果たすことができる。

タイプ2──多人数ケアシステム

　単位内の人間が毎日継続してお互いにかかわって生活してはいないが，ある一定期間，セルフケアもしくは依存的ケアに関する目標を達成するために，1つの発達環境で共存するときに，別の種類のケアシステムが存在する．タイプ2の多人数単位のケアシステムとは，(1) セルフケアあるいは依存的ケアのための看護師によるデザイン，および単位の成員に共通するケア要件や発達上のニードを充足するためのセルフケア・エージェンシー，依存的ケア・エージェンシーの開発・行使に対する看護師によるデザイン，(2) 一般的デザインを成員それぞれに個別化し調整するために，学習システムを生成する看護師と成員の行為，からなる．

　患者が構造的・永続的な社会集団の一員である場合には，看護師は，どのような人々が機能的単位を形成しているか，またオレムが記述しているデザイン単位B（第13章参照）にみられるように，看護システムのデザインの一部を担っているかどうかを確認する責任がある．その集団が多人数サービス単位でないことがはっきりしたならば，個人のための看護システムデザインに伴う義務はあるが，成員に対してそれ以上の直接的義務を看護師はもたない．

　サービス単位の成員が一緒に継続して生活していなくても，共存するということは，ある限定された期間，成員のセルフケア要件に影響を及ぼすものである．相互関連性には，共存，共通要件の共有，および共有課題や目標に相互に同意して従事することといった働きがある．集団の成員に共通するセルフケア要件を充足するための条件を設定したり，諸資源を獲得するためには，組織化された協調的努力が要求される．単位は永続的ではないので，看護師は，共通要件を充足するための協調的努力を押し進める一方で，構造的集団からの移動に伴って，各個人のセルフケア，すなわち自己管理システムの開発にも留意しなければならない．

タイプ3──多人数ケアシステム

　ある特定時に一集団として出会う人々のケアシステム（タイプ3）は，同じタイプのセルフケア要件を有し，特定の治療的セルフケア・デマンドを充足するための知識と技能を獲得する必要性を有する人々から構成される．この単位の人々の相互関連性は，当初は非個人的であるが，看護師が機能的集団過程と集団力学の知識を活用するにつれ，成員は徐々によく知り合うようになる．したがって，看護師は集団内の人々を，一個人としてまた集団の成員として，双方から理解する技能を発達させなければならない．このシステムでは，学習システムの開発に中心がおかれ，多くの場合，主要な看護システムは支持・教育的看護システムがとられよう．

多人数ケアシステムのその他のカテゴリー

　以上のカテゴリーに加えて，単位のおかれた場所によるケアシステムの性質や必要とされるケアシステムの種類によって，その他の多くのタイプがある．集団内に

あって，その場に適したケアシステムは，1人の成人に対する一部代償的ケア，あるいは，他の成員からのケア提供を伴った全代償的ケアであるかもしれない。そこには第1および第2のケア提供者が存在し，そのケアシステムは協働的，補完的，補足的，あるいは保護的なシステムである。一部代償的システムから全代償的システムまでまたがる多くのシステムがあり，また単位の残った成員には支持・教育的看護システムというように，混合した多くのシステムが存在する。外形はさまざまであっても，これらのシステムは，そのシステムに包含される人々が創造する必要のある行為システムである。

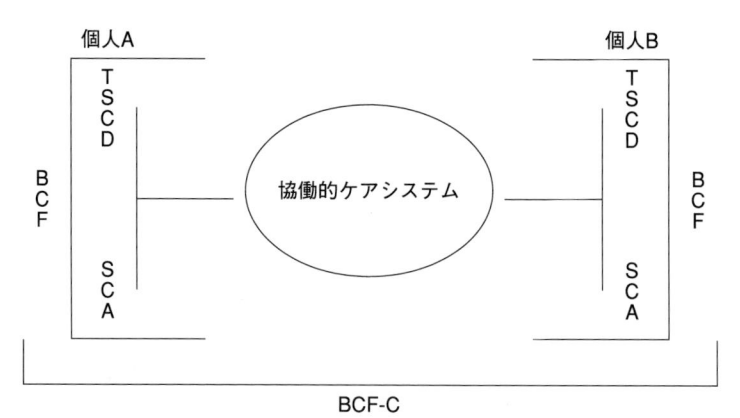

協働的ケアシステム

協働的ケアシステムとは，GedenとTaylorが記述したものであり，図14-2に示すように，個々人のセルフケアシステムの相互作用から成り立つ。

協働的ケアシステムは，各成員が要求事項を有し，システムに貢献するところの1つの独特な全体であると考えることができる。図14-3にあるように，「協働的ケアシステムとは，本来，共有した業務という概念をさし，ケア要件充足の行為を統合し，遂行するための協定役割をもたらす。協定には，治療的セルフケア・デマンド（個別的および相互作用的）の同定化，およびそうした行為をとりうる個人の能力に基づいた行為の選択が含まれる。」[3]

「行為のパターンや貢献の仕方はさまざまであるが，協働的ケアシステムはケアシステムに貢献する成員が必要である。たとえば，ある一組のうちの1人はセルフケアに関する主たる意思決定者となることを選択し，もう一方は資源の提供者となることがある。しかし，これは，1人の人間が他者のために行為し，かつ依存者は積極的に自身のケアに関わる必要のない依存的ケアシステムとは異なる」（p.330）[3]。協働的ケアシステムでは，「1人の人間が病気となり，もはやケア産生に協力できない時には，もう一方の者が，協働的ケアシステムを通じては充足できないデマンドを満

図 14-2 協働的ケアシステム
BCF；基本的条件づけ要因，BCF-C；基本的条件づけ要因の組み合わせ，SCA；セルフケア・エージェンシー，TSCD；治療的セルフケア・デマンド
Geden E, Taylor SG：Theoretical and empirical description of adult collaborative self-care system, *Nurs Sci Q*, 12：329-334, 1999 より。

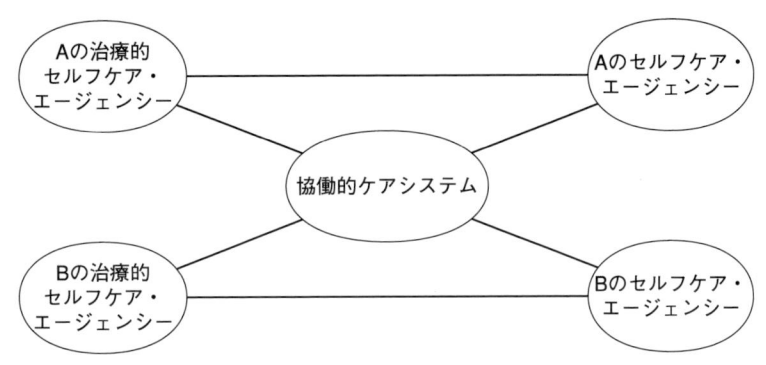

図 14-3　協働的ケアシステムの分担作業
Geden E, Taylor SG：Theoretical and empirical description of adult collaborative self-care system, Nurs Sci Q, 12：329-334, 1999 より。

たすために，新たにセルフケア行為をとる必要に直面する」(p. 333)[3]。

多人数看護実践状況における看護実践の共通特性

多人数看護実践状況の種類は数多くあるが，そこにはいくつかの共通した看護実践の特性がみられる。その共通特性とは，看護実践の諸側面に関連するところの，社会的契約，対人関係的特性，および技術的特性である。

社会的契約特性

看護師と多人数単位の成員との間の社会的契約という共通した特徴とは，看護師が対象として確定しなければならない多様な人々がもつ一機能である。多人数単位はある共有目的のために存在するし，また合体化されたりする。看護師は看護責任の範囲と限界を決定するために(デザイン単位A)，集団のさまざまな成員と単独に，あるいは共に関わる。また，目的，役割，およびそこに包含される人々の責任を明確にするために，協定，協働，および集団相互作用過程を頻回に用いる。単位の性質もしくは特徴は，社会的契約の範囲，管轄範囲と限界を確定するうえで用いる戦略，およびその他の社会的契約の特性を見きわめる主要な要因である。家族にみられるように，直接的な対人関係が単位の成員間にある場合には，看護師は，家族や個人的システムの対人的相互作用と機能，関係性の意味，および単位の成員のケアシステムが有する相互作用的側面を理解しなければならないし，またそれらに敏感でなければならない。

多様な状況の中では，看護の焦点が単位から個人に移行する場合もある。看護システムをデザインするにあたってまず考慮すべきことは，包含される人々の機能的関係性を明確にすることであり，また看護師の契約上の責任を確立することである。ケアの責務あるいはケアの対象が個人──明らかな患者──なのか，多人数単位なのかを決定しなければならない。個人である場合には，その状況内の家族成員と他

の人々は，その個人のケア目的を充足するやり方で看護システムの中に組み込まれることになる。

　看護状況における役割と責任範囲の決定にみられるもう1つの共通性は，文化のもつ機能である。家族およびコミュニティの構造・機能にみられる文化的バリエーションは，セルフケア，依存的ケア，および看護に関係する責任と役割分担に影響を及ぼす。家族やコミュニティに関する特別な文化的価値観・行動および家族やコミュニティ内の必須の役割は，看護師が一個人として患者と関わるのか，あるいは多人数サービス単位として家族やコミュニティと関わるのかどうかを決定するであろう。たとえば，妻であり母親である者は家族成員すべてのケアシステムに関する決定に責任をもっており，夫であり父親である者はケアの受身的受容者であるといった文化的規範が存在すると，看護師は多人数単位に対する接近方法を駆使しようとする。また，個人の自律性が重視され，高水準の自己責任が存在する文化では，個人がサービス単位となる傾向があろう。看護システムのデザインにあたっては，文化一般および特定の文化的集団規範や社会的慣習についての前提知識が必要である。

対人関係的特性

　多人数サービス単位では，看護システムの対人的側面の共通する特性とは看護師が2人以上の人間と同時にもつ相互作用である。看護師と単位の1人ないしは複数，または全員との間に個人的な相互作用（間主観性）が存在するか，またはその可能性が認められる。集団を確定し，看護の焦点を明確にし，看護システムをデザインし実施するには，看護師は集団過程方法および個人的コミュニケーション戦略法を用いることが求められる。

技術的特性

　多人数単位における看護システムの技術的特性は，集団の個々の成員の治療的セルフケア・デマンドおよびセルフケアシステムを調整するために用いられる技術的特性よりもはるかに多い。多人数実践状況における看護システム理論の枠組みでは，集団過程と相互作用，およびコミュニティ開発過程が，個人がサービス単位であるときの看護師-患者間の対人関係的システムに取って代わるであろうし，あるいは新たに付加されるであろう。

　セルフケアシステムの相互関係性およびその他の生活状況に焦点はあてられる。多人数サービス単位に看護を提供する看護師は，単位内の個々人のセルフケアシステムに影響を及ぼすために対人的・集団的過程およびコミュニティ開発過程の技法を用いる。その結果，個々人の治療的セルフケア・デマンドが充足され，単位の安寧が維持あるいは向上する。多人数サービス単位のために看護師が用いる援助方法は，一般的には，発達的環境の提供，支持，方向づけ，および教育であるが，単位の成員に代わって行動したり，また共同して行為することもある。

　既述したように，多人数ケアシステムとは，集団の成員のセルフケア要件および

セルフケア・エージェンシーの開発・行使を充足するという目的のために，多人数単位内の人々が遂行する一連の行為をさす。多人数ケアシステムのサブシステムは，セルフケアシステムと依存的ケアシステムである。多人数単位の操作単位とは，現存する，出現しつつある，また発達しつつあるセルフケア操作と依存的ケア操作，ならびにセルフケア・エージェンシーの開発と行使に関係する操作であり，その目的は，単位の成員の健康と安寧の維持，および発達的環境と単位全体の効果的・経済的な機能の提供である。

看護師が関心を払う対象の単位には，成員の健康と安寧に関わる治療的セルフケア・デマンドの理解と充足に影響を及ぼすいくつかの内的（単位内）条件が存在する。基本的な家族システムの機能あるいは機能不全，コミュニティにおける力の配分，単位内で用いられるコミュニケーション様式，単位の安定性，成員のセルフケア制限の存在，セルフケア・デマンドの充足にとっての限られた資源などは，内的条件の一部である。単位のための看護システムは，成員のセルフケア要件の充足あるいはセルフケア・エージェンシーや依存的ケア・エージェンシーの開発と行使を調整するために，成員が協力して実行する行為から成り立ち，同時にそれは単位の機能的統合性を維持する。

ある条件下では，看護師は人々を個別的なサービス単位として，また多人数単位の一部として援助することがある。たとえば，慢性疾患を有する高齢の家族成員の場合には，一個人として援助するし，さらに家族という多人数単位の一部として援助する。このことは単位の成員のセルフケア・デマンドやセルフケア・エージェンシーの中に，あるいはシステムの相互作用の中に明らかな（識別できる）不十分な行為システムが存在しているからである。

家族タイプの看護状況における看護実践

家族タイプ状況の記述および看護事例のタイプ

家族についての定義および認識は，文化や社会集団により異なる。家族とは結婚，誕生，あるいはその他の強い社会的絆により，相互に関連し合う人々からなる単位あるいはシステムであると定義できよう。その単位の成員間には，将来の義務を包含する献身と愛情が存在し，彼らの中心的目的は，各成員の社会的，精神的，身体的，および情緒的発達を創造，維持，増進することにある。家族を血縁・結婚に関係する人々に限定してとらえる者もいれば，もっと広範囲な見方をし，他の強い社会的絆が基盤としてあるものととらえる者もいる。本章では，それらすべての社会的単位を家族状況と考えていくことにする。家族のある成員にとってはほとんど孤独に近い生活であることがあるが，家族内の関係性は，直接的にして個人的なもの，また密接にして暗示的なものである。依存性と独立性の両側面を有する相互依存性という特徴がみられ，それは成員の発達段階と健康状態に関係する。相互依存性，依存性，および独立性は，文化により，その程度はさまざまである。

看護師にとって重要な家族状況には3つの基本的な型がある。すなわち，(1) 個人のケア要件およびセルフケア実施能力を条件づける基本的条件づけ要因としての家族，(2) 依存的ケア単位に対する構造（状況）としての家族，(3) サービス単位としての家族，である。看護師が家族を含む看護システムの開発に携わるときの最初のステップは，まずサービス単位を決定することである。看護師のケア提供の責任は，家族の成員である一個人にあるのか，家族内にケア提供者を有する依存者にあるのか，もしくは一単位としての家族にあるのかという疑問に答えることである。

基本的条件づけ要因としての家族

一個人がサービス単位であるときには，家族は患者のセルフケアシステム，治療的セルフケア・デマンド，およびセルフケア・エージェンシーを条件づける一要因としての意味をもつ。その個人が機能する家族システムは，ケア要件の内容の確定や有効な看護システムを開発するうえで，主要な要因となる。セルフケアは家族の中で学習され，セルフケア要件の特別な価値は家族により条件づけられる。たとえば，家族のサイズ，家族成員が抱く家族への期待，および利用しうる資源などは，セルフケア要件とそれら要件の充足手段に影響力をもつ。大家族の中で成長した人間は，小家族で育った人間に較べ，孤独と社会的相互作用について非常に異なった要件をもっているかもしれないし，また，孤独の欲求を満たすための対処行為を開発する必要性を有しているかもしれない。家族は，ケア要件を管理するために，患者が利用しうる一資源ともなる。しかし，反対に，ある状況下では，家族は患者の健康と自己管理に悪影響を及ぼすこともある。患者，家族の成員，あるいは患者に代わって行為する他者は，彼ら自身のセルフケアや依存者のケアに積極的に関与する必要性について関心を抱いていることもあれば，そうでないこともあるし，また，看護師と協働する必要性を心理的に受容できることもあれば，できないこともある (p. 230)[4]。

乳幼児ケアのための家族，健康逸脱に対するケアに関連した依存的ケアシステム

依存的ケアとは，管理を要する1つの特別な家族による操作と考えられる。家族は依存的ケアシステムを条件づける状況であると同時に，その中で依存的ケアを産生する。必要とされるケアの種類は，依存的ケア単位の性質に従って，また，年齢，発達状態，健康状態に関連する依存の理由によってもさまざまである。健康逸脱に関連した依存的ケアは，保護的ケアの提供から始まって，複雑なケアシステムへの積極的参与まで広範囲にわたる。健康逸脱のための依存的ケアシステムが必要なとき，依存的ケア・エージェンシーを条件づける特別な要因には，現在使用中もしくは将来用いるテクノロジーの複雑さ，依存者の苦痛の程度，依存的ケア関係が有する意味，および，ケア提供者の個人的ケア方策に関わるうえでの耐性が含まれる。一個人にとって必要な依存的ケア援助の量と質は，その個人のセルフケア・デマンドの複雑さとセルフケア制限の性質による。依存的ケアシステムのタイプには，両親と小さな子ども，成人と成人，および成人した子どもと高齢の親が含まれる。依存者とケア提供者との間に存在する関係性の性質は，依存的ケアシステムの確立にとって重要な条件づけ要因である。

サービス単位としての家族

看護の観点からすると，サービス単位としての**家族とは，セルフケアに関連する一定した機能を有する**という前提に基づく。また個々人のセルフケア要件の充足を上回ったり，性質を異にする家族全成員の依存的ケアにも関連する機能を有する。家族とは成員から構成される一単位であり，個々の成員の機能とは実質的に異なる構造と機能を導き出すとの認識に基づく。セルフケア不足看護理論の枠組みには，看護にとって主要な関心事である一定の家族機能が存在する[5]。この機能を下の囲みに示す。

家族タイプのサービス単位例

家族タイプの単位の多くは，看護にとって意味がある（p.376の囲み参照）。看護にとってどのような意味をもつかは，単位の構造あるいは単位の発達段階が，治療的セルフケア・デマンドの充足あるいは家族のその他の機能遂行に何らかの方法で影響を及ぼす事実から引き出される。

家族タイプの看護状況における看護実践操作

家族タイプ状況内で効果的に働こうとする看護師は，ソーシャルワーカーや家族セラピストらが有する焦点とは区別して，看護の焦点を保持し維持し続けなければ

看護にとって主要な関心となる家族機能

1. セルフケア・エージェントおよび依存的ケア・エージェントとしての家族成員の社会化。
2. 個々の家族成員の治療的セルフケア・デマンドの認識と以下の内容を含む，治療的セルフケア・デマンド充足のための戦略開発。
   (a) 人間および環境において生じる変化を自覚すること。
   (b) それら変化が家族成員の健康状態に及ぼす条件づけ効果を知ること。
   (c) 家族成員の治療的セルフケア・デマンドの充足方法および技能・動機づけを理解すること。
   (d) 家族成員の役割と相互関係性が治療的セルフケア・デマンドに及ぼす影響，ならびに個々の家族成員のセルフケア能力を自覚すること。
3. 家族成員の治療的セルフケア・デマンドおよびヘルスケアニードの充足にとって必要な諸資源の利用，調整，管理。
4. セルフケアおよび依存的ケアの諸側面を，家族の全体として満足のいく生活プランと家族の発展に向けて統合すること。

Chestnut House Publicationsの許可を得て転載。出典：Taylor S：An interpretation of family within Orem's general theory of nursing, *Nurs Sci Q*, 2：131-137, 1989.

> **家族タイプのサービス単位**
>
> 構造の異なる家族
> 　核家族
> 　拡大家族
> 　多世代家族
> 　分離家族（何人かは共住）
> 　混合家族
> 　成人単独家族
> 　片親家族
> 発達段階別家族
> 　出産家族
> 　育児中家族
> 健康状態の変化別家族
> 　病児を有する家族
> 　疾病成人を有する家族
> 　老親をケアする成人もしくは青年期
> 状況別家族
> 　移動生活を営む家族

ならない。看護システムのデザインにあたっては，看護師は産生すべき行為システムの対象を明瞭に理解していなければならない。システムの対象が多人数単位であるとき，個々人のセルフケアシステムがサブシステムとなる。個々人のダイナミックな相互関係性（あるいは，その欠如）と包摂される人（々）の生活条件の影響についてより明確に理解すればするほど，看護システムのデザインはますます的確なものとなる。関係に関しては，直接的あるいは間接的であったり，個人的あるいは非個人的であったり，また強度や範囲の点からもさまざまに変化する関係であったりする。こうした関係すべてが，看護システムのデザインと産生を条件づけるのである。多人数サービス単位のための看護システムのデザインにおける最初のステップとは，成員の役割，彼らの現存および変化しつつある関係，セルフケアシステムの要素と適切性，個人のシステムとその他日常生活側面との間の連接，単位の構造と機能統合性，単位および成員の安寧に向けての行為の意向，を決定することである。

診断操作

サービス単位としての個人

個人がサービス単位であるときに，家族システムに関係する査定の第1の質問とは，家族システム要因が患者のセルフケア要件，セルフケア要件の充足方法，およびセルフケア・エージェンシーを条件づけるか，またどのように条件づけるか，と

いうことである。第2の質問は，家族成員が患者のケアに，どの程度包含されうるか，参与しようとしているか，また包含すべきであるか，ということである。個人がサービス単位の場合には，看護診断は患者のセルフケア不足の性質に関係する。処方には，家族成員が患者の治療的セルフケア・デマンドの構成要素充足という目標を達成するために，さらにセルフケア・エージェンシーを調整するために，とるべき行為が含まれよう。

サービス単位としての依存的ケア単位

サービス単位が依存的ケア単位であるとき，その単位は家族全体もしくは一部の家族から構成される場合もあるが，依存者と責任を有する者，ないしはケア提供者の双方に影響を及ぼす基本的条件づけ要因として，家族を査定することが求められる。依存的ケアシステムを条件づける要因としての家族と，サービス単位としての家族とを区別する必要がある。なぜなら，依存的ケアシステムにおけるケアの主たる対象は，依存者本人の治療的セルフケア・デマンドであり，家族成員全体の治療的セルフケア・デマンドではないからである。

査定および診断には，依存者の治療的セルフケア・デマンドの確定，依存者のセルフケア・エージェンシーの性質の確定，ならびに，ケア提供者（ら）のケア能力と依存的ケア・エージェンシーの確定が含まれる。看護診断は依存的ケア不足を叙述したものであり，依存者への援助に関連したケア提供者の行為制限の観点に立って表現される。また，診断には依存者のセルフケア不足の性質に関する叙述も含まれる。たとえば，依存状態にある，ある患者は，気管切開のケアに必要な複雑な行為遂行能力に限界があることがある。ケア提供者である配偶者も，愛する人を傷つけるのではないかとの不安，および個人的ケアを他者に提供した経験の不足などから，気管切開ケアにおいて依存者を支持する能力に制限ありと診断されることがある。

多くの場合，ケア提供者の治療的セルフケア・デマンドの充足は看護システムの対象とはならない。しかし，処方するケアシステムでは，依存的ケア提供時のケア提供者自身のセルフケアの必要性を考慮しなければならない。そこで，看護師はケア提供の治療的セルフケア・デマンドを査定し，さらに依存者へのケア要件の充足を条件づけると同時に，ケア提供者を条件づける要因であるセルフケア・エージェンシーを査定するに違いない。看護師の観点からみると，依存的ケア単位が安定しているか否かは，依存者のケアシステムを処方するうえで主要な要因となる。在宅訪問の度ごとに，患者に関わるケア提供者が異なる場合，依存的ケアシステムを再評価する必要があるし，また，依存的ケア・エージェントの能力差やその能力の違いによる依存者への影響力を考慮した調査を行う必要がある。

サービス単位としての家族

一単位としての家族を看護の基盤として確立する状況が生じるのは，家族成員のセルフケアあるいは依存的ケアに関係する諸機能を遂行もしくは遂行しない行為によって，家族単位の機能が影響を受ける場合である（内的条件づけ基準）。先述したように，看護師が多人数単位の同定化を図る条件の中には，「危険の保護，予防，調整のニード，環境調整のニード，資源へのニード」が包含される (p. 296-299)[4]。

看護のデータベースには，家族成員個々の算定された治療的セルフケア・デマンド，セルフケア・エージェンシーおよび依存的ケア・エージェンシーの量と性質，ならびに家族システムの文脈内における家族成員の治療的セルフケア・デマンド充足のための現行システム（およびその適切性）が含まれるに違いない。特に関心がおかれるのは，家族成員個々のセルフケア要件とセルフケア能力との間の相互関係性および結果として生じるケア提供における相互依存性である。家族がサービス単位であるときの主要な査定質問とは，家族システムは，セルフケアに関係する4機能が適切に充足される方法で機能しているか，家族機能は，家族成員のすべて，もしくは一部の健康に関する治療的セルフケア・デマンドの充足を妨害していないか，あるいは，家族内でのセルフケアと依存的ケアシステムの相互関係性はどのようなものか，となる。

　家族システムに関する知識は，看護にとって必須の前提知識である。査定すべき4つの側面が存在する。
　1．個人のサブシステム
　2．家族の相互作用パターン
　3．全体としての独特な特性
　4．環境領域に関する事項

　査定すべき個人のサブシステムとは，家族成員それぞれのセルフケアシステムである。相互作用パターンには，依存する家族成員の治療的セルフケア・デマンド充足のために確立されている依存的ケアシステムが含まれる。この依存的ケアシステムに加えて，治療的セルフケア・デマンド充足のためにこれまでに確立ないしは展開されてきている別の協働的・補完的調整もまた存在するであろう。このような相互作用パターンは，成員のセルフケアに関連する機能を家族が遂行する方法に加えて，独特な全体としての特性を形成する。環境領域に関する事項とは，セルフケア要件とセルフケア・エージェンシーの双方を条件づける基本的要因の査定に類似しており，社会文化的指向，健康状態，ヘルスケアシステム要素，および家族システム要素などの要因を包含する。

　導き出される看護診断は，家族の4つの機能に対する焦点に関連し，また，個々の家族成員の治療的セルフケア・デマンド充足が他の家族成員や家族構造・機能に及ぼす影響に関係する。したがって，家族への看護とは，個々の家族成員の現存もしくは予測される治療的セルフケア・デマンド，セルフケア・エージェンシー，および依存的ケア・エージェンシーに働きかけるし，また，個々の家族成員の治療的セルフケア・デマンド充足が他の家族成員や家族構造・機能に及ぼす影響にも働きかけるものとなる。家族がサービス単位であるとき，看護診断の叙述には，個々人のセルフケア不足と依存関係に関することと同時に，家族の機能に関係するものとが含まれる。看護システムのデザインにおける関心事は，各成員のセルフケア要件と能力から，家族内での役割と相互関係性，およびそれら相互関係性が家族成員のセルフケア・デマンドとセルフケア・エージェンシーに及ぼす影響へと，移行する。夫と妻のセルフケアシステムの連接，子供へのケアシステムとの連結，および家族成員の対人関係的行動などが例としてあげられる。

処方と調整操作

　サービス単位が家族であることがはっきりすると，看護師はその単位の各成員に対して特別な責務をもつことになる。ケア目的――看護が包摂される理由――は，相互作用を営む個々人の治療的セルフケア・デマンドの充足，あるいはセルフケア・エージェンシーの調整・開発からなる単位全体の安寧に向けられる。処方と調整操作はこの責務に一致する。時には，一個人の最良の関心が家族全体の関心を下回ることがある。たとえば，慢性疾患を患う高齢の祖母にとって，在宅で面倒をみてもらうことが最善であるかもしれないが，家族の健康と安寧にとっては，祖母の治療的セルフケア・デマンド充足が非常に否定的な影響を及ぼしているかもしれない。高齢の祖母が看護師の患者であると，看護師の家族成員に対する責務は限定され，現に存在するセルフケア不足や予測されるセルフケア不足のタイプをただ伝達するにとどまるかもしれない。ケア提供の環境（たとえば，家）が患者（祖母）にとって不適切になりはじめたならば，看護師の責務は祖母に向けられ，その結果，環境を評価し，患者を十分にケアするように調整することが看護師に求められよう。こうした状況において最初にとるべき行為は似ているかもしれないが，その後の方策は全く異なる可能性もありうる。看護師は祖母のナーシングホームへの移動を推奨するかもしれないし，祖母のニードを充足するために，家族成員にスケジュールを変更するように要求し，これまでとは異なった個人的ケアパターンを推奨するかもしれない。家族はニードと欲求を黙認したり，時には軽視し続けることがあろう。成人が一緒に生活する家族のために確立するケアシステムは，共住していない成人のためのシステムとは大きく異なる。たとえば，成人した娘が母親のケア責任を負うことがある。一緒に生活していないので，娘は直接的には母親のセルフケア産生操作には包含されず，そのため，補完的ケアが必要になると，第三者の支援を要するであろう。

　一例として次のような状況をあげてみる。Burke一家は，母親，父親，および2人の姉妹（その一方は慢性疾患を患っている）から構成されている。家庭訪問を通じて，看護師は個々の成員と家族システム要素を査定し，母親が自身のケアには注意を払わず，病児の治療的セルフケア・デマンドの充足ともう一方の子どものケアにのみ全エネルギーを費やしていることに注目した。父親は自分自身のデマンドを充足しているが，他の家族成員のケアを支援することはできなかった。母親は適切な食物摂取の維持，休息と活動のバランスの維持，および孤独と社会的相互作用のバランスの維持に関して，不足を経験していた。その結果，彼女は夫との愛情におけるニードをも満たしていなかった。夫は子どもの依存的ケアのニードの充足には参与せず，また，妻のセルフケアやその他の個人的ニードを充足するように，妻を支援することもなかった。依存的ケアとセルフケアの状況から，家族の情愛に関する機能は崩壊していた。

　この家族の状況は合法的な看護状況となりうる。すなわち，この状況内では，母親のセルフケア不足と病児のセルフケア・デマンドに向けた介入が図られよう。適切な介入としては，妻と子どもに対する父親の依存的ケア能力を増大もしくは高め

るように援助することからはじまって，母親に代わって家族のヘルスケアの支援を手配すること，あるいは，時には家族の負担を減らすために，病児を家庭から別の場所へ移動することなど，多岐にわたるであろう。こうしたセルフケア・デマンドや依存的ケア・デマンドが充足された後にも，家族の情愛に関する機能が回復しないままであったならば，看護よりもむしろ家族カウンセラーの支援が必要となるであろう。

コミュニティタイプの状況における看護実践

　健康の決定要因に関する知識の拡大，ヘルスケア分配システムの変化，学際的な性格を有するシステム，そして経費をかけずにすべての人々に良質のヘルスサービスを提供するための努力を受けて，コミュニティヘルスシステムにおける看護を記述する新たなモデルが求められている。コミュニティ看護の実践は，伝統的な公衆衛生看護だけでなく，在宅ケアを包含しつつ，拡大してきている。コミュニティヘルスサービスの数と種類の増大化，入院期間の短縮化，および在宅ケアの推進により，我々はコミュニティ看護の概念を拡大する必要に直面している。
　感染症の顕著な減少と慢性疾患の上昇は，新しいパラダイムの開発をせまっており，それには，人口集団の疾病罹患について人口集団，個人，器官，組織，細胞，分子を含む多次元で研究していかなければならない。こうした研究の観点には，疾病に対して全体論的な見方をもつこと，また，健康に関連する事項に対して，多学問領域の取り込みの必要性を認識することが含まれる。さらに付け加えるならば，**コミュニティ参加**(community participation)が多くの研究に取り上げられているが，このことは，諸変数の明確化，用具の開発，および人々がまさに経験しているコミュニティ内での生態学的生活実態を反映するデータ収集について，領域を越えて，コミュニティと一体化して作業することを意味しているのである。
　コミュニティで働く看護師は，提供すべき直接的かつ重要なサービスを有する。コミュニティタイプの状況内にいる看護師が，地域保健従事者の焦点とは異なった看護の焦点をもち，それを維持し続けることができたときには，援助を受ける集団の健康と安寧の維持・増進にますます貢献することができよう。
　コミュニティタイプの看護状況において，看護師はコミュニティ変数の関係性，およびサービスの援助を受ける人々の健康と安寧とに絶えず関心を払う。以下の対象と共に，看護師は働く。
　1．家族，コミュニティ，および特別な環境内にいる個々人
　2．依存的ケアシステム内の個々人およびケア提供者。彼らは家族，コミュニティ，および特別な環境内に位置する
　3．特別な環境内にあって，コミュニティの文脈における集団
　4．特別な環境内で関係し合う人々のコミュニティ
　看護はすべて学際的文脈内で生じる。特別な知識基盤と技能を有する専門職者として，看護師は看護という領域の範囲と境界を確定し，看護の観点を各状況に適用する立場に位置している。そのような観点を開発するには，看護師がヘルス専門職

のもつ特性を明確に概念化することが必要である。この観点に他の学際的環境にいるヘルス専門職者の見方が付加されれば，なお一層，健康に関連した事項およびヘルスサービスの諸側面についての理解が増大するであろう。

コミュニティ看護の目標とは，健康の増進，保護，予防，および保持である。予防は第1次予防，第2次予防，第3次予防を包含し，第1次予防は問題の根源に焦点をあて，健康問題が生じる前の感受性をもつ人口集団を標的とする。第1次予防には，健康にとって有害な環境を監視・管理すること，および疾病罹患率の減少をめざす免疫やリプロダクティブなヘルスサービス提供といった早期介入の実施が含まれる。第2次予防は，危険となる行動を明らかにし，スクリーニングなどの早期発見を通して，また，行動変容カウンセリングや教育といった行動修正を通して，好ましくない健康結果を減少させるものである。第3次予防は，疾病改善のための医学的・看護的処置に焦点をおく。コミュニティの観点からみたこのタイプの予防は必ずしも「予防」そのものを指してはいないが，疾病蔓延を予防するための感染症の処置および罹患率を抑えるための慢性疾患の管理を包含する。

Labonte[6]は，世界保健機構オタワ憲章に基づいた政策を反映する「新しい」健康実践について記述している。その憲章の中では，健康とは生活するための一資源であると定義され，健康増進は健康経験を増大させるような生活状況の創造に中心があると概念化されている[8]。健康増進の焦点は，「厳密な意味での医学的・行動的決定要因から，心理的，社会的，環境的，および政策的観点にたって明記される健康の決定要因へと移行した。1人の人間の生命および生活状況における諸問題を明確にし，分析し，そして行動するための能力は処置と予防とを結合させ，そのことはヘルスケア専門職および保健機関の目標となる」。[6]

多人数サービス単位としてのコミュニティ

コミュニティを多人数サービス単位としてみる見方には，多様な方法でのコミュニティの概念化がみられる。コミュニティを1つの条件づけ要因と概念化することもある。Kirkpatrick[9]は，コミュニティを3つのメタファー，すなわち，原子論的結合モデル，有機体的機能モデル，相互人間的モデル，のうちのいずれかで表すこと

> ### セルフケアと関係するコミュニティの機能
>
> 1. コミュニティメンバーの治療的セルフケア・デマンドおよび依存的ケア・デマンドの充足を促進すること
> 2. セルフケア・エージェンシーの開発，保護，および行使を助長すること
> 3. 環境上の危険を調整し，コミュニティメンバーがそれら危険の影響を克服できるよう支援すること
> 4. メンバーの健康を監視し，感染症蔓延を予防すること

ができると提言している。コミュニティについての見解にはさまざまな概念やメタファーがあるが，セルフケア不足看護理論では，コミュニティ看護はセルフケアシステム，セルフケア実践，およびコミュニティとそれら変数との関係性に関心をおく。TaylorとMcLaughlin[10]は，**セルフケアと関係するコミュニティの機能**についてまとめている（p.381の囲みを参照）。

条件づけ要因としてのコミュニティ

　看護目標が，セルフケア・エージェンシーおよび治療的セルフケア・デマンドという人間変数に対してコミュニティ変数が及ぼす影響を変化させることであるときには，コミュニティが多人数サービス単位となる。各個人のセルフケアシステムとコミュニティを構成する多人数単位メンバーとしてのセルフケアシステムおよびコミュニティ変数は，相互に作用し合う構成要素となる。こうした状況におかれた看護師は，人口集団，集団メンバーの治療的セルフケア・デマンドの構成要素の概念化，コミュニティメンバーのセルフケア・エージェンシーの発達と有効性についての評価，ならびに重要な治療的セルフケア・デマンドとセルフケア産生にコミュニティ変数の条件づけ効果を関連づけることなどについて，考察できなければならない。

　そこで構成されるヘルスサービスシステムは学際的なシステムであり，看護行為はコミュニティ要素に向けられる。目標は，コミュニティシステムとその変数が健康と人間変数とに及ぼす影響を変化させること，コミュニティメンバーの治療的セルフケア・デマンドを充足するための行為を促進すること，あるいは，コミュニティメンバーのセルフケア・エージェンシーの開発と行使を助長することである（p.381の囲みを参照）。コミュニティ開発，集団過程，政策過程，およびコミュニケーションなどの戦略が用いられる。データ収集過程と分析方法は，医学の他に，看護，疫学，公衆衛生，社会学，心理学，政治学，コミュニティ開発，コミュニケーション，人類学などから引き出される。ヘルスサービス提供者らは，コミュニティの健康要件充足のために，人口集団および下位集団をさまざまな過程を用いて抽出・分類する。過程には以下の内容が含まれる。

1. 危険性の高い人口集団を明らかにするために，疫学的手法を応用すること
2. 必要なコミュニティプログラムを明示するために，公衆衛生の専門知識を駆使すること
3. コミュニティの観点にたち，健康に関連する優先順位とニードを明らかにするために，コミュニティ開発手法を活用すること

　健康関連サービスを必要とする下位集団が明確になったならば，セルフケア不足看護理論を用いることにより，コミュニティシステムの関連性を検証するための構造，セルフケアシステムとセルフケア実践との構造，および看護がそうしたサービスの企画・提供において果たすことができる役割を明らかにするための構造が提供される。この種の分析は，契約当事者の明確化にとって有用である。当事者には，個々人，集団，あるいはコミュニティ全体が含まれるであろう。看護は単独ではなく，他の専門領域と連携しつつ行動する。しかしながら，学際的環境内での看護の

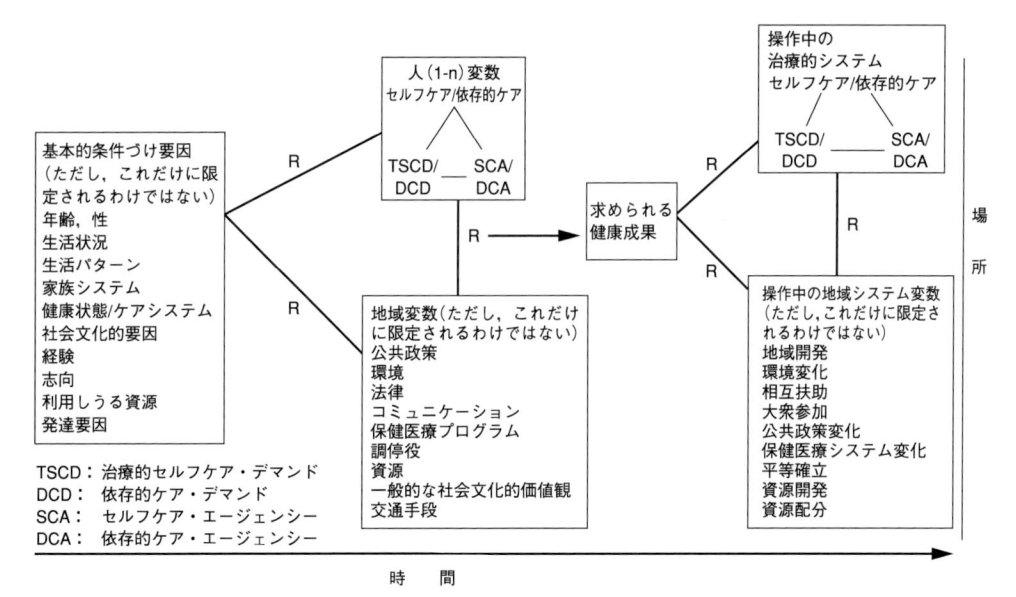

図 14-4 セルフケアからみたコミュニティ看護実践モデル
"Orem's general theory of nursing and community nursing", by S. G. Taylor and K. McLaughlin, *Nurs Sci Q*, 4：153-160, 1991 より許可転載。

貢献もしくは独自の観点は，看護固有の対象に関連しているのである。コミュニティ看護実践モデル(図14-4)は，看護にとって重要な変数とそれら変数間の関連性を図示しており，学際的ケアシステムの看護構成要素を構造化するための方向性を提供する。

原子論的結合モデル：集合体としてのコミュニティ

　このモデルでのコミュニティとは，「1つの集合体，すなわち，自己の利益を有する個人の集合」と概念化される。このモデルの観点にたつと，あなたも私も罹患するかもしれない感染症，また他者にうつすかもしれない感染症から自分を守るために，予防接種を受ける必要がある，となる。したがって，データは個人レベルとコミュニティレベルから収集し，分析と介入は，どちらか一方だけに対して，あるいは両者に対して実施される。
　たとえば，安全な性行為とエイズとの間の関係について知ってはいるが，実践しようとしない多くの人々についてデータを収集したとしよう。分析は，安全な性に関する仲間の価値観の探究といったような，個人と集団変数との間の関係性の検討が含まれる。処方としては，安全な性行為の方法を理解できるように援助する教育プログラムを企画し，個人レベルでの処方を実施するであろうし，また，コンドームを容易に入手できるようなコミュニティレベルでの処方が行われよう。

有機体的機能モデル：機能的実体・システムとしてのコミュニティ

　全体性に焦点をあてるこのモデルの観点からすると，コミュニティは一実体にして，1つの有機体とみなされる。「有機体とはある種の構造を表示し，その中で，依存関係および一定の相互作用を保持しつつ，より高次レベルが低次レベルを包摂・調整する」(p. 65)[9]。このモデルでは，一般システム理論を活用し，集団やコミュニティの概念および相互関係性の理解が図られている。

　こうした観点からコミュニティを概観することにより，看護師は，コミュニティシステムが，セルフケアと関連してコミュニティ機能を達成できるような方法で働いているか，という疑問に関心を払う(p. 381の囲みを参照)。この疑問に答えるには，セルフケアシステムと稼動中のコミュニティシステムに関するデータを検討するであろう。たとえば，限られた収入しかない人々のセルフケアシステムには，地域の食事配給がしばしば含まれる。これらは，十分な食物摂取の維持や孤独と社会的相互作用のバランスの維持といった，治療的セルフケア・デマンドのいくつかの構成要素の充足に寄与する。看護の焦点は，人々の治療的セルフケア・デマンド（特に，十分な食物摂取の維持，排泄に関するケアの提供，孤独と社会的相互作用のバランスの維持，正常性の促進，発達を妨害する諸要因の克服）の構成要素を充足するために必要な行為と能力におかれる。そのためには，サービス利用の知識，サービス入手の能力と動機づけ，および提供される食物の質に関心が払われるであろう。もしも行為制限がコミュニティ要素あるいは食物の質に関係していたり，環境が治療的セルフケア・デマンドとの関係において不適切であったならば，看護師の処方には，コミュニティ開発戦略の活用，および必要な変化を達成するために政治的過程の駆使が含まれるかもしれない。

相互人間的モデル：関係し合う人々としてのコミュニティ

　相互人間的モデルでは関係性に中心がおかれる。他者に対する振る舞いは自己愛からではなく，他者なくしては己は存在しえないとの認識から生じる。自己は，我-汝の関係においてのみ満たされるのである。この観点におけるコミュニティについての考え方は，他者と直接的接触をもちうる人々に限定されるのではなく，「相互に接触し，またその準備がある」人々が含まれる (p. 143)[9]。こうしたコミュニティについての考え方は，教育だけでなく健康なライフスタイルを促進するための公的な政策や法律制定，およびその他の戦略によって，健康上の変化は達成されるとする健康的な都市および健康増進を論じた文献に反映されている[7]。

　コミュニティを形成する個々人を同定化した後，看護は，健康に関連したセルフケアについての彼らの目標と価値観，セルフケアに対するコミュニティ内の相互作用の関係性，健康に関連したセルフケアの目標達成能力を制限する要因，セルフケア能力の開発と行使を助長する相互作用と関係性，および必要な諸資源に焦点をあてるべきである。こうした見解のもとで，コミュニティの構築をめざすコミュニティ

開発戦略やコミュニティメンバーが自身のために行為するように助長するための看護処方を統合していくのである。

コミュニティにおけるヘルスケアシステムの看護の構成要素の構造化

　行為システムとしてのヘルスケアシステムは，健康に関連した事柄の管理という特別な目的が創造されてはじめて存在する。システムの性質は，そのシステムを構成する人々，達成すべき成果，および資源配分を含むコミュニティの価値体系により変化する。看護システムはヘルスケアシステムの一構成要素である。したがって，ヘルスケアシステムとコミュニティ看護のもつ学際的性格を認識したうえで，看護システムは，他の専門職モデルと連結し，また公衆衛生モデルと統合化した看護モデルを使用してデザインされるべきである。そのようなモデルを本書では提示している。看護の構成要素の構造化には，期待される目標を達成するためにはどのサービスが必要であるか，およびどの資源が入手可能であるかの決定が含まれる。まず看護に関係する変数と変数間の関係の同定化，看護の視点からみた人口集団の記述，看護実践操作の明確化，看護システムとその他のヘルスケアシステム，構成要素との連結の明確化，そしてヘルスケアシステム全体に包含される人々の役割の決定と配分へと，過程はとる。

コミュニティ看護実践モデル

　セルフケア不足看護理論の見解からみた**コミュニティ看護実践**とは，ヘルスケアシステムおよび健康増進と疾病予防の望ましい成果について思考することを包含する。看護は，必要なだけの量と質のセルフケアを維持できないという看護固有の対象に焦点をあてるが，コミュニティに携わる看護師は，個人の治療的セルフケア・デマンドとセルフケア・エージェンシーについてだけでなく，それ以上の諸変数の価値を考えることが求められる。看護師はそれらの変数を人口集団，コミュニティ，操作中のコミュニティシステムと関連づけて考えること，および人間変数との関係について考えることができなければならない。

　コミュニティでは，ヘルスケア専門職者は諸問題の理解に努めながら従事する。特に，看護はセルフケアを説明するところの人間変数の関係，およびそれら人間変数に影響を及ぼすコミュニティ変数に関心をおく[10]。

　図14-4は，看護の関心範囲を描写し人間とコミュニティ変数との関係性を概観するうえで助けとなる。また，コミュニティ内のヘルスケアシステムの看護構成要素を構造化するための基盤を提供する。

看護目的のための人口集団の記述

　看護に関係する諸変数を図14-4に明示したが,人口集団の記述はこれら変数に関するデータから導き出される。看護目的のために人口集団を記述するにあたって,行政官もしくは企画担当者は,システムの中でどのデータを入手でき,どのデータが必要であるかを決定しなければならない。現存する健康危険度を評価するための疫学的・医学的データに加えて,セルフケア制限に関する情報も必要である。AllisonとMcLaughlin-Renpenning[11]は,セルフケア不足看護理論に基づいて構造を開発し,388頁の囲みに示したように,看護人口集団の記述用に再構成した。

看護実践操作

　コミュニティ看護実践では,看護師は個人,家族,集団,およびコミュニティに関するデータを収集し分析する。看護実践操作には,サービス単位を同定化すること,特別なサービス単位の看護システムをデザインするために,いつデータを収集するかに注意を払うこと,そして,健康,セルフケア,もしくはその他の変数におよぼす条件づけ効果を明示するデータ収集の時期を確定すること,が含まれる。多人数単位が包含されるときには,この実践操作はさらに複雑になる。その際,先述した多人数単位の分類やケアシステムカテゴリーが,思考を明晰にするうえで有益であろう。この段階は,看護の役割,看護サービスの境界線,および他の専門職領域と看護との関係性を理解するために重要である。

診断と処方

重要な質問

　コミュニティ看護実践では,2つの関連し合う質問が看護師の診断と処方の手引きとなる。まず第1の質問とは,健康の成果あるいは求められる変化とは何かである。先述したように,主要な望ましい成果とは,生活の質と安寧の増進に加えて,疾病,傷害,不能,および早死の予防である。これら望ましい成果を得るための基盤には,サービスの万遍ない利用可能性とヘルスサービスの経費コントロールがある。第2の質問とは,健康の成果もしくは求められるべき変化を達成するには,どのようなヘルスケアシステムのカテゴリーがこの状況に適しているか,ということである。

　人間変数とコミュニティ変数についての情報を収集するが,情報源は人間,研究論文,統計情報などであろう。これらの情報は,コミュニティ変数とセルフケアシステムとの間の関係を査定するために調査される。この査定に基づいて,当該状況にとって適切なヘルスケアシステムは個人,家族,集団,下位集団,コミュニティ全体のどこに狙いを定めるべきかの決定が下される。収集すべきデータの種類,そのデータに付される意味,および適切な介入方法の決定に際して,コミュニティ看護は,看護理論と関連理論のほかに,疫学,公衆衛生理論,地域開発,社会学,経

済学，保健管理，法律，政策，管理，および環境科学を取り込む。看護システムは看護提供という特別な目的のためのものかもしれないし，あるいは，コミュニティの全般的健康と安寧に関わっているより大きな学際的システムの一部をなすためのものかもしれない。両タイプのシステムが同時期に操作されることもある。

人間変数の価値の評価

看護師にとって重要な人間変数は以下のとおりである。
1. セルフケアシステムあるいは依存的ケアシステムの特徴
2. 治療的セルフケア・デマンドあるいは依存的ケア・デマンドの性質
3. セルフケア・エージェンシーあるいは依存的ケア・エージェンシーの発達段階と行使中もしくは行使可能な範囲

これらの変数はすべて，基本的条件づけ要因，すなわち，年齢，性，発達状態，生活状態，生活パターン，家族システム要因，健康状態，ヘルスケアシステム要因，社会文化的組織，利用可能な資源，および経験によって影響される。基本的条件づけ要因は単一で，またいくつか組み合わさって変数の価値に影響を及ぼし，特定時期に特別な形で変数は表現される。個人が多人数単位の一部となりはじめると，各変数の表現はその単位を構成する人々の相互作用や対人関係によって影響を受ける。そうした表現のされ方は，またその単位を構成する一人ひとりの治療的セルフケア・デマンドやセルフケア・エージェンシーの相互関係性によっても影響される (Taylor, 1989)[10]。

Hemstrom[12]は，ある複雑なクライエント集団を対象にしたコミュニティヘルス看護の開発の過程を，某私立大学の学士課程修了生に提示している。それは近隣集団との協働作業であり，人口集団を代表する対象を選択し，彼らの関心事について面接調査したものである。データを総括し推論の後，看護介入を要する諸問題を明確にし，優先順位をつけた。

コミュニティ変数の価値と意味の評価

利用可能な資源，環境，公共政策，法律，コミュニケーションネットワーク，ヘルスサービス，および調停役などを含むコミュニティ変数は，セルフケア実践とセルフケア・エージェンシーの行使・発達を明らかに条件づける。看護師は，確定した変数のデータを収集し，それら変数間の関係性を探究し，そして看護理論と関係理論を用いて，看護固有の対象に関係するデータに意味を付す。このステップは看護活動そのものでもあるし，学際的努力とも言える。看護固有の対象に情報を関連づけたり，また看護特有の意味をより広範囲な状況の解釈に統合したりしてのこの過程の結果，「何であるか」についての結論が導き出される。

健康成果あるいは追求すべき変化の明確化

看護システムの構築にあたっては，追求すべき健康の成果あるいは必要な変化を明確にすることが必要である。これらの成果は，コミュニティメンバーと健康増進への価値観，すなわち，第1次，第2次，第3次予防，ヘルスサービス経費の調整，および利用可能性を反映する。介入システムのデザインにあたっては，この過程が目ざす最終目標を理解することが必要である。戦略方法の選択，調整，および評価

看護目的のために人口集団の記述における諸データをカテゴリー化するための構造

1. 基本的条件づけ要因
    1.1. 個人的
        1.1.1. 年齢
        1.1.2. 性
        1.1.3. 居住と環境要因
        1.1.4. 家族システム要因
        1.1.5. 教育，職業を含む社会文化的要因
        1.1.6. 社会経済的要因
    1.2. 生活パターン
    1.3. 健康状態とヘルスケアシステム要因
        1.3.1. 医学的診断
        1.3.2. 看護師からみた状態
        1.3.3. 健康状態についての患者の見解
        1.3.4. 健康状態についての家族の見解
        1.3.5. ヘルスケアシステムの特性――領域，サービス，ケア
    1.4. 発達的セルフケア要件の充足に関連した発達状態
        1.4.1. 患者の目標と将来への展望
        1.4.2. 発達的潜在能力の客観的評価
        1.4.3. 健康状態，生活状況を考慮した自己管理能力
        1.4.4. 自己管理に影響を及ぼすうえで必要な要因，あるいは影響を取り除くうえで必要な要因
2. 治療的セルフケア・デマンド
    2.1. 普遍的セルフケア要件に関連した行為
        2.1.1. 十分な空気摂取の維持
        2.1.2. 十分な水分摂取の維持
        2.1.3. 十分な食物摂取の維持
        2.1.4. 排泄過程と排泄物に関するケアの提供
        2.1.5. 活動と休息のバランスの維持
        2.1.6. 孤独と社会的相互作用のバランスの維持
        2.1.7. 人間の生命，機能，安寧に対する危険の予防
        2.1.8. 人間の潜在的能力，既知の人間能力の限界，および正常でありたいという欲求に合致する，社会集団の中での人間の機能と発達の促進
    2.2. 発達的セルフケア要件
        2.2.1. 身体機能の基礎が造られたりダイナミックな発達が進む段階で，人間の体の発達にとって不可欠な適切な資源（たとえば，水と食物）と条件を提供し，維持する
        2.2.2. 快適・安全という感情，他者と密接な関係にあるという感覚，およびケアを受けているという感情を確かなものとする物理的，環境的，社会的条件を提供し維持する

2.2.3. 感覚喪失および知覚過剰双方を予防する条件を提供し維持する
2.2.4. 情緒的・認識的発達を促進・継続する条件を提供し維持する
2.2.5. 知的，実践的，相互作用的，および社会的技能を含みつつ，社会の中で生活するのに不可欠な最初の，またより進んだ技能開発を助長するための条件と経験を提供する
2.2.6. 自己感覚および家族や地域という世界内にある人としての自覚を強化するための条件と経験を提供する
2.2.7. 恐れ，怒り，不安の生起を予防するために物理的，生物的，社会的環境を調整する

2.3. 健康逸脱に対するセルフケア要件
2.3.1. 適切な医学的援助を求め，確保すること
2.3.2. 発達への影響も含め，病理学的な条件と状態がもたらす影響と結果を認識し，それらに注意を払うこと
2.3.3. 医師が処方した診断的・治療的処置，およびリハビリテーションを効果的に実施すること
2.3.4. 発達への影響も含め，医師が処方もしくは実施した医学的ケアの，不快や害をもたらすような影響を認識し，注意を払い調整すること
2.3.5. 自分が特殊な健康状態にあり，専門的な形の保健医療を必要としていることを受け入れることで，自己概念（および自己像）を修正すること
2.3.6. 病理学的な条件と状態の影響，ならびに医学的な診断と治療処置の影響のもとで，持続的な人間としての発達を促進するようなライフスタイルを守って，生活することを学ぶこと

3. セルフケア・エージェンシー
 3.1. セルフケア制限，能力
    3.1.1. 知ること
    3.1.2. 決定すること
    3.1.3. セルフケアを遂行すること
 3.2. セルフケア・エージェンシーの力構成要素
    3.2.1. セルフケアにとって重要な条件と，自己に関して注意を払い，そして必要な用心を向ける能力
    3.2.2. セルフケアに対する身体的エネルギーの制御的使用
    3.2.3. セルフケアに対する身体および身体部分の位置をコントロールする能力
    3.2.4. セルフケアの枠組みの中で推論する能力
    3.2.5. セルフケアへの動機づけ
    3.2.6. 自己のケアについて意思決定し，それらの決定を操作できるようにする能力
    3.2.7. 信頼できる資源からセルフケアについての技術的知識を獲得し，記憶し，操作できるようにする能力
    3.2.8. セルフケア操作の遂行に適した認識技能，知覚技能，操作技能，コミュニケーション技能，および対人関係技能のレパートリー
    3.2.9. セルフケアの規制的目標の最終的達成に向けて，個別的なセルフケア

行動あるいは行動システムを，先行および後続する行動と関係づける能力
- 3.2.10. セルフケア操作を，個人，家族，地域の生活に関する適切な見解をもって統合しながら，一貫して遂行する能力

4. 依存的ケア・エージェンシー
  - 4.1. 依存的ケア能力と制限
    - 4.1.1. 知ること
    - 4.1.2. 決定すること
    - 4.1.3. 依存的ケアを遂行すること
  - 4.2. 依存的ケア・エージェンシーの力構成要素
5. 基本的能力と資質
  - 5.1. 能力と資質に影響を及ぼす条件づけ要因と状態
    - 5.1.1. 遺伝的・体質的要因
    - 5.1.2. 覚醒状態
    - 5.1.3. 社会的組織
    - 5.1.4. 文化
    - 5.1.5. 経験
  - 5.2. 選定された基礎的能力
    - 5.2.1. 感覚——固有受容と感覚受容
    - 5.2.2. 学習
    - 5.2.3. 運動あるいは仕事
    - 5.2.4. 身体とその部分の位置・運動の調整
    - 5.2.5. 注意
    - 5.2.6. 知覚
    - 5.2.7. 記憶
    - 5.2.8. 動機づけや情緒的過程の中枢的調整
  - 5.3. 知ることと実行する能力
    - 5.3.1. 理性
    - 5.3.2. 操作的思考
    - 5.3.3. 学習技能——読む，数える，書く，手先，推論，言語，知覚
    - 5.3.3. 思考し実行するうえでの自己一貫性
  - 5.4. 目標追求に影響を及ぼす資質
    - 5.4.1. 自己理解
    - 5.4.2. 自覚
    - 5.4.3. 自己概念
    - 5.4.4. 自己価値
    - 5.4.5. 自己受容
    - 5.4.6. 自己関心
    - 5.4.7. 身体的機能の受容
    - 5.4.8. 自己のニーズ充足への意欲
    - 5.4.9. 将来への方向づけ
  - 5.5. 重要な指向能力と資質
    - 5.5.1. 時間，健康，他の人々，事象，事物への指向

5.5.2. 優先順位システムあるいは価値ヒエラルキー——道徳，経済，美，物質，社会
5.5.3. 興味と関心
5.5.4. 習慣
5.5.5. 身体とその部分を使う能力
5.5.6. 自己と個人的事柄を管理する能力
6. 治療的セルフケア・デマンドおよびセルフケア・エージェンシーの発達・操作・実施に影響を及ぼすコミュニティ変数
6.1. 公共政策
6.2. 環境
6.3. 法律
6.4. コミュニケーション
6.5. ヘルスケアプログラム
6.6. 調停役
6.7. 資源
6.8. 主な社会文化的価値
6.9. 交通手段

Allison SE, McLaughlin K：*Nursing administration in the 21st century：a self-care theory approach*, 1998, Sage Publications, pp. 73-78 より転載．
データカテゴリー1～5とデータ項目は，"*Nursing：Concepts of Practice*" のこれまでの版に訂正・説明されているセルフケア不足看護理論の概念的かつ現実的要素を表している．

は，健康成果もしくは必要な変化に依る．明確になった成果や選択した戦略は個人レベルの場合もあるし，またコミュニティレベルの場合もある．

デザインと計画立案

　コミュニティ看護のためのデザインと計画立案においては，看護師は個人のセルフケアシステムに及ぼすコミュニティの条件づけ効果を関連させると共に，人口集団の観点から考えることが必要である．達成すべき目標を遂行するためのデザインと計画立案は，健康成果，操作中のコミュニティシステム，および治療システムと相互に関係しあう．コミュニティがサービス単位の場合，操作中の治療システムは従属変数であると同時に，すべての人々に達成させる健康目標の範囲を決定するためのデータ源である．稼動中のコミュニティシステムは，望ましい目標達成のための操作変数となる．

操作中の治療システム

　操作中の治療システムとは，関係する人口集団を形成する人々の集合的セルフケアシステムである．このシステムは，すべての人々の治療的セルフケア・デマンド，複合的知識，能力，およびセルフケア遂行の動機を包含し，コミュニティシステムによって条件づけられる．

操作中のコミュニティシステム

コミュニティシステムは，コミュニティの維持とその機能にとって不可欠である。治療システムおよび健康成果や望ましい変化と相互関係を有するコミュニティシステムのうちのいくつかは，環境管理，公衆の参与，相互扶助，公共政策・統治，ヘルスサービス，資源管理，および教育を包含する。

調整操作と治療的操作

追求される結果

すべての看護実践と同様に，コミュニティ状況における調整的看護実践の操作を通じて追求される結果には，以下のものが含まれる。
1. 治療的セルフケア・デマンド，あるいはコミュニティ全構成員に共通してみられる構成要素を継続して充足すること
2. セルフケア・エージェンシーという力を調整・開発すること
3. セルフケア能力の保護あるいは将来の発達を確保すること

関係する変数

結果達成のための戦略では，コミュニティ変数とコミュニティシステムに焦点をあてることが多いが，その場合，ケアシステムは学際的な色彩をおび，看護の観点に他の専門領域の独特な観点を導入したものとなる。

実践状況では，診断，処方，調整の諸操作は，看護師-患者相互作用の範囲と強度が変化するに伴い，環状パターンを呈する。対象となるサービス単位が一個人から多人数単位へ変化することもあるし，ケアシステムが，多数の情報が活用されるにしたがって，一看護システムから学際的システムへと変化することもある。

健康成果の評価：コントロール操作

健康成果——すべての人々の健康とコミュニティ機能——の評価は，重要な調整操作の1つである。この評価は形式的にして総和的であり，評価の中心は，望ましい成果，収集した情報，分析の正確さ，用いた調整的・治療的操作，およびすべての人々にとって健康目標が達成された範囲におかれる。

ケーススタディ

以下の例は，本章の見解と一致したコミュニティ看護について記したものである。「何であるか」すなわち課題を決定し，必要な変化への方向性を見い出すために，調査データは収集された。学際的チームにおける看護の果たす焦点と貢献を明らかに示し，また，変化のための戦略は，個人とコミュニティ全般とに向けられている。

1987年に，オタワ-チャールトン健康部局は，全住民を対象に，「動悸」と称するコミュニティを基盤にした第1次予防を開始した[13]。2つのコミュニティ調査からのデータによると，心疾患がその地区の死亡・障害の主要な原因であり，80％の居住者は少なくとも心疾患の危険因子を1つ有していることが明らかになった。この

プログラムを企画・実施した学際的チームにおける看護師の役割は，以下の2つであった。

1. ライフスタイルと個人および家族の健康との関連性（条件づけ要因，治療的セルフケア・デマンド，およびセルフケア実践との関連性）についての自覚を高めること
2. ライフスタイルの選択に関して，人々の動機づけ，技能，および自信を強化すること（セルフケア・エージェンシーの開発と実践）

　変化への自覚を促し，それを支持するための多くの戦略方法が用いられた。その戦略には，10代の若者の禁煙を動機づけるためのコンテスト，仕事場，商店街，コミュニティセンターでの，コレステロール値，血圧，BMI測定とライフスタイル査定のための移動ステーションの設置，関連課題の健康フェアと展示会，個人が行動変容の障害物を明らかにできるよう援助するためとその障害物を克服する方法を開発するためという2つの目的をもった自助用具の提供，および，地域資源に関する情報提供などが含まれている。個人的な行動に関係する以上の戦略に加えて，自助グループの開発も行われた。コミュニティの物理的・社会的環境にも関心が向けられ，栄養部局は，地区のレストランが「心臓にやさしい」食事を提供するように働きかけ，食料品店では，お買い物助言メッセージが提示されたり，さらには，仕事場に健康増進施設や禁煙環境を設けるように奨励されたりした。ボランティアグループはこのようなプログラムの推進に動員され，支援・自助グループがコミュニティのメンバーを巻き込むための働きをした。追跡調査も計画され，報告者作成時にはまだ継続中であったが，初回の追跡では，成人1,000人への電話調査によると，18歳以上の喫煙者は1984年では32%であったが，1989年には20%に減少していた。

コミュニティ参加モデル

　コミュニティがサービス単位である場合，コミュニティの参加を助長したり妨害したりする要因を理解することが看護にとって重要となる。看護は社会的正義と公平とを貫くべきであると，Sawyer[14]は述べている。多くの看護文献でも，看護師は理想的には社会的行動に適合し，このことはコミュニティ参加という概念に生かされると主張されている。

　コミュニティが参加する方法は環境要因，すなわち，人口統計学的，経済的，政策的，および社会文化的要因によると主張する論文もみられる。Sawyer[14]によると，国際的に成功していると思われるコミュニティ参加プログラムには共通した要素がみられるという。成功例のプログラムは，人口統計学的，経済的，政策的，および社会文化的要因に関して，支持的な環境を有している。さらに，Courtneyらは[15]，これら文脈的要因がコミュニティ参加に必須なものであるとして尊重し考慮することが，参加を創造し維持するためには不可欠であると結論づけた。

　しかしながら，コミュニティ参加の概念を表現する用語は，コミュニティ包含，コミュニティ・エンパワーメント，またコミュニティパートナーシップといったよ

うにさまざまな表現が用いられている[14,16-18]。Gamm[19]は，コミュニティの健康を助長するうえでの3タイプのパートナーシップを提案した。

1. コミュニティ行為パートナーシップ。特別な問題あるいは特別な機会を追求するために形成される。
2. コミュニティ組織パートナーシップ。サービス内の同じような組織が，相互に一致した目標に向かって協働することに同意する。
3. コミュニティ開発パートナーシップ。コミュニティを多方面に方向づけ，また他領域にまたがるコミュニティ資産とサービスに寄与するところの協働活動に対して，人間と組織の参加を増大させようと試みる。

さらに，Gamm[19]は，コミュニティの健康のためのパートナーシップを生成し，健康改善活動を実施するには，指導者が，政策面の責任，経済面の責任，臨床・患者の責任，およびコミュニティの責任という4つの責任分野を認識し，それらに対応すべきであると提言した。

また，Courtneyら[15]は以下のようなパートナー過程のステップと戦略方法を提案した。

1. 潜在するパートナーを堀りおこす。
   a．個人，家族，コミュニティをよく知る。
   b．対話を促進する。
2. パートナーとして請う。
   a．危険覚悟で敢行してみる。
3. 役割の変化を遂行する。
4. パートナーシップ行為。
   a．パートナーシップ行為を開始する。
   b．パートナーシップ行為に従事する。

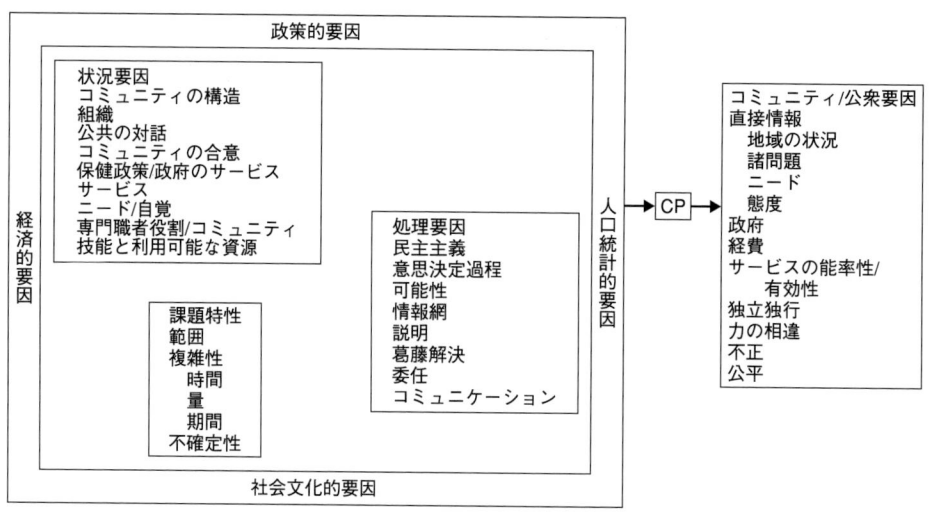

図 14-5　コミュニティ参加モデル
Isaramalai S：Community participation：a concept analysis, unpublished paper, Fall 1998, University of Missouri, Columbia. より。
CP：コミュニティ参加

ｃ．達成度合いを評価し，役割と目標を再度取り決める．
　コミュニティ参加に影響を及ぼす要因を，図14-5 のコミュニティ参加モデルにまとめてある．

まとめ

　看護システムは，意図的に構成されてはじめて存在する．多人数状況におけるより大きなヘルスケアシステムの中に看護システムを構築するには，個人の場合と同様に，集団，コミュニティ，および人口集団と看護を関連づけて考えることができなければならない．多人数状況における看護実践にとって必要なのは，サービス単位の同定化，および看護の固有の対象とサービスの領域と境界を包含しつつ，看護と称されるサービスを理解することである．さらに，看護師はセルフケア，治療的セルフケア・デマンド，およびセルフケア・エージェンシーという人間変数と，家族，コミュニティ変数，およびそこでのシステムとの相互依存性について理解を深めなければならない．

　家族やコミュニティタイプの状況における看護実践には，単独の個人が含まれたり，また看護の対象が個人であっても集団の成員としての個々人を包含するであろう．さらに，サービス単位として多人数集団を包含するかもしれない．多人数状況における看護デザインにとって重要なのはサービス単位の同定化である．この同定化こそが看護の提供と受容との契約を発展させるうえで不可欠なのである．集団過程とその相互作用が，対人的相互作用とその過程に合体したときには，サービス単位の一機能である看護操作にはさまざまなバリエーションが存在する．

　家族とコミュニティタイプの状況では，看護の対象が個人か多人数単位かにより，個人，家族，あるいはコミュニティのレベルでデータは収集されよう．時には，個人がサービス単位である看護システムと多人数単位としての看護システムという本来別個の看護システムが同時期に連動し合うこともある．

　コミュニティがサービス単位の場合には，ケアシステムは一般的に学際的システムとなる．セルフケア不足看護理論は，セルフケアに関連した人間変数と治療システムとの間の関連性，およびコミュニティ変数と操作中のシステムとの関係性を引き出すための指針を与えてくれる．また，本理論は学際的ケアシステムにおける看護の役割と責任を明確に記述するための指針も提供する．

文献

1. Macmurray J: *Persons in relation,* New York, 1961, Harper and Brothers, p 17.
2. Weiss P: *You, I, and the others,* Carbondale, 1980, Southern Illinois University Press, pp 270-287.
3. Geden E, Taylor SG: Theoretical and empirical description of adult couples collaborative self-care systems, *Nurs Sci Q* 12:329-334, 1999.
4. Orem D: *Nursing: concepts of practice,* ed 5, St Louis, 1995, Mosby, pp 230, 296-299.
5. Taylor S: An interpretation of family within Orem's general theory of nursing, *Nurs Sci Q* 2:131-137, 1989.
6. Labonte B: *Health promotion and empowerment practice frameworks,* Toronto, 1993, Centre for

Health Promotion.
7. World Health Organization: *Health promotion: development of discussion frameworks in the WHO Regional Office for Europe,* Geneva, 1988, World Health Organization.
8. Hartwick G: Developing health promoting practices: a transformative process, *Nurs Sci Q* 46:219-225, 1998.
9. Kirkpatrick FG: Community: *A trinity of models,* Washington, DC, 1986, Georgetown University Press, pp 30, 65, 143.
10. Taylor S, McLaughlin K: Orem's general theory of nursing and community nursing, *Nurs Sci Q* 4:153-160, 1991.
11. Allison SE, McLaughlin Renpenning K: *Nursing administration in the 21st century: a self-care theory approach,* Thousand Oaks, Calif, 1998, Sage, pp 73-78.
12. Hemstrom M: Application as scholarship: a community client experience, *Public Health Nurs* 12:279-283, 1995.
13. Sullivan LC, Carr J: Promoting healthy hearts, *Can Nurse* 86:28-30, 1990.
14. Sawyer L: Community participation: lip service? *Nurs Outlook* 43:17-22, 1995.
15. Courtney R et al: The partnership model: working with individuals, families, and communities toward a new vision of health, *Public Health Nurs* 13:177-186, 1996.
16. Brownlea A: Participation: myths, realities and prognosis, *Soc Sci Med* 25:605-614, 1987.
17. Hildebrandt E: Building community participation in health care: a model and example from South Africa, *Image: Nurs Scholarship* 28:155-159, 1996.
18. Sekgobela M: Community participation: the heart of community health, *Nurs RSA Verpleging* 1:30-31, 1986.
19. Gamm L: Advancing community health through community health partnerships, *Health Care Manage* 43:51-67, 1998.

第15章 看護師

● **重要項目**

一部代償的看護ケース	職業的（教育形態）
学究的努力	人口集団
看護管理	専門職
技術的（教育形態）	専門的（教育形態）
研究と開発	全代償的看護ケース
支持——教育的看護ケース	

　本章は，看護へのニードおよびそのニードを満たすための看護師による看護の産生をめぐって開発してきた作業を記した最終章である。看護師が知識領域かつ実践領域として看護を理解すること，そして看護を思考し，看護を個人や集団に提供するための看護師の能力が強調されている。

　セルフケア理論，セルフケア不足理論，および看護システム理論から構成されるセルフケア不足看護理論，ならびにこれらの構成概念は，看護実践や看護科学にとって有益であることが示されてきている。看護を理解するための枠組みとして，看護実践状況の具体的な現実と看護判断・意思決定にとって必要なデータの種類を示唆するものとして，さらには患者，看護師，他の状況的データを包含・組織化し，それに看護的意味を付与するための構造を提供するものとしても提示されてきている。

　すなわち，構成概念とそれらの間の関係は看護実践科学の開発と応用看護科学の同定化・開発において使用されてきたのである。このことは科学としての看護が実践科学と一連の応用科学の形態をとるという前提と合致する。

　看護の教育を受け，看護を実践する資格をもった人々は，看護の産生に，あるいは個人や多人数のための企画に従事したり，しなかったりする。ときには看護師は看護の中で混合した職業に身をおくかもしれないが，自身を看護専門職のメンバーであると考える。

　本章は看護師の準備教育についての総括を記している。看護実践者の教育，看護研究や他領域への移行のための準備，および専門的資格をもつ看護師の混合役割について考察する。これに先立って，看護実践者と看護管理者の必須の業務に留意しつつ，ニードを有する人口集団への看護提供業務について言及する。職業的・専門

職的看護師について，はじめに簡単に考察する。

職業・専門職の考察

　職業（occupation）という用語は，そのための訓練を受けた個人が真剣に従事する仕事，つまり活動の種類をさして用いられる。こうした人々は，必ずしもとは言えないが，生計をたてる手段として習慣的に活動に従事する。

　専門職（profession）という用語は，職業という用語と同様，仕事の追求をさして用いられる。この意味で専門職は，個人が何年にもわたる勉学と訓練を受け，高等教育機関による専門的資格の規準を達成し，実践への適性を判定する試験を受け，そしていくつかの領域で実践の免許を獲得する分野を意味する。看護においては，この意味での専門職という用語は，高度の専門的実践者になるため専門レベルの看護実践教育を受けた看護師と，技術的タイプのプログラムで看護教育を受けた看護師とを区別するための基盤となる。専門職はまた，資格保有を必要とする実践領域に携わるすべての人々をさしても用いられる。

　看護師は，関心，受けた看護教育，看護という仕事あるいはキャリアに対する指向性にさまざまな差異がみられるという問題を直視し，受容して，これからは社会集団における1つのヒューマンサービスとしての看護の存続と進歩にそれぞれがどう貢献できるかに関心を向けていかなければならない。一人ひとりの看護師が1つないしいくつかの職業領域の組み合わせの中で，効果的に実践する事柄こそが，人間社会における看護の存続と受容に貢献するのである。

　社会の中に専門職が存在するのは，社会の成員が人間に関する具体的な問題を明確にし，解決することができるようにするためである。看護の場合，そのような問題としては，自分自身をケアしなければならない人々あるいは他者からケアを受けなければならない人々の健康に由来する，もしくは健康に関連するセルフケア不足ないし依存的ケア不足に対する男性，女性，および子どもの主観的見方から生じる問題がある。これこそが，専門的資格と専門的能力を有した看護師が，看護実践，学問的努力，および看護理論の公式化と開発を通じて知識を獲得し，また研究を通じてそれらの知識を検証し，さらには実践のテクノロジーを開発し検証していかなければならない領域である。実践的看護知識の諸分野が理論的および実践的に区別され，開発されるにつれ，それらが図8-3に示した特定された分野をめぐって構造化されたとき，応用看護科学の形態が出現するのである。

　専門職は，その領域の中で現在存在する人間に関する問題およびこれから起こってくる問題を解決することによって社会に貢献することを目ざして自らを存続させ，前進させようとするのであるから，どの専門職も，(1) 社会集団に現在存在するニードおよびこれから起こってくるニードに合わせた専門的サービスの提供に携わるメンバー，(2) サービスを提供するうえで必要な数の有資格の新しいメンバーの教育，およびすでに実践に従事しているメンバーの継続教育に携わるメンバー，(3) その専門職領域に特有な実践・応用科学の開発に携わるメンバー，を有している（図4-1参照）。このようにみてくると，看護の職業領域のすべてが，世界中のどの

社会においても看護の存続と進歩のために不可欠であることがわかる。国際的な看護師の連携と協力がますます増加しつづけている。

　専門職は，理想的には，社会の中での存在理由を充足していく活動にその特徴がある。ヘルスサービス専門職は，おのおのの科学とテクノロジーを開発させていくというデマンドと，援助を受ける人口集団の多様な状況と関連させた変化への対応というデマンドの両方に遭遇している。看護においては，開発と変化に対するデマンドは大きく，また増え続けている。

　何年にもわたって，看護師は，看護実践にとって不可欠な人間の資格を調整することや，看護の領域と境界を明確にし，他者にそれを提示することや，ある範囲の資格を有する看護師がヘルスケア状況内で実行すべきことを確立することや，また看護の領域と境界を維持することに積極的ではなかった。一専門職としての看護の特性に看護師が関与できないと，看護実践の教育や訓練が不適切であったり，看護課程の中に看護科学が欠如してしまうであろう。ケアリングやコミュニケーションといった対人的な内容は看護師の準備教育プログラムにとって重要であるが，そのような内容は，人々が看護を必要とし，看護を通じて援助される理由を表してはいない。看護を必要としている人が存在することは，多くの教育プログラムでは当然のこととしているが，ある生活状況の中にいる特別な個人が看護を必要とし，看護を通して援助されうる理由を説明してはいないのである。

　アメリカおよび世界の他の国々にいる看護師たちは変化に直面している。今日，看護師たちが看護の存在理由を明記し，看護の領域と境界を維持するために実行することこそ，これからの世代の看護師に求められる運動を決定するであろう。この運動は開発への動きであり，修正し続ける動きではない。

　看護師が看護実践の責任を負うための自由をもつことは重要である。看護師は看護実践に対する自分自身の能力の深さと広がりを，また具体的な実践状況内における看護師としての合法性を理解すべきである。看護学生および看護師は，看護の職業・専門職業に適合する場所を批判的に検証していかねばならない。異なった形態の実践準備教育を受けた人々の役割と役割に伴う責任を区別することを，看護学生は理解すべきである。職業・専門職の分野で人がどのように動くかは，その人が最初にはじめた場所により，大方は決定される。

看護師の教育・概観

　アメリカ合衆国では，1873年に最初の学校が開校されて以来看護学校が急増した。その発展の初期段階における看護教育は，関心をもつ一般市民あるいは多くの病院に関係する専門家によって推進された。先駆をなしたいくつかの看護学校は，少なくとも部分的にはロンドンの聖トマス病院付属ナイチンゲール看護学校にならって構想された(pp. 7-9)[1]。この看護学校は，フローレンス・ナイチンゲールの後援とナイチンゲール財団の財政的支援のもと1860年に開設された（pp. 225-238)[2]。第二次世界大戦以来，看護はいわゆる科学の時代に入った。今や看護教育は，広く教養科目，人文科学や行動科学・社会科学，および指導・管理学などの基礎領域を

取り込むまでに拡大されている。もちろん生物学や医学などの伝統的な課目も看護教育プログラムの中に残されており，ときにはそれらが拡大されたり，再び強調されたりしている。

　人文科学の知識がますます増加し，またヘルスケアと医学テクノロジーが複雑化するにつれ，大学レベルでの看護師養成への要請がますます強まってきた。加えて社会関係法の制定（老人医療保険と医療扶助）により，看護を提供し管理する看護師および彼らを援助する人々に対する需要が大幅に増加した。セルフケアの援助に従事する人々の数と種類は1940年以来急速に増加した。それら従事者のすべてが看護師として養成されたり，その免許をもっているわけではない。看護師は，コミュニティの看護に対する要求を充足する活動をさまざまな外的・内的な要因によって制限されている。これらの制限要因には，時間，社会の一般的状況，関心，価値観，および看護師のコミュニティについての能力がある。看護サービスの効率的な組織化は，看護を提供するうえでも，また看護師の満足感を維持するうえでも不可欠である。今日の看護師は，過去の看護指導者に劣らず有能である。変化する看護に対する要求を充足し，それに歩調を合わせていく方法を見いだすことは，看護師一人ひとりの任務であり挑戦課題である。看護師は，安全で効果的な看護を確実に行えるようにする看護実践の基準に向けて社会を変えていくうえで重要な役割を果たす。他のいかなる集団も看護師に代わってこの課題を遂行することはできない。看護師は，自らがコミュニティの中で提供するサービスの質に対して全面的に責任を負っている。

　若い世代に属する看護師は，現代の科学とテクノロジー，および教養科目に基づく豊かな内容の教育を受けている。看護のわざ（アート）の面では，若い看護師はまだ形成段階にあるかもしれないが，その発展のための基礎固めという点では，多年の看護経験をもつ看護師を凌駕しているかもしれない。若い看護師や看護学生は，現在用いられている技術や実践方法を評価し，時に疑問視する。これは新しい世代の役割であり，そのようにして看護の実践は改良され，豊かなものになっていくのである。看護実践は固定化され，機構化される傾向があるので，これに変革を加えることは容易ではない。しかし発展的変革なしには，看護の有効性は停滞し後退する。若い看護師や看護学生は，思慮深い効果的な看護実践によって看護の知恵を築いてきた経験豊かな看護師から，記録に残されてはいないが妥当な看護技術の知識を学びとるべきである。技術を開発し，その有効性を証明した看護師は，看護知識体系の発展にその情報を役立てるべきである。看護実践の技術を開発し，検証し，記録することは，看護知識体系の永続的発展のための重要な任務である。

　アメリカ合衆国では，看護におけるある特定の役割のための看護師教育が行われている。これは他の分野でも行われており，そのサービスがますます多くの人々にさしのべられていることの証左である。看護教育プログラムの内容と期間は，さまざまなタイプの看護師をどのような役割に対して養成するかによって違ってくる。コミュニティや施設における看護の供給では，各タイプの看護師がどのような貢献を看護に対してなすべきかが明確にされるべきであり，また患者と看護師の双方の利益のためにさまざまの役割を協調させる努力のための教育がなされるべきである。いくつかのタイプの看護師の間で業務を区分するのは，それぞれの役割を協調

させる努力がなされないかぎり混乱につながる。看護に対する患者のニーズを評価し，看護援助システムをデザインする能力をもつ看護師，およびある特定の看護の役割のために養成された看護師を監督する能力をもつ看護師への需要が増大している。看護教育における変化と看護実践における変化は相互に関係している。

　看護師は，ヘルスケアのテクノロジーとヘルスケア問題をめぐって発展してきたヘルスケアサービスの領域で，その地位を全うすることができなければならない。看護師は孤独な労働者ではない。医師と看護師だけでヘルスチームを作りあげていた時代は過ぎた。ヘルスサービスの領域が拡大するにつれ，ヘルスサービスで働く人々の数が増大しかつ多様化しており，看護師の活動はそれらの人々と絶えず協調して行われることが求められる。看護活動の具体的な性格は，コミュニティでどういう種類の健康問題が多くみられるかと密接に関連している。たとえば伝染病，産業災害による重篤な損傷，慢性疾患は，それぞれ異なるタイプの看護活動とケアシステムを必要とする。ある種の健康問題はあらゆるコミュニティに共通にみられるが，それらの問題がどういう組み合わせでみられるかは個々のコミュニティによって異なる。看護活動の性格はまた，患者をどのような仕方で援助できるかによっても影響される。病気で病院またはナーシングホームに入院している人々では，時に看護師その他のタイプのヘルスケア従事者による継続的ケアが非常に重要となる。地域保健センターや健康維持機構（HMO）では，治療的セルフケアに対する指導と教育，および患者のセルフケア行動を妨げる内的・環境的条件を特定し，彼らがこれらに対処できるようにすることに強調点をおいた看護への需要が増大している。会社によっては，従業員の健康上のニーズを満たすため専任の看護師を雇っているところもある。それらの看護師は，ニーズが生ずれば従業員に直接援助を行うが，彼らの主たる役割は従業員とその家族の健康と安寧に関する予防策に関わる。多くの政府機関や保健・福祉機関もまた，健康に関係する各種の活動のために看護師を雇っている。看護師の具体的な業務を決定する健康問題やその他の問題がどんなものであれ，常に看護師は，明確な社会的地位と行動様式をもつ専門家として認められているのである。社会における看護師の役割は，(1) 生命と健康を維持し，疾病や損傷の回復を図り，それらの影響に対処するために，個人が絶えず必要とするセルフケア行為を保持すること，ならびに (2) 個人のセルフケア能力を自己調整すること，に焦点があることが明らかにされている。

　看護学生や新入りの看護師は，効果的に，また看護を受ける人々にも自分にも満足のいくやり方で看護ができるようになることを願っている。看護は社会集団の中で1つの有効なヒューマンサービスとして提供されるのであるから，看護師は看護知識を開発し，前進させていかなければならないし，看護実践の熟練した遂行者とならなければならない。これらの課題の達成は，健全な看護の実践準備教育なくしては不可能である。

　看護の職業・専門職における個々の看護師の資格，地位，あるいは位置は，彼らが受けた教育，免許の種類，経験，および同僚や上司による実践能力評価などにより違ってくる。看護教育は実践準備教育である。

看護教育の形態

看護教育を提供する形態は問題視され，ときには社会的問題ともなっている。**専門的** (professional)，**技術的** (technical)，および**職業的** (vocational)という用語は，ある看護師たちにとっては，情緒をかきみだす用語ともなっている。これまでの，また現在の看護実践や看護教育において自らをエキスパートだと称する人々は，異なった実践準備教育を経た人々の適切な役割機能を知らなかったり，またそれらについての知識をもとうともしなかった。あるいは，説明するにはあまりにも難しいと無視していた。多種多様なタイプの看護従事者の活用を合法化するところの，社会的，科学的，および経済的論拠を無視したり，軽視したりする傾向がある。

アメリカ合衆国では実践準備教育には3つの形態もしくはタイプがあるとされている。それらは通常，次のように命名されている。

1．職業教育および職業・技術教育
2．技術教育
　a．下級技術教育
　b．上級技術教育もしくは科学技術（テクノロジー）教育
3．専門教育

ときとしてこれらすべての形態の実践準備教育が，総称的に職業教育とよばれることがあり，事態を混乱させている。実践準備教育の形態は，それぞれ異なる目的にかなったものであり，昔から社会や特定の形態の実践準備教育を受ける人々に対する経済的考慮のもとに正当化されてきた。

実践準備教育プログラムに登録された人は，理想的には，特定の職業分野で熟練した作業ができるよう自らを発達させる道に入った者と自他共に認めるところとなる。この熟練した作業能力の習得の期限は，プログラム完了時とされることもあるし，その分野の経験者のもとで一定の修業期間を経た後とされることもある。看護の場合は，ふつう個々の看護師が自分の修業期間についてデザインし，計画を立てることが必要である。看護では経歴段階は十分には整備されていない。

実践準備教育の組織化の中心点

各タイプの実践準備教育は，異なる組織化の中心点を有し，知識と学習経験の選定と組織化に異なる原理を用いる。教育プログラムの組織化の中心点およびプログラムの開発のための理論的根拠を**表15-1**に示す。

実践への入門および専門的（科学的）実践形態への移行のための専門的看護教育プログラムでは，組織化の中心点は，人間，ならびに看護から利益を受ける人のさまざまなタイプの状態と問題におかれている（表15-1の形態A）。実践への入門のためのプログラムは，形態Aの下にあり，看護実践にとって不可欠な一連の過程操作，看護結果を達成するための妥当かつ信頼のおける技術が開発されている繰り返し生じる問題状況（表15-1の形態B），および結果の達成に必要な関連作業操作を含む。

表 15-1　組織化の中心点および理論的根拠からみた実践準備教育の形態

形態	中心点	理論的根拠
A	看護の専門領域を構成する人間の状態と問題	看護の固有の対象が明確化され，看護が社会の中で確立される。看護実践科学が開発されつつある。 個人は看護実践専門領域と看護関連領域における実践のための科学的基盤を獲得し，保持しつつ，看護を実践するための教育を受けることを選択する。 個人は実践領域および知識領域としての看護を前進させることを選択する。
B	看護実践の分野で繰り返し生じるタイプの問題状況，ならびに問題状況における特定の問題を明確化し，解決するための開発された妥当な技術	繰り返し生じるタイプの看護問題状況が明確化され，記述され，説明される。十分に妥当かつ信頼のおけるテクノロジーが公式化される。 個人は標準的な操作手順に基づいた，あるいは卓越した実践者によって詳細に述べられた技術的作業を実施することを選択する。 個人は，実践の技術を遂行し，前進させることを選択する。
C	より広範な一連の作業から安全に選定される業務操作	業務操作は，力動的で協調的なシステムと考えられる一連の全体的行為に対し，望ましくない影響を及ぼすことなく分離できる。 個人は，反復的・限定的業務を実施することを選択する。

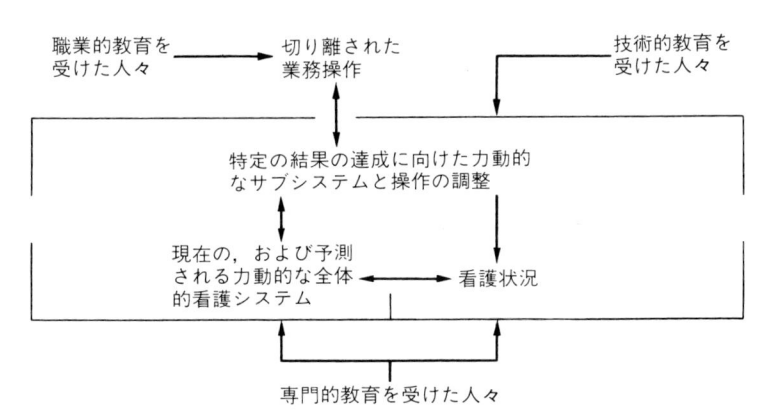

図 15-1　3つのタイプの実践準備教育を受けた人々の焦点

　これらのプログラムは，高度の科学的要件をもった専門的（科学的）レベルの実践への移行の科学的基盤となる。

　真の技術的プログラムは，看護を求め，看護を受ける人々に繰り返し生じるタイプの問題状況と，看護実践問題を明確化し，解決するために開発され，妥当かつ信頼のおける技術を中心点としている（表15-1の形態B）。

　職業的様式のプログラムは，全体的な行為システムの中で効率の喪失や逆効果を生ずることなく，より大きな一連の操作から分離することのできる具体的な課題，もしくは作業操作をめぐって組織化される（表15-1の形態C）。

　図15-1は，3つのタイプの実践準備プログラムで教育された人々の業務の焦点のバリエーションを示したものである。この図は単一の実践状況における3つの焦点の相互関係を示している。職業教育あるいは技術教育を受けた人が，専門レベルの実践で機能する看護師の具体的な指導や指示なしに，全体的な看護状況に対して責

表 15-2　実践準備教育の形態ごとにみた役割と役割責任

教育形態	一般的役割	役割責任	職業的・専門職的役割
職業教育	助手	看護：現在の看護システムの作業操作から選択され，割り当てられた仕事を遂行する。 セルフケアもしくは依存的ケア：システムの一部をなす仕事を遂行する。	看護実践者もしくは技術教育を受けた看護師を手伝う。次の責任を担い管理する人々を手伝う。 1．その人自身のセルフケアシステム 2．依存的な成人もしくは子供のための依存的ケアシステム
職業的・技術的教育あるいは技術教育	テクニシャン	看護：安定した状態および環境下にあって無力もしくはそれに近い人々に対して，治療的性格の依存的ケアシステムを実施し，維持し，管理する。 看護実践者の指導のもと，力動的な看護システムの下位システムの作業を実施し，管理する。	看護実践者からの指示と指導を受けて働く実務看護師あるいは職業教育を受けた看護師標準化された手順に従って働く，もしくは看護実践者の補助者として機能する技術教育を受けた看護師
上級技術教育	テクノロジスト	看護：看護システム，セルフケアシステム，および依存的ケアシステムにおける特定の結果の達成に向けた力動的な下位システムの作業を実施し，調整するために，妥当かつ信頼のおける技術を用いる。	技術教育を受け次の機能を果たす看護師 1．確定されたプロトコールのもとで看護を提供する。 2．看護実践者の補助者として作業を遂行する。 3．現存のセルフケアシステムもしくは依存的ケアシステムに対する1つの看護構成要素となる。
専門教育 1．実践に就く資格をもつ	入門レベルから経験レベルまでの専門的実践	全下位システムの調整を含め，力動的な看護システムをデザインし，実施し，調整する妥当かつ信頼のおける技術を用いる。 力動的な看護システムの中の下位システムの作業を，妥当かつ信頼のおける技術を用いて実践し，調整する。	確定されたプロトコールのもとで働く看護実践者。専門的看護実践者の協力者もしくは補助者。
2．上級	専門的・科学的レベルの実践	熟慮を要する専門的判断についてデータを収集し，看護診断を下す。 看護システムおよび作業操作の下位システムについて創造的なデザインを作成する。 妥当な技術が欠如している場合，看護の結果を達成するための技術のデザインを作成する。 複雑な看護状況において，看護操作を実施し，管理する。看護コンサルテーションを行う。	専門的看護実践者

任ある立場におかれた場合，複雑な看護状況で生じる問題，誤り，手抜かり，ケアを受けている人々への悪影響が生じることが容易に想像できる。

　アメリカ合衆国における看護教育は，その発足当初から(1)看護教育を提供する形態，および(2)病院のようなサービス機関もしくは教育施設によるそのコントロール，がずっと困難な課題になっている。看護という職業・専門職全体はもとよ

り，看護師自身も，看護教育の形態とそのコントロールという課題に否応なく影響されてきたし，現在もなお影響されているのである。

異なる形態の実践準備教育を受けた個人が，どのようにしたら看護という職業・専門職にうまく適合するかという問題は，いくつかの教育とサービスの状況ではいまだに解決されないままである。この問題への明確な答が求められるべきであり，そしてプログラムを受ける人々や看護と看護関連サービスを求める人々の安寧に役立てられるべきである。**表15-2**は，役割の差異を整理するのにある程度役立つだろう。表中の実践準備プログラムのタイプごとに記された一般的役割は，看護および個人的ケアにおける役割と役割責任として開発されたものである。さまざまなタイプの実践準備プログラムの学生は，そのプログラムの社会的・経済的・職業的特徴について正確な情報を手にする権利を有している。ときにこれらの特徴がごまかされたり，誤って伝えられたりすることがあり，また学生のほうが情報を処理できなかったり，処理する意欲をもたないこともある。学生が，特定のタイプの実践準備プログラムを履修した場合，看護という職業・専門職においてどういう役割を果たせるかを理解できるよう援助することは理にかなっていると思われる。

熟練した業務遂行

看護およびその他の領域にある人々が熟練した業務遂行をなすには，感覚情報を受容し処理すること，鋭敏さを保つことが必要であり，また注意深さと用心深さに悪影響を及ぼす要因をコントロールする行為に関する<u>知覚技能</u>を発達させ，それを円熟化することが必要である。さらに，熟練した業務遂行には，<u>シグナル認識にとって必須の知識</u>，すなわち行為を欲する事象を認識すること，シグナルに単一あるいは組み合わせて意味を付すこと，あるいは同定化を妨げているあいまいさやさらに多くの情報の必要性を判断すること，が求められる。

理想的には，実践的な熟練した業務遂行では，個々人が自らの知識を，すぐに引き出せるような形態で心理学的に構築し，組織化されており，(1) 実践状況の現実的な特性を明らかにし，観察する，(2) 変更すべき，あるいは調整することのできる特性について判断する，(3) 実行に適した技術，および妥当性のある技術の利用可能性について判断し，決定を下す，(4) 高度もしくは低レベルの技術，あるいは妥当性・信頼性の確立された技術を用いた場合に，どのような種類，どの程度の変化や調整が個別的な特性に対して追求されるかを決定する，(5) 変化しつつある状況，あるいは調整が行われている状況での特性に関する業務を実行し管理するのである。看護学生および看護師が看護と看護関連領域についての知識を心理学的に構築する方法は，彼らが受けた実践準備教育の形態とその教育プログラム内の看護内容と看護関連内容の組織化によって影響される。

職業・専門職の分野で働く人が熟練した業務遂行をするのに必要なことは，質の高い行為を行おうとの<u>動機づけ</u>，継続した努力，および効率のよい時間枠組みの中で，自己や他者を傷つけることなく，また，時間・資材・人間のエネルギーを浪費することなく，結果達成に向けて，自己および業務遂行を管理することである。あらゆる努力分野は<u>ある範囲の業務操作のタイプ</u>の遂行を必要としているのであるか

ら，特別な業務操作を遂行するには，ある混在した技能が不可欠である。この技能には，知覚運動機能，手作業技能，言語技能，および推論技能が含まれる。業務操作は，その遂行にとって要求される卓越した技能あるいはそれらの混合した技能に従ってタイプ分けされる。目的を達成するには，協調的・力動的なシステムを構成する行為を統一化することが必要である。したがって，熟練した業務遂行には，1つの業務，すなわち1組の行動をより大きな行為の枠組みの中に適合させるための知識が求められるのである。

看護の領域を知ること

先述したように，適切な看護実践のための準備教育および訓練は，人々が看護を必要とする理由とある生活状況における看護を通じての援助のあり方をめぐって組織化された看護課程を含む。セルフケア不足看護理論，それを構成する諸理論，およびその構成概念は，看護実践の準備プログラムにおいて，看護内容を組織化し，また開発するうえで有効に使用されてきている。妥当性と信頼性を有し，概念的に開発された看護理論は，看護についての思考様式，実践への方向づけ，看護師が開発・実践しなければならない看護エージェンシーという力についての知識，および看護を伝達するための言語を看護師に提供する。

有能な看護実践者である看護師であっても，人々が看護を必要としている場合にそれを察知するが，その必要性についての察知がどういう根拠に基づくかを表現できないことがある。看護師が看護にあたって何を行うか，またそれをなぜ行うかを表現できないということが，20世紀の後四半世紀のアメリカ合衆国における看護大学プログラムの卒業生の多くにみられる特徴であった。

看護は，ほかならぬ看護を必要とする人間に焦点をあてた専門職というよりは，むしろ課題指向的な職業として発達し，そのような職業の特色を示し続けてきた。

近代看護の開始期に，可能なかぎり多くの人々に看護を提供する必要性が認められるようになり，それに伴って看護実践の行為領域に注意の焦点が向けられるようになった。看護師の行為領域の構成要素は，(1) 基準化された手順，すなわちルーティンの行為過程および課題達成のための指示書に従って看護師が遂行する日常的課題，および (2) 看護師が守らなければならない規則，として表現されることが多かった。看護学校および看護プログラムにおいて教えられる看護は，人間を指向するというよりは課題を指向するものとなった。看護の人間的および対人関係的側面の理解を深め，それを実践に組み込むことは，個々の看護学生および看護師の責任とされたのである。

看護を知るということは，男性および女性が看護を実践できるようにと自らが開発し，個人的に達成することである。前もって（実践の前に）理論的看護知識を身につけていれば，看護師が他者の生活状況に立ち入るときに問う先述の疑問に回答を得ることが可能となる。人間科学の知識は，看護の事実と理論点とが適切に連接していれば，看護実践にとって欠くことのできないものとなる。それは，人間科学だけでなく実践科学や応用医学からの理論点と事実との連接を明らかにする諸要素および諸関係についての記述的・説明的知識である。

権威ある源泉から得られる理論的看護知識は記憶されるのではなく，むしろ理解され，概念化され，そして実践状況の中でダイナミックスなものにされるのである。行為を方向づける知識は，看護師の中で力動的なものとなる。看護が他のヒューマンサービスやヘルスサービスと共通して有している特性を理解すると，看護実践状況の一般的な特徴についての洞察を発展させることができるし，またイメージを形成することもできる。援助サービスとしての看護の探究と人々が世話を受ける看護状況の探究は，看護学生および看護師が看護状況のもつ最も一般的な人的・対人的特性を理解することに貢献するに違いない。

　看護実践の行為領域においてこのように歴史的に課題と手順が重視されてきたことは，人間に看護を必要とさせるものは何か，なぜ人々は看護から利益を得られるのかという問いに対する看護師の関心を薄れさせたり，抑制したように思われる。これらの問いに対応することが看護師にできなかったため，看護とは何であり，何でないかということについて看護師の間で合意を形成できなかったのである。その結果，看護と医学あるいは看護と他の実践領域との間の境界の問題が生じるたびに，看護師はいかなる課題を遂行すべきかという問題が起こるのである。たとえばナースプラクティショナーの実践領域が明らかでないことは，本質的には境界の問題であって，その解決には，人々が看護に求めることと医学的ケアに求めることとがどのように異なるかについて洞察が必要とされるのである。大多数の看護師が，境界の問題を課題と手順という観点から規定しようと考えるかぎり，看護はその人間的・社会的使命を正しく全うする方向に動き出すことはできない。なぜ，いつ，誰によって遂行されなければならないかを具体的に特定する人間的および環境的な要因・条件・状況から切り離された課題からは，ケアまたはアートとしての看護，もしくは看護師のアートを基礎づける知識として看護を理解するための基盤は得られない。

　新世紀がはじまるにつれ，アメリカ合衆国の社会状況は，19世紀のヨーロッパとアメリカにおける社会状況を看護師に想起させるに違いない。身体的・精神的疾患をもつ者，貧困者，絶望した人々は，いまでも病院その他のケア施設，家庭そして街頭にいる。慢性・急性疾患患者，高齢者および老いつつある者，構造的もしくは機能的障害をもつ若年者は，看護を含むさまざまな形態のケアの恩恵を受けることができる。19世紀と20世紀初頭の"訓練を受けた看護師(trained nurse)"は，社会の中で重要な役割を果した。なぜ人は看護を必要とし，それから恩恵を受けることができるのかということへの関心が看護師の側にもっと増せば，おそらく看護師はより正確にその注意の焦点を定め，行為を方向づけることができ，その結果，彼らのケアを受ける人々に対し，より永続的な影響と成果をもたらすことができるであろう。看護師の中には，他の実践分野から次々と与えられる課題を遮断し，看護自体を1つの実践領域として前進させようとしている者もいる。これを実行する看護師は，人々の看護に対するニードと結びついた人間的・社会的問題に立ち向かっているのである。

　セルフケア不足看護理論を習得し，使用してきた看護師，またこの理論の精錬・開発に寄与してきた看護師は，自分自身およびその他の看護師の中に生じた変化に注目している。看護師らが表明した経験の1つとは，看護師としての自己価値観が

増大したことである。この理論が用いられるようになって以来何年にもわたって，看護師が示してきた実際の変化を1987年に編集した[3]。リストにあがった変化は，確認の手順を踏んではいないが，セルフケア不足看護理論の活用と関連づけて表現された変化を示したものである。

- 看護師は，理論により設定された看護の領域と境界の中で，個人の実践スタイルを開発することができる。
- 健康に由来したあるいは健康に関連したセルフケア不足の存在の有無の基準を通して，看護への合法的なニードがしっかりと確立される人々に，看護提供の中心点をおくことができる。
- 看護診断が，より妥当性のもったものとなりはじめ，看護の枠組み内で表現できる。
- 治療的セルフケア・デマンドならびにセルフケア・エージェンシーの実施・開発を保護・調整するための方法を決定し，記述することができる。看護ケアシステムをデザインできる。
- 看護文書化が進み，改善される。
- 看護スペシャリストへの照会を含め，看護師が指示する照会の種類が増加し，質も向上している。
- 看護師（および，ゆっくりではあるが，医師も）は，医学的な面からの退院とは別個に，患者の看護的側面での退院への必要性を認識するようになる。
- 看護師管理によるクリニックに向けての動きが生じる。
- 看護師は，看護ケアシステムのデザインという専門的機能遂行を支える理論的基盤を自分たちは所有していると認識する。デザイン機能は，専門職業人が保有し，また特有のものである。
- 看護師は，看護のデザインシステムを通して，自身の役割責任と役割機能だけでなく，他の看護師たち，患者，および依存的ケア・エージェントである家族にも焦点をあてるようになる。

このような実践上の変化はヘルスサービス事業でもおそらく生じているであろう。そこでの看護管理は，その事業のもとで援助を受けている人々に効果的な看護提供の継続を保証する一手段として，セルフケア不足看護理論をみなしているのであろう。

看護ケース

看護ケース（看護事例）とは，健康に由来するセルフケア不足もしくは健康に関連したセルフケア不足のために看護を必要とし，それを受けている人々の具体的事例のことである。どの看護ケースも，看護に対する要求を余儀なくさせる出来事，看護を受けている期間中に生じる出来事，1つの看護提供システムから他の看護提供システムへの変化を余儀なくさせる出来事，および看護の提供を終結させる出来事を経験している。

看護ケースの看護実践上の特性は，おおまかに2つのタイプに分かれる。操作的

特性は，社会的，対人関係的，および技術的な特性に大きく分類される。これらの特性とは，比喩的に言えば，看護というドラマの中の役者と家族やより大きい社会の中での彼らの位置，そのドラマの内容，各役者の役割，役者間の関係，役者がおかれた特定の時間と場所，および各役者の役割遂行を明らかにする。ついで，役者自身とその環境の特性が明らかになる。患者とその環境の特性を明確化する看護操作の現実世界では，基本的条件づけ要因とよばれる多くの要因が関連している。Doe夫人の事例（第12章）では，健康状態と規制のある生活パターンが主要な基本的条件づけ要因であった。基本的条件づけ要因はまた，看護師とその看護エージェンシーという特性に影響を及ぼす。

　実践に携わる看護師は，看護に対するその社会的・対人関係的・技術的意味という点から各看護ケースについての情報を明確化し，組織化する能力を有していなければならない。看護師は，基本的条件づけ要因について，また個人とその特性，および単独もしくは集団での個人の行動と基本的条件づけ要因との関連について，詳細で確かな知識を有していなければならない。看護師がもつ基本的条件づけ要因の知識は，理論的であると同時に経験的なものであることが理想である。たとえば看護師は，人間のライフサイクルのさまざまな時期の特異的発達についての知識を，発達理論や行動科学の領域から得る。また，社会学，文化人類学，経済学の領域からは，人間のライフスタイルには差異があり，社会の集団によって資源の利用可能性にも差異が存在することを知る。しかし，看護師はまた，看護の実践からも，ある種の患者が他の患者と共有する特性を知る。たとえば田舎に住み，農夫か機械工になっている退役軍人は，たいていきわめてすぐれた手作業技能を身につけている，といったことを看護実践の中で知るのである。さらに看護師は，強いストレスや多忙な家事が患者に及ぼす影響や，適切なセルフケアシステムを維持するための援助を行うにあたって看護師にできることとできないことなどを経験から知る。認知的発達が遅れた人々を教育的に援助するためにどのような調整を看護が行わなければならないかを，看護師は，それらの調整や技術の妥当性が検証され，実際に実践看護科学の一部となる以前にすでに学んでいる。

　看護を必要とする他者の生活状況へ入り込む看護師は，専門職として必ずそれらの人々を受け入れ，彼ら自身およびその生活条件と生活状況に精通する義務がある。単に"ケアをする"とか"援助する"という観点からだけでなく，関連する生命科学より提示される見方も含めた看護科学の見方，すなわち理論的・実践的な看護実践科学の観点からも経験的知識が求められている。

　看護師がそのケアを受けている人々について知ろうとすることは，看護に関連する情報に限られる。どの看護実践例においても，看護師の観察は，既成の看護の理論的・経験的知識が一般的あるいは個別的に患者に関連しているかぎり，それらの知識によって導かれる。どの看護実践例においても，看護師は特定の種類の情報は収集するが，他の種類の情報は収集しないということが看護の基本である。

　看護師は，収集した情報に看護上の意味を付し，それを看護の判断と意思決定の基盤として用いることができなければならない。患者に関連のあるものもないものもすべて患者についての情報は極秘裡に扱う。情報の性質によっては，患者や重要他者に返却することもあるし，医師その他のヘルスケア従事者の専門領域に属する

情報は彼らに回付することもある。後者の状況では，看護師は，患者がその情報を伝達したり，公的な患者記録に記録したり，あるいは緊急時には言語的に伝達したりできるよう援助するとよい。

看護状況についての情報

　看護師が患者にとって有益な看護を提供しようとするならば，看護師は，広範囲にわたる患者の健康状態および患者のヘルスケア状況についての知識をもっていなければならない。看護の実践領域が極端に限定されている状況であっても，このことは変わらない。看護学生が個人のヘルスケア状況に関する知識を獲得するための一助として，以下のような組織的かつ広範囲な側面からなる情報を提示する。

　領域1─年齢・性
　領域2─ヘルスケアの焦点(グループ1～7)；一般的健康状態，予防的ヘルスケアおよび健康増進のケアに対する要求と関連させる
　領域3─主訴と身体的あるいは精神的苦痛の所見
　領域4─医学的に診断された組織の病理学的状態あるいは精神的機能；随伴症状；行動への影響および自己管理・個人的事柄の管理への影響
　領域5─医学的診断方法および処置とそのプロトコール
　領域6─醜形；一時的あるいは永久的；構造的あるいは整形外科的矯正への主観性
　領域7─廃疾；身体面，情緒的コントロールと認知機能を含む精神面
　領域8─医学以外のケアのプロトコール
　領域9─自己管理能力と制限

　領域9に含まれる情報は，治療的セルフケア・デマンドの構成部分を知り，充足することとセルフケア・エージェンシーとの間の不足関係の有無を探究するという，診断前の探究に関連している。すべての領域は，看護師が普遍的セルフケア要件や発達的セルフケア要件の価値について判断するうえで必要な情報を提供するし，またそれらセルフケア要件の充足にとっての障害や妥当な充足方法にとって必要な情報を提供する。領域3から8の情報は，現存もしくは将来出現するであろう健康逸脱に対するセルフケア要件に関する情報を提供し，領域9は安定した環境あるいは変化する環境の中で，人がどのようにして自分自身を管理できるかについての情報を提供するものである。

看護ケースと看護科学

　全代償的，一部代償的，支持-教育的という3つの一般的な看護ケースのカテゴリーが認められる。看護ケースの一般的なカテゴリーは第8章で述べた看護実践の様式に従う。この3つの広い看護ケースのカテゴリーは，医学的実践の大くくりの様式に基づく内科あるいは外科といった医学ケースの同定化に類似している。看護および医学の双方の一般的なカテゴリーでは，ケースが従属するタイプは，健康状態や健康障害により，また年齢や発達状態により同定化されている。

看護師は医学に基づくケース分類を理解すべきではあるが，医学と看護の両専門職の固有の対象が異なるのであるから，医学的分類を看護分類に代用することはできない。

看護を必要とし，それを受け入れる特別な状況では，看護ケースのタイプを同定化するために選定された特徴は，看護師が個人のための看護計画を立案し，看護を提供するときに使用すべき（先述した）情報のタイプを余すところなく述べているわけではない。看護ケースのタイプを記述することは，(1) 恒久的かつ特徴的な看護ケースの特性，およびそのケースの進行の自然史を同定化すること（ステージⅢ；図8-3を参照），ならびに (2) ケースごとの看護の診断・処方・産生モデルを開発すること（ステージⅣ；図8-3を参照）により，看護科学の開発に役立つのである。看護ケースの3つの一般的カテゴリーそれぞれの重要な特徴を以下に示す。この特徴は患者変数を特定化するし，また基本的条件づけ要因を明らかにする。さらに，単一あるいは組み合わせてみることによって，ケースの一般的なタイプの下位カテゴリーを明らかにするためにも使用できよう。

一般的な看護ケースの3カテゴリーの重要な特徴

A．全代償的看護ケースは以下の特徴を有する
 1．自己知覚および自己管理能力が欠如もしくは極度に限定されている
 2．a．セルフケア・エージェンシーが未発達もしくは未機能のため，セルフケア方策の遂行が完全に不足している
  b．運動制限の医師処方により，手の運動を要するセルフケア方策すべての遂行が不足している
  c．継続的な指導と監督なしには，自己に注意を払うこと，あるいはセルフケアに従事することができない
 3．ヘルスケアの焦点に関連した，治療的セルフケア・デマンドの性質，複雑性，安定性，および不可欠な構成要素
 4．全般的健康状態とヘルスケアの焦点
 5．年齢と性
B．一部代償的看護ケースは以下の特徴を有する
 1．自己管理能力の操作程度
 2．セルフケア・エージェンシーの発達した力および操作力とに関連した，治療的セルフケア・デマンドの性質，複雑性，安定性
 3．年齢と性
 4．全般的健康状態とヘルスケアの焦点
C．支持・教育的看護ケースは以下の特徴を有する
 1．安定した環境あるいは変化する環境の中で，発達し操作可能性をもった自己管理のための力を有する。
 2．ある環境内での特定のセルフケア要件（セルフケア処方）の充足に関して，知識および技能の制限がある。
 3．ある期間にわたって，自身の治療的セルフケア・デマンドを知り，充足するための能力を必要とする。あるいは治療的セルフケア・デマンドの要素

を充足するうえで，他者に指示したり，他者と協力するための能力を必要とする。

看護ケースに関する知識体系を開発するための第1ステップとは，看護師がより広範囲なヘルスケア状況の中で，看護ケースについて観察し，洞察を深めることである。次のステップは，看護ケースの類似性と相違に注目して分類化を開発することである。数多くの明瞭な看護ケース，あるいは，特別なタイプの典型的なケースの諸特徴や，具体的な場で変化する範囲を同定化することにより，看護科学の経験的領域，すなわち看護ケースと自然史というステージⅢの開発が進められる（図8-3参照）。

看護師の実践の専門化

看護実践者はすべて，何らかの方法で，またある程度まで，自己の実践の専門化を図ろうとする。実践の場所，実践の期間，および遂行する業務の性質によって専門化を図るのが通常の方法である。看護師はもちろんこうした方法を用いるが，看護ケースのタイプに基づいて専門化しようとの傾向が看護実践者にはみられる。看護ケースの分類化あるいは看護実践の特定化に決まった方法はいまだ存在しない。大きな健康集団の分類に対して提言されてきた領域を，看護師は用いてきているが，看護における専門化の傾向は，セルフケア要件とセルフケア制限との組み合わせからみた，明確な看護への要件を有するケースに向けられつつある。

人口集団への看護提供

人口集団 (population) という用語は，看護を必要とし，看護を通じて援助されるべき多人数の人々，あるいは個々人の集まりという意味で用いられる。看護実践者および看護管理の機能を果たす看護師の双方が，ヘルスサービスのニードを有する人口集団に確実に看護を提供するためには不可欠である。看護実践者は，時間ごとに，日数ごとに，あるいはそれほど頻回ではないにしても，受け持ち患者のための看護のデザインと産生に携わり，そして，受け持ち患者すべてに対して責任を負っている。

看護管理 (nursing administration) とは，組織化されたヘルスケア施設・機関で現在サービスを受けている人口集団，および将来受けることになる人口集団に対して看護を提供できるようにするための一連の事務手続きを集合的に管理するため，個々の状況的文脈の中で機能する人々の組織体と定義されている。この目標を達成するために，管理者は，その属する施設・機関から与えられた権限を行使する。それによって，施設・機関の目的が全面的あるいは部分的に達成される。ヘルスケア施設・機関の中のさまざまな状況的文脈における看護管理は，地位と役割責任の公式的構造の中の管理機関である。

看護管理を構成する者が地位と機能を保有する状況的文脈は，施設経営者と施設長，もしくは施設管理者と，個人あるいは集団に看護を提供する看護師との中間に

位置する。大きな人口集団（たとえば病院単位）の下位集団のために時々刻々確実に看護を提供できるようにする仕事に直接関わる看護管理者は，看護実践者の機能と操作単位管理者の機能を合わせもつことが多い。これは居住ケア施設だけでなく，看護師の機能をもつ管理者が看護専門領域で看護相談を行っているホームヘルスケア機関にもあてはまる。

　個人で開業している看護実践者が自分のオフィス，もしくは患者の在宅で援助するときには，受け持ち患者と援助される人口集団とは同一となる。個人開業に携わる看護師は，実践者としての役割と同時に管理的責任を満たさなければならない。

　人口集団に対して看護を提供するためには，看護実践モデルと看護集団記述モデルの両方が必要である。看護ケースの正確な記述，看護の要求の推論，および有益な看護ケースの分類化にとって，両モデルとも基礎となりうるものである（図8-3参照）。

看護実践モデル，看護人口の記述，モデル

　看護実践科学の開発には，看護実践モデルの統合の段階（段階Ⅳ），ならびに看護人口の記述と看護人口への看護提供のモデルの統合の段階（段階Ⅴ）が含まれる（図8-3参照）。

　実践モデルとは，患者変数（治療的セルフケア・デマンドとセルフケア・エージェンシー）の1つあるいは両方がある種の量的または質的な特徴をもつ（あるいはもつと予測されうる）場合に，あるタイプもしくはサブタイプの看護ケースのための看護システムもしくは看護システムの一部の構造と形態のための慎重に作成されたデザインである。よく知られている看護実践モデルの例としては，大きな外科的処置を受ける人に対する術前・術中・術後の看護のためのデザインがある。また，J. E. Backscheider の操作的思考（セルフケア・エージェンシーの基本的な能力と資質の一つ）に制限をもつ成人クリニックの学習能力剥奪患者に関する研究からも実践モデルの例をあげることができる (pp. 219-229)[4]。具体的に思考することはできるが，抽象的なことに対処できない人の場合は，看護師が，そのセルフケア制限とその制限が教育システム開発に対してもつ意味とを認識し，適切な教育その他の形の援助を実施することができれば，看護を通じてセルフケアの方法を習得させることが可能である。妥当な調整モデルを活用するための基盤は，看護ケアを受けている人の操作的思考の制限についての正確な判断である。Backscheiderは，毎日自分で何を，いつ，どのように行うべきかについての基本的な診断モデルと指導モデルを開発した。指導モデルの基本的構成要素はコミュニケーション要素であり，このモデルには，治療的セルフケア・デマンドの構成要素を充足するためのセルフケア方策に関する内容と，遂行すべき行為の経路が含まれている。このタイプの看護状況においては，患者のセルフケアシステムは，一部代償的看護システムと連結していることが多い。Backscheider のモデルは，セルフケア・エージェンシーという患者特性に対する(1) 診断的モデル，および (2) 指導・発達的モデルの例である。

　実践モデルは看護文献の中でも見いだすことができるが，多くの看護師は自分だけのモデルを用いている。実践モデルの公式化と検証は，看護実践の場で行うことができ，また行わなければならない仕事である。

看護管理者によって作成された看護人口の記述は，実践科学開発の段階Ⅲにおいて開発された詳細な看護ケースとは異なる（第8章参照）。看護サービスを提供される人口集団の記述は，特定の期間にその機関の人口集団に対して必要とされる看護の質と量についての問いに答えられるものでなければならない。看護管理者は，看護を提供するうえで欠くことのできない看護師の種類と人数について判断し，意思決定するうえで役立つ基本情報のみをもたらすような1つのアプローチをみつけるために，さまざまな記述のアプローチを考慮すべきである。記述はまた，記述された下位人口集団を看護する看護師に課せられる身体的・心理的要求についての情報ももたらすものでなければならない。

看護管理者は，彼らの属するヘルスケア事業の中で，現在，また将来にわたって利用できる患者についてのデータの種類を点検するとよい。利用できるデータが看護に対してもつ意味も明確化すべきである。利用できるデータから不可欠なデータへ移行することにより，時間，労力，および資源を節約できるであろう。看護管理の目的の1つは，現在サービスを受けている看護人口および受けると予測される看護人口についての記述的看護情報がいつでも利用できるようにすることである。看護管理には，予防的ヘルスケア，医学的な診断と治療，コミュニティでみられる疾病・損傷のタイプ別罹患率，コミュニティにおける主要死因，ならびに，コミュニティヘルスケアシステムの将来の変化についての知識が必要である。こうした知識が看護に対してもつ意味を詳しく理解すべきである。コミュニティが必要としていること，およびコミュニティの看護に対する要求を充足するためにヘルスケア事業が実行できることについての知識をもち続けることは，すべての看護管理者の基本的な仕事である。

看護人口への看護提供モデルは，資格別の看護師，看護師チーム，およびヘルスケア事業がサービスを行う下位人口集団に対する受け持ち患者数にかかわる産生モデルである。個々の患者に対する看護システムのデザインは，看護実践者の責任であると説明してきたが，ヘルスケア事業のサービスを受ける看護人口集団に対する効果的な看護提供を確実にするためのデザインは，看護管理の一機能である。

コミュニティにおける看護サービス

アメリカ合衆国とその他の国々の多くのコミュニティでは，看護はコミュニティ全体で利用できるものであることが期待されている。個人および家族に対するコミュニティサービスとしての看護の形態は，合衆国では19世紀後半に形成された。その形態は年月とともに変化してきたが，現代の看護実践は，病院看護，個人付き添い看護，および地域看護という3つのタイプの看護サービスにさかのぼることができる。

現代のコミュニティでは，どのような質と量の看護サービスが利用できるであろうか。このサービスをコミュニティに提供するのにどれくらいの費用がかかるであろうか。患者は，看護サービスにどれだけの料金を支払わなければならないのだろうか。また必要な時どのようにして，またどこでこの援助を得ることができるのだ

ろうか。これらは，そのいくつかはコミュニティの市民が，またそのいくつかは看護師が答えなければならない重要な問いである。市民の健康，安寧，および安全のためにコミュニティで確立される他のサービスと同様，看護も，コミュニティのニードに合わせて計画され，維持され，開発されなければならない。コミュニティが，看護を利用できるようにするためには，看護師を雇うことが必要である。したがって，どのコミュニティも「看護師に対する需要をどのようにしたら満たすことができるか」という問いに答えなければならない。

　コミュニティの中のヘルスサービスとして看護がどの程度まで力と効果を発揮できるかは，そのコミュニティの価値観による。看護援助を提供するためには，コミュニティはきわめて多くの資源を要求される。コミュニティの多くの人々が，家庭で，病院やクリニックで，ナーシングホームや老人ホームで，児童ケア施設やクリニックで，そのほかヘルスサービスを提供する各種の施設で，同時に看護援助を必要としている。コミュニティは，1日24時間，そして1年を通して毎日，同時に，しばしば同じ場所で要求される看護援助に応ずるため，多数の看護師を必要とするであろう。コミュニティの観点からしても，患者の観点からしても，看護は費用のかさむサービスであり，しばしば供給不足に陥りやすいサービスである。看護が必要不可欠なヘルスサービスであると確信しているコミュニティは，そのような確信をもたないコミュニティよりも，看護サービスを提供する活動と計画を推進している可能性が大きい。加えて多くのコミュニティは，看護を志す人々を見つけだし，看護実践のために養成するという問題に直面している。

　コミュニティで十分な看護援助を提供するためには，必要な看護師のタイプ，および看護実践の教育に携わる教育施設も考慮されなければならない。第二次世界大戦前には，看護師のほとんどは地域病院が維持・運営する学校で教育された。あらゆる看護要員に対する養成水準は，本質的に同一であった。大戦以来，看護師の需要が増大し，有資格看護師が不足し，またヘルスケアの複雑さが増した結果，既成のあらゆる形態の職業教育・訓練にのっとって看護に従事する人々の養成が行われることになった。看護提供のために雇用される人々の数と資格と，必要な有資格看護師の数の間には，しばしばギャップがみられる。

　地方のコミュニティでは看護業務基準が開発されなかったり，施行されなかった結果，ときに効果的でない看護が行われたり，望ましくない業務状態が生じている。有資格看護師が，患者に対する看護援助のシステムをデザインし，提供し，管理したり，また個人への日常的看護の提供に従事する他の看護師や補助者を監督したりするための教育を受けていないことがあり，またその能力や意欲に欠けていることもある。看護実践者がいなかったり，ごくたまにしか来なかったり，あるいは遠隔地でしか利用できないために，患者が彼らとほとんど接触の機会をもてないことも多い。その結果，技術教育しか受けていない看護師，実務看護師，および看護助手が，その資格を十分にはもっていない業務に就かされることになる。

　コミュニティのヘルスケア機関や病院で提供される看護の質を向上させるため，看護業務基準を開発し，施行することにアメリカの看護師はしだいに関心を強めてきたが，これは看護の消費者と実践者双方の条件の改良につながるに違いない。

　ヘルスケア施設で提供される看護の質を測定するために使用される用具および手

順にそって，看護ケアの評価基準尺度を開発することは，看護にとって重要な貢献となる。先に紹介した Horn および Swain らの業績は，その一例である。特定の状況で提供される看護が患者のセルフケア不足に対応していることを，絶えず確かめる必要がある。しかしながらこの努力は，個人と集団に対する看護診断，看護処方，有効な看護システムのデザイン・産生・管理に携わる機会を有資格看護師にもたらす努力によって伴われるものでなければならない。

　看護が提供される状況は，ヘルスケア機関のタイプによって異なる。その状況は，看護管理と看護師の実践の両方に影響を与える。患者が看護を受ける場所は，考慮を要する変数の1つである。場所はいくつかの理由から重要である。その理由のいくつかは，次のような問いによって表現できよう。患者はふだんの居住場所と慣れ親しんだ環境から引き離されているか。もしそうなら患者はそのことをどう考えているか。この経験は，患者にとってストレスになっているか，受け入れることのできるものか，あるいはくつろぎにさえなっているか。病院，長期ケア施設，ナーシングホーム，地域ヘルスセンター，クリニック，あるいは病院外来などに対する患者の反応は，ヘルスケアに関する患者の知識と態度および経験によって左右される。

　病院は，近代的な診断，治療，リハビリテーションを提供するが，あまりにも手順がルーティン化してしまい，個々の患者と看護援助へのそのニードがルーティンの業務に埋没することがある。病院という看護状況における看護師の任務は，それぞれの患者のセルフケア不足の性質と理由に合った看護ケアを提供することと，病院システムを個々の患者の看護システムに適応できるものにすることである。ルーティンの手順は必要であるが，もしそれが患者の健康と看護の目標の達成を妨げるとすれば，必ずしも重要とは言えなくなるし，必要性も正当化されない。

　長期ケア施設やナーシングホームのような居住ケア施設にも，看護にとって病院と同様の長所と短所がある。ルーティン化したサービス，同一期間にケアを提供しなければならない多数の人々，看護師不足，および教育が不十分な看護師などが，しばしばこれらの施設における効果的な看護を妨げている。コミュニティ施設を効果的に利用させるためには，看護師その他の人々が丁寧に，親切に援助し，施設とそのサービスは患者のためのものであることを患者に確信させることが重要である。

　クリニック，デイケアセンター，ナイトケアセンターのような他のコミュニティ施設は，在宅患者に1日のある決まった時間帯サービスを提供する。これらの施設を訪れる患者の看護ケアでは，家庭環境のさまざまな要因を患者のセルフケアシステムに合わせる必要性，あるいは患者が家庭環境に適応する必要性を考慮しなければならない。外出に伴う危険，外出の所要時間，外出に利用できる手段，および費用もまた考慮を要する。

　自宅で看護ケアを受けている患者は，慣れ親しんだ環境にある。しかし，その環境は看護師にとっては新しいものである。在宅患者のケアには，ホームケアサービスを提供する機関のスタッフ看護師があたることがあり，その機関はコミュニティヘルス機関（保健所）のこともあるし，ホームヘルスサービスを行っている病院のこともある。この場合，看護師は，機関が所有する器具を利用することができるし，看護を受けている人々が必要とする他のタイプのヘルスケアサービスを機関に要求することもできる。

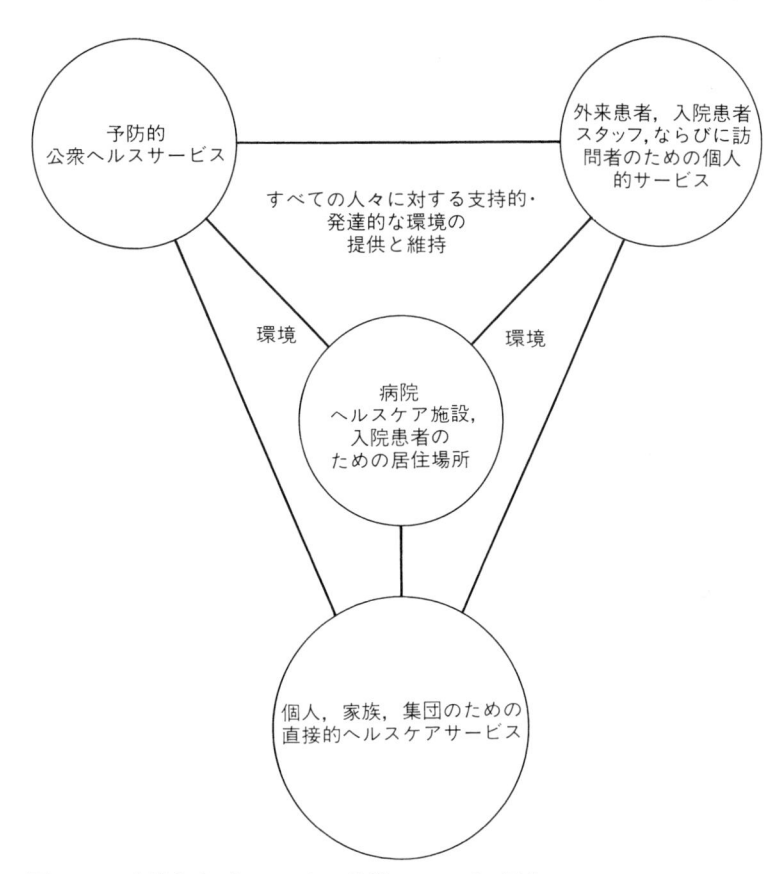

図 15-2 病院およびヘルスケア施設のサービス操作

　病院のようなヘルスケア施設に長期的あるいは短期的に居住し，看護その他のヘルスケアを必要とする人々は，居住者としての地位に相応するサービスを必要とするだろう。図 15-2 は，病院，ナーシングホームといったヘルスケア施設が，ヘルスケアを受けている人々，ヘルスケア提供者その他の従事者，および訪問者に提供するサービスを示したものである。多数の人々が出入りする公共施設（たとえばクリニック）では，その時間・場所を問わず予防的公衆ヘルスサービスが，彼らを保護するために不可欠である。理想的には，施設は，そこを訪れるすべての人々に対して，支持的・発達的な環境を提供するものでなければならない。予防的公衆ヘルスサービスを提供し，維持する責任は，主としてヘルスケア施設の責任者や管理者が負っている。しかしながら患者と訪問者，それにすべてのヘルスケア従事者と他のスタッフが，この責任の遂行に参加すべきである。公衆ヘルスサービスは，すべての人々の保護に関わるものである。

看護のための組織化──看護管理と看護実践

　有能な看護管理者と優秀な看護実践者との間に協力が欠如していると，看護の必要性を有する人口集団もしくは下位集団は看護を受容することができない。それぞ

れの役割を担う人々は，独自の役割責任だけでなく，相互に関連し合う責任をも有している。両者ともに，「意識的に調整した人的活動あるいは作用のシステム」を生成すべきである(pp. 72-75)[5]。看護実践者の活動とは，個人ないしは集団への看護であり，またその他の看護師やヘルスケア提供者の行為を調整するためのものである。看護管理における看護師の活動とは，看護人口集団・下位集団を記述するデータを収集，分析するためのものであり，また，看護への意思，資格をもつ看護実践者と助手とが協調的関係をもち，看護を通して援助を受ける人口集団成員との看護関係樹立を確実なものにするためのものである。管理者と実践者は，それぞれの機能を充足するための活動を調整し合う。両者は共に，援助を受ける人口集団への看護提供に対するケア標準および実践ルールを協力して作成し，さらに，提供する看護の質を測定するための規準方法を開発する。

　ある期間にわたって1人の人間を看護することは，同時期に2人以上の人間を毎日看護することとは全く異なる。看護実践者は，看護を受ける一個人として，受け持ち患者の中の患者に焦点をあてる。同時期に，助手がつく，もしくは助手はつかずに，看護師が個々人を看護するかどうかは，ヘルスサービス施設・機関の統轄原則もしくは計画に従って決定される。看護管理の焦点とは，ヘルスサービス機関が看護提供の契約をしている人々，あるいは看護(およびその他のヘルスサービス)受容の目的で，入院を同意している人々に看護を提供することにある。

　看護管理者は，看護への要求をもち，看護の恩恵を受けることのできる人口集団ないしは下位集団に中心をおく。看護実践者は，特定の時間・場所で，健康に由来するもしくは健康に関連したセルフケア不足を有すると診断された個々人に焦点をあてる一方で，看護管理者は，現在の人口集団や予測される人口集団に確実に看護を提供するようにしなければならないのである。看護実践者は看護を提供する。看護管理は，看護への要求のタイプおよび形態に照らして，個々人としてではなく，ただし看護の適切性の問題が生じた場合は別であるが，人口集団の現実の成員ないしは予測される成員について知らなければならない。看護実践者は，看護すべきヘルス機関の人口集団成員のことを，特定の看護要件を有し，診断を要する個々人として理解しなければならない。**人口集団**とは，援助を受けるすべての人々，あるいはヘルスケア施設・機関により支援を受けるべきすべての人々をさすための階級用語として使用される。

看護管理の機能

　看護管理に携わる人々は，広範囲のヘルスケアの達成，すなわちヘルスサービス施設・機関の目的の提供に関わる看護指向的機能を果たす。さらに，ヘルスケア施設における彼らの地位に特有の運営的・管理的機能も果たす。

看護指向的機能

　看護管理者の地位にある看護師が効果的に機能するためには，看護，およびコミュニティサービスとして看護を提供する組織的事業についての新しい知識をもち，またその知識を絶えず発達させていかなければならない。看護管理者には最低限，次

の知識が要求される。
- 理論的・実践的な看護実践科学についての組織的知識
- 看護に対する要求のタイプとその形態に基づく看護者のための実践モデル，検証されたモデルと新しく生まれているモデルについての知識
- 看護スペシャリストの養成および法的業務資格についての教育を含めた看護実践のための準備教育の形態についての知識
- 自分が属する施設・機関の目的
- その施設・機関の目的の持続的達成に看護が貢献する範囲およびその方法
- 施設・機関がサービスを行っている人口集団もしくは下位人口集団に継続的に看護を提供するうえでの一連の事務手続きを管理するために与えられた権限の性質と範囲
- 具体的実践状況における看護の領域と境界ならびに看護と連結する業務を遂行するヘルスケア従事者の領域と境界に関する知識

組織的なヘルスサービス事業の中で管理者の地位にある看護管理者は，看護と看護師についての知識（およびその他の種類の知識）を用いて，次の事柄を遂行する。
- セルフケア不足に関連する要因および看護実践の契約的・対人関係的特徴に関連する要因の組み合わせを明確化し分類することによって援助を提供する人口集団もしくは下位人口集団の看護記述を作成する。
- 看護記述を分析し，詳述されたタイプのセルフケア不足をもつ人口集団の成員への看護の提供に適した看護実践モデルのタイプについて判断する。
- 看護に要する時間，要求される看護システムの断続的もしくは継続的性質，および要求される看護努力の量と質を見積もる。
- 看護に対する要求のタイプとその形態に基づく人口集団の成員にとっての望ましい位置と望ましくない位置を考える。
- (1) 看護師が看護に対する要求のタイプとその形態に基づいて人口集団の成員に看護を提供するうえでもっていなければならない能力，ならびに (2) 看護の提供において看護師と助手の望ましい組み合わせおよび望ましくない組み合わせ，について考える。
- 看護実践者と協力し，取り扱い件数を構成する患者数および患者の看護に対する要求のタイプとその形態による患者の混合率を考慮しながら，看護師あるいは看護師と助手の組み合わせごとの望ましい受け持ち患者数を定め，検証する。

管理的指向操作*

前述の看護管理の看護指向的機能と同様，関連する管理的操作も，第4章の「サービス事業」の節と図4-2で説明したサービス事業の機能システムというより大きな枠組みの中で理解されるものである。

看護師は，看護師役割の中での看護の産生を通じてヘルスサービス機関の基本的操作機能の1つを遂行するが，それだけでなく，効果的な看護の産生の中で実行する事柄を通じて，運営的・統括的機能にも貢献する。被雇用者役割においても，看護師は，運営的・統括的機能に貢献する。これらの貢献を看護管理は引きだし，助

---
* ここで紹介したいくつかのアイディアは，次の文献でさらに詳しく展開されている。Orem DE：In Henry B et al ed.：Nursing administration, a theoretical approach. Dimensions of Nursing Administration, Cambridge, 1989. Blackwell Scientific Publications.

長しなければならない。

　看護管理は，前述の看護指向的機能を通じて看護の産生の操作的機能に貢献する。これら6つの機能は，管理者がヘルスサービス事業のさまざまな位置で運営的機能を果たしたり，統括的機能に適切に貢献したりするうえでの基盤となる。看護管理は，援助を受ける人口集団もしくは下位人口集団がどういう看護を必要としているかを知り，それを確実に提供する条件を整え，維持する責任をもっている。看護管理には次のような責任がある。

- 役割責任を充足する組織成員としての機能的統一体の創造。これには人的・物的資源の的確な要請が含まれる。看護師が，看護管理のもとで，他のヘルスケア従事者と協力して働く病院における患者単位は，より大きな機能統一体の一部分を示す例である。
- 人口集団および下位人口集団に看護を提供する方法と手段に関する現下の意思決定および行為が，看護の産生およびヘルスケア事業の存続と成長に対する将来の要求と一致していることの確認。

　これらの責任を充足するにあたって，看護管理は次のような管理的操作を遂行する。(1) 援助を受ける人口集団およびヘルスケア事業の目標設定，(2) 目標を達成するための業務分析と組織化，(3) 看護師，看護助手，およびその他の補助要員の選定基準の確立，(4) 動機づけとコミュニケーションの促進，(5) 達成度と結果を測定するためのデザインの産生，(6) 達成度と結果の測定。

看護実践者の機能

　病院あるいはその他の居住ヘルスケア施設において，看護師は，患者に直接ケアを提供するその他のヘルスケア従事者と同じ状況的文脈の中で機能する。これらの状況ではまた，家事，食事，物品管理，温度・空調サービスなどの居住サービスを提供する地位を占める人々も働いている。看護管理者と看護師は，看護実践領域とその境界を熟知し，守らなければならない。と同時に，他のヘルスサービスや居住サービスと看護活動を協調させていかなければならない。患者がヘルスケア施設に居住していない状況でも，境界の維持が要求されるが，その要求の範囲は狭くなる。

　看護師が居住ヘルスケア施設，病院の外来クリニック，あるいは公衆衛生クリニックにいるのは，看護を提供するためである。看護師は，事務員や受付係のようなサービスをするためにそこにいるのではなく，また看護上で患者の移動が必要な場合以外患者を1つの場所から他の場所へ移動させるためにそこにいるのでもない。ヘルスケア事業の中で看護師の存在を正当化するためには，看護師は看護を指向しなければならない。看護を指向するとは，患者を指向することである。看護師は，看護を実践できるだけでなく，患者，患者の家族，他のヘルスケア従事者，看護管理者，事業の経営者，および必要に応じ政府関係者に対し看護を説明することができなければならない。看護について，また現在広くみられ，変化を続けている条件や状況のもとで看護を産生するうえで必要な事柄について伝達する能力は，ヘルスケア事業の中で働く看護師の基本的な資質である。

看護の産生

看護は，人々に対し，ある特定の期間にわたって，継続的もしくは断続的に提供される。継続的な看護の提供は，集中ケア病棟や精神疾患患者の治療環境などの場でごくふつうにみられる。継続的な看護の提供とは，看護師がケアを受けている人の傍に絶えず付き添う，もしくはいつでも傍へ行くことができることを意味する。看護師は患者の環境における基本的な人的要素である。このことは，看護師が継続的看護ケアを受けている人に代わって，あるいはその人と一緒になって絶えず何かを行うことを意味しない。断続的な看護の提供は，患者が看護クリニックを訪問したり，看護師が患者の家を訪問するといった形で行われる。訪問の期間はさまざまである。

看護に要する時間は，患者の治療的セルフケア・デマンドを知って充足したり，患者のセルフケア・エージェンシーの行使または開発を調整したり，患者の安寧の状態を維持しもたらすために看護が継続して提供される状況によってさまざまである。第13章で述べた全代償的看護システムのサブタイプは，いずれも時間がかかるものであるが，そのかかり方はさまざまである。患者に人間機能の次元での安定性の欠如，治療的セルフケア・デマンドの複雑性と安定性の欠如がみられる場合には，看護師は多くの時間が必要となる。

断続的な看護の提供は，通常，一部代償的看護システムおよび支持・発達的看護システムのデザインの中で行われる。患者のセルフケア不足の性質と理由が，必要な時間の指標となる。その他の指標としては，年齢，成熟度，生活条件，興味と指向性，およびセルフケア・エージェンシーの行使および開発の能力などがあげられる。Backscheiderは，成人の看護クリニック人口集団での，看護の必要時間と看護結果の種類双方に関連する要因，もしくはその組み合わせを明らかにした (pp. 215-218)[4]。Backscheiderによると，その要因は"行為の不足"と表現され，その中には，看護師と関係をもつうえでの制限，セルフケアを実際に実施するうえでの制限，およびセルフケア・エージェンシーを拡大し深めるうえでの制限が含まれていた。不足は，(1) 具体的な思考パターンによって明らかになるような"操作的認知"における行為不足，(2) "高いストレス，高い家事の要求"によって明らかになるような動機づけの情緒的行為不足，(3) 遂行や自己訓練の一貫性における行為不足，ならびに (4) 健康指向性の質，時間の制限，および個人の優先順位や価値体系の中でのケアの位置づけに関連した行為不足，と表現されている。

断続的な看護システムの産生において，リーダーシップ役割を担う看護師は，1人で働くことも，看護助手と一緒に働くこともある。このような看護師は，自分自身およびケアを提供している人々のために看護コンサルテーションを必要とすることがある。看護コンサルテーションはいつでも求めることができるようにしておくべきである。断続的な看護システムが依存的ケアシステムと連結している場合には，看護師，ならびに看護助手は，患者の家族や友人など依存的ケア・エージェントと協力する。有効な関係づくりを促進するため，あるいは特殊な看護に関連する事情をもった依存的ケア・エージェントを援助するためにも，看護コンサルテーションが必要となることがあろう。

1日24時間にわたる継続的な看護システムの産生では，複数の看護師が必要であ

る。看護師の数は，各看護師の看護時間，およびリーダーシップ役割をもつ看護師の存在と責任に関する取り決めによって決まる。同一患者にさまざまな時間帯で看護を提供する看護師の役割責任が，ときに十分明確化されていないことがある。看護師が既知の要求に従って看護診断と看護処方を行い，看護を産生することに失敗すると，患者に害が及んだり，また，医療過誤を生んだりすることになる。1日24時間のさまざまな時間帯で同一患者のケアをする看護師は，チームとして機能すべきである。3つの異なる時間帯で働く看護師からなるチームでは，同じ時間に顔を合わせることができないという問題点を解決しなければならないし，また自分たちが産生している看護システムのデザインの中の安定した要素について，あるいは変化する要素の対処方法について必ず基本的な合意ができているようにしなければならない。協調して働くということは，各看護師の創造的な実践努力を妨げるものではない。

　看護の産生では，患者と看護に対するその要求を知っている看護師の存在が必要である。もしそういう看護師がいなければ，特定の時間と場所の中で看護を通じて患者をどのようにすれば援助できるかを他の看護師は知ることができない。看護診断に携わらない看護師は，看護に対する患者の要求を反映したケアのシステムをデザインする基盤をもたないことになる。ヘルスケア事業では，看護師の休日その他の理由から，看護ケアを受けている人のことを知っている看護師が少なくとも2人は必要である。このような説明は非現実的なものと受け取られかねないが，これこそ看護管理が目ざさなければならない状態である。同一期間に患者に看護を提供する場合の看護師-看護師関係は，看護師と看護管理双方にとってきわめて重要である。

専門職としての現実的な看護師チーム

　チームという言葉をここでは，一まとまりの受け持ち患者を構成する人々に看護を提供する，それぞれ役割責任の異なった2人ないしそれ以上の看護師という意味で用いる。チームには2つのタイプがあることが明らかにされている。

　第1のタイプでは，統括とリーダーシップの役割をもつ看護師は，上級の経験豊かな看護実践者である。他の看護師は，専門的なレベルの看護を実践する資格を有し，その看護実践者の指導と指示のもとで看護経験を積んでいる看護師である。彼らは，徐々に複雑な看護実践状況の中に組み込まれ，診断や処方や調整といった看護操作を，上級の看護実践者と一緒に，あるいはその監督のもとで遂行する。

　看護師の役割責任は，患者の看護に対する要求および患者のために産生される看護システムの複雑さの度合によって違ってくる。看護コンサルテーションが必要となることもあろう。看護師チームへの看護助手の配置は，受け持ち患者を構成する人々に定期的に行うことが必要で，しかも看護師が遂行しなければならない調整的または処置的看護の全体システムからははっきり切り離すことのできるケア方策の数と種類によって違ってくる（図15-1参照）。

　このタイプの看護師チームは，患者の治療的セルフケア・デマンドがやや不安定で，看護に対する要求が非常に複雑である場合に導入される。そこでは，専門的なレベルの実践のための教育を受け，徐々にそのレベルの実践に携わっている看護師が配置される。

2番目のタイプの看護師チームでは，統括またはリーダーシップの役割をもつ看護師は，特定の明確に記述されたタイプのセルフケア不足をもつ患者の看護に高度の知識と経験をもつ。この看護師と一緒に働く他の看護師は，看護技術教育を受けており，その経験の幅は受け持ち患者の中の看護ケースのタイプによって異なる。診断および処方操作は，主として統括・リーダーシップ役割をもつ看護師の役割責任であるが，ときに技術教育を受けた看護師もこれに関与する。これらの看護師は，主として，受け持ち患者を構成する人々に対する処置的あるいは調整的な看護の継続的な提供に関わる。看護助手の配置に関しては，1番目のタイプのチームの場合に準ずる。

　このタイプの看護師チームが導入されるのは，患者の看護に対する要求がその期限を含めて予測可能であり，看護の産生に用いる技術の妥当性と信頼性が非常に高い場合である。このタイプの看護師チームでも，特殊な問題が生じたときには看護コンサルテーションが必要となる。

　これら2つのタイプの看護師チームに言及したのは，専門的なレベルの実践に携わる教育を受けた看護師のための職業経歴階段が欠如している場合や，実践状況の中で看護管理者が専門教育を受けた看護師と技術教育を受けた看護師の役割責任を区別できない場合，さらには看護産生のための全体的システムと職業訓練を受けた看護助手との役割責任を明確に分離できない場合などに役立つと思われるからである。第12章で紹介した看護ケースにおける家庭介護助手の役割責任を参照のこと。

看護で要求される時間

　看護実践者と看護管理者は，特定のタイプの看護ケースの看護でどれだけの時間が要求されるかについて絶えず情報を得なければならない。両者とも，看護ケア産生のための計画を立案するうえでの基盤として，看護で要求される時間の用い方について，経験的知識ならびに看護科学をもたなければならない。

　看護で要求される時間は，患者の治療的セルフケア・デマンドとセルフケア能力に関係するセルフケア不足の性質と原因，患者の開発された自己管理能力，および個人的成熟度と関心によって違ってくる。さらに患者の生活条件，家族システムの要素，セルフケア・エージェンシーを拡大し深める能力，看護師が用いる援助の方法，および特定のタイプの看護システムを産生する看護師と患者の役割の配分などによっても左右される。

　治療的セルフケア・デマンドとセルフケア・エージェンシーにおけるバリエーション，ならびに看護師のケアを受けている個人への継続的および断続的な看護の提供に関連するバリエーションに注意が向けられる。

治療的セルフケア・デマンドにおけるバリエーション

　治療的セルフケア・デマンドとは，一連の明確化されたセルフケア要件——普遍的セルフケア要件，発達的セルフケア要件，および健康逸脱に対するセルフケア要件——を充足するために遂行されるセルフケア方策の看護処方であると述べた（第10章参照）。人間の治療的セルフケア・デマンドは，看護システムの2つの患者変数

の1つであり，もう1つはセルフケアに携わる患者の能力，すなわちセルフケア・エージェンシーである。人間の治療的セルフケア・デマンドは，年齢，発達状態，健康状態，およびその他の要因によってさまざまである。

　看護人口集団の成員の治療的セルフケア・デマンドにおけるバリエーション，および経時的な個人のデマンドにおけるバリエーションは，次の点から明確化し，記述することが可能である。すなわち，(1) 普遍的セルフケア要件一つひとつの個別的価値，(2) 発達的セルフケア要件の個別的価値，ならびに (3) 健康逸脱に対するセルフケア要件および逸脱，たとえば病理学的過程からの逸脱，医師が処方した，医学的診断と治療に関わる逸脱，医学的診断と治療の影響の調整に関わる逸脱，の有無である。特定のセルフケア要件に個別的な価値があれば，治療的セルフケア・デマンドにおけるバリエーションは，それらを充足するための複雑な過程から生じうるし，選ばれた方法を用いるのに必要なケアの方策 (行為システム) からも生じうる。

　セルフケア要件の組み合わせには，次の2つのバリエーションがある。すなわち，(1) 普遍的セルフケア要件と発達的セルフケア要件の組み合わせと，(2) 普遍的セルフケア要件，発達的セルフケア要件，および健康逸脱に対するセルフケア要件の組み合わせ，である。ヘルスケアの焦点ごとに分類された7つのタイプの看護状況 (第9章参照) が，これら2つのバリエーションを示唆する。ライフサイクルの焦点が広くみられる場合には，常に普遍的セルフケア要件と発達的セルフケア要件の組み合わせが存在する。たとえば損傷や明らかな疾病過程がなくて精神発達遅滞その他の発達遅滞がみられる場合には，普遍的セルフケア要件と発達的セルフケア要件の価値に調整が必要であろうし，またそれらを充足するための適切な方法の使用，たとえば妥当な指導方法や教育経験の選択と使用，およびセルフケアへの参加を含め患者の個人的発達を促すような生活条件の適切な調整が必要となろう。

　残る6つのタイプの看護状況においては，普遍的セルフケア要件および発達的セルフケア要件に加えて，健康逸脱に対するセルフケア要件が存在する。これら6つのタイプの看護状況もまた，(1) 健康逸脱に対するセルフケア要件の数と種類，およびそれらの要件間の関係，(2) 普遍的セルフケア要件および発達的セルフケア要件を充足する通常の価値と方法が変化する程度によって違ってくる。

　たとえば，<u>慢性うっ血性心不全</u>という診断名をもつ状態をきたした場合，その患者のヘルスケアの治療的焦点は，心臓への負荷の減少と合併症の予防を目ざした自己管理と特定のセルフケア要件の充足におかれる。医師と看護師のケアを受け，家族成員の援助を受けて，患者は次の事柄を行う。

- 指示された床上安静を守る。
- 呼吸困難を予防する体位を保持する。
- 呼吸困難を引き起こすような労作を避けながら，何らかの運動を行う。
- 接触感染に注意する。
- ストレスを生み出すような状況を調整する。
- 食塩の摂取をコントロールし，体液の排泄を調整するため処方薬を服用する。その効果と結果を持続監視する。
- 心臓機能を調整する処方薬を服用し，その効果と結果を持続監視する。

●既知の合併症，および安寧または疾病の一般的感覚を持続監視する。

　この一連の健康逸脱に対するセルフケア要件の中には，基本的には普遍的セルフケア要件で調整される要件が含まれている。患者が自己管理し，治療的セルフケア・デマンドを理解し，充足できるよう援助するためには，看護師は，健康逸脱に対するセルフケア要件を充足することによってその患者の安寧にどのくらい調整的貢献ができるか，またそれらの要件間の相互関係がどのようなものであるかを理解していなければならない。

　看護師は，関連する健康逸脱に対するセルフケア要件を理解するために，人間の構造と機能で繰り返し起こる障害，およびその自然史について知識をもたなければならない。この知識には，普遍的セルフケア要件の一部ないし全部の価値がどのように影響されるかについての知識が含まれる。特定の病理学的過程は，通常，普遍的セルフケア要件の一部の価値に影響を及ぼすが，すべての価値には影響を及ぼさない。疾病が全身的なもの（たとえば癌）であったり，重篤なものであったりする場合には，看護師は，普遍的セルフケア要件全部に継続的な調整が必要であることを絶えず自覚してケアを行わなければならない。

　個人の治療的セルフケア・デマンドにおけるバリエーションもまた，普遍的セルフケア要件（およびその他の要件）を充足する方法の選択に影響する要因から生じる。そのような要因としては，年齢，性，発達と健康状態，および個人的な関心と懸念があげられる。各普遍的セルフケア要件を充足する方法は，特定の条件に合わせて選択されなければならない。たとえば十分な食物摂取を維持する場合，患者が乳児あるいは幼児であるという条件のもとでは，乳幼児の摂食に有効な方法を用いることが必要となる。年齢を問わず，嚥下が困難な患者には胃管栄養を用いるというように，選択した方法は阻害要因を克服することができるものでなければならない。

　患者はまた，普遍的セルフケア要件の一部ないし全部，とくに十分な空気・水・食物の摂取の維持および排泄に関連する要件を充足する自然の過程を妨げる状態をきたしていることがある（付録C参照）。阻害要因には，たとえば空気の摂取に関連する大気の質など，個人の外部から生じるものがある。これに対し食物摂取に関連する阻害要因は，個人の嗜好や，文化的もしくは宗教的な禁忌に基づくものであるかもしれない。食物摂取の阻害要因にはまた，口蓋裂といった解剖学的異常や嚥下反射という神経機序の障害もあろう。そのような状況においては，普遍的セルフケア要件を充足する方法は，阻害要因を克服するものでなければならない。これには，ときに医学的方法，たとえば<u>体内へチューブと針を挿入する</u>といった外科的方法の使用が必要となる。胃管栄養，点滴栄養，膀胱カテーテルなどもその例に含まれる。

　要約すると，看護（あるいはセルフケア）で要求される時間は，患者の治療的セルフケア・デマンドの内的構成，すなわち(1)普遍的セルフケア要件，発達的セルフケア要件，および健康逸脱に対するセルフケア要件のタイプごとの構成，(2)発達的セルフケア要件および健康逸脱に対する要件の数。たとえば1つないしそれ以上の疾病もしくは健康障害をきたした人は，疾病それ自体の調整，その影響の調整に関わる健康逸脱に対するセルフケア要件をもつ，(3)要件の充足に用いる方法または技術の複雑度，および(4)各要件を充足する方法またはテクノロジーを使用するのに必要な一連の操作，などによって異なる。特定の看護人口に看護を提供する看

護師は，ケアの産生で必要となる時間量についてかなり正確に見積もることができる。

セルフケア・エージェンシーにおけるバリエーション

看護実践において，患者のセルフケアに携わる能力は，3つの尺度——発達，操作，および適切性——によって評価することができる（pp.203-210）[4]。患者のセルフケア・エージェンシーについてこのタイプの診断的アプローチを用いて判断を下す際には，看護師は，セルフケアに関し次の点を決定しようとする。

- 個人が実行する学習をし，一貫して実行していること
- 個人が，現在ある，あるいは将来予測される条件や状況のため，現在または将来実行することができることとできないこと
- 個人が実行する学習をし，現在実行していることは，セルフケアに携わるにあたってその人に課せられる現在ある，あるいは将来予測されるデマンド，すなわち現在または将来の治療的セルフケア・デマンドを充足することができるか

セルフケアは学習された行動であるから，看護師は，個人のセルフケアに携わる能力を拡大し，深めるにあたって，その人のレディネス（準備性）と能力を考慮しなければならない。患者のセルフケア・エージェンシーにおけるバリエーションは，前述のように，次の事柄との関連で理解し，検証することができる。

- 患者がその遂行の仕方を知っており，通常遂行しているセルフケア方策（セルフケア実践のレパートリー，セルフケアシステムの通常の構成要素）
- セルフケアに関して，患者がその遂行の仕方を知っている事柄を阻害する行為制限（セルフケアの意思決定や産生の段階で要求される操作の遂行を妨げる制限）
- 患者がその遂行に必要な知識，技能，積極的意思をもっている，またはもっていない既知のセルフケア要件を充足するために遂行されるセルフケア方策（特定のケアの方法を用いて既知のセルフケア要件を充足するうえでの知識，技能と技術，積極的意思の適切性あるいは制限）
- セルフケアの知識を拡大し深める患者の潜在能力，およびセルフケアのレパートリーには存在しないセルフケア方策を遂行するのに必要な技術を習得する患者の潜在能力（セルフケア・エージェンシーを拡大し深めるための発達に対する潜在能力）
- 新しくて基本的なセルフケア方策を持続的かつ効果的に遂行する患者の潜在能力。これには，基本的なセルフケア方策をセルフケアシステムと日常生活に統合することが含まれる

看護人口のセルフケア・エージェンシーにおけるバリエーションについての知識を蓄積し，検証するためには，5つの可能なバリエーションを別々にあたっていく方法が実際的であると思われる。個々の看護状況において，看護師は，最初の3つのバリエーションを一貫して追求すべきである。もし適切性の面で欠如がみられたなら（3番目のバリエーション），患者の潜在能力を探りながら4番目と5番目のバリエーションを追求すべきである。

看護のための組織化について論じた本節は，看護ケアの標準形成および個人と集団に提供される看護の質を決定する基準測定法の開発にあたって，何をとりあげるべきかを理解する基盤を一部ではあるが，提供する。

人口集団もしくは下位人口集団成員の現存する看護要件についての情報をもたずして，質の保証に向けての努力は，どうみても疑わしいと言わざるをえない。

専門的看護実践教育と関連努力

　看護が，形式化され，発達した科学の基盤をもったヒューマンヘルスサービスとしてこれからも存続し向上するには，専門レベルの教育・実践に対する規準にしたがって教育された看護実践者の存在とその働きとにかかっている。この教育形態に対する規準は，専門分野により，また時には同一分野であっても，国によりさまざまである。アメリカ合衆国では，専門教育形態を有する看護プログラムを確立し，維持していくうえで，看護内外の圧力によってこれまで妨害されてきた。そのような圧力は，看護を実践し，看護の経歴を積みたいと欲する知性あふれる男女にとって障害となり，また社会の損失の原因ともなっているのである。
　専門的教育形態を通じて教育を受けた看護師は，臨床看護実践のエキスパートに移行したりするが，看護の専門化を図るには，看護実践状況での経験を積んだ後に教育を受けるべきである。適切な大学院レベルの教育および看護実践での経験を経ることにより，看護師らは学究的活動，理論開発，看護研究，およびテクノロジーの開発・検証といった看護科学の領域へと移動することが可能となる。

専門的教育

　専門職の資格を付与する正規の教育プログラムは，3つの構成要素，すなわち，専門前構成要素，専門構成要素，および専門分野内の継続教育構成要素，を包含する。諸専門職は，専門前構成要素の内容と，それがいつ，どこで遂行されるかに違いがみられるし，また専門構成要素の期間と構成要素にも相違がある。
　ヘルスサービスにおける専門前構成要素は以下の内容を含む。
- 一般教養科目および人文科学の課程
- 専門構成要素を履修するのに必要な基礎科学もしくは基礎知識分野の課程。たとえば，一般生物学は生理学を履修するための基礎である。

専門構成要素は以下の内容を含む。
- 専門分野の実践応用科学を理解し，履修するうえで不可欠な科学と基礎知識分野の課程。たとえば，看護では，人間発達に関する課程は，発達的セルフケア要件，発達段階ごとの思考様式，および発達段階による援助方法の操作方法などを理解するために必須である。
- 理論的・実践的な看護実践科学および応用科学を含む専門分野課程，ならびに臨床実践における教育経験。

　ヘルスサービス専門職における継続教育構成要素は，実践者が科学の発達・技術の発達に遅れないようにとの要望，およびあるタイプの看護ケースの診断・処置において従うべき臨床的な実践ルールを保持したいとの要望に言及する。実践者の業務に影響を及ぼすに違いない開発は，科学者の仕事や卓越した臨床専門家の業務か

ら生じる．さらに，継続教育とは，援助を受ける人口集団のヘルスサービス上のニーズの変化，および実践の変化への必要性と関連した環境的・社会的条件に，専門職成員が遅れをとらないために企画される．

専門資格取得教育の構成要素がこのように広範なかたちで表現されるのは，専門職業教育がいかに複雑であるかを示す一例である．知識分野の多様性と，目ざす機能に基づいて内容を組織化するシステムの必要性が，プログラム開発者の第一の関心事である．

ある分野の主題を習得することは，内容ばかりでなく思考様式をも包含する認識過程を意味する．内容には概念とそれらの間の関係が含まれる．思考様式は，研究の方式，および(1)概念によって表現される洞察と，(2)概念間の関係とを導き出すデータの水準によって確立される．

看護師のための専門教育の考察

看護実践のための専門教育プログラムの開発では，実践看護科学の知識分野の理解が，基礎課程選定の理論的根拠となる．看護科学の主題分野と基礎課程を結ぶ接合点が教授過程を通じて明確化されなければならない．看護における適切な課程は何かという問いが，基礎課程について最終選定をする前に答えられなければならない．

看護実践入門教育での大きな問題は，看護という主題から構成される専門分野における課程の開発である．課程の題目は看護となっているが，実際の内容は生物学，行動科学，医学などから構成されているという場合があまりにも多い．もし課程作成者が一般的看護概念や応用科学と連結した実践的科学としての看護を理解していない場合には，適切な看護課程を提供することが主要な仕事となる．

看護師と看護学生は，看護科学は看護師と看護に関わる，少なくとも7つの知識分野の1つにすぎないことを理解していなくてはならない．それらの分野は次のように明確化されている．

- 看護の社会的領域——固定的および変動的な社会的・文化的・経済的・政治的条件のもとにある社会集団における1つの制度的サービスとしての看護の次元
- 看護，専門職および職業
- 看護法律学，あるいは看護と法律
- 看護歴史学
- 看護倫理学
- 看護経済学
- 看護科学，実践・応用看護科学

以上の7つの分野はいずれも，独自の明確な構造と研究方式をもっている．そのうちのいくつかは，多くの知識分野から成り立っている．最初の6つの分野に特有の研究方式は，たとえば法律学，歴史学，倫理学，経済学などといった分野のそれと同じである．最初の2つの分野，すなわち「看護の社会的領域」と「看護，専門職および職業」は，いくつかの社会学および行動科学と関連している．

実践・応用科学である看護科学は，看護専門教育の重要な構成要素である．アメ

知識領域ごとの主題を認識する訓練

1. あなたが登録している看護課程の1学期を選び，その学期中に，教師と学生が焦点をあてる主題の種類を次のように明確化する。
   a．看護内容
   b．看護関連分野の内容
2. 本章で紹介した看護師と看護についての7つの知識領域の配置に従い，看護内容を区別する。看護内容が看護科学に属することが明らかであれば，図8-3の看護知識の分野の1つに配置する。
3. 看護の内容に属さない科学もしくは知識領域の名前をあげる。
4. できる範囲内で，看護以外の専門領域の内容が看護の内容とどのように連結し合うのかを明らかにする。

リカ合衆国内の看護師が看護科学の性質を理解できず，看護科学の開発への専門的な責任を受容できずにいると，看護専門教育の質に影響を及ぼし，また時には，その教育の存在さえもおぼつかなくなる。

　7つの知識領域それぞれは，独自の専門領域として，あるいは応用領域として開発されよう。おのおのの知識領域が専門的看護実践にどのように影響するかによって，それらを看護実践入門教育プログラムに導入する方法が決定される。看護科学は看護実践の技術的特性にとって中心となるものであり，その概念的構造を通して，他領域の内容の必要性が示唆される。職業的側面も含めて，看護の社会的側面を考慮しなければならないし，看護ケースと看護実践状況の法的・倫理的・経済的特性を開発しなければならない。

　大学の看護学部は，看護科学の発達に貢献できること，ならびに看護師および看護についてのその他の知識領域に貢献できることを明らかにする責任を有している。看護が存在する理由，看護の対象，看護の領域と境界についての確固たるコンセンサスおよび明瞭な見解が専門的看護の中に欠如していたために，実践的応用看護科学の開発は遅れをとったのである。人々が看護を必要とする理由を看護の対人関係的特性と連結しなければならない。

　大学の看護職員，看護管理に携わる看護師，看護実践者，および看護を教育する看護師は，人々が看護を必要とする理由および看護が実行でき，実行すべきことについて，積極的に確固たる論拠をもたねばならない。看護管理の視点に立ったセルフケア不足看護理論の活用に関する意見表明の中で，Dale Walker は，「ある看護モデルを無防備に使用することは，個々の看護師にとって危険な行動である。多くのモデルの中から1つのモデルを採用する看護部にとっては，……さらに高度の危険をはらんだ行動である」との Dorothy Johnson の叙述を Vivian Dee が認めていることに言及している（p. 252)[6]。

　看護の固有の対象および領域と境界の観点にたった看護の論拠を有することは，<u>看護を必要とし，看護を通じて援助されうる人間の中に，看護の具体的な源泉があるとの立場をとることである</u>。看護師は，人文科学の諸理論，個人の生活内の内的現象に関する理論，人間的反応と相互作用についての理論，および健康増進と予防的ヘルスケアシステムの理論を継続して開発，探究し，また受容したり，棄却したりする。こうした理論は看護を記述・説明する一般的な包括的看護理論ではなく，

狭かったり，ときには広かったりする理論であり，看護に統合され，看護を補完する理論である。本書で展開しているセルフケア不足看護理論は，看護実践者，看護カリキュラム企画者，看護教師，および看護研究者・学者などによって，1つの妥当性をもった一般的な包括的看護理論であると受容されてきた。しかしまた，当初から，本理論を軽視・拒否する看護師もいた。

自分が知っていることと看護実践者として実行することとの関係を常に認識できるようになりたいと考える看護学生にとっては，一般的な包括的看護理論を習得することがその第一歩である。一般的な看護理論の概念的諸要素は，次のことを望む看護学生にとって1つの基本的援助手段となる。看護学生は (1) 看護実践状況において注意し，観察すべきことを知る，(2) 適切な看護的想像力を育む。たとえば特定の状況で看護を提供しなかった場合に何が起こるかについての想像力，(3) 観察したことを特徴づけ命名する，(4) 観察したことに一般的および看護的意味を付す，および (5) 広くみられる条件と状況のもとで看護師と患者に可能な行為の限界と範囲を知る。

看護を思考し，看護状況の全体的構造とそのダイナミックスを理解できる程度までに観察し概念化することと，看護を一連の標準化された操作の熟練した実施，あるいはより大きな力動的操作システムから選定された課題の熟練した実施とみなすこととは別のことである。看護の実践においては，看護実践者が，業務操作のシステムと明確化された課題を，実践者がもたらす具体的な結果および看護ケアを受けている人々のための具体的な看護結果の達成への貢献という双方の観点に立って，理解することが要求される。看護師，患者，および業務遂行を援助する人々の行為が生み出すものは，1つの統合的・力動的・継続的な行為システム（看護システム）であり，もしくはそうでなければならない。このシステムを通じて，患者の治療的セルフケア・デマンドは充足され，彼らのセルフケアに携わる能力は調整されるのである。理想的には，看護実践者は，看護状況の全体の観点から，また力動的で効果的な看護システムをデザインし，実施し，管理するという観点から，自らの役割責任を観察することができなければならない。

もう1つの種類の知識も，看護実践のための資格付与教育では考慮されなければならない。これは，人間関係における自分と他者の直接的な考察から生ずる個人的知識である。Phenix(pp. 193-211)[7]は，個人的知識を明確な知識分野の1つと考えている。

実践状況にいる看護師は，彼らのケアを受けている個人およびその他の人々に対し人間として関係をもつ。実践状況にある人々の間主観性は，個人の能力と時間的制限の範囲で，自分および他者についての何らかの個人的知識を生み出すことがある。さらに看護師と患者は，彼らの行為能力および経験した感情や情緒について内省する必要がある。

多くの学問領域が，人間関係および自分と他者の個人的知識について研究を重ね，その知識の蓄積に貢献している。Peplau[8]，Orlando[9]，Travelbee[10]，その他の看護師の業績は，看護実践の観点からのこの知識分野への貢献である。これは1つの知識分野であり，実践看護科学の記述（第8章参照）の中で看護実践と看護ケースに関連づけた応用科学として開発されなければならない。

Phenix[7]が記述したような個人的知識は，看護師の識知的指向性の基本的構成要素である。看護の実践状況で個人が経験する事柄についての知識は，本質的な経験的知識である。看護師とそのケアを受けている人々の間主観性は，看護師と患者の間の契約関係と同じように，所与の看護実践の条件である。看護師の成熟とパーソナリティ機構は，看護師が人間対人間の関係において自分を他者に結びつけることを可能にするものでなければならず，また同時に契約関係において看護の結果の達成に向けて患者と関わることを可能にするものでなければならない。

　看護実践のための公的教育を設定し，推進し，運営する人々は，看護が理論的かつ経験的な実践的努力であることを認識すべきである。21世紀初頭になった今日でも，必ずしもすべての人が次のこと，すなわち実践状況にいる看護師の意図的行為は，実践状況での経験を通じて蓄積された考察に基づいて前もって習得された知識と技術に基礎をおかなければならないこと，ならびに看護師が経験を通じて獲得した知識をより完全なものにする各実践状況の現実についての事実情報を得ることによって直接導かれるということ，を認識したり受け入れているわけではない。

　個々の看護実践者は，ケアを受けている人々およびその人々に対し法的責任をもつ人々に接近し，コミュニケーションをもち，協力してケアにあたることができなければならない。各看護師は，客観的かつ望ましい看護の結果の達成に向けて，それぞれの実践状況でとるべき行動について正しい判断を下し意思決定ができなければならない。ルーティンの業務，あるいは技術的下位システムの操作と維持に限定された知識をもって看護実践状況に関わる人は，複雑な実践状況における個人や集団に対する包括的看護システムをデザイン，産生，管理するという看護実践の教育は受けていない。

看護師の業務組み合わせ

　大学もしくは短期大学での専門的実践教育を受けた看護師は，大学院レベルの看護プログラムにおける教育を継続することが多い。看護学生として教育を継続する実践者は，看護実践領域内の臨床看護専門家になる傾向がある。その実践領域にはプライマリーケアおよび家族看護実践が含まれる。あるいは，専門的な看護科学領域を開発するための資格をとろうとする看護師もいる。技術的教育を受けた看護師は，実践の新しいテクノロジーを学習することによって，また看護ケースのタイプ別のテクノロジーを理解する基礎となる基礎科学の内容を習得することによって，前進を図る。彼らは新しい技術を考案するかもしれない。

　専門資格を有する看護師の業務組み合わせには，以下のものが含まれる。
- 看護実践と看護科学および関連科学における**学術的努力**
- 看護科学および関連科学における学術的努力と看護研究
- 理論形成・開発と看護科学および関連科学における学術的努力
- 上記はじめの2つの組み合わせとさらに，看護テクノロジー・技術の開発・検証
- 看護教育と看護科学，関連科学，および看護実践における学術的努力

　職業選択の組み合わせは，看護師の関心，才能，価値観だけでなく，看護の準備教育形態，特別な職業領域にいる看護師との交流，高等看護教育，および専門職分

野としての看護の理解を導き出す職業経験を反映している。

　職業領域が組み合わさった場合には，互いの領域が相互に支え合っていることを理解しなければならない。特別な組み合わせを選択した看護師は，それぞれに特有な基礎的知識，技能，指向に従って，自らを開発していかなければならない。図4-1に示したように，看護知識（理論的，実践的な看護実践科学として，また応用科学として発展し妥当性をもった知識）は，6つの看護職業領域に共通するものである。看護科学（実践的科学と応用科学）は6つの職業領域に浸透し，その結果，領域が一緒になって専門職業としての看護の存在および進歩に寄与するのである。看護教育に従事する看護師は，看護という専門職と教育という専門職の2つの専門職に属するが，どちらか一方に偏ってしまうことがある。しかし，職業教育と看護専門職に携わっていることを理解し，バランスを保つことが理想である。

学者としての看護実践者

　看護実践の中で効果的に機能し，自らを向上させていくためには，看護師は，看護領域と看護関連領域の研究者あるいは学徒として自分を発達させていかなければならない。ある範囲の看護実践状況で機能する資格を有する看護師は，看護領域および看護ケースのタイプという準拠枠の中で看護と関連する領域の信頼できる情報源に通じていなければならない。臨床看護専門家（スペシャリスト）は，必然的に自分が専門とする看護その他の領域における高度な学者でもある。

　第12章で述べた看護ケースのタイプごとに表現された看護診断をもつ患者を看護する際に指導的・統治的役割を担う能力をもつ看護師は，脳血管発作から生じた全面的なセルフケア不足をもつ患者を看護する際には，看護文献ならびに神経生理学，随意筋や水-電解質バランスなどに関する基礎生理学を含めた関連医学文献を熟知しているに違いない。

　看護学者あるいは学徒としての道を進むためには，研究すべき知識領域を具体的な実践上の問題と関連づけて，ある学問領域ないしは科学の中で明確化することが必要である。信頼できる情報源を明確化すべきである。その源泉は，人間のことも参考書のこともある。特定の領域内のすぐれた実践者および参考書を特定し，その照会先を確認し，またその領域の関連雑誌に目を通すようにすべきである。

　看護実践において時代の進歩に遅れをとらないようにするためには，看護師は，看護や看護関連領域の定期刊行物に精通していなければならない。関連領域には医学，心理学，生理学といった専門分野があろう。看護実践者が人間諸科学についての基礎知識を身につけていなければならないのは，こうした領域の文献を読みこなし，変化についていけるようにするためである。

　技術教育を受けた看護師は，おのおのの看護領域での卓越した実践者をみつけ，接触し続けるようにすべきである。具体的な問題をそうした人々と一緒に，また信頼できる情報を求めて，探求すべきである。看護領域と看護関連領域の権威ある雑誌を入手し，目を通す計画を立てるべきである。

　すべての看護師が，看護実践の問題を解決し，知識を明確化して統合し，問題解決に役立った洞察を公式化し表現する努力を払っていかなければならない。同僚と

の討議，講義への出席，卓越した研究者でもある実践者との討論なども，具体的な看護実践上の問題を解決していくのに役立ち，また必要であろう。

研究と開発

　個人および集団に対する看護の実践に携わる看護師は，健康に関連したセルフケア不足や依存的ケア不足を引きおこす人々の具体的な実践上の問題に直面する。看護実践状況にいる看護師たちは，看護診断のための，また実践状況に新しい条件や相互関係をもたらすための有効なテクノロジーが欠如していること，そしてそれらが必要であることを明らかにしている。第8章のさまざまなタイプのテクノロジーを参照されたい。次にこの看護役割の一例を示す。

　ある看護クリニックで，糖尿病の管理がうまくいかない患者がいる一方で，同じ種類の支持・教育的看護システムを実施したところ効果的なセルフケア・エージェントになった患者もいることが観察された。なぜある患者はうまくいかないのかという疑問が生じた。これらの患者はクリニックにやってきて，参加し協力しているようにみえたが，セルフケアが効果的になされていなかった。このなぜという疑問に答えるために，臨床看護専門家が，クリニックの看護師と関わるときの患者の行動を調査することになった。これらの患者は具体的にものごとを考え，指示されているような調整的ケアの内容は理解できないという仮の診断がつけられた。その結果，「これらの患者は具体的に考えているか」および「具体的に考える人を看護師はどのようにすれば識別できるか」という2つの問いに答えるための予備調査が行われた。この調査の目標は，診断テクノロジーの開発，つまり，5組の基本的能力と性質（表11-2参照）で分類されたセルフケア・エージェンシーの1つの構成要素，すなわち操作的認知(pp. 219-229)[4]に特有なアセスメントツールという形での診断テクノロジーの開発であった。この能力は図11-3のセルフケア・エージェンシーの実質的概念構造の中で示されている。この例では，看護研究と診断テクノロジーの開発・検証とが連結したのである。

　実践者が研究に関わるその他の例としては，患者が自分のケアの仕方を尋ね，それに対し看護師が看護や医学の専門家からも権威ある情報源からも解答を見いだせないといった場合がある。看護師はまた，ある種の健康逸脱に対するセルフケア要件を充足するうえで患者が行うことと行わないことを判定するための研究にも従事する。

　臨床研究およびテクノロジーの開発・検証に携わるうえで要求される思考方式と過程は，看護実践での思考方式と過程とは異なる。実践に携わる看護師は，どういう職業的な組み合わせが可能か，また特定の時点で何を行うことができるかについて判断を下すために，これらの相違を理解しなければならない。実践の場にいるすべての看護師が，理解しないままに眺めている多くの現象があるが，有効な看護を実践するという目的からすれば，彼らはそうした現象を理解していなければならないのである。看護実践の未解決の問題を，適切な看護研究や開発センターへつなげる手段と方法が考案されなければならない。

まとめ

　看護師は，教育，訓練，および業務の期間を通じて，看護という専門職の中で発展する。社会の期待は，看護師自身のニードと効果的・効率的な看護への社会成員のニードの両方を充足する開発的水準へ看護専門職を移行させることである。

　看護教育形態については，職業および専門職に対する教育という枠組みで記述した。看護管理と看護実践における看護師の業務について言及した。看護実践モデル（図8-3，看護科学の段階IVの開発）の必要性，および看護人口集団の記述と看護提供モデル（段階Vの開発）の必要性を強調した。看護管理および看護実践者の機能を特定化した。看護師が看護専門教育を理解し価値づけ続ける必要性も述べた。看護教育が専門職業教育モデルの中で移行することに関係する問題について，若干示唆した。看護師の業務組み合わせと看護研究や開発を要する看護実践上の問題について記述した。

　本章は，コミュニティ内で看護師が実行できることおよび実行すべきことについて強調した。さらに，看護ケースのタイプごとに看護を産生するために必要な教育の種類，訓練，およびキャリア開発を理解することの必要性についても強調した。職業教育を受けた看護師，すなわち実務看護師もしくは職業看護師が精神保健センターに配置されたことについていつまでも忘れられない記憶がある。その精神保健センターとは，精神疾患のために継続したケアを要する精神施設から退院した患者を指導するためのものなのである。こうした決定，また似たような決定は無分別であり，無知あるいは政策的便利主義に基づいて判断が導かれてしまうのである。

文献

1. Roberts MM: *American nursing,* New York, 1954, Macmillan, pp 7-19.
2. Woodham-Smith C: *Florence Nightingale,* 1820-1910, New York, 1951, McGraw-Hill, pp 225-238.
3. Orem DE: Changes in professional nursing practice associated with nurses' use of Orem's general theory of nursing. Presented at Le Centre Hospitalier de Gatineau, Quebec, May 1987.
4. Nursing Development Conference Group, Orem DE, editor: *Concept formalization in nursing: process and product,* ed 2, Boston, 1979, Little, Brown.
5. Barnard CI: *The functions of the executive,* Cambridge, 1962, Harvard University Press, pp 72-75.
　（山本安次郎・田杉　競・飯野春樹訳：経営者の役割，新訳，ダイヤモンド社，1968）
6. Walker DM: A nursing administration perspective on use of Orem's self-care deficit nursing theory, pp 252-263. In Parker ME, editor: *Patterns of nursing theories in practice,* New York, 1993, National League for Nursing Press.
7. Phenix PH: *Realms of meaning,* New York, 1964, McGraw-Hill, pp 193-211.
8. Peplau HE: *Interpersonal relations in nursing: a conceptual frame of reference for psychodynamic nursing,* New York, 1952, GP Putnam.
　（稲田八重子・小林冨美栄・武山満智子・都留伸子・外間邦江訳：ペプロウ人間関係の看護論，医学書院，1973）
9. Orlando IJ: *The dynamic nurse-patient relationship,* New York, 1961, GP Putnam.
　（稲田八重子訳：看護の探究，ダイナミックな人間関係をもとにした方法，メヂカルフレンド社，1974）
10. Travelbee J: *Interpersonal aspects of nursing,* ed 2, Philadelphia, 1971, FA Davis.
　（長谷川浩・藤枝知子訳：トラベルビー人間対人間の看護，医学書院，1974）

付録A　看護歴の要素

　それぞれ異なった目的をもつ2部からなる看護歴の内容と形式を開発した。第1部は患者のセルフケア状況を引き出すためのものであり，2つのパートから成り立つ。パート1は患者の治療的セルフケア・デマンド，パート2は患者のセルフケア・エージェンシーに関するものである。看護歴の第1部は1985年に開発され，それ以来，ミズーリ-コロンビア大学看護学部のSusan Taylorと卒業生らが使用し，修正を加えている。また，彼らは第2部も同様に使用している。

　看護歴の第2部は居住特性，活動，環境状況，およびルーティンのセルフケアを包含する患者の条件と生活パターンを，広範囲にわたって引き出すことに中心がある。この形式は，慢性精神疾患患者のデイケアセンターにおいて，そこでの患者支援に必要な情報を収集しようとしていたEvelyn Vardimanの協力により開発された。コミュニティ内で生活する患者は，家事や金銭管理を含む日常生活のこまごましたことを自分で調整・管理しなければならない。彼らの日常生活の問題およびセルフケアの適切さやセルフケアの困難さに関係する諸問題をどのように考え，行動したらよいのかの問題が，精神科デイケアセンターにもちこまれたのである。

　看護師が用いる看護歴の形式は，患者についてのどのような情報がいつ必要であるかによって導き出される。看護歴の第1部は，患者のセルフケアシステムの最重要点とセルフケア・エージェンシーの発達力に関する情報をまず最初に収集するのに有益である。第2部は，普遍的セルフケア要件の充足方法の評価を含め，患者の生活パターンに関する詳しい情報を収集する。看護師によっては，各部の一部を選択的に用いることもあろう。

看護歴──第1部

　目的──患者（クライエント）のセルフケアの状況を引き出すこと

看護歴──パート1：治療的セルフケア・デマンドにおける変化

A．現在の状態と関連づけて，以下の設問に答える（どんな状態かをあげてみて，患者に確認したり，修正したりする）。

A.1 あなたは，毎日あるいはある一定期間，たとえば，活動を制限したり，休息を余計にとったり，あるいは処方以外の薬をのんだりというように，新たに調整したようなセルフケア方策がありましたか。もしあったならば，それは何ですか。

どのようにして，その方策を用いるようになったのですか。

そのやり方をすでに知っていましたか，それともやり方を学習しなければなりませんでしたか。

学習しなければならないとき，どうしましたか。

あなたの日常生活の一部になっている方策，あるいは継続している方策がありますか。
　　　　　　すべて_____　いくつか_____　なし_____

もう生活の一部となっていないセルフケア方策を，いつやめたのですか。

なぜ中止したのですか。中止した方策をあげてください。

方策すべての中で，あなたの現在の状況において，どの方策が価値があったと思いますか，あるいはどの方策が今も価値がありますか。

A.2 現在の状態に関連して，たとえば，疲れているときとか体温が上昇しているときに，あなたは自分の体の調子について特別に観察をしますか。観察するならば，ある期間あるいは継続して必要だと思って観察する事柄をあげてください。

そうした観察を行うために，系統だった計画に従いましたか(従っていますか)。
計画がある場合，それについて記述してください。_____

観察するときに，援助を求めましたか。観察したことの意味をはっきりさせるために援助を求めましたか。誰からの援助を求めましたか。____
_____

A.3 あなたがきまって行うセルフケアのうちのどれが，現在の状況や環境のために変化しましたか。きまって行うセルフケアが付け加わりましたか。
　　　　　　はい_____　いいえ_____

通常のセルフケア方策はどうですか。
　　　　　　影響されていない_____
　　　　　　影響された_____　どのようにですか_____
　　　　　　ほとんど変わらない　　はい_____いいえ_____

A.4 現在の状態に関連して，看護ケアの計画をあなたと一緒にたてていく看護師が特に注意する必要のあることは何ですか。

看護歴──第1部

目的──患者（クライエント）のセルフケアの状況を引き出すこと

看護歴──パート2：セルフケア・エージェンシー

A．子ども時代とその後で，あなたの健康や安寧に関連した機能および発達を調整するうえでの日常的なケアに対して責任を負うようになったのはいつですか。

　部分的な責任を負ったのは，＿＿＿＿歳；そのときあなたの責任を負っていたのは誰ですか。

　全責任を負ったのは，＿＿＿＿歳

　何を実行したらよいか，あるいはケアの方法がわからなかったとき，助けとなるようなどんな資源を活用しましたか。

　処理の仕方がわからないセルフケアの問題を抱えているとき，助けとなるどんな資源を現在用いていますか。

B．あなたのセルフケアについて，以下の事柄がありますか。

　B.1　きまって注意することがありますか。　はい＿＿＿＿　いいえ＿＿＿＿
　　　　あるとしたら，それは何ですか。

　B.2　疑問に思うセルフケアがありますか。　　はい＿＿＿＿　いいえ＿＿＿＿
　　　　あるとしたら，それは何ですか。

　B.3　忘れがちなセルフケアがありますか。　　はい＿＿＿＿　いいえ＿＿＿＿
　　　　あるとしたら，それは何ですか。

　B.4　無視するセルフケアがありますか。　　　はい＿＿＿＿　いいえ＿＿＿＿
　　　　あるとしたら，それは何ですか。＿＿＿＿＿＿＿＿＿＿＿＿＿＿＿＿
　　　　無視する理由は何ですか。＿＿＿＿＿＿＿＿＿＿＿＿＿＿＿＿＿＿＿

C．これまでにセルフケアのわからないことについて，医師と話をしたことがありますか，あるいは話をすることができますか。　はい＿＿＿＿　いいえ＿＿＿＿
　話をしたことがある場合，あなたが1人あるいは複数の医師に説明したり，話し合ったことのあるセルフケアに関わる事柄について例をあげてください。

　その後のセルフケアに関して，得たものは何ですか。

　話をしたことがない場合，セルフケアについての疑問を医師と話し合ったことがない，あるいは話をしない理由を教えてください。

D．これまでに，自分自身の日常的なセルフケアを実施できないような病気や障害にかかったことがありますか。　はい_____　いいえ_____
かかったことがあった時，

　　D．1　ケアを受けましたか。　はい_____　いいえ_____
　　　　　あるとしたら，誰からですか。_____
　　　　　ケアを受けて，あなたはどう思いましたか。_____

　　D．2　自分でケアができない範囲はどのくらいでしたか。
　　　　　ケアの方策を実行しましたか。　はい_____　いいえ_____

　　D．3　どのような状態や環境が関係して，自分でケアができないのですか。

E．自分自身の体の働きを調整するために，これまでに実施してきたことを記述してください。それらは十分で効果的でしたか。

　　E．1　毎日実施したこと

　　E．2　病気やケガをしたとき，実施したこと

　　E．3　長期間継続して実施していること

F．あなたは現在の状態と関連づけて，自分の健康と安寧にとって不可欠だと思うセルフケアを個人的に実行できると思いますか。
　　　　　　　　　　　　　　　　　　　　　できる_____　できない_____
できるとしたら，その理由は。

できないとしたら，その理由は。

　　F．1　看護師が安全だと判断したならば，毎日のきまったセルフケアのどの部分を，ストレスを感じることなく，あなたは実行できますか。
　　　　　該当部分なし_____　遂行できる部分は_____

　　F．2　毎日のきまったセルフケアのどの部分が，実行するのに難しいですか。
　　　　　該当部分なし_____　難しいのは_____
　　　　　ケアの難しい部分を助けてくれる人々と協力したり，必要な指示を与えたりできると思いますか。　はい_____　いいえ_____

G．現在，あなたが興味や関心をもっていることは何ですか。

　　G．1　毎日のセルフケアにとって必要であるとわかっていることを充足することですか。

　　G．2　これから生じてくるであろうセルフケアの必要性を認識して充足することですか。

G.3 健康状態に応じて，自分自身のケアにおける理にかなった役割について学習し，その役割をとることですか。

G.4 自分自身のケアに関して，さらにたくさんの知識や技能を身につけることですか。

    a．ケアに関係する観察をすること。
    b．ケアについて判断し，決定を下すこと。
    c．特別なケア方策を実施して，その結果を観察すること。

看護歴──第2部

目的──患者の条件と生活パターンを引き出すこと。居住特性，活動，環境状況，およびルーティンのセルフケアを含む。

A．居住

A.1 あなたは家族と一緒に住んでいますか。　はい_____　いいえ_____
はいならば，誰とですか。

A.2 いいえならば，1人で住んでいるのですか。
　　　　　　　　　　　　　　　　　　はい_____　いいえ_____
1人でないならば，誰と住まいを共有しているのですか。

A.3 あなたが住んでいるのは一軒屋，アパート，貸部屋，その他のどれですか。

A.4 あなたが今住んでいるところは，永住の住まいですか，それとも一時的な住まいですか。
どのくらいの期間，そこに住んでいますか。

A.5 家賃と維持費に責任をもっていますか。　はい_____　いいえ_____
もっていないならば，誰が責任をもっているのですか。

A.6 家の中での日常生活において，決まってやっている活動がありますか。

買い物をした後の食物の保管	はい_____	いいえ_____
食事の準備	はい_____	いいえ_____
食事	はい_____	いいえ_____
衣類の手入れと保管	はい_____	いいえ_____
衣類の洗濯	はい_____	いいえ_____
リネン類（ベッドの）の洗濯	はい_____	いいえ_____
ベッドメイキング	はい_____	いいえ_____
休息と睡眠	はい_____	いいえ_____

　　　　自分の衛生上のケア　　　　　　　　　はい_____　いいえ_____
　　　　レクリエーション活動と趣味　　　　　はい_____　いいえ_____
　　　　　　もしもあるならば，その内訳は。_____
　　　　仕事　　　　　　　　　　　　　　　　はい_____　いいえ_____
　　　　　　もしもあるならば，その内訳は。_____
　　　　社会的なかかわり
　　　　　　1～2人　　　　　　　　　　　　はい_____　いいえ_____
　　　　　　3人以上　　　　　　　　　　　　はい_____　いいえ_____

A.7　家の中での空間に対して，圧迫感を感じますか。
　　　　　　　　　　　　　　　　　　　　　　はい_____　いいえ_____
　　　あなた以外の人も，同じように感じているでしょうか。
　　　　　　　　　　　　　　　　　　　　　　はい_____　いいえ_____

A.8　現在の状況や環境に関連して，居住場所について関心がありますか。
　　　　　　　　　　　　　　　　　　　　　　はい_____　いいえ_____
　　　もしあるならば，それはどのようなことですか。_____
　　　_____

B．活動

B.1　あなたがきまって行う活動は何ですか。
　　　　　学校　　特別な教育_____
　　　　　　　　　公開講座などの教育_____
　　　　　外での仕事_____
　　　　　家事一般_____
　　　　　依存者のケア：子どもの年齢_____
　　　　　　　　　　　成人の年齢と続柄_____
　　　　　地域の活動_____

B.2　現在の状況や環境のために，上にあげた活動に変化が生じましたか。
　　　　　　　　　　　　　　　　　　　　　　はい_____　いいえ_____
　　　もし変化したならば，どのように変わったのですか。_____
　　　_____

B.3　家の内外で，通常のきまった活動を行うのに特別な問題や困難を経験したことがありますか，あるいは今経験しつつありますか。
　　　　　　　　　　　　　　　　　　　　　　はい_____　いいえ_____
　　　もしもあるならば，特に関心のある問題について教えてください。
　　　_____

C．環境——環境上の要因について，どのような関心をもっていますか。

C.1　空気について関心がありますか。　はい_____　いいえ_____

あるならば，その内容を記してください。＿＿＿＿＿＿＿＿＿＿＿＿

C.2. a．生活環境の清潔について関心がありますか。　はい＿＿＿＿＿
　　　　　　　　　　　　　　　　　　　　　　　　いいえ＿＿＿＿＿
　　　あるならば，その内容を記してください。＿＿＿＿＿＿＿＿＿＿＿＿

　　b．害虫の駆除について関心がありますか。　はい＿＿＿＿　いいえ＿＿＿＿
　　　あるならば，その内容を記してください。＿＿＿＿＿＿＿＿＿＿＿＿
　　c．その他

C.3　水について関心がありますか。
　　飲料水
　　　質：はい＿＿＿＿　いいえ＿＿＿＿　　量：はい＿＿＿＿　いいえ＿＿＿＿
　　調理用水
　　　質：はい＿＿＿＿　いいえ＿＿＿＿　　量：はい＿＿＿＿　いいえ＿＿＿＿
　　入浴水
　　　質：はい＿＿＿＿　いいえ＿＿＿＿　　量：はい＿＿＿＿　いいえ＿＿＿＿
　　その他＿＿＿＿＿＿＿＿＿＿＿＿＿＿＿＿＿＿＿＿＿＿＿＿＿＿＿＿＿＿

C.4. a．食物の供給について関心がありますか。
　　　　質：はい＿＿＿＿　いいえ＿＿＿＿　　量：はい＿＿＿＿　いいえ＿＿＿＿
　　b．食物の調達手段　はい＿＿＿＿　いいえ＿＿＿＿

C.5　以下のようなことから生じる危険な状況の回避について関心がありますか。
　　a．あなたが関係をもっている人の数と関係性
　　　　　　　　　　　　　　　　　　　　　　はい＿＿＿＿　いいえ＿＿＿＿
　　b．あなたが交際している人々の健康　　　　はい＿＿＿＿　いいえ＿＿＿＿
　　c．その人々の信頼性　　　　　　　　　　　はい＿＿＿＿　いいえ＿＿＿＿

D．ルーティンのセルフケア

　　D.1　規則的にあるいはある一定期間，呼吸を助けるためのケア方策を用いますか。　　　　　　　　　　　　　　　　　はい＿＿＿＿　いいえ＿＿＿＿
　　　　用いているとしたら，それは何ですか。
　　　　どんなときにそれを用いるのですか。
　　　　どのような助けとなるのですか。
　　　　それを用い始めたのはいつですか。

　　D.2　どのくらいの量の水を，1日24時間に飲みますか。
　　　　1回にどのくらいの水を，通常飲みますか。
　　　　24時間のうち，いつ水を飲みますか。
　　　　摂取量は変わりましたか。　　　　　　　はい＿＿＿＿　いいえ＿＿＿＿
　　　　それはいつですか。

どんなふうに変わりましたか。

D.3.a．普段の日を思い浮かべて，あなたが何を，いつ食べるかを教えてください。

b．特別なときに食べるものと，普段食べるものとはどのように違いますか。

c．食べるものや食べる時間に変化がありましたか。
　　　　　　　　　　　　　　　　　　　　　はい_____　いいえ_____
それはいつですか。
どのように変わりましたか。

d．以下のような被害を受けましたか。
十分な食物を摂取できなかったこと　はい_____　いいえ_____
安全な種類の食物を摂取できなかったこと　はい_____
　　　　　　　　　　　　　　　　　　　　いいえ_____

D.4.a．腸や膀胱の働きについて，心配事や問題がありますか。

b．以下のことに関連して，何か特別なケア方策を用いていたら，その方策をあげてください。
排尿_____
排便_____
排尿・排便後の衛生的ケア_____

c．排尿と排便の回数，時間を教えてください。

d．排尿時の尿の色や量に注意を払いますか。　はい_____
　　　　　　　　　　　　　　　　　　　　　いいえ_____
尿の色や量が普段と異なっていたら，その変わり方を観察しますか。
　　　　　　　　　　　　　　　　　　　はい_____　いいえ_____
これまでにそのような変化を観察したことがありますか。
　　　　　　　　　　　　　　　　　　　はい_____　いいえ_____
それはどのようなものでしたか。

e．排便時の便の色，形，量に注意を払いますか。
　　　　　　　　　　　　　　　　　　　はい_____　いいえ_____
変化を観察しますか。　　　　　　　　　はい_____　いいえ_____
これまでにそのような変化を観察したことがありますか。
　　　　　　　　　　　　　　　　　　　はい_____　いいえ_____
それはどのようなものでしたか。

D.5.a．休息が必要だと思ったときには，どのような休息を通常とりますか。
どんなときに，休息の必要性を感じますか。
何回ぐらい，そのような経験をしましたか。

休息が必要だと思ったとき，通常，休息をとることができますか。
　　　　　　　　　　　　　　　　　　はい_____　いいえ_____
b．睡眠時間は規則的ですか。　　　　　はい_____　いいえ_____
　規則的だとしたら，何時間ぐらいですか。

　通常の睡眠時間をとった後は，どのように感じますか。

　眠る前に何かきまったことを行いますか。
　もしもあるならば，それは何ですか。
　安眠を妨げるような状況・環境について知っていますか。

c．1日のうちで何時間くらい費やしますか。
　　歩行_____
　　立位_____
　　坐位_____
　　横臥位_____
　　頭脳労働に従事_____
　　肉体労働に従事　　軽_____　重_____　激_____
　　身体的なレクリエーション活動に従事_____
　　治療目的のために体を動かすこと_____

d．集中を要する業務に積極的に関わっていないときには，あなたは，
　　リラックスしている_____　緊張している_____

e．何回ぐらい経験していますか。
　　恐れ_____　怒り_____　その他の感情_____

　そうした経験はどのくらいの期間続きましたか。

　そうした経験をした後は，どのように感じましたか。

f．多くのエネルギーを要する活動と睡眠を含む回復を促進し，休養となる活動との間のバランスをとることについては，何を基準に判断しますか。

D.6.a．普段，1人で過ごすのは何時間くらいですか。
　　1人でいる期間，あなたの近くに人はいますか。_____
　　全く離れて，1人でいますか。_____
　　1人でいるのはどのように感じますか。

b．普段，あなたが接触する人々は何人ぐらいで，その人々の年齢と続柄は。_____
　　接触期間の長さは。
　　どのような種類のコミュニケーションがもたれますか。

c．1人でいる時間が必要であると，自分で判断しますか。

　　　　　　　　　　　　　　　　　　　　　はい_____　いいえ_____
　　　　　自分のためにつかえる時間をどのように思いますか。
　　　　　　多すぎる_____　十分でない_____　ちょうど良い_____

　　　d．他者との接触は満足のいくものだと思いますか_____，それともスト
　　　　　レスに満ちたものだと思いますか_____。
　　　　　あなたにとって有益だと思われる社会的な接触は，どのような種類の
　　　　　もので，どのくらいの頻度のものですか。

E．1　決まって行動を避けるような健康上の危険物がありますか。
　　　もしもあるならば，その内容と避けるための行動を教えてください。
　　　_____

E．2　無視する健康上の危険物がありますか。
　　　もしもあるならば，それは何ですか。
　　　無視する理由は何ですか。

F．1　機能の正常性ということについて，あなたは考えますか。
　　　　　　　　　　　　　　　　　　　はい_____　いいえ_____
　　　発達の正常性ということについて，あなたは考えますか。
　　　　　　　　　　　　　　　　　　　はい_____　いいえ_____

F．2　構造的な正常性や機能的な正常性を維持したり，遂行したりするための
　　　方法を探して，実行しますか。　　　はい_____　いいえ_____
　　　はいならば，それはどのような方法ですか。

F．3　発達を促進するための手段を探して，活用しますか。
　　　　　　　　　　　　　　　　　　　はい_____　いいえ_____
　　　はいならば，どのような手段をこれまでに用いたことがありますか，あ
　　　るいは現在用いていますか。

付録 B　セルフケア不足看護理論開発の歴史

　看護一般理論の開発に携わったのは 1956 年に始まるが，その間のいくつかのハイライトを提示しよう。

開発の始まり

　アメリカの看護師は，およそ 1940 年から 1960 年にかけての時期に実践状況がしだいに不安定なものになるのを経験した。当時，州および国のレベルで看護師，医師，病院管理者や管理委員会，公衆衛生専門家，その他の人々と緊密な関わりをもったある著名な公衆衛生医は，入院中の「患者のケアが貧弱だという非難の大半は看護に向けられている」と述べ，看護師だけでなく，医師，病院の技術サービス，および病院管理者も関係している条件や問題に対する非難がもっぱら看護師に向けられる傾向にあることを指摘している[1]。

　この時代には，ヘルスケアサービス，とりわけ病院でのサービスが，控え目に言っても不安定化させるような条件に影響されていた。変化には次のようなものが含まれていた[2]。

- 慢性疾患をもつ人々の増大と急性感染性疾患の減少にある程度伴う人々のヘルスケアへのニードの変化
- 医学的な診断と治療，および予防とリハビリテーションにおける知識と技術の革命的進歩
- 病院でのケアを求める人々の数の 3 ないし 4 倍の増大
- ケアの提供に関わる人々の数の増大。全体の数の増大および特定分野に携わる人々の数の増大
- 健康に対する一般の人々の態度の変化と，個人および社会に向けられた効果的なヘルスサービスから得られる利点に対する理解の増大

　看護師は，看護独自の仕事，看護に費やしうる時間，看護を求め看護を受ける人々や他のヘルスケア専門分野の成員と自分たちの関係といった問題に関心を払うようになった。ナイチンゲールの『看護覚え書き』の副題「看護とは何であり，何ではないか（What It Is and What It Is Not）」は，この時代以降，多くの看護師の関心を表明する言葉となった。

　安定した条件が職業もしくは専門職を満たしているかぎり，その成員は通常，自

分たちの実践の領域に関して疑問を発することはない。看護実践における条件が不安定だったために，看護師は，その領域と境界の問題に取り組むことを余儀なくされたのである。しかしながら，そのことを実行し，実践分野としての看護を確立しようとする看護師の努力は，ときには外部の人々の無関心と無理解によって，またときには看護内部からの直接的な反対によって妨げられてきた。看護の進歩と発達を妨げる内的要因として知られているものをいくつかあげれば，特定の課題や手順（その多くは時代遅れのものである）への看護師の固執，従来のレベルの教育では追いつかない能力が看護師に要求されること，構造化されていない看護知識，多くの看護師が看護に特有のケアの目標を設定できないこと，看護について多くの看護師が看護ケアを受けている人々とその家族，他のヘルスケア専門領域の成員，管理者，行政担当者などと十分な意思疎通を図れないこと，などがある。

　こうした障害にもかかわらず，この時代の看護師の業績は前向きの発展的動向に貢献し，その動向が1960年代，70年代を通して継続し，80年代でも続いている。病人と健康な者とを問わず個人に対して行われる看護の貢献について，人々が看護を必要とする理由の説明も含めて，組織的，簡潔，かつ包括的に記述したVirginia Hendersonの著述は，1955年に出版された(p. 4)[3]。Hildegard Peplauは，1952年にその著『看護における対人関係』の中で，看護に関する彼女の概念を「重要かつ治療的な対人関係過程」として表現している(p. 16)[4]。筆者自身に関して言えば，看護の領域と境界についての関心と洞察は，それまでより広い予防的ヘルスケアに向かっていたのが，1950年代の間にもっとはっきりと看護独自のものへと向かいはじめた。看護を1つの実践分野としてとらえる筆者の見方を最初に明確に組織化して発表したのは1956年のことで，ついで1959年にはもっと正確な形で発表した。

　私は1949年から1957年まで，インディアナ州保健委員会の病院および施設サービス分科会の看護師審議員として，この分科会の会長および専門職員，インディアナ州の病院の看護師たち，そして公衆衛生看護部門の看護師たちと集中的に研究することができた。1956年に私は，インディアナ州のある病院における看護の管理的地位に関する研究報告を書きあげ，その報告に「看護のわざ（アート）」という1章を付け加えた[5]。アートとしての看護について言及したものが，本書第2章に記した看護の定義である。

　私は，1958年と1959年に，アメリカ合衆国保健教育福祉省の教育局の諮問委員として，実務（職業）看護師の訓練の水準を高め，実務看護師教育カリキュラムに明確な看護の構成要素を盛り込む方法を確定するためのプロジェクトに参加した。そのような構成要素は，訓練プログラムの知識と経験という構成要素がそれをめぐって組織されるところの課題に看護的意味を与えるであろう。職業教育プログラムはすべて，1つないしそれ以上の専門分野から内容を導き出す。したがって，カリキュラムを開発するにあたっては，それぞれの分野がどのように構成もしくは組織されているかを知ることが，さまざまなタイプの内容を，歪みや誤りを生じることなく導き出すために不可欠である。私は，看護実践について利用しうる知識が比較的構造化されていないことを知ったので，看護領域を構成する要素とそれら要素の間の関係について少なくとも大まかな概念化を行うことが実際問題として必要であることに気づいた。このことが，看護の実践に必要な知識分野としての看護の構造につい

て何らかの推論を行うことを可能にするだろうと私は考えたのである。

　私は，看護に関する自分自身および他の人々の論述にみられる構成要素を点検や分析することはせず，看護における自らの経験を回顧することで論を進めた。私は次のような1つの命題を立てた。「たとえば医師からヘルスケアを受けている人々がすべて看護ケアを受けているとは限らないし，またそうすべきであるということもない」。ついで私は，次のように問うた。「看護ケアを受けるべきだと，その人自身，あるいはその家族，あるいは受け持ちの医師または看護師が判断した場合，その人にはどのような条件が存在するのだろうか」。この問いに対する答えは，自然とそのような判断が下される状況のイメージを伴って現われてきたが，それは看護師は看護ケアを受ける人にとって比喩的な意味で"もう1人の自己"であるという観念であった。

　看護に対する要求に関連する人間の条件についての私の洞察は，1つの概念として明確に組織化され，それは，自らの健康状態のゆえに，必要な量と質のセルフケアを自力では持続的に行うことができないこと，という表現になった。セルフケアとは，人間が毎日必要とし，健康状態，環境条件，医学的ケアの影響，その他の要因によって変わってくる個人的ケアとして概念化された。看護特有の人間対象についての表現はまた，小児看護状況では，親または保護者が，子どもの健康状態ゆえに，その子どもが必要とする量と質の継続的ケアをもはや提供できないこととして明確化されている。看護に特有な対象に関するこの1958年の表現は，看護に関する私の1956年の論述での表現と一致するし，また看護に関するVirginia Hendersonの1955年の論述とも実質的に一致する。

　看護に対する要求を生み出す人間の条件についての私の理解は，終りでもあり始まりでもあった。それは，看護とは何かという問いへの答えの探究に終りをもたらした。それは，看護を知り，理解することに関する新しい発達段階へと私を導いた。実践の領域および知識の領域としての看護に形態と意味を与える要素および関係を明らかにするための知的準備ができていたのである。

概念と概念枠組み

　看護についての理論化という私の作業は，公式には，知識の領域および実践の領域としての看護に特有の対象を明確に組織化した1958年から始まった。1965年には，私の作業は看護開発協議会のメンバーと協力して進められた。

看護システムの概念

　協力して作業を進めた結果，看護システム（nursing system）という理論的概念が形成され，表現され，また1970年には修正された*。同僚と私は，看護についてのこの理論的立場は看護研究の手引きとするにふさわしいモデルの開発，さらには知

---

* 第7章, p. 146の「看護システムの概念化」を参照のこと。

識体系としての看護の構造化を促進するうえでの第一歩であると考えた。看護システムという概念の発表に先立って，まずその概念的要素ならびにセルフケアの概念が明確に組織化され，ついで看護実践状況の中で検証された。看護システムという理論的概念は，看護師の仕事の創造的最終産物およびその産生過程のダイナミズムについてのグループメンバーの洞察を表すものであった。

　看護師が行う事柄についての1970年の概念化で言及されている<u>システム</u>（system）という用語は，その最も広い意味で用いられている。<u>システム</u>とは，相互間に関係があり，1つの全体として機能し，その構成要素のいずれかに変化が生じてもその影響が全体（それがシステムである）に及ぶような人間，行為，あるいは物事をいう。しかしながら，看護システムは1つの特殊なタイプのシステム，すなわち自己組織システムであると考えられる。自己組織システムは，「独立した部分または主体の行動もしくは状態の間に自己結合的なつながり，つまりそれらの間に一定の条件下で何らかの時点に生じるつながりが存在する場合にのみ，そしてその期間中にのみ存在する（p. 125）」[6]。

　看護を自己組織システムとしてとらえるこの見方では，看護というものが時間と場所という枠組み内で意図的に行われるものであること，看護は別々の意図的な行為あるいは一連の行為を通じて産生されるものであること，および看護が存在しうるためには人々の間の関係，ならびに人々が選択し，実施の決定を下し，実施する諸行為の間の関係を作り出し維持することが必要であるということ，が強調される。看護とは，看護師と患者という関係にある人々を通じてのみ，また彼らがその関係の中で行うこと，あるいは行わないことを選択し，実施することを通じてのみ具体的に存在しうるものである。<u>看護システム</u>は，看護師および看護師の患者の行為を通じて構築される。それは，実施のための時間の枠組みが看護に対する要求が生じた時間と合致した場合に，看護実践状況の中で患者という地位にある人々に利益をもたらすはずの産生物である。

　看護システムについての前述の概念化は，看護師が他者を看護するときに行う事柄と諸関係を説明しているのであるから，看護についての説明的な定義とみなすことができる。それはまた，一般的モデルとみなすこともできる。看護システムの概念モデルの中で概念的要素を表現するのに用いられる用語の意味を次に要約する（図B-1）。4つの用語は患者指向であり，2つの用語は看護師指向である。

　<u>看護師の正規の患者</u>（legitimate patients of nurses）とは，彼ら自身あるいは彼らの依存者の健康状態やヘルスケアに対する要求のために，そのセルフケア・エージェンシーもしくは依存的ケア・エージェンシーが彼ら自身あるいは依存者の治療的セルフケア・デマンドを理解したり充足したりするのに十分でなかったり，十分でなくなる可能性のある人のことである。

　<u>セルフケア</u>（self-care）とは，個人の学習された目標指向的活動である。それは，生命と健康と安寧に関わる発達と機能に影響を及ぼす要因を調整するために，具体的な生活状況の中で自己または環境に向けられる行動である。<u>依存的ケア</u>（dependent care）とは，社会的に依存状態にある人に代わって，責任ある立場の成人が行う上記の行動である。

　<u>正規の看護師</u>（legitimate nurses）とは，看護エージェンシーという用語に象徴さ

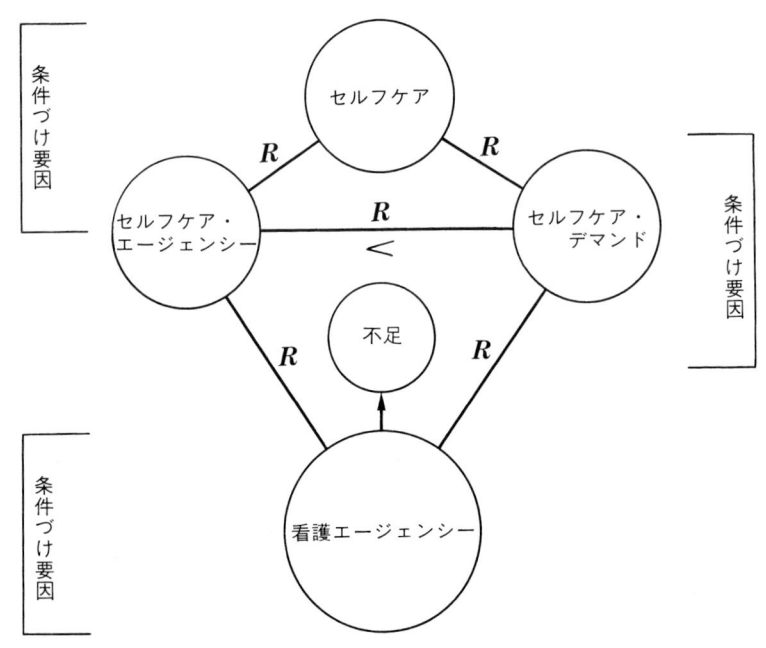

図 B-1　看護のための概念枠組み
R：関係，＜：不足関係（現存の，あるいは予測される）

れるような特質を有する人々であり，健康に関連してセルフケアもしくは依存的ケアに不足をきたした人々の現在の，また将来起こりうる看護上の要求を認識し充足するのに看護エージェンシーを行使するだけの能力と積極的意思を備えた人々である。

　看護エージェンシー（nursing agency）とは，看護師としての教育・訓練を受けた人々の複合的な特質もしくは属性であり，それは，他者の治療的セルフケア・デマンドを理解し，また彼らがそれらを理解できるように援助すること，他者が治療的セルフケア・デマンドを充足できるよう援助すること，および他者がセルフケア・エージェンシーや依存的ケア・エージェンシーの行使または開発を調整できるよう援助すること，を可能にするものである。

　治療的セルフケア・デマンド（therapeutic self-care demand）とは，人間的に構築された実在物（entity）を意味する。それは，特定の時間と場所の中におかれた個人が，その人の条件と事情によって特定されたセルフケア要件を充足するうえで一定期間必要とするセルフケアの方策の総和を表す。ケアの方策は，普遍的，発達的，あるいは健康逸脱に対するセルフケア要件を充足するために特別な方法もしくはテクノロジーを選択し適用することから生ずる。

　セルフケア・エージェンシー（self-care agency）とは，成人および青年が，自己の機能と発達を調整するためにコントロールもしくは管理しなければならない要素を識別し，調整上なすことが可能であり，またなさなければならない事柄を決定し，治療的セルフケア・デマンドの構成要素（セルフケア要件，テクノロジー，ケアの方策）を計画的に配置し，そして最後に，長期間にわたって自己のセルフケア要件の充足のために設計されたケアの方策を遂行することを可能にする，複合的に開発された

能力である。依存的ケア・エージェンシーとは，依存状態にある人に代わって上記の行動を行う，責任ある立場の人の複合的に開発された能力である。

概念的枠組み

　看護システムについての理論的概念を1970年に発表したのに続いて，その主要テーマあるいは概念的要素を1つの概念構造，すなわち用語と関係のサイクルとして提示した (図B-1参照)。これを行ったのは，理論的概念相互間の関係および理論的概念とセルフケア産生との間の関係を強調するためであった。図B-1ではまた，看護師と患者の特性についての理論的概念化が示されている。そこには，さまざまな事情のもとで患者と看護師の特性の質的もしくは量的な価値を条件づける内的もしくは外的な要因と関連づけて示されており，それらは条件づけ要因と命名される。
　看護システムという概念と概念枠組みの中で表現されている要素は，私自身の研究および看護開発協議会の研究から生じたものである。すべての概念的要素は，1970年までには不変の概念として形成され，検証された。そのとき以来，表現に若干の修正を加えたり，実質的構造をさらに開発したり，また妥当性の検証を続けたりはしたが，実質的な変化は何ら生じてはいない。各概念は，実質的構造を構成する二次的概念の明確化と組織化を通じて今なお開発され続けている。たとえば，3つのタイプのセルフケア要件――普遍的，発達的，健康逸脱――の概念化は，治療的セルフケア・デマンドという広範な概念に包含される二次的概念であり，これらの二次的概念はいずれも，解き明かさなければならない構造を有しているのである。
　二次的概念の構造の解明により，構成要素的現象 (component phenomenon)，概念化された実在物 (実体) (entity) の特性，および実在物の結合が明確化されるのである。
　二次的概念は，「他の専門領域から得られる」事実と理論の断片を統合するための枠組みを確立し，また具体的な生活状況を研究するための「有益な研究方法論を選択するうえでの方向づけをもたらす」(p. 130)[6]。たとえば，普遍的セルフケア要件という二次的概念は，生理学，生物気候学，心理学，公衆衛生学，その他の専門領域から得られる事実や理論的要点を明確に表現するのに役立つ。セルフケア・エージェンシーという概念の実質的 (二次的) 構造は，さまざまな人間集団におけるセルフケア・エージェンシーの研究の有益な基礎となっているのである。このことはまた，治療的セルフケア・デマンドについても当てはまる。

"看護：実践の概念" 第6版

　"Nursing：Concepts of Practice"（看護：実践の概念）の第5版では，看護についての実践的内容を理論的に記した。その内容とは，セルフケア不足看護理論の概念的要素と支持理論であるセルフケア理論，セルフケア不足理論，看護システム理論について公式化し表現したものである。これまでの版は看護にとって本質的な実践的特徴について詳細に開発してきた内容を盛りこんでおり，特に看護デザインと

いう従来無視されてきた実践の特徴については，第4版で，開発の過程を付記し，紹介した。

　本書の一貫した特徴とは，看護の欠くことのできない実践的特性──たとえば，看護診断，看護処方，看護デザイン，看護処置──を，上述の諸理論の概念的要素と統合化を図っていることにある。この統合化を通して，看護師や看護学生は，実践について知ること，思考すること，判断を下すことへの指針を得ることができる。社会における看護の産生にとって必要である妥当な諸看護一般理論の実践的看護知識を理論的に統合化・組織化することは，ある看護理論がただ存在するだけという立場から，看護実践の操作という機能的な立場へと移行させていくうえで必須のステップである。統合された看護実践操作の能力を理解し，認識すべきであり，その開発を第6版は引き継いでいる。

　先の版で紹介した「看護を理解する段階」（図8-3参照）は，本版に記述した理論的実践看護科学の形態および主題とを探究し形成する基盤となった（第8章参照）。看護を理解する段階は，看護師が看護を公式化しようとの知的欲求を表しているが，それらは以下の諸点に基づく。すなわち人間が看護を必要とする理由，人間にとって必要な看護を概念化するために，看護をどのように現実的にモデル化できるかの方法，現実的で妥当な看護の一般モデルの概念的要素およびそれら概念的要素の性質と可能な範囲のバリエーション，ならびに人々が看護を必要とし，看護を通して援助されうる場合を明確化し記述するうえでの，ある理論の概念的要素の活用（看護ケース）などに基づいて，看護固有の対象について理解を深め，そして最終的には個人および集団のための看護提供の手引きとなるモデルの開発について理解を深める。

　第6版で著した6つの理論的実践看護科学は，看護を必要とする人々に看護師がケアを提供する際の方法の性質・形態（看護実践科学）およびケアの形態を理解するために必要な知識の種類（基礎看護科学）に基づく。看護提供の形態を示す全代償的看護科学，一部代償的看護科学，支持-発達的看護科学と命名した看護実践科学は，内科学や外科学といった実践的医学に類似している。看護システムの性質に関する知識に基づいて，これら3つの看護実践科学は形成され，命名されたが，それらは看護システム理論（第7章），看護開発協議会による看護システムの概念モデル，および3つの看護システムの型（第13章）からも支持されている。看護実践科学を支える上述の基礎看護科学とは，セルフケア科学，セルフケア・エージェンシーの開発・行使の科学，および健康に関連したセルフケア不足を有する人々のための人間的支援科学である。この3つの基礎看護科学は，看護実践科学それぞれを理解し開発していくために支持的役割をもち，欠かすことができない。

　これら諸概念の活用により，いまだ命名されず構造化されていない看護科学の主要主題の公式化・構成化が促進されよう。看護の主要主題は広範囲にわたって散在し，未構成の状態におかれているために，看護実践者にとって入手困難であり，また看護学者らも開発に着手できずにいる。看護研究者だけでなく博士課程で学ぶ学生らも，問題や成果がどこにあるのか，あるいは看護を理解しようと追求するにあたって，どのようなことを付加していけばよいのかわからず，あやふやな状態におかれているのである。

理論的要素の開発の継続

　1990年代には，セルフケア不足看護理論の概念的要素とそれに寄与する理論について看護師らは個人および集団で開発し，吟味するようになった。集団による作業の一例としてオレム研究グループ*があるが，グループメンバーは，セルフケア不足看護理論のさらなる開発のために，私とSusan Taylorの要望に喜んで応じてくれた人々である。グループメンバーの理論的関心に従って，3つの研究グループを形成した。

　1番目の研究グループは，理論に関連する命題とセルフケア・エージェンシーという概念的構成物を研究し，2番目のグループは依存的ケア概念と社会集団におけるその対象を開発し，さらにこのケア形態を記述・説明する内容の構造化に着手した。3番目のグループは，セルフケア要件の概念を研究し，社会内の継続したセルフケアシステムの産生とセルフケア要件との関連性について，またセルフケア要件を形成・表現する過程の構造とに焦点をあてている。この作業を通じて，セルフケア科学を公式化するための適切な考え方が導き出され，看護を理解するための基礎科学であると認識され，また内容となる領域および主要主題が同定化されるに至った。

　看護開発協議会が1960年代，1970年代に表明したように，1990年代に始まったオレム研究グループも，看護一般理論の主要かつ実質的概念構造の開発には，集中した関心，創造的思考，人間の推論・判断に対する基盤の保証，関係性についての提示，および看護の性質と社会集団内での産生の両方の直接関連性の確定が必要であることを表明した。

哲学的研究

　1997年に，セルフケア不足看護理論を研究する学者らは，「オレムのセルフケア不足看護理論」についての哲学的考察を手にすることができた（この簡単なサマリーは序に記されている）。Barbara E. Banfieldによる博士課程での研究は，著者の業績の哲学的基盤，人間についての内在的・外在的見解，および多様な研究パラダイムとセルフケア不足看護理論との適合性を言及した。看護知識へ貢献しているだけでなく，Banfieldの哲学的考察の諸結果は，21世紀の始まりにある看護専門職の発達にとって重要である。

文献

1. O'Malley M: personal communication, 1952.
2. O'Malley M, et al: What do we mean, improvement of patient care, and how do we implement it?

---

* グループメンバー：Gerd Bekel, Mary Denyes, George Evers, Elizabeth Geden, Marcella Hart, Donna Hartweg, Marjorie Isenberg, Bonnie Neuman, Dorothea Orem, Kathie Renpenning, Susan Taylor.

Presented at Tri-State Assembly, Division of Hospital and Institutional Services, Indiana State Board of Health, April 9, 1958.
3. Harmer B: *Textbook of the principles and practice of nursing,* revised by Virginia Henderson, ed 4, New York, 1955, Macmillan, p. 4.
4. Peplau HE: *Interpersonal relations in nursing,* New York, 1952, Putnam, p. 16.
  (稲田八重子・小林冨美栄・武山満智子・都留伸子・外間邦江訳：ペプロウ人間関係の看護論，医学書院，1973)
5. Orem DE: *Hospital nursing service: an analysis,* Division of Hospital and Institutional Services, Indiana State Board of Health, Indianapolis, 1956, p. 85.
6. Nursing Development Conference Group, Orem DE, editor: *Concept formalization in nursing: process and product,* ed 2, Boston, 1979, Little, Brown and Co., p. 125, 130.
  (小野寺杜紀訳：看護概念の再検討，第2版，メディカル・サイエンス・インターナショナル，1984)
7. Banfield BE: A philosophical inquiry of Orem's self-care deficit nursing theory, doctoral dissertation, Graduate School, Wayne State University, 1997.

付録 C 普遍的セルフケア要件の充足に影響を及ぼす障害物とその他の要因

　数年前，私は，(1) ナーシングホーム入所の理由と，(2) 必要な看護の種類と量を条件づける要因を明らかにするために，あるナーシングホーム居住者に関する調査に参加した。その調査から得られた1つの知見は，どのナーシングホーム居住者も1つないしいくつかの健康上の障害をもっており，その影響と結果が，各普遍的セルフケア要件が充足されなければならない条件を決定しており，またそれら要件の充足のために用いることのできる方法，もしくはテクノロジーの選択に影響を及ぼしているということであった。そこで，どうすればこれら要件を，所定の条件の下で，看護師，依存的ケア・エージェント，あるいはセルフケア・エージェントは充足できるか，という看護上の問いが提起された。

　この問いが，普遍的セルフケア要件のもつ重要性とその現実的な充足に影響を及ぼすと考えられる幅広い条件についての調査につながった。それらの要件には，障害物を克服するための特別な方法あるいはテクノロジーの必要性，およびそれらを充足する行為を行わなければならない状況が含まれる。それぞれの普遍的セルフケア要件を充足することが特に重要であるような，あるいは充足の仕方やその程度を何らかの形で制限してしまうような条件と状況を確定するために，要因についての予備的調査リストが開発された。適量の空気，水分，食物摂取の維持という3つの要件についての予備的調査リストは，標準的および専門的な文献の徹底的な調査によって拡大し，その後リストの検証と修正が行われた。Janet L. Fitzwater と私は，Evelyn Vardiman の協力を得て，適量の水分と食物摂取の維持という要件に関するプロジェクトを発展させ，この研究を完了した。この研究は 1977 年から 1983 年まで続いた。

　以下では，各普遍的セルフケア要件の充足を条件づける要因のリストを紹介する。空気，水分，食物という要件に対する要因についてはより詳細な調査を行ったので，これら要件は特に詳しく述べられている。普遍的要件は，それらが扱う具体的な実体 (entity) に応じて異なるので，それらを充足する必要性と方法に影響を及ぼす要因を表現する形式も異なってくる。空気，水分，食物に焦点をあてた要件は，環境から個人へのそれら物質の移行に関わる。排泄についての要件は，個人から環境への物質の移行に関わる。活動と休息，および孤独と社会的相互作用に関する要件は，バランスの確立と維持に関わる。危険の予防は忌避あるいは排除に関わる。正常であること，あるいは正常性の増進は，人間の規範とその人の潜在能力の中で生きることに関わり，これには，現存の条件と状況の下で可能なかぎりこれら規範の中で

機能を維持することが含まれる。

適量の空気摂取の維持

　この要件の充足を妨害する要因は，大きなタイプ（グループ），サブタイプ（ローマ数字），要因の特徴（A，B，C，…），および特徴づけられた要因と関連する条件（1，2，3 a，b，c，…）にまとめられている。

グループ1──環境的妨害，空気の摂取と構成成分

　Ⅰ．生理学的要件に合致しない大気の構成成分と酸素分圧
　　A．大気中の低酸素分圧
　　　1．すべての人に動脈性低酸素症を引きおこす約 12,000 フィートの高度
　　　2．動脈性低酸素症を引きおこす密閉空間の空気
　　B．毎分呼吸量の減少と痙れん発作を引きおこす，吸気中の 10〜20％をこえる二酸化炭素の増加
　　C．第5脳神経枝を刺激し，突然の一過性呼吸抑制を引きおこす刺激性ガスの存在

　Ⅱ．空気摂取
　　A．大気中に煙のような物質が侵入したり，空気がそれより重いガスにとって代わられた環境
　　B．換気口の外的閉鎖による通気の機械的遮断

グループ2──肺換気過程の妨害

　Ⅰ．換気の妨害
　　A．異物による気道の障害
　　　1．鼻，鼻咽頭，喉頭，気管，気管支内にみられる，意図的に装着された異物，あるいは吸入された異物の存在
　　　2．たとえば次のような原因による気道内の血液の存在
　　　　a．鼻あるいは鼻咽頭からの出血
　　　　b．気管からの出血，たとえば無名動脈を腐食する低位置の気管造瘻チューブによる出血
　　　　c．肺出血
　　　3．次の状態に関連した喉頭，気管内の食物，流動物，あるいは嘔吐の存在
　　　　a．迷走神経の内転筋線維の麻痺による嚥下時や嘔吐時の声門閉鎖不全

　　　　　b．瘻管連結を通じての食道から気管への食物，流動物の通過
　B．換気を妨げ，気道抵抗を高める異常
　　1．上気道の障害
　　　　a．口腔，鼻，咽頭，喉頭粘膜の滲出物を伴う腫脹，気道閉塞，および呼吸感染，枯草熱，その他アレルギー反応に関連する呼吸困難
　　　　b．ポリープ，小結節，アデノイド・扁桃腫大
　　　　c．鼻中隔彎曲，喉頭閉鎖といった奇形
　　　　d．扁桃周囲腫瘍，舌下腫瘍，咽頭後膿瘍
　　　　e．喉頭狭窄，気管狭窄
　　2．換気を妨げる機能障害
　　　　a．迷走神経の内転筋線維の麻痺による声門開存不全
　　　　b．喉頭痙れん
　　　　c．気道内換気不全による咳嗽反射，くしゃみ反射の亢進，あるいは低下
　　　　d．換気を妨げ，気道抵抗を高めるようなびまん性の気管支狭窄（広範性閉塞性肺疾患）
　　　　　(1)　気管支喘息や過剰分泌物を伴う感染では可逆的
　　　　　(2)　感染，慢性気管支炎に続発する線維症では非可逆的

II．肺コンプライアンス（肺の伸展性）と肺活量の変化に関連する要因

　A．肺コンプライアンスと肺活量を制限する構造的・体位的要因
　　1．脊柱後彎側彎症にみられるような全胸郭の可動性の制限
　　2．脊椎炎にみられるような肋骨脊椎関節の可動性の不全
　　3．肺拡張を妨げる体位
　B．肺コンプライアンスの低下に関連する圧の要因
　　1．胸腔膜内圧の自然の陰圧から気胸を伴う陽圧への変化
　　　　a．肺拡張不全を伴う開放性気胸
　　　　b．肺拡張不全を伴う閉塞性気胸
　　2．健側の肺への縦隔の偏位による緊張性気胸でみられる健側の肺への圧の亢進
　　3．横隔膜の運動制限に伴う腹腔内圧の亢進
　C．肺コンプライアンス，あるいは肺活量に影響を及ぼす肺組織の変調
　　1．たとえば肺高血圧に関連した肺コンプライアンスの低下を伴う，肺実質の強直性の増大
　　2．たとえば生物学的・化学的物質による肺組織の病変と関連した肺コンプライアンスの低下を伴う，肺単位の数の減少
　　3．肺胞内層の界面活性物質の不足に関連した肺拡張不全による肺コンプライアンスの低下
　　　　a．早産児
　　　　b．早産ではない新生児
　　　　c．成人呼吸窮迫症候群

                d．心肺機器の使用などで肺循環遮断をきたした患者
            4．閉塞性肺気腫でみられるようなコンプライアンスの亢進と肺活量の減少を伴う肺実質の弾性の減少
        D．胸膜炎や肋骨骨折などの関連痛による呼吸時の胸部拡張の随意的制限
        E．肺コンプライアンスの低下あるいは肺活量の減少に関連した筋と神経筋の要因
            1．吸気筋，特に横隔膜の麻痺
            2．呼吸副筋肉の麻痺
            3．全身性の痙れんでみられるような一過性の呼吸停止を伴う呼吸筋の痙れん
            4．線維症性筋
            5．特定の神経筋疾患
                a．進行性筋萎縮症
                b．筋緊張性ジストロフィー

III．拡散不全を伴う，もしくは伴わない至適肺胞換気の障害
    A．肺胞を閉塞する細胞内貯留物に関連した肺胞機能の不全
        1．肺浮腫
        2．肺胞内出血
        3．間質性肺炎
        4．たんぱく症
        5．微石症
    B．肺気腫でみられるような肺胞中隔の破壊による肺胞数および全肺胞表面領域の減少
    C．肺組織の除去・破壊・病理学的変化による肺胞と肺毛細血管の喪失
        1．肺切除術，葉摘出術
        2．肺梗塞
        3．肺線維症，および肺高血圧（閉塞性肺疾患）による肺のびまん性瘢痕化

IV．肺胞気と肺血液のガス平衡の維持の妨害
    A．たとえば肺コンプライアンスを低下させる状態と関連した全身性，もしくは局所性の肺胞低換気
    B．血液と肺胞気を分離する肺胞と毛細血管膜の肥厚（CO_2の拡散がO_2の拡散を上まわる）
    C．換気に対する肺血流量の低比率
        1．心不全および呼吸困難
        2．血管痙れん，血栓症，塞栓
        3．肺循環に影響を及ぼす先天性心血管異常
        4．後天性心血管機能障害（例：心筋虚血）
        5．心臓喘息
    D．次の状態による肺血流の酸素容量の減少
        1．あらゆるタイプの貧血でみられるような血中ヘモグロビン量の減少

2. O_2以外の物質（例：一酸化炭素）と結合したヘモグロビン
3. O_2との結合能をもたない変形ヘモグロビン，たとえば塩素酸塩，硝酸塩，アセタナリード，黄血塩などの中毒でみられるメトヘモグロビン

V. 呼吸の中枢神経機序および神経化学的調整機序に影響を及ぼす要因
　A. 呼気中枢と吸気中枢を含む延髄呼吸中枢の自動リズム運動の障害
　　1. 次の状態による呼吸中枢内のニューロン機能の障害
　　　a. 高い濃度のCO_2，もしくは酸素欠乏による呼吸中枢の機能低下
　　　b. 腫瘍，炎症性疾患，血管障害，浮腫に関連した呼吸中枢内の組織の変化
　　　c. 呼吸中枢への血流量の不足
　　2. 吸気中枢における活動の正常な規則的抑制が妨げられ，呼気が起こる状態
　B. （頸動脈と大動脈体にあるような）化学的調整レセプターおよび肺胞内CO_2分圧を一定に保ち，O_2分圧が危険レベルに下がったときそれを上昇させるメカニズムの障害

グループ 3──特定の生理的・心理的状態に関連した正常呼吸の変化

I. 一過性の呼吸停止によって部分的に特徴づけられる状態
　たとえば，
　A. 呼吸筋の持続的な間代性痙れんを伴う全身性の痙れん発作（呼吸が停止し，続いて短い痙れん様のあえぎによって肺に空気が送り込まれる）
　B. 泣き叫びと，そのあと1分間程度の無呼吸が起こる幼児にみられる呼吸停止発作

II. 呼吸の欠如
　A. 一見健康な子どもにみられる無呼吸で，(1) 皮膚色の変化を伴う睡眠中の無呼吸のエピソード，および (2) 軽い刺激に対する無反応，が特徴的である。呼吸を回復するためにはマウス−トウ−マウス蘇生法や強い揺さぶりが必要となる。
　B. 低レベルの体性刺激や前庭刺激（タッチングと揺さぶり）にさらされている，あるいは体温や環境温不安定な状態にある早産の入院児にみられる無呼吸
　C. 敗血症に続発する生後最初の24時間における無呼吸
　D. 硝子膜疾患，動脈管開存症といった心肺疾患に関連した無呼吸
　E. 低カルシウム血症，低血糖症といった代謝疾患に関連した無呼吸

III. 呼吸困難，あるいは呼吸の深さと数の変化によって部分的に特徴づけられる状態
　たとえば，
　A. 呼吸困難，喉のしめつけ，ときに著明な過呼吸を伴う窒息感をきたした人

にみられる不安状態（恐怖，怒りの徴候）
  B．重度の呼吸困難，窒息感，酸素の要求，胸筋の緊張をきたした人にみられるヒステリーおよび情緒障害
  C．次の状態で呼吸困難をきたす肺，あるいは心臓の疾患
    1．運動時
    2．休息時
  D．早産児における周期性呼吸
  E．下顎骨および舌の発育不全に関連した新生児の呼吸困難とチアノーゼ
IV．肺換気と肺活量の減少を伴う呼吸数減少によって部分的に特徴づけられた状態
  A．悪液質
  B．栄養不良
V．呼吸労作の著明な亢進がみられる状態
  たとえば次のような特徴をもつ生理学的状態
  A．損傷
  B．急性疾患

このリストは1つの診査用具として用いるべきであり，新しい科学的知見の出現に合わせて絶えず検証し，刷新していかなければならない。これは，すでに明確化され検証された看護アプローチの組織化への基礎となるものである。探究すべき問いは，Xという状態が存在する場合に，患者が適量の空気摂取を維持できるよう援助するために，看護師は，何をすることができるか，何をすべきか。個人が自分で行えるようにするためにどのような援助がなされるべきか，である。

適量の水分と食物摂取の維持

この要件の充足を妨害する要因は，大きなタイプ（グループ），サブタイプ（ローマ数字），要因の特徴（A，B，C，…），および特徴づけられた要因と関連する条件（1，2，3 a，b，c，…）にまとめられている。

グループ1──水分と食物の経口摂取の妨害

I．水分と食物の摂取を妨害する状態および状況
  A．コミュニケーションの状態
    1．たとえば早期発達段階，低レベルの認知的発達，意識の制限，もしくは喪失，言語障害，もしくは会話能の障害，失語症など，水分と食物へのニードや欲求を伝える能力の制限あるいは不能
    2．水分と食物を確保する人が理解しえないコミュニケーションの様式，たとえば外国語，表象言語

3．たとえば水分と食物の求め方についての知識の欠如，躊躇，恐怖心などのため，しかるべき人に水分と食物へのニードを伝達できない状態
  B．入手の状態
    1．自分では水分と食物を手に入れることができない。
    2．提供された水分と食物を手にできない。
    3．必要時，あるいは欲しいときに水分と食物を入手できない。

Ⅱ．経口摂取を躊躇，あるいは拒否させるような水分と食物の特徴
  A．文化的規範からはずれた水分と食物
    1．慣習とは異なる水源
    2．不慣れな食物，あるいは調理
    3．宗教的・文化的規定にそぐわない食物
  B．個人の慣習からはずれた水分と食物
    1．嗜好に合わない食物
    2．見た目，におい，味がよくない水分または食物
    3．歯ごたえが不快な食物
    4．個人の摂取の基準に合わない水分または食物
  C．個人の構造的・機能的状態あるいは一般的健康状態に合わない水分と食物
    1．咀嚼（そしゃく）や嚥下の能力に合わない。
    2．アレルギーのように体質的に合わない。
    3．栄養状態，あるいは消化・代謝能力に合わない。

Ⅲ．水分と食物の経口摂取に注意を向けることを妨げたり，欲求や意欲を抑制する内的・外的状態
  A．注意の妨害
    1．食事への関心の喪失
    2．感覚遮断，感覚過負荷
    3．知覚野の狭窄に伴う高度の不安，興奮
    4．混乱，昏迷，昏睡
  B．水分や食物の摂取への欲求，もしくは意思の妨害
    1．欲求，もしくは意思を妨げる人間的状態
      a．飽満，食欲不振
      b．口渇感の鈍麻
      c．嘔気，嘔吐，ガス停滞，少量しか受けつけない胃
      d．窒息の恐怖
      e．食物の色・歯ごたえ・においを知覚したり，味わう能力の制限あるいは欠如
      f．幻覚，幻聴
    2．唾液分泌を促進する心理的刺激の欠如──食物の外観・におい，調理の音，食物についての説明
    3．水分と食物に対する人間の現実の要求に合わない行動
      a．飲食せずに空腹感を否認する。

　　　　b．食物を与えても，食べることを拒否する．
　　　　c．適量の食物摂取へのニードを否認する自己概念
　　　　d．食欲異常亢進
　　4．水分や食物の特性についての妄想，歪んだ知覚，あるいは幻嗅など，水分と食物の現実の特性に合わない行動
　　5．水分または食物への欲求や食事への意欲に逆効果を及ぼす可能性のある環境条件
　　　　a．社会的条件——食事に対する好ましい社会的状況の欠如，緊張した関係，審美的に不快な条件
　　　　b．生物学的条件——害虫の寄生，不衛生な状態，審美的に不快な条件
　　　　c．物理的状態——有害で不快な騒音レベル，望ましくない気象条件，不適切な照明レベル，審美的に不快な条件

IV．水分と食物の経口摂取の自然な過程を妨害する状態および状況
　A．乳児における吸綴力の欠如，あるいは微弱のような発達的・体質的状態
　B．唇裂，口蓋裂，上下顎骨不全，舌や口唇の発達障害を含む口腔と顔面の異常
　C．痛みと閉塞を伴う状態——炎症と創傷，軟組織の腫瘤，口腔内腫瘍，顔面および頸部の腫瘍
　　1．胃炎，歯肉炎，咽頭炎，舌の裂溝
　　2．粘膜組織，舌，口腔内骨組織の腫瘍
　　3．口腔膿瘍
　　4．流行性耳下腺炎（耳下腺炎）
　D．口腔および鼻腔からの多量の分泌物の流出
　　1．パーキンソン病，特別な薬物の服用，血液酸度の増加などでみられる唾液の多量流出
　　2．上気道感染などでみられる鼻・咽頭分泌物および涙の多量流出
　E．口の開閉困難
　　1．下顎骨接合不全
　　2．たとえば歯のワイヤーがけのように，口の開閉を一時的に妨げる外科的処置
　　3．たとえば開口や咬合維持の能力に影響を及ぼす神経学的状態
　F．水分と食物の経口摂取を制限する切開や手術を含む口腔，顎部，舌の外科的処置．たとえば口唇の手術，上下顎骨切除術，硬口蓋・軟口蓋切除術，舌半側，あるいは舌全体の切除術
　G．口腔内軟組織の変化
　　1．栄養不足や経口水分摂取の制限または欠如が口腔内組織や器官に与える影響
　　　　a．歯肉と歯膜靱帯の接合組織の変性ならびに舌上皮の萎縮に関連した潰瘍

　　　　b．局所刺激や創傷への歯膜組織の感受性の増加
　　　　c．組織の脱水
　　2．高齢者における異常な味覚や口腔の灼熱感を伴う口腔粘膜萎縮
　H．水分と食物の経口摂取を妨げる身体の位置。トレンデレンブルグ位や腹臥位を含む
　　1．誤った信念に基づき，食事の際十分口を動かすことを好まない

グループ２──咀嚼の妨害

I．食物の咀嚼を妨害する状態
　A．歯と顎の状態
　　1．顎と歯の不正咬合
　　2．欠歯──切歯，臼歯
　　3．関節強直のような下顎骨関節障害──強直あるいは固定，関節脱臼
　B．咀嚼筋の状態
　　1．重症筋無力症，あるいは代謝性の無力症などでみられる，運動後の筋の疲労による脱力感
　　2．進行性筋萎縮症に関連する筋の脱力感と萎縮
　　3．筋緊張症および長期立位性筋無力症などでみられる萎縮
　　4．脳幹病変に関連した局所性，あるいは全身性の麻痺
　　5．協調運動に影響する運動機能の障害
　C．軟組織と骨病変部などにおける，咀嚼に関連した痛み
　D．食物の湿潤化や口腔粘液の潤滑化を妨げる唾液量の減少，もしくは欠如
　E．食物をよく噛まないで飲み込むこと

II．食物と唾液の混合を妨害する状態と状況
　A．唾液の分泌とその構成成分に関連した状態と状況
　　1．次の状態に伴う唾液分泌の減少，あるいは停止（無唾液症）
　　　a．脱水
　　　b．水分と食物の経口摂取不能
　　　c．口内乾燥（口腔乾燥症）をもたらす唾液腺の炎症に関連した唾液分泌機能の停止
　　　d．ビタミンA欠乏
　　　e．アトロピン，その他の抗コリン作動薬の使用
　　　f．不安，抑うつ，心配，興奮
　　2．結石，腫瘍，炎症などによる唾液腺の閉塞
　B．歯弓間に食物をおき，食塊にする動作を妨げる舌および頬筋の状態
　　1．舌の状態
　　　a．小舌，先天性舌欠損，巨大舌および舌癒着
　　　b．舌の部分切除，舌の全摘
　　　c．椎骨動脈の閉塞で生じる萎縮に伴う舌部半側の麻痺

　　　　d．舌の外筋と内筋の麻痺
　2．脱力感，萎縮，麻痺を含む顔面筋の状態
C．食物をよく嚙まないで飲み込むこと

グループ3──嚥下の妨害

I．咀嚼して湿潤化した食物または水分の，口腔から舌後方の咽頭壁への移動を妨害する状態と状況（口腔内での随意的嚥下の段階）
　A．昏迷や昏睡でみられるような，随意的行為の開始，あるいは調整の不能
　B．口腔内の嚥下の段階での妨害──口唇と顎部の閉鎖，咀嚼した食物塊や水分を移動させるための舌端の硬口蓋への挙上，食物塊や水分を咽頭へ移動させるための舌背を口蓋へ向けて上後方へ押す動き，軟口蓋の挙上による鼻咽頭の閉鎖
　　1．次の動きを妨げる運動機能の障害
　　　　a．口唇（輪筋）と頰部（頰筋）の圧縮
　　　　b．下顎骨の挙上──側頭筋，咬筋，翼状筋
　　2．口唇，口蓋，舌の異常
　　3．舌の全体，あるいは部分の麻痺，舌の部分切除，全摘
　　4．口腔内，あるいは顔面と頸部の痛みと閉塞

II．食物または水分の咽頭への到達，および咽頭と咽頭食道括約筋を通って食道への移動を妨げる状態と状況（咽頭嚥下反射の段階）
　A．咽頭の閉塞と痛み
　　1．筋線維の支持の欠如による咽頭囊
　　2．閉塞性の腫瘍や異物
　　3．痙れん，弛緩遅延，弛緩短縮に伴う未熟な収縮などを含む輪状咽頭括約筋の異常
　　4．炎症状態と軟組織の病変
　B．嚥下反射の神経機序の障害
　　1．中枢の病変──脳橋，視床，前頭葉皮質，延髄
　　2．口腔，咽頭，舌咽神経，および上部喉頭迷走神経枝の受容器の病変
　　3．咽頭筋の病変
　C．喉頭の前後運動を妨げる病変
　D．大きくて粘稠（ねんちゅう）な食物塊の咽頭での停留

III．食道および下部食道括約筋から胃への食物と水分の通過を妨げる状態と状況
　　（食道嚥下反射の段階）
　A．閉塞をもたらす状態
　　1．先天性閉鎖症
　　2．先天性，あるいは疾病や損傷に続発する狭窄症
　　3．食道網状組織

4．咽頭嚢により軸椎から偏位した咽頭へ開口する食道圧縮
5．異物，腫瘍による内腔の障害
B．食道欠損，気管食道瘻，食道憩室などの異常
C．痛みのある状態および食道組織の統合性をおかす状態
　1．次の状態に関連した急性または慢性の食道炎
　　　a．下部食道括約筋の障害
　　　　(1) 機能不全
　　　　(2) 逆流を引きおこす外科的切除
　　　b．裂孔ヘルニア，先天性食道短縮など
　　　c．強皮症などの疾患，腫瘍
　　　d．妊娠
　　　e．次の要因の二次的状態
　　　　(1) 嘔吐
　　　　(2) 挿管
　　　　(3) 麻酔
　　　　(4) 吃逆の遷延
　　　　(5) ストレス反応
　　　　(6) 強制された横臥位，もしくは長時間の無意識状態に関連した横臥位
　　　　(7) 中枢神経系病変
　　　　(8) 疾病の終末期
　　　　(9) 肺小細胞癌患者に対する放射線療法と化学療法に続発するアルコール使用
　2．食道潰瘍
　3．食道静脈瘤
　4．食道の穿孔
　　　a．食道炎，消化性潰瘍，腫瘍，異物の存在の合併症
　　　b．嘔吐時，あるいは咳嗽時の，あるいは暴飲暴食に関連した特発性裂傷
　5．重篤な出血を伴う胃食道接合部の垂直破裂
D．嚥下反射の神経機序の障害——中枢の病変，受容器の病変，食道と遠心性神経線維の神経筋病変
E．老齢，アルコールの使用，強皮症などでみられるような平滑筋が濃密線維組織にとって代わられる場合の蠕動の減少または欠如などに関連した，自動運動能力の変化および運動機能不全
F．胃食道括約筋の正常な下方圧による新生児の胃食道反射

　妨害に関するこれらのリストは，洗練化と持続的な検証が必要であり，科学の発達と歩調を合わせたものでなければならない。

排泄過程と排泄物に関するケアの提供

この普遍的セルフケア要件の充足，あるいは充足の方法に注意の焦点をあてることによって明確化された要因は，変化，情動反応，ケアの遂行，および環境というカテゴリーに組織された。

グループ1――排便

Ⅰ．排便パターン，糞便，および腸管統合性における変化
  A．個人の排便パターンの変化――便秘，下痢
  B．便の形状，色，およびその他の特性の変化
  C．腸管統合性の変化――機能的，あるいは構造的変化
    1．失禁
    2．通過障害――部分的，完全
    3．たとえば感染，腫瘍，外科的処置などによる腸管の構造的変化

Ⅱ．排便に関連する感情および情緒
  A．不快感，あるいは痛み
  B．排便パターン，あるいは便の特性に関連した不安，恐怖

Ⅲ．ケアの遂行
  A．必要な身体運動の実施が困難，あるいは不可能
  B．必要な身体運動の遂行に関連した不快感，痛み

Ⅳ．環境
  A．排便の場所や排便の処理が不便，不適切，あるいは安全でない。
  B．衛生上および美容上の身体部分の後始末のための方法が不便，不適切，あるいは安全でない。
  C．社会的・物理的環境が，排便時や後始末の際のプライバシーを守るのに適していない。
  D．排便と後始末に関する一般の慣習が，その個人の慣習と一致しない。

グループ2――排尿

Ⅰ．排尿パターン，尿，および器官の統合性における変化
  A．個人の正常な排尿パターンの変化
  B．尿の質的・量的な変化
  C．器官の構造的，あるいは機能的統合性の変化
    1．失禁

2．膀胱の麻痺
3．尿道，膀胱，尿管の通過障害
4．損傷，疾病，あるいは外科的処置による尿管，膀胱，尿道の構造的変化

II，III，IV．
　排便の項参照。

グループ3——発汗

I．特定な状態と状況下での発汗の通常パターンの変化
　A．減少，あるいは欠如
　B．増加

II．次の状態についての反応と感情
　A．発汗の減少，もしくは欠如
　B．過度の発汗

III．ケアの遂行
　A．必要な身体運動の遂行が困難，あるいは不可能
　B．運動の遂行に関連した不快感，痛み

IV．環境——ケアの資源が得られない，あるいは不適切

グループ4——月経

I．月経，あるいは閉経の正常パターンの変化
　A．出血の時期，期間，あるいは量の変化
　B．月経停止

II．月経，あるいは月経停止についての感情と情緒
　A．不快感，あるいは痛み
　B．月経パターンの変化に関連した不安，あるいは恐怖

III．ケアの遂行
　A．必要な身体運動の遂行が困難，あるいは不可能
　B．ケア処置，あるいは必要な身体運動に関連した不快感，痛み

IV．環境
　A．ケアのための資源が入手できない，不適切，あるいは安全でない。
　B．一般的なケアの慣習が，その個人の慣習と一致しない。

活動と休息のバランスの維持

　要因は，サブグループを伴う2つのグループに組織された。主たる組織グループは，人間と環境に由来する要因である。要因は，要件の充足とそのために用いる方法とに特別な関心が必要であることを示唆している。

グループ1――人間的要因

I．活動と休息のバランスを妨害する状態
　A．衰弱および脆弱性
　B．無関心，あるいは興奮といった情緒状態
　C．不眠
　D．昏迷，昏睡の状態
　E．日常生活の事柄や出来事に対する過度の関心と懸念
　F．無能
　G．治療目的で指示された活動不可，あるいは不動

II．活動と休息のバランスを妨害する特定の状態
　A．労作時呼吸困難
　B．制御できない痛み
　C．絶え間ない不快
　D．感覚過負荷，感覚剥奪
　E．次の状態に関連した不安または恐怖
　　1．休息，あるいは活動
　　2．独りでいること，あるいは他者との接触

グループ2――環境的要因

I．社会的環境――重要他者が欲したり，許可したり，勧めたり，要求したりする事柄

II．次の事柄に対する資源および時間の不足
　A．生産的仕事，レクリエーション，趣味に従事する。
　B．1つの活動から別のタイプの活動へ変わる。
　C．活動状態から休息状態へ変わる。
　D．十分な休息と睡眠をとる。
　E．必要な，あるいは望ましい身体的状態を維持する。

Ⅲ．物理的環境
 A．活動，あるいは休息を妨げる気象条件
 B．休息，睡眠，あるいは集中を要する活動のいずれかを妨げる騒音
 C．不慣れな消音状態，あるいは個人的なニード
 D．休息と睡眠のための明暗に対する個人の好み

Ⅳ．環境状況
 A．家族，あるいは住居の危機的状況
 B．地震，ハリケーン，洪水，火災などによる災害
 C．戦争による災害

孤独と社会的相互作用のバランスの維持

 この要因の充足に注意を払う必要性を示唆する要因，およびそのための方法に影響を及ぼす要因は，生活状態，人間的要因，および環境的要因に組織された。

グループ1――生活状態

Ⅰ．他者からの孤立
 A．居住場所が理由で他者との接触がほとんど，あるいはまったくない。
 B．社会的環境は制限されていないが，自分から孤立する。
 C．社会集団内部での意思に反した孤立

Ⅱ．睡眠中以外は，他者と相互作用をもちたいという絶えざる要求

Ⅲ．急性または慢性の疾患，あるいは損傷に対するケアの提供への絶えざる関わり

グループ2――人間的要因

Ⅰ．個人的要因
 A．気質およびパーソナリティの特徴
 B．暦年齢および発達段階
 C．独りでいること，あるいは他者と一緒にいることに対する不安ないし恐怖
 D．他者からの回避行動を引きおこす身体的特徴を含む個人の特性

Ⅱ．特定の妨害
 A．感覚障害
 B．不十分なコミュニケーション技能
 C．独りでいる技能および習慣の欠如
 D．他者との接触を絶えず求める。

グループ3──環境的要因

I. 社会的接触および相互作用を
  A. 楽しむ，不快
  B. 好む，好まない
  C. 必要に応じてもてる，もてない

II. 次の状態を促す，あるいは妨げる物理的環境条件および資源
  A. 社会的接触と相互作用
  B. 孤独

生命，機能，安寧に対する危険の予防

　この要件の充足に注意を払う必要性を示唆する要因，あるいはそのための方法に影響を及ぼす要因は，人間的要因および環境的要因というグループに組織された。

グループ1──人間的要因

I. 状態
  A. 注意力や認知力を妨げる緊張した精神状態
  B. 睡眠状態と幻想
  C. 傾眠ないし昏睡
  D. 衰弱，脆弱性

II. 特定の妨害
  A. 空間内での位置の調整と運動を妨げる不能
  B. 原因にかかわらず，特定の時間の枠組みの中での自己および環境についての認知力の低下
  C. 特定の危険，あるいはそれらをコントロールまたは回避する方法についての知識の欠如
  D. 抽象的な事柄に対処できない，あるいはこれまで起こったり経験したりしたことのない事柄を考慮に入れることのできない認知機能様式
  E. 危険に対する理性的関心の欠如
  F. 危険に対する過度の関心と恐怖

グループ2──環境的要因

I. 物理的な危険
  A. 大気，気象条件

B．地質上の危険
　　　C．家庭，職場，あるいはレクリエーションの場の物理的危険
　Ⅱ．社会的条件
　　　A．次のような人々に依存する人
　　　　1．自分に依存する者に対するケアの責任を果たすことに無関心
　　　　2．発達上必要な自由を与えず，過保護
　　　B．放棄
　　　C．個人的虐待にさらされること
　　　　1．心理的
　　　　2．身体的および心理的
　Ⅲ．資源——生命と健康に必要な資源を入手できない，あるいはそれが不足している。
　Ⅳ．社会集団
　　　A．既知の危険な状態の発生を予防したり，コントロールしたりする行動をとらない。
　　　B．現存の危険およびその影響を予防，もしくは軽減する方法について，メンバーに情報を伝達しない。
　　　　1．通常の生活状況下
　　　　2．災害状況下

正常性の増進

　この要件を充足する必要性，あるいはそのための方法に焦点をあてた要因は，次の人間的要因と環境的要因というグループに組織された。

グループ1——人間的要因

　Ⅰ．状態
　　　A．自己，環境および行為状況についての知識を制限したり，あるいは誤った知識をもたらす意識の状態
　　　　1．睡眠と夢想
　　　　2．軽度から重度の昏睡
　　　　3．注意力を制限したり，知覚を妨げたりする緊張した精神状態
　　　B．抽象的な事柄や経験したことのない事柄に対処できない認知的発達状態（もしくは思考様式）
　　　C．感覚と知覚，および空間内での位置と運動を調節する能力を妨害するような身体的不能状態
　　　D．環境制限をもたらすような，意思に反して身体的活動を制限された状態

II．特定の要因
    A．コミュニケーション，推論，記憶の障害
    B．身体外部，もしくは内部の欠損，障害
    C．自己および生活様式の変化に関連した不安，恐怖，怒り
    D．現在の自己，あるいは環境の状態に注意を払うことに対する拒絶
    E．調整が必要な自己，あるいは環境に対する注意を妨げるような興味，関心の欠如
    F．自己の管理やケアおよび役割責任を充足する能力の減少
    G．不満足な生活状況

グループ2——環境的要因

I．社会的
    A．家族，あるいは親密な社会集団からの排除または拒否
    B．より大きな社会からの排除

II．個人的発達を支持せず，また満足すべき生活条件を維持するのに適さない状況と資源

用語解

安寧(well-being) 満足感・喜び・幸福感などの経験ならびに深い精神的経験,自己の理想達成への歩み,持続的な人間発達などを含む人間の実存の意識された状態。

依存的ケア(dependent care) 責任ある立場にある成熟した人々および成熟しつつある人々が,社会的に依存状態にある人々に対し,その人々の生命を維持し,彼らの健康と安寧に寄与するために,彼らのセルフケア・エージェンシーの発達,もしくは行使を調整するために開始し,一定期間継続的に遂行する活動の実践。

依存的ケア・エージェンシー(dependent-care agency) 社会的に依存状態にある人々の治療的セルフケア・デマンドを知り充足する,あるいはその人々のセルフケア・エージェンシーの発達,もしくは行使を調整する,人間の開発された,あるいは開発されつつある能力。

依存的ケア・エージェント(dependent-care agent) 社会的に依存状態にあり,自分に関係のある他者の治療的セルフケア・デマンドを知り充足する責任,あるいは彼らのセルフケア・エージェンシーの発達,もしくは行使を調整する責任を引き受け達成する成熟過程にある青年または成人。

依存的ケアシステム(dependent-care system) 社会的に依存状態にある人々の特定のセルフケア要件を充足する責任ある立場にある依存的ケア・エージェントが遂行する,あるいは遂行してきた一連の行動。

意図的行為(deliberate action) 何を実行すべきであるかの意図から出発して,予測しうる状況や状態をもたらしたり,あるいはそれを中止したりするまでの実行の過程。

意味(meaning) 単語,説明,顔の表情,動作,特定の時間・空間的状況などが人々に伝える,あるいは伝えようとする考え。社会や文化が違えば,コミュニティの成員が理解し,受け止める意味が変わってくる。

エージェンシー(agency) 特定の目標を達成するための活動に従事する力。

エージェント(agent) 一連の行動に従事する人,もしくは行動過程に従事する力をもつ人。

援助(help) 何が必要であるかを知っており,それら必要な事柄のすべて,あるいは一部を提供しうる能力と意思を有する人間が,知り,実行し,また代わって実行する必要性のあることを提供すること。

応用科学(applied science) 他の科学領域内の理論点,あるいは諸問題を解決するための現存する一科学を構造的に開発し,活用すること。

概念化(conceptualization) 感覚データもしくは意識データに基づいて理解するという行為から生まれるアイディアが,理解されたものに外的形態を与える概念と

して公式化され表現される認知的活動のレベル。

開発(development)　物事の隠れた，あるいは潜在的な可能性の実現に向けての一連の力動的で漸進的に分化する配列とパターン。

開発（実践領域における）(development, in practice fields)　ある実践領域の業務にとって必要なテクノロジーの形成と公式化を導き出す調査および研究。開発は，具体的な実践状況内でのテクノロジーの妥当性と信頼性の確立を包含する。

科学(science)　ある物事・題材のもつ行動および性質を解明するための研究分野。

価値(value)　個人の合理的な選択の対象となる良いもの，望ましいもの。価値は，それがただ表面的に良いのではなく，本当に良いものであるかどうか，本当に値打ちがあるかどうかを問うことによって明らかになる。

価値のヒエラルキー(hierarchy of values)　選択と実際の行動に影響を及ぼす特定の順序に配列できると個人が受け止めているところの選択の具体的対象物（忌避する具体的対象物を除く）。

過程(process)　開始段階から実際の作成または産生の段階を経て物事を達成すること，あるいは物事を変えていくこと（目的もしくは目標の追求）に含まれる一連の行動または操作。

仮定する〔前提とする〕(postulate)　特定の一連の推論，議論，思考システムのための基盤として，ある命題を真実として受け入れる。

関係(relation)　相互に依存する一対の物事の間のつながり。

看護(nursing)　人々を援助する資格を有する人間が提供する直接的ヒューマンヘルスサービス。本人や依存者の健康状態に関係した行為制限があるときにはいつでも，彼らの治療的セルフケア・デマンドを知り，充足すること，ならびにセルフケア・エージェンシーと依存的ケア・エージェンシーの行使・開発を調整すること。

看護エージェンシー(nursing agency)　看護師として教育された人々のもつ発達した能力。この能力によって，看護師は，自らを看護師と称し，正規の対人関係の枠組みの中で，そのような関係にある人々に働きかけ，彼らを知り，また彼らの治療的セルフケア・デマンドを充足したり，彼らのセルフケア・エージェンシーの開発や行使を調整したりするための援助を行う資格が与えられる。

看護科学(nursing science)　理論的かつ実践的な構成要素と一連の応用科学からなる実践科学。

看護過程(nursing process)　作業管理操作を含めた看護実践の専門的操作全体をさして看護師が用いる用語。

看護管理(nursing administration)　正規の看護への要求をもち，ヘルスサービスを受ける人口集団の全体または一部に対して，確実に看護が提供できるようにするために，公的に構築された組織において指導的・管理的立場で責任をもつこと。

看護システム(nursing system)　患者の治療的セルフケア・デマンドの構成要素を知り充足するために，また患者のセルフケア・エージェンシーの行使，もしくは発達を守り調整するために，患者の行動に合わせて看護師が遂行する一連の意図的実践行動。

看護実践(nursing practice)　特定の時間と場所の枠組みの中で1人ないしそれ以上

の人々(単独または集団)に対し看護を提供する看護師の責任とその規則的な実施。

看護実践科学(nursing practice science) 看護ケース(実践領域)の様式ならびに看護ケースのカテゴリーごとに対して，看護師の診断・処方・調整・処置操作の指針となる規則・実践の標準を記述し説明する諸要素と，要因およびそれらの関係性についての学問。

看護実践者(nursing practitioner) 専門教育を受け看護を実践する資格をもつ人々で，初歩レベル，あるいは高度な科学的レベルの看護実践を，個人または多人数単位の人々に規則的に提供する。

看護実践の規則(rules of nursing practice) 看護実践状況において看護特有の思考と行動を特定し，看護師の行為を統御する原則。あらゆる看護状況に適用しうる一般的な規則もあれば，あるタイプの看護ケースに特有な規則もある。全看護師が従うようにヘルスサービス機関が組織化した原則，もしくは規則は，規定ないしは政策とみなされる。

看護状況(nursing situations) 健康に関連するセルフケア不足または依存的ケア不足をもつ人々と，特定の時間と場所の枠組みの中でそれらの人々の状態改善のために看護行為を行う看護師の両者を含む複合的な具体的状況。

看護処方(nursing prescription) 患者の特定のセルフケア要件を充足するために，また現存の，あるいは変化が予想される条件と状況のもとで患者のセルフケア・エージェンシーの行使もしくは発達を調整するために，何をなすことができ，また何をなすべきかについて看護師が実践的な判断をする意図的行為過程。

看護診断(nursing diagnosis) 看護実践状況の中で看護師が，患者および患者の特性と活動に関する事実と判断を慎重に検討し，分析する意図的過程。この過程を通じて看護師は，患者の治療的セルフケア・デマンドの性質と原因，彼らのセルフケア・エージェンシーの発達・操作可能性・適切性，および現存する，または予想されるセルフケア不足の有無と範囲を説明し，記述する。

看護調整または処置(nursing regulation or treatment) 患者の機能と発達を，生命や正常な機能・発達と両立する範囲に維持するために，患者独自のセルフケア要件を持続的に充足する，妥当かつ信頼できる手段を看護師が用いること。これには，患者の発達した，あるいは発達する可能性のあるセルフケア・エージェンシーの力を守り，セルフケア・エージェンシーの行使または発達を調整するための手段も含まれる。

看護デザイン(nursing design) 看護診断と看護処方の前後に行われる専門的機能であり，これを通じて看護師は，現在の状態についての内省的・実践的判断に基づき，具体的状況要素を分析し，整然と関係づけて操作単位を構築する。看護デザインの目的は，看護目標の達成に向けた看護の提供における必要かつ予測される結果を得るための指標をもたらすことである。集められた単位は，看護の産生を導くパターンを構築する。

看護師(nurse) 個人および集団の看護への要求を充足するために，技術的あるいは専門的な教育形態を通じて教育・訓練された人間。

看護師変数(nurse variable) セルフケア不足看護理論では，看護師の看護エージェンシーのことであり，個人および集団の看護への要求を知り，充足するための力・

能力。

看護要件〔看護に対する要求〕（nursing requirement） 健康に関連したセルフケア不足を有する人の現存するニードであり，それは治療的セルフケア・デマンドを知り，継続して充足し，またセルフケア・エージェンシーの行使・開発を保護・調整し，不足を補完し克服するための援助やケアを要する。あるいは，依存者の健康状態による現存するニードであり，それは依存者の治療的セルフケア・デマンドを充足し，依存的ケア・エージェンシーを開発するための援助を要する。

患者（patient） ヘルスサービス専門職者のケア下にあり，ケアを受容している人。

患者変数（patient variables） セルフケア不足看護理論では，看護師のケアを受けている人間の治療的セルフケア・デマンドとセルフケア・エージェンシー。

間主観性（intersubjectivity） 人間対人間の調和的協力関係（togetherness）。すなわち相互的もしくは互恵的な行動または影響。

基礎看護科学（foundational nursing science） 看護実践状況における人間的・環境的要因についての研究。看護師にとって欠くことのできない観察および妥当な判断・決定を下すうえで必要な知識分野を提供する。

基本的条件づけ要因（basic conditioning factors） 人間の現在あるセルフケア要件を充足する価値または方法に影響したり，新しいセルフケア要件をもたらしたり，あるいは自分自身や依存者をケアする人間の能力の開発・操作可能性・適切性に影響したりする，時間的・空間的枠組みの中の条件もしくは環境状況。看護師の看護エージェンシーの力の価値に影響する時間的・空間的枠組みの中の条件，もしくは事象（出来事）。

協調的（coordinated） 調和的関係の中で協力する。行動のため統一する。

具体的（concrete） 実際に存在する物事または実例に関わる。実際に存在する物事または実例を構成する。

クライエント（client） 一定期間にわたって，合法的なサービス提供とその意思を有する人間からの特別なサービスを受けることに同意している人間，あるいはサービスを受けつつある人間。

ケア（care） 責任を有する個人，もしくは集団が，人間や事物に対して見守り，援助を提供し，世話をすること。

ケアリング（caring） 兄弟愛の一要素であり，他者と交わり，応答し，また自己を与える人間が示すところの責任，尊敬および知識の諸要素と相互に依存し合う。

計画（plan） 物事を現実に作り出すためのデザインをもたらす基本的課題の組織化とタイミングの設計。この設計は，行為の時間と場所および期間，必要な環境的条件，器具と物品，特定の時間と場所で必要な人数，およびコントロール手段の使用に関係する。

経験的な（empirical） 経験に由来する，もしくは経験によって導かれた。

形態（form） 物事が発現する特殊な状態。これには内部構造，細部の組成，境界線，および全体の統一性が含まれる。

契約（contract） 2人もしくはそれ以上の合法的な当事者間に交わされる，特定の事柄についての約束した同意であり，そこには相互の同意と正確に表現された責務が生じる。

ケース〔事例〕（case） 看護では，看護を必要とし，受けている人間の具体的な例。

ケースマネジメント操作（case management operations） 看護実践では，計画しコントロールするために看護実践者（プラクティショナー）が遂行する一連の行動。すなわち看護の患者に対する効果的・力動的なサービスシステムを形作るための看護診断・処方・調整の専門的実践操作を導き，点検し，評価する行動。

見解（view） ある状態についての知的な考察。

研究（research） 未解答の疑問および仮定に関する知識領域について，注意深く，系統的に検討し調査すること。

健康（health） 生命体の構造的・機能的な全体性と健全性を示す。

現象学的な（phenomenologic） あらゆる経験の領域で観察された，あるいは観察可能な事実，生起，または状況の研究と記述に関わる。

行為（act） 人間が行うふるまい。行い。

行為の単位（unit of action） 結果の追求と達成に向けてのより包括的な一連の行為の中で，明瞭な意味ある一部分とみなされる行為。

行為の側面（phases of action） 結果達成のための一連の行為あるいは行為システムにおける，遂行すべき行為形態の主要なバリエーションをさす。すなわち，行為の状況を調査するための行為，追求すべき結果と使用手段を確定するための行為，および追及すべき結果を産生するための行為。

合意〔同意〕（agreement） ある事柄に対し，完全な一致を表する２人ないしそれ以上の人々の行為。

公衆衛生（public health） コミュニティの全成員およびコミュニティそのものの健康を増進し維持する方法と手段に関わる知識および実践の領域。

構造（structure） 全体を構成する部分の配列。部分から構成される存在物。

行動（action） 人間が物事を行う過程。通常，１つ以上のステップが含まれ，一定の時間を要する。

合法性（legitimacy） 確定されている規則，標準，原則に準拠すること。

コミュニティ（community） 集団の成員の間主観的自発性と知的に考案された社会的秩序に基づき，共通の特性または利害関係を共有し合う社会集団。自らがその中に存在するより大きな社会とは何らかの点で明確に区別して自らをとらえる。

固有の対象（proper object） 特定のわざ（アート）または科学の領域にいる人々が，何らかの新しい状態，もしくは形態をもたらすために研究し，観察し，努力する対象。

コントロール（control） 物事を基本的で，正確で，適切な範囲に維持する過程。

サービス（service） 個人または組織が必要とする資源，もしくは一連の行為を提供すること。

サービス単位（unit of service） 看護師が，個人としての人間，あるいは多人数単位の成員としての人間に看護を提供できるかどうかをさし示す用語。看護師が注意を向ける焦点，もしくは対象となるのは，前者では個人であり，後者ではその成員からなる多人数単位である。

産生（production） ものを作り出したり，対象にサービスを行ったり，人やものを

配列したりするための細かい操作の遂行。産生には，努力，技能と創造力の駆使ならびに何を行い，何を作り出すべきか，またどのような手段を用いるべきかについての知識が必要である。

自己管理能力（self-management capabilities）　人間発達のさまざまな段階で，空間内での自分の位置と運動をコントロールし，自分自身の事柄を管理する個人の能力。

自己組織システム（self-organizing system）　独立した各部分または各対象の行動もしくは状態の間に自ずと結びつくつながり，しかもある一定の条件下でこれらの間に起こるつながりが存在する場合にのみ，そしてその期間においてのみ存在するシステム（Ashbyによる）。

システム（system）　事物間および属性間の関係を結合した一組の事柄。システムと構成する事物，各部分は1つの全体として共に行動する。

実践科学（practical science）　物事の原則および原因に関する研究分野であり，実践領域における実体と行為への意味づけをもたらす知識(思弁的な実践的知識)，ならびに実践状況における行為に先立つ知識（実際的な実践的知識）を包含する。

事物（thing）　特定の具体的な統一体（unity），アイデンティティ，全体。これは個別性（individuality）と統一体のデータを考察することによって把握できる。

社会化（socialization）　協同的集団生活に順応，もしくは適応すること。

社会的依存性（social dependency）　家族，友人，あるいはコミュニティからの支援・助力を必要とする個人の状態。

社会的出会い（social encounter）　個人が他者と出会うこと，あるいは集団内で出会うこと。

社会の（societal）　さまざまな目的で集合した人間の大きな集団，またはそうした人間の活動，もしくは慣習をさす。

習慣（habit）　人間としての力・能力を繰り返し用いて獲得した思考・行動方式。

条件づけ要因（conditioning factor）　状況，あるいは他の状況要因の価値や操作に影響を及ぼす量的・質的特性をもつ要因。

状態（state）　存在の形態。特定の時点で人間または物事に影響を及ぼす情況（circumstances）の特定の結合。

状況（situation）　情況（circumstances）相互の関係に関連づけて配列された具体的情況の組み合わせを表す状態。これには，関係者に有利または不利な影響を及ぼすその人々の特性または情況の間の関係が含まれる。

処置または調整的操作（treatment or regulatory operation）　看護実践では，個人の特定の治療的セルフケア・デマンドをめぐって，生命，健康，安寧と両立する規範の中で人間の機能と発達を維持するために看護師が行う一連の意図的行為。操作は，患者のセルフケア能力の開発・行使を調整するために，およびセルフケア制限を克服・補正するために看護師が選択する行為を含む。

処方操作（prescriptive operations）　看護実践では，明確化されたセルフケア要件を充足でき，また充足しなければならない方法と，それらの方法をどのように用いるかを，それらのセルフケア要件の質的・量的特徴と関係づけて実際的な判断を下し特定するために，看護師が行う一連の行動をいう。これは治療的セルフケア・

デマンドの処方にあたる。さらに，患者のセルフケア能力を保護するために実行すべきこと，および，セルフケア・エージェンシーという力を開発し，調整するための方法・手段について看護師が処方することが含まれる。

思慮分別（prudence）　関連する条件が広範囲で複雑な生活状況において，実行すべき事柄を正しく選択し決定を下すために有する慣習。

知ること（knowing）　人が自身の経験において，正確に理解していることを確認する（Lonerganによる）。

人口（population）　同じ地域に居住する，同じヘルスケア施設または機関からサービスを受ける，といった何らかの共通の特性をもつすべての人々。

診断操作（diagnostic operations）　何が存在し，その顕著な特性は何であり，その本質は何であり，なぜそれがそのようなあり方で存在するかについての内省的判断をもたらす看護実践操作。これらの操作には，看護師の内省的判断の基礎となるデータをもたらす患者のセルフケア・エージェンシー，セルフケア要件・および条件づけ要因についての調査が必要である。

セルフケア（self-care）　成熟しつつある人々および成熟した人々が，機能的・発達的調整のための既知の要件を充足することにより，自分自身の生命と健康な機能，持続的な個人的成長，および安寧を維持するために開始し，遂行する諸活動の実践。

セルフケア・エージェンシー（self-care agency）　成熟した人および成熟しつつある人が，自分自身の人間としての機能と発達を調整するために必要な意図的・目的的行動に対する自らの持続的要求を知り，充足する複合的・後天的な能力。

セルフケアシステム（self-care system）　個人が自分のセルフケア要件を充足するために行っており，これまでも行ってきた一連の継続的行動。

セルフケア能力（self-care capabilities）　生命，健康，安寧と両立しうる規範の中で自らの機能と発達を適切に維持するために必要な探究，判断と意思決定，調整的もしくは処置的操作を，特定の時間の枠組みの中で効果的に遂行するための個人のセルフケア・エージェンシーを形成する，発達した能力。3つのセルフケア操作を遂行できるかどうかは，セルフケアに特有な知識・技能・動機づけの開発と行使，およびひとまとまりの人間の基本的な能力と資質にかかっている。

セルフケアの制限（self-care limitations）　特定の時間の枠組みの中でのセルフケアの探究，判断，意思決定，産生の操作の遂行を抑制するような人的・環境的影響。

セルフケア不足（self-care deficit）　治療的セルフケア・デマンドとセルフケア・エージェンシーという力の間の関係をさし，セルフケア・エージェンシーの中で開発されたセルフケア能力が，現存する，あるいは予想される治療的セルフケア・デマンドのいくつかの構成要素，あるいはすべての構成要素を知り，充足することができない場合をいう。

セルフケア要件（self-care requisite）　人間の機能と発達の（諸）側面を持続的に，もしくは特定の条件と状況のもとで，調整するのに必要であることが知られている，あるいは仮定されている遂行すべき行為についての公式化され表現された洞察。公式化されたセルフケア要件は，(1) 生命，健康，安寧と両立しうる規範の範囲内で人間の機能と発達の（諸）側面を維持するために，コントロール，もしく

は管理が必要な要素，および(2)必要とされる行為の性質，をさし示す。公式化され表現されたセルフケア要件は，セルフケアの明確な目的を構成する。それらの目的が，セルフケアが行われる理由であり，意図した結果あるいは望ましい結果——セルフケアの目標——を表現するのである。

善(good)　考慮中の事柄に関して，好ましいこともしくは十分に是認されること。

前提(premise)　結論を支持する，あるいは結論の支持を助ける1つの命題，ないしはいくつかの命題の1つ。

前提〔仮定〕(presuppositions)　人間あるいは事物の性質・行動についての判断を支持するのに必要な現存する条件，あるいは状況について表現すること。

前提知識(antecedent knowledge)　実践状況での活用以前に，すでに習得，あるいは構築されている要素，条件，状況などについての知識。

専門職者(professionals)　実践領域においては，思弁的知識とテクノロジーの習得・活用が要求される複雑な実践状況でのサービスを提供するために，教育，訓練，および経験を通して準備教育された人々であり，またその分野における知識の拡充と妥当化に貢献する人々。

専門的職業(profession)　ライフワークまたは生活手段として実践する前に，数年にわたる教育と訓練とを要するタイプの職業。

専門的-技術的操作(professional-technologic operations)　ヘルスケアサービスでは，専門的サービスを求め利用する人々にヘルスケアを提供するために，それぞれの専門分野で専門的実践家（プラクティショナー）が行う診断，処方，調整または治療，およびケースマネジメントの過程。

相互依存(interdependence)　状況の文脈内における固有な操作に対して，人間もしくは状況要素が相互的に依存し合うこと。

相互作用(interaction)　互恵的な行動または影響；人間のもう一方の人間に対する行動・影響。

操作(operation)　何らかの形態の作業または産生で必要となる精神的，もしくは実践的性質の特定の過程。

組織(organization)　構造化された実体を計画的に操作し，予測性のある望ましい目標を達成するために，人間，事物，あるいは行為を秩序だった統一した関係に配列すること。

組織化された(organized)　調和的・統一的行為に向けて，相互依存的，もしくは協調的部分からなる1つの全体を形成する。

対象（object）　それに向けて，あるいはそのために行為が行われるもの。

対象患者受け持ち数(case load)　看護では，看護師が同一期間に個人で，あるいは何人かの単位で看護を提供する人々の数。

代償的（compensatory）　不足を補うこと。

地位役割(status role)　社会の中で特別な立場を満たす個人が，他の立場に立つ人々と関係をもち，その立場や地位を充足するための組織的な行為の規定に対して責任を有すること。

秩序（order）　1つの集合（人々，事実，何らかの種類の対象）のひとまとまりの要素

または成員の中でみられ，それらの要素または成員を特定の仕方で配列する関係。

知的徳性（intellectual virtues）　現存の要因，条件，および環境を考慮に入れて，具体的な状況内で精神的に正しい判断・選択ができるように行動させる慣習もしくは気質。

中心的な考え方（central idea）　事物の構造と行動を説明し，またそれらの相互作用をある理論によって解明しているモデルについて記述したもの。

調整する（regulate）　原則または規則に合わせてコントロール，指示，調節を行う。

調整的看護システム（regulatory nursing system）　看護実践では，患者の算定・処方されたセルフケア・デマンドを充足し，セルフケア・エージェンシーの力を保護し，またセルフケア・エージェンシーの行使，もしくは発達を調整する意図的行為の過程。

治療的（therapeutic）　生命過程，正常な人間機能と発達，疾病と損傷の予防・治癒・コントロール，機能不全の予防，機能不全の構造的・機能的代償，安寧の促進などに役立つ。

治療的セルフケア・デマンド（therapeutic self-care demand）　現在の条件と状況のもとで明らかになった個人のセルフケア要件のすべてを，特定の時点で，あるいは特定の期間にわたって充足するために必要とされるケア方策の総和。これには，(1) 人間の機能，たとえば十分量の空気・水・食物の摂取を調整するという要件で明確化された要素をコントロールし管理する，および (2) 要件の行動要素，たとえば維持・促進・予防・提供を充足する，ための適切な方法が用いられる。

テクノロジー〔科学技術〕（technology）　あるものをなし遂げる，あるいは産生するための実際的な手段。

デザイン（design）　産生の過程において個々の要素あるいは要素の細部の配置を設定したうえで物事を作り出したり，行ったりする計画的方法。

デザイン単位（design unit）　看護実践では，患者に対する看護産生のための全体的パターンの明確な結果達成構成要素。

伝達する（communicate）　思考，感情，情報のような無形の事柄を陳述，図表のような明確な方法を用いて共有すること。

洞察（insight）　問題の正確な提示から，手がかり，想像，認識へと進む探究のための問いに対する答を，データの中で察知する人間の能力。

道徳的徳性（moral virtues）　人々をして，良いことを判断し実行させ，また具体的な生活状況の中で自分自身や他の人々にとって悪い，害になることを避けさせる恒久的習慣。

特性（properties）　物事の特徴または属性。

特徴（features）　事物，人間，あるいは状況の明確な部分，特質，特性。

内容（content）　人間の経験において，行為から弁別されるものとして経験される事柄。

人間的な調整機能（human regulation function）　セルフケア過程についての記述的命名。この過程を通じて，個々人は人間的な規範内で機能し，発達を維持するための特別かつ既知の要件を継続して充足するように行動する。

人間としての力・能力（powers and capabilities, human）　エージェンシーと活動とに関連し，人間の本質を表明する手腕・潜在力。能力とは，人間の基本的性質上の変化に影響を及ぼすことなく，獲得ないしは喪失する可能性のある力をさす。

パターン（pattern）　一貫した配列，もしくは特徴的な配列を形成する質または行為の組み合わせ。
発達（development）　潜在的可能性の実現化に向かう，力動的かつ漸進的なさまざまな分化・パターン。
パラメーター（parameter）　他の実体の価値を確定するために，照合として用いられる変動価値を有する一要因。
判断（judgment）　十分な証拠および内省的理解に基づいて物事を肯定する（確認する，あるいは否定する）精神的行為。
評価基準（criterion）　達成される事柄について正確な判断を行うために用いられる尺度。
標準（standard）　物事を行ったり，創り出すうえで指標となる規則，パターン，モデル。これによって，行われた物事，あるいは創り出された物事は特定の質をもつことができる。
ヘルスサービス事業の機能（functions of health service enterprise）　(a) 特定のヘルスサービスを提供する操作，(b) 明確なヘルスサービスの目的を充足し，管理するための操作，(c) 事業全体を統括し，事業を社会内に存在させるための操作。

マネジドケア（managed care）　プライマリーケア医師による継続した予防的ヘルスケア，および必要に応じての専門医，病院，その他のサービスへの照会も含む包括的ケアを提供する健康保険プログラムのメンバーである人々に提供されるサービス。
命題（proposition）　信頼できる，信用できない，疑わしい，あるいは支持できる事柄を言葉で表したもの。
モデル（model）　他の実体（entity）における要素の存在によって部分的に理解できる表象（representation）で用いられるそれらの要素を伴う観察不能な実体，もしくは過程の仮定された表象。

要因（factor）　特定の状況，あるいは結果に寄与する要素，環境，条件。
様式（modality）　実質内容と対照をなす形態；ヘルスケアでは，治療者側の雇用方法。

領域（domain）　活動分野および影響を及ぼす分野。
理論（theory）　仮説のモデルであり，明瞭な行動パターンの原因となる相互作用を含めた事物の構成・行動を解き明かす。

文献

Ackerman NW: *The psychodynamics of family life,* New York, 1958, Basic Books.
（小此木啓吾・石原　潔訳：家族関係の理論と診断，家族生活の精神力学・上，現代精神分析双書 4　岩崎書店，1965／家族関係の病理と治療（家族生活の精神力学・下，現代精神分析双書 5　岩崎学術出版，1997）

Allison SE: The meaning of rest: some views and behaviors characterizing rest as a state and a process, an exploratory nursing study, doctoral dissertation, Teachers' College, Columbia University, 1968.

Allison SE, McLaughlin K: *Nursing administration in the 21st century: a self-care theory approach,* Thousand Oaks, CA, 1998, Sage.

Allport GW: *Becoming: basic considerations for a psychology of personality,* New Haven, CT, 1955, Yale University Press.
（豊沢　登訳：人間の形成，人格心理学のための基礎的考察，理想社，1959）

Allport GW: *Personality and social encounter: selected essays,* Boston, 1960, Beacon Press.
（星野　命・原　一雄訳：人格と社会との出会い，誠信書房，1972）

Allport GW: *Pattern and growth in personality,* New York, 1965, Holt.

Andersen R, Anderson O: *A decade of health services: social survey trends in use and expenditure,* Chicago, 1967, University of Chicago Press.

Aquinas T: *Summa Theologiae, Prudence,* vol. 36, Gilby T, translator, Cambridge, MA, 1974, Blackfriars and New York, 1974, McGraw-Hill.
（国分敬治訳：人間論：人間の本質，第1部，大翠書院，1948）

Argyris C, Putnam R, Smith DMc: *Action science,* San Francisco, 1985, Jossey-Bass.

Arnold MB: *Emotion and personality: psychological aspects,* vol I, New York, 1960, Columbia University Press.

Arnold MB: *Emotion and personality: neurological and physiological aspects,* vol II, New York, 1960, Columbia University Press.

Ashby WR: *An introduction to cybernetics,* London, 1964, Chapman & Hall.
（篠崎　武・山崎英三・銀林　浩訳：サイバネティックス入門，宇野書店，1967）

Ausubel DP: *Some psychological aspects of the structure of knowledge,* Chicago, 1964, Rand McNally.

Backscheider JE: The use of self as the essence of clinical supervision in ambulatory patient care, *Nursing Clinics of North America* 6:789, 1971.

Bailey NA: Toward a praxeological theory of conflict, *Orbis* 11:1018-1112, 1968.

Banfield B: A philosophical inquiry of Orem's self-care deficit nursing theory, doctoral dissertation, Graduate School, Wayne State University, 1997.

Barnard CI: *The functions of the executive,* Cambridge, 1962, Harvard University Press.
（山本安次郎・田杉　競・飯野春樹訳：経営者の役割，新訳，ダイヤモンド社，1968）

Black M: *Problems of analysis: philosophical essays,* Ithaca, NY, 1954, Cornell University Press.

Black M: *Models and metaphors,* Ithaca, NY, 1962, Cornell University Press.

Black M: Assessing patients' needs. In Yura H, Walsh MB, editors: *The nursing process,* Washington, DC, 1967, Catholic University of America Press.

Blocker CE, Plummer RH, Richardson RC Jr: *The two-year college: a social synthesis,* Englewood Cliffs, NJ, 1965, Prentice-Hall.

Bronowski J: *A sense of the future, essays in natural philosophy,* Ariotti PR, Bronowski R, editors, Cambridge, MA, 1977, MIT Press.

Brooks DL: Identification of selected nursing factors to determine the availability of learning experiences for students, master's thesis, School of Nursing, Catholic University of America, 1963.

Brown EL: *Nursing as a profession,* ed 2, New York, 1940, Russell Sage.

Brownlea A: Participation: myth, realities and prognosis, *Social Science in Medicine* 25:6, 1987.

Buckley W: *Sociology and modern systems theory,* Englewood Cliffs, NJ, 1967, Prentice-Hall.

Courtney R, Ballard E, Fauver S, Gariota M, Holland L: The partnership model: working with families and communities toward a new vision of health, *Public Health Nursing* 13:3, 1996.

Crowe FE, Doran RM, editors: *Collected works of Bernard Lonergan, Insight: a study of human understanding,* Toronto, 1992, University of Toronto Press.

De Montcheuil Y: Community. *In Guide for social action,* Chicago, 1954, Fides Publishers Association.

Dock LL, Stewart IM: *A short history of nursing,* ed 3, New York, 1931, GP Putnam's Sons.

Dougherty GV: *The metaphysics of order in the moral basis of social order according to Saint Thomas: philosophical studies,* vol. 63, Washington, DC, 1941, Catholic University of America Press.

Dubos R: Humanistic biology, *American Scholar* 34:179-198, 1965.

Dubos R: *Man adapting,* New Haven, CT, 1965, Yale University Press.
（木原弘二訳：人間と適応：生物学と医療, 第2版, みすず書房, 1985）

Entralgo PL: *Doctor and patient,* Partridge F, translator, New York, 1969, World University Library, McGraw-Hill.
（榎本　稔訳：医者と患者, 平凡社, 1983）

Fawcett J: *Analysis and evaluation of conceptual models of nursing,* ed 3, Philadelphia, 1995, FA Davis.
（小島操子監訳：看護モデルの理解：分析と評価, 医学書院, 1990）

Firth R: *Elements of social organization,* ed 3, Boston, 1961, Beacon Press.

Foucault M: *The birth of the clinic: an archaeology of medical perception,* Sheridan Smith AM, translator, New York, 1975, Vintage Books.
（神谷美恵子訳：臨床医学の誕生, みすず書房, 1969）

Fromm E: *The art of loving,* New York, 1962, Harper Colophon Books.
（鈴木　晶訳：愛するということ, 新訳版, 紀伊國屋書店, 1991）

Fromm E: *The heart of man,* New York, 1968, Harper & Row.

Galdston I: *Medicine in transition,* Chicago, 1965, University of Chicago Press.

Gamm L: Advancing community health through community health partnerships, *Journal of Health Care Management* 43:1, 1998.

Gannon TJ: Emotional development and spiritual growth. In O'Brien M, Steimel R, editors: *Psychological aspects of spiritual development,* Washington, DC, 1964, Catholic University of America Press.

Geden E, Taylor SG: Theoretical and empirical description of adult couples collaborative self-care systems, *Nursing Science Quarterly* 12:4, 1999.

Gilby T: Appendix I, Structure of a human act. In Thomas Aquinas, *Summa theologiae: psychology of human acts,* vol 17, New York, 1970, McGraw-Hill.

Gilby T: Introduction and Appendix 2, 3, 4: In Thomas Aquinas, *Summa theologiae: prudence,* vol 36, New York, 1974, McGraw-Hill.

Guyton AC: *Textbook of medical physiology,* ed 8, Philadelphia, 1991, WB Saunders.
（早川弘一監訳：ガイトン臨床生理学, 原書第9版, 医学書院, 1999）

Hall LE: Another view of nursing care and quality. In Straub KM, Parker KS, editors: *Continuity of patient care: the role of nursing,* Washington, DC, 1966, Catholic University of America Press.

Hampton IA, et al: *Nursing of the sick,* 1893, New York, 1949, McGraw-Hill.

Harmer B: *Textbook of the principles and practice of nursing,* ed 5, revised by Henderson V, New York, 1955, Macmillan.

Harré R: *The principles of scientific thinking,* Chicago, 1970, University of Chicago Press.
（塩川久男訳：科学の方法, 共立出版, 1974）

Harrison TR, et al, editors: *Principles of internal medicine,* ed 5, New York, 1966, McGraw-Hill.
（吉利　和ほか監訳：ハリソン内科書, 上巻／下巻, 広川書店, 1994/1996）

Hartnett LM: Development of a theoretical model for the identification of nursing requirements in a selected aspect of self-care, master's thesis, School of Nursing, Catholic University of America, 1968.

Hawley AH: *Environment, population, and ecosystem, in human ecology, a theoretical essay,* Chicago, 1986, University of Chicago Press.

Helson H: *Adaptation level theory: an experimental and systematic approach to behavior,* New York, 1964, Harper & Row.

Hemstrom M: Application as scholarship: a community client experience, *Public Health Nursing* 12:5, 1995.

Henderson V: *The nature of nursing: a definition and its implications for practice, research, and education,* New York, 1966, Macmillan.

Hildebrant E: Building community participation in health care: a model and example from South Africa, *Image: Journal of Nursing Scholarship* 28:2, 1996.

Horgan MV: Concepts about nursing in selected nursing literature 1950-1965, masters thesis, School of Nursing, Catholic University of America, 1967.

Houssay BA, et al: *Human physiology*, New York, 1955, McGraw-Hill.
Illich I: *Medical nemesis*, New York, 1976, Pantheon Books.
Jaco EG, editor: *Patients, physicians and illness: sourcebook in behavioral science and medicine*, Glencoe, IL, 1958, Free Press.
Johns EB, Sutton WC, Webster LE: *Health for effective living*, ed 3, New York, 1962, McGraw-Hill.
Katz RL: *Empathy: its nature and uses*, New York, 1963, Free Press.
Kirkpatrick FG: *Community: a trinity of models*, Washington, DC, 1986, Georgetown University Press.
Knutson AL: *The individual, society, and health behavior*, New York, 1965, Russell Sage.
Kotarbinski T: *Praxiology: an introduction to the sciences of efficient action*, 1st English ed, Wojtasiewicz O, translator, New York, 1965, Pergamon.
Labonte B: *Health promotion and empowerment practice frameworks*, Toronto, 1993, Centre for Health Promotion.
Leavell HR, et al: *Preventive medicine for the doctor in his community*, ed 3, New York, 1965, McGraw-Hill.
Lewin K: *Field theory in social science, selected theoretical papers*, Cartwright D, editor: New York, 1951, Harper Torchbooks.
(猪股佐登留訳：社会科学における場の理論，増補版，誠信書房，1979)
Lonergan BJF: *Insight, a study of human understanding*, New York, 1958, Philosophical Library.
McHale J: Global ecology: toward the planetary society, *American Behavioral Science* 11:29-33, 1968.
Macmurray J: *The self as agent*, London, 1957, Faber and Faber.
Macmurray J: *Persons in relation*, New York, 1961, Harper and Brothers.
Maritain J: *Science and wisdom*, Hall B, translator, London, 1944, Centenary Press.
Maritain J: *The degrees of knowledge*, Phelan GQ, translator, New York, 1959, Charles Scribner's Sons.
Mechanic D: *Medical sociology: a selective view*, New York, 1968, Free Press.
Monnig MG: Identification and description of nursing opportunities for health teaching of patients with gastric surgery as a basis for curriculum development in nursing, master's thesis, Catholic University of America, 1965.
Nadel SF: *The theory of social structure*, Glencoe, IL, 1958, Free Press.
(斎藤吉雄訳：社会構造の理論：役割理論の展開，恒星社厚生閣，1978)
Nagel E: *The structure of science*, New York, 1961, Harcourt, Brace & World.
(松野安男訳：科学の構造，第1-3，明治図書出版，1968-1969)
Neff WS: *Work and human behavior*, New York, 1968, Atherton.
Nightingale F: *Notes on nursing: what it is and what it is not*, London, 1959, Harrison & Sons.
(小玉香津子，尾田葉子訳：看護覚え書き：本当の看護とそうでない看護，日本看護協会出版会，2004)
Nursing Development Conference Group: *Concept formalization in nursing: process and product*, Boston, 1973, Little, Brown.
(小野寺杜紀訳：看護概念の再検討，第2版，メディカル・サイエンス・インターナショナル，1984)
Nursing Development Conference Group: *Concept formalization in nursing: process and product*, ed 2, Orem DE, editor: Boston, 1979, Little, Brown.
Orem DE: *Hospital nursing service, an analysis*, Indianapolis, 1956, Division of Hospital and Institutional Services, Indiana State Board of Health.
Orem DE: *Guides for developing curricula for the education of practical nurses*, Washington, DC, 1959, US Government Printing Office.
Orem DE: Discussion of paper, another view of nursing care and quality. In Straub KM, Parker KS, editors: *Continuity of patient care: the role of nursing*, Washington, DC, 1966, Catholic University of America Press.
Orem DE: Levels of nursing education and practice, *Alumnae Magazine (Johns Hopkins School of Nursing)* 68:2-6, 1969.
Orem DE: *Nursing: concepts of practice*, ed 1, New York, 1971, McGraw-Hill.
Orem DE: *Motivating self-care: the reality, persons as self-care agents*. In Conference papers, hospitals in the community, a vision, Queensland, Australia, 1988, The Wesley Hospital.
Orem DE: *Nursing: concepts of practice*, ed 5, St. Louis, 1995, Mosby.
Orem DE: Views of human beings specific to nursing, *Nursing Science Quarterly* 10:1, 1997.
Orem DE, Taylor SG: Orem's general theory of nursing. In Winstead-Fry P, editor: *Case studies in nursing theory*, New York, 1986, National League for Nursing.

Orem DE, Vardiman EM: Orem's nursing theory and positive mental health, *Nursing Science Quarterly* 8:4, 1995.
Parker ME, editor: *Patterns of nursing theories in practice,* New York, 1993, National League for Nursing.
Parsons T: *The structure of social action,* New York, 1937, McGraw-Hill.
(稲上　毅・厚東洋輔訳：社会的行為の構造．第1分冊－第5分冊，木鐸社，1976-1989)
Parsons T: *The social system,* New York, 1951, Free Press.
(佐藤　勉訳：社会体系論，青木書店，1974)
Parsons T, Bales RF, Shils EA: *Working papers in the theory of action,* Glencoe, IL, 1953, Free Press.
Paul BD, editor: *Health, culture, and community: case studies of public reactions to health programs,* New York, 1955, Russell Sage.
Phenix PH: *Realms of meaning,* New York, 1964, McGraw-Hill.
Plattel MG: *Social philosophy,* Pittsburgh, 1965, Duquesne University Press.
McCool GA, editor, *A Rahner Reader,* New York, 1975, Crossroad Publishing.
Renard H: *The philosophy of being,* ed 2, Milwaukee, 1946, Bruce Publishing Company.
Richards LAJ: *Reminiscenses of Linda Richards, America's first trained nurse,* Boston, 1911, M Barrows.
Roach MS: *Caring: the human mode of being, implications for nursing,* Toronto, 1984, Faculty of Nursing, University of Toronto.
Roberts MM: *American nursing,* New York, 1954, Macmillan.
Sawyer L: Community participation: lip service, *Nursing Outlook* 43:1, 1995.
Sekgobela M: Community participation: the heart of community health, *Nursing RSA Verpleging* 1:9, 1986.
Selye H: *In vivo: The case for supramolecular biology,* New York, 1967, Liveright.
(細谷東一郎訳：生命とストレス：超分子生物学のための事例，工作舎，1997)
Sigerist HE: *Civilization and disease,* Chicago, 1962, University of Chicago Press.
(松藤　元訳：文明と病気，上・下，岩波書店，1973)
Siler-Wells GL: *Directing change and changing direction: a new health policy agenda for Canada,* Ottawa, 1988, Canadian Public Health Association.
Simon HA: *Sciences of the artificial,* Cambridge, MA, 1969, MIT Press.
(稲葉元吉・吉原英樹訳：システムの科学，第3版，パーソナルメディア，1999)
Solomon DN: Sociological perspectives on occupations. In Becker HS, et al, editors: *Institutions and the person,* Chicago, 1968, Aldine.
Somers HM, Somers AR: *Medicare and the hospitals: issues and prospects,* Washington, DC, 1967, Brookings Institution.
Sommerhoff G: *Analytical biology,* London, 1950, Oxford University Press.
Sorokin PA: *Social and cultural dynamics,* Boston, 1957, Extending Horizons Books.
Spalding EK, Notter LE: *Professional nursing,* Philadelphia, 1970, Lippincott.
Stewart DA: *Preface to empathy,* New York, 1956, Philosophical Library.
Stuart IM, Austin AL: *A history of nursing,* ed 5, New York, 1962, GP Putnam's Sons.
Stuart ME: An analysis of the concept of family. In Whall A, Fawcett J, editors: *Family theory development in nursing: state of the science and art,* Philadelphia, 1991, FA Davis.
Sullivan LC, Carr J: Promoting healthy hearts, *Canadian Nurse* 86:4, 1990.
Taylor S: An interpretation of family within Orem's general theory of nursing, *Nursing Science Quarterly* 4:4, 1989.
Taylor S, McLaughlin K: Orem's general theory of nursing and community nursing, *Nursing Science Quarterly* 4:4, 1991.
Teilhard de Chardin P: The human rebound of evolution and its consequences. In *The Future of Man,* Denny N, translator, New York, 1964, Harper & Row.
Ullman M: Health deviations and behavior. In Orem DE, Parker KS, editors: *Nursing content in preservice nursing curriculums,* Washington, DC, 1964, Catholic University of America Press.
U.S. Surgeon General's Consultant Group on Nursing: *Toward quality in nursing: needs and goals,* Washington, DC, 1963, US Department of Health, Education, and Welfare.
Van Kaam A: *The art of existential counseling,* Wilkes-Barre, PA, 1966, Dimension Books.
Vernon MD: *The psychology of perception,* Baltimore, 1962, Penguin Books.
(上　昭二訳：知覚の心理学，ダヴィッド社，1966)
Von Bertalanffy L: *Robots, men, and minds: psychology in the modern world,* New York, 1967, Braziller.
(長野　敬訳：人間とロボット：現代世界での心理学，みすず書房，1971)
Wallace WA: *From a realist point of view: essays on the philosophy of science,* Washington, DC, 1979, University Press of America.

Wallace WA: *The modeling of nature, philosophy of science and philosophy of nature in synthesis,* Washington, DC, 1996, Catholic University of America Press.
Weiss P: *You, I, and the others,* Carbondale and Edwardsville, 1980, Southern Illinois University Press.
Whall A: Family systems theory: relationship to nursing conceptual models. In Fitzpatrick J, et al, editors: *Nursing models and their psychiatric mental health applications,* Bowie, MD, 1982, Brady.
Whipple DV: *Dynamics of development: euthenic pediatrics,* New York, 1966, McGraw-Hill.
Whitehead AN: *Adventures of ideas,* New York, 1964, New American Library.
(山本誠作・菱木政晴訳:観念の冒険,松籟社,1982)
Wiedenbach E: *Clinical nursing, a helping art,* New York, 1964, Springer.
(外口玉子・池田明子訳:臨床看護の本質:患者援助の技術,改訳第2版,現代社,1984)
Wiener N: *Cybernetics,* ed 2, Cambridge, MA, 1961, MIT Press.
(池原止戈夫等訳:サイバネティックス:動物と機械における制御と通信,第2版,岩波書店,1962)
Willig S: *Nurse's guide to the law,* New York, 1970, McGraw-Hill.
Woodham-Smith C: *Florence Nightingale, 1820-1910,* New York, 1951, McGraw-Hill.
Woolsey AR: *A century of nursing, with hints toward the organization of a training school, and Florence Nightingale's historic letter to the Bellevue School, September 18, 1872,* New York, 1950, Putnam.
World Health Organization: *Health promotion: development of discussion frameworks in the WHO regional office for Europe,* Geneva, 1988, World Health Organization.
Yovits MC, Cameron S, editors: *Self-organizing systems: proceedings of an interdisciplinary conference, May 5 and 6, 1959,* New York, 1960, Pergamon.

訳者あとがき

　看護という実践的・応用的科学がその内容を充実させ，看護のもつ役割を発展させていくためには，看護に関する概念的準拠枠が用意されなければならない。この概念的準拠枠をよりどころに，看護師および看護学生は自分自身と自分をとりまく現実の看護状況と対峙させ，的確な情報を入手しやすい状況に自分をおくことができ，またこのことを志向することによって，知識を増大したり，精錬したり，あるいは再形成することが可能となるのである。そして究極的には，看護独自の妥当な理解の構築および時代に即応した看護実践が具現化されていくのである。すなわち，看護師が専門職業人として成長していくためには，人々が看護を必要とし，看護を通じて援助されうる理由，ならびに現在の変化しつつある状況下における看護の提供の方法に関する明快な観点を有することが求められる。

　本書は，Dorothea E. Orem：NURSING：Concepts of Practice, 6th edition, Mosby, 2001の全訳である。1971年にMcGraw-Hill社から第1版が出版されて以来，1980年，1985年，1991年，1995年と本書は版を重ねてきている。この第4版（原書第6版）は，これまでの版と同様に，独自の知識領域としての看護と実践科学としての看護という2つの焦点を基に構成されている。しかし，序論，パート1：看護のサービス，社会的，対人的特徴，パート2：看護知識の形成，パート3：看護システムの変数，パート4：看護の実践，と看護科学に関する拡大した内容を整理・再統合し構造化が図られている。そして，ヒューマンヘルスサービスすべてに共通するものを説明したヒューマンサービスに関する章（プロローグ）を，さらに看護実践科学に関する章（第8章）を新たに付け加えている。また，人間の本質，看護の対人的特徴，セルフケア要件，理論開発の段階等々についても，新知見を含む内容が新たに詳述されていること，看護歴およびセルフケア不足看護理論の開発過程に関する付録が追加されていること，などが既版と異なるところである。

　セルフケア不足看護理論は特定の具体的な看護実践状況の個別性を説明するものではなく，むしろあらゆる場面での看護に共通する概念化された特性もしくは特徴を1つにまとめあげて表現したものであり，一般理論として，看護の実践，看護の知識の開発と検証，および看護の教育と学習に携わる看護師にとって役立つものであると，オレムは本理論の一般性・普遍性について論評している。この一般理論は，人々が自身をケアする理由・方法を記述するセルフケア理論，人々が看護を通して，援助されうる理由を記述し説明するセルフケア不足理論，看護が行われるために，実現され，維持されなければならない諸関係を記述し説明する看護システム理論の3つの理論が相互に関連し合い，構築されている。このように，看護全体を統括して眺めていくことが容易であり，明晰性に富んだ看護のための概念枠組みも手にすることができるが，主要な概念，すなわち，セルフケア，セルフケア要件，治療的セ

ルフケア・デマンド，セルフケア・エージェンシー，セルフケア不足，看護エージェンシー，看護システムなどについて，その定義も含めて理解することが求められる。そして，オレムの看護理論を看護の実際において自分のものにしていこうとするならば，われわれはセルフケアの理念が，その人の生きる姿勢，すなわち個人がそれぞれ身につけてきた価値観に支えられ，その人なりの保健行動を特定しているのだということ，自己決定権をもつ一人ひとりの人間に，看護師が看護を実施する資格を有するものとして対等な立場に立つと同時に，相互に学び，作用しあうという基本的な認識が不可欠であることを理解していなければならないであろう。

　オレムの看護理論は，看護実践，看護教育に，そして看護研究にと，さまざまに駆使され，応用されている。1993年には，オレムの看護概念を教育，実践，研究に活用することにより看護科学と看護知識を向上させるという目的のもと，国際オレム学会（IOS：International Orem Society）が設立され，セルフケア不足看護理論国際カンファレンスが開催されている。それだけでなく，今なお，セルフケア不足看護理論の精錬化に向けて，オレム研究グループを立ちあげ，さまざまな概念化の開発，看護知識の構造化が遂行されている。1914年生まれの著者オレムは，ジョージア州サバナで現在も，看護知識開発のための著作をはじめ，看護コンサルタントとして活躍している。

　本書はまさに，知識の分野および実践の分野としての看護について記された看護の教科書である。専門職業人として成長していくために不可欠な看護知識に満ちている。本書の文体および使用されている用語は多少難解であるが，是非とも読み進んでいただきたい。なお，本書では看護開発協議会の活動を通して得られた看護知識構築の成果が多く引用されている。その内容については，邦訳『看護概念の再検討』（小野寺杜紀訳，メディカル・サイエンス・インターナショナル，1984）をご参照願いたい。

　最後に，本書を翻訳するにあたり，医学書院看護書籍編集部の皆様が終始有益な援助を与えてくださったことに対し，ここに心から感謝申し上げます。

2005年7月

訳　者

索引

あ

安寧　175

い

医学的ケア　359
医学の焦点　180
依存的ケア　17
　——システム　326,333
依存的ケア・エージェンシー　263
依存的ケア・エージェント
　　　　　　　　　41,263,264
一部代償的（partly compensatory）看護システム　320,324
意図的行為　60,61,141,251

え

エージェント　41
援助状況　51
　——の特徴　54
援助方法　53

お

応用科学　155
応用領域　152

か

概念　116
学者　432
家族　362
家族機能　375
家族タイプ状況　375
家族タイプの看護状況　373
過程　145
環境　76
看護　14,15,19,30
　——に対する要求（看護要件）
　　　　　　　　　　　　79
　——の開発者　72
　——の学者　72
　——の教師　72

　——の研究者　72
　——の固有の対象　17
　——のサービス特性　12
　——の実践者　72
　——の焦点　180,181
　——の領域　406
　——の領域と境界　18
　——の理論家　72
看護エージェンシー
　　　　　　　125,267,268,449
看護覚え書き　31,117
看護開発協議会　119,131,153
看護科学の開発の段階　158
看護過程　273,285,286
看護管轄領域　275,331
看護管理　412
　——の機能　418
看護ケース　274,408,410
看護師　67
看護師-患者関係　85,94,97
看護システム　317,319,447
　——の概念化　146
　——のタイプ　320
　——理論　138
看護システムデザイン　336,339
看護システムデザインの単位
　　　　　　　　　　　　313
看護実践科学　164
看護実践者　67
　——の機能　420
看護実践状況　14,274
看護実践の場　33
看護師の教育　399
看護師の正規の患者　448
看護師の特性　269
看護師の役割　84,96
看護師変数　140
看護状況の分類　190
看護診断　286
看護デザイン　274
看護歴　435
患者　67
　——の観点　351
　——の役割　84
患者変数　140,157,209
　——のパラメータ　157

患者役割　202

き

基礎科学　166
基礎看護科学　165
基本的看護システム　321
基本的条件づけ要因
　　　　　　　157,228,299,300
協働的ケアシステム　370

く

クライエント　68
訓練を受けた看護師　36,407

け

ケア　22,24
ケアリング　26,28
契約　82,331
見解　116
健康　170
　——維持　186
　——逸脱に対するセルフケア要件　45,217,222
　——状態　348
　——増進　186

こ

行為の側面　143
行為の単位　141,142
公衆衛生　199
コミュニティ
　　　　　28,29,362,365,381,414
　——の機能　381
コミュニティ看護実践　385
　——モデル　385
コミュニティ参加　380
　——モデル　393,394
固有の対象　17
コントロール操作　297

さ

サービス 2, 73
　——の特徴 6
サービス事業 74
サービス単位 362

し

自己実現 176
自己組織システム 145
支持・教育的（supportive-educative）（発達的）看護システム 320, 324
システム 145
実践科学 8, 152, 154
実践準備教育 402, 404
　——の形態 403
実践のルール 309
社会的依存性 23
社会的出会い 93
状態としての健康 172
処方操作 289
思慮分別 8, 271

せ

正規の看護師 448
生産的操作 254
精神的健康 176
世界保健機構 172
接触 81
セルフケア 17, 18, 41, 43, 448
　——操作 239, 241, 243
　——に関する命題 43
　——の制限 258
　——不足 261
セルフケア・エージェンシー 236, 256, 291, 449
　——の概念化 238
　——の基本となる能力と資質 242
　——の力（パワー）構成要素 248
セルフケア・エージェント 41, 245, 248
セルフケアシステム 225, 333
セルフケア不足看護理論 20
セルフケア不足理論 136
セルフケア要件 45, 209, 227
セルフケア理論 133
善 144

す

全代償的（wholly compensatory）看護システム 320, 322
前提知識 143
専門職 398
専門的教育 427
専門的なヘルスサービス看護 15
専門領域 152

そ

相互依存 98
相互依存性 98
相互作用 97, 98
相互作用システム 98, 108
組織 145

た

第1次予防 187
第2次予防 187
対人関係 5
多人数看護状況の同定化基準 366
多人数ケアシステム 368
多人数状況 362, 364, 368
多人数単位 362, 364

ち

地位-役割 85
力（パワー）構成要素 243, 244
秩序 147
知的徳性 8
調整操作 291, 295
直接的ヒューマンヘルスサービス 3, 4, 6
治療的 79
治療的セルフケア・デマンド 49, 206, 208, 222, 290, 333, 449
　——におけるバリエーション 233
　——の算定 229

て・と

テクノロジー 162
　——の開発 161
デザイン単位 328, 331
デザインの機能 327
デザインのモデル 328
道徳的徳性 8

な行

ナースプラクティショナー 67
ナイチンゲール 118
人間愛 27, 95
人間対人間の関係 4
年齢 341
年齢の意味 342

は・ひ

発達的セルフケア要件 45, 212
幅広い人間観 121
評価的・移行的操作 253

ふ

普遍的セルフケア要件 45, 209, 213, 221, 454
プライマリーヘルスケア 200
フローレンス・ナイチンゲール 31, 117, 399

へ

ヘルスケアシステム 358
ヘルスケアとしての看護 178
ヘルスケアに対する要求 187
ヘルスケアの目的 185
ヘルスサービス専門職者 7
ヘルスサービスの領域 2, 9

ほ

ポジティブメンタルヘルス（精神的健康） 352
　——の行動基準 354

ま

マネジドケア 201

や行

役割群 88
役割変動 338
予防 186

ら行

ライフサイクル　193

理論　132

理論開発　130
リンダ・リチャーズ　30,36

ルール　310

わ

わざ（アート）　271
わざ（アート）としての看護
　　　　　　　　　　32,34

[訳者略歴]

小野寺杜紀　Toki ONODERA

1967年東京大学医学部保健学科卒業。1968年国立公衆衛生院専攻課程衛生教育学科修了，神奈川県立衛生短期大学，埼玉県立衛生短期大学，埼玉県立大学を経て，現在，京都光華女子大学教授。

著・訳書としては，「看護概念の再検討」（訳，医学書院，1976年），「看護教育論」（共著，医学書院，1976年），「看護の新しい潮流」（共訳，メヂカルフレンド社，1980年），「看護概念の再検討（第2版）」（訳，MEDSI，1984年），「看護診断に基づく老人看護学」（共訳，医学書院，1992-95年），「オレム看護論入門」（監訳，医学書院，1999年）などがある。